clave .

JULIO BASULTO, MARIA BLANQUER, MARIA MANERA Y PEPE SERRANO

Alimentación vegetariana en la infancia

Las respuestas definitivas a todas tus veggie-dudas

DEBOLS!LLO

Papel certificado por el Forest Stewardship Council®

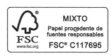

MIXTO
Papel procedente de
fuentes responsables
FSC® C117695
www.fsc.org

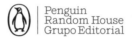

Penguin
Random House
Grupo Editorial

Primera edición: enero de 2021

© 2021, Julio Basulto, Maria Blanquer, Maria Manera y Pepe Serrano
© 2021, Penguin Random House Grupo Editorial, S. A. U.
Travessera de Gràcia, 47-49. 08021 Barcelona
© 2021, Carlos Casabona, por el prólogo

Diseño de cubierta: Sophie Guët
© Instagram.com /Flifne, por la imagen de cubierta

Printed in Spain – Impreso en España

ISBN: 978-84-663-5605-3
Depósito legal: B-14533-2020

Compuesto en M.I. Maquetación, S. L.
Impreso en Gómez Aparicio, S. L.
Casarrubuelos (Madrid)

P356053

Índice

8

Capítulo 4:
Recursos gastronómicos y recetas vegetarianas
(Maria Blanquer)

Nota de los autores

A lo largo de este libro se evita utilizar de forma sistemática desdoblamientos (niña/o, el niño y la niña, los y las adolescentes, etc.) ya que su repetición excesiva puede entorpecer la lectura. Tampoco se utiliza el genérico femenino ya que, a pesar de que los autores y autoras del libro están de acuerdo en su uso político y transformador, se teme que podría desviar el foco de atención del propio libro. Se utiliza el género gramatical masculino para referirse a colectivos mixtos y en el caso de colectivos en los que un género determinado sea mayoritario o cuando la oposición de sexos pueda ser un factor relevante en el contexto, se explicitan los géneros.

Prólogo

Dar forma al prólogo de un libro escrito por cuatro profesionales de la altura de Julio Basulto, Maria Blanquer, Maria Manera y Pepe Serrano (el orden es alfabético, pues todos suman por igual) supone un privilegio y un imponente reto que discurre en una doble vertiente: una gran responsabilidad y, en mayor medida si cabe, un honor que considero, en cierto modo, inmerecido.

Me explico: es habitual que el autor al que se le encomienda la misión de escribir unos párrafos preliminares que resalten la importancia de un libro tenga una trayectoria reconocida sobre el asunto del que trata, algo que en mi caso se cumple de modo parcial, aunque lleve muchos años trabajando con el fin de intentar mejorar la alimentación de la infancia. Y esto es así porque el tema sobre el que versa este necesario y oportuno libro, *Alimentación vegetariana en la infancia*, es de rabiosa actualidad, pues hay muy pocas publicaciones de referencia hasta la fecha, y ninguna elaborada por un elenco de expertos en la materia como los que han concebido este libro, algo que es exigible a la hora de tratar con rigor científico un asunto de tanta relevancia. O dicho de otro modo: pocas personas tienen hoy en día la capacidad y la experiencia necesarias para poder divulgar sobre la manera de alimentar a la infancia con una dieta saludable basada en plantas, con todas las variantes y circunstancias que rodean a este modo de alimentación, algo que los autores hacen con el máximo nivel de competencia, de un modo deslumbrante, ameno e, incluso, divertido en muchos párrafos.

Por todos estos motivos, la publicación de un trabajo en el que se explica algo que era infrecuente hasta hace pocos años —niños y vegetarianismo— es admirable, lo que supone un auténtico hito en el mundo editorial.

Alimentación vegetariana en la infancia cumplirá las expectativas de las familias que desean que sus hijos, incluso desde las primeras etapas de la vida, adopten una dieta vegetariana o vegana, porque ellas mismas lo son, pero albergan dudas sobre la manera correcta y segura de planificarla. También será de utilidad para los grupos familiares que deciden iniciar el camino hacia una dieta basada en alimentos de origen vegetal y muy pocos de procedencia animal, lo que constituiría la llamada dieta flexitariana (algunos la denominan omnivorismo consciente y responsable). Por último, este libro ofrece recursos técnicos y emocionales a aquellas familias no vegetarianas en las que un hijo, sea prepúber o adolescente, ha manifestado (o sugerido) la intención de renunciar al consumo de «animales» porque no quiere contribuir al sufrimiento animal, entre otras posibles causas que se detallan en el texto. En la actualidad, esta situación se da con una frecuencia mucho mayor de lo que podría pensarse.

Por otro lado, profesionales como dietistas-nutricionistas, pediatras, médicos de familia, personal de enfermería, profesores, monitores, preparadores físicos, etc., dispondrán a partir de ahora de esta completa guía elaborada, con el mayor grado de evidencia científica posible, por profesionales altamente cualificados.

Si tenemos en cuenta que esta publicación tan amena, clara, didáctica y, a la postre, imprescindible se ha escrito en el año en que ha explotado la crisis sanitaria más grave del siglo XXI, la pandemia del COVID-19, su mérito alcanza una relevancia máxima, ya que los autores han visto incrementada su habitual carga laboral con la imperiosa necesidad de atender a la población a su cargo, cada uno de manera específica; una población que se ha visto desorientada e indefensa ante la agresividad de un virus nuevo y desconocido que ha alterado el orden de prioridades de todos los habitantes del planeta. No contentos con ello, han decidido, en estos momentos tan delicados, por el bien de la salud pública, coordinarse para escribir más de cuatrocientas páginas en las que han incluido una extensa y actualísima bibliografía, así como recursos web.

Hoy en día sabemos que hay una estrecha relación entre la pandemia provocada por el SARS-CoV-2 y la presión ambiental a la que estamos sometiendo a la naturaleza, lo que facilita la difusión de virus patógenos entre distintas especies animales. Una dieta basada en más vegetales es, sin duda alguna, mucho más sostenible, por lo que los autores resaltan que es conveniente ser vegetariano no solo para nuestra salud y la de nuestra infancia, sino también para el planeta. Además, cada vez tenemos pruebas más sólidas de que las personas con obesidad presentan un mayor riesgo de padecer complicaciones si contraen una infección por coronavirus, y, al mismo tiempo, sabemos que las personas vegetarianas suelen tener un menor peso corporal. Así que quizá no sea tan mala idea disminuir nuestro consumo de productos de origen animal.

Podría enumerar las publicaciones en revistas científicas, elaboración de guías de alimentación y labores docentes de los autores, pero ocuparían medio libro, por lo que destacaré solo los aspectos más relevantes de cada autor.

Julio Basulto es muy popular, ya desde hace años, por su asombrosa capacidad divulgadora en radio, prensa escrita y digital, televisión, podcast, redes sociales, etc. Este gran talento ha cristalizado en más de cien conferencias en importantes auditorios y ocho libros dedicados a la nutrición en sus distintas facetas; entre ellos, *Más vegetales, menos animales*, escrito junto con Juanjo Cáceres, es el más íntimamente relacionado con el que tenemos entre manos. También ha publicado, por supuesto, numerosos artículos en revistas científicas de renombre y es profesor universitario y docente en diversos posgrados. No obstante, hay algo que me importa más que su imponente currículo: tengo la inmensa suerte de disfrutar de sus consejos y de su amistad.

Maria Blanquer, dietista-nutricionista y máster en Salud Pública, además de repartir su ciencia por todos los capítulos, igual que el resto de los autores, responde, con gran rigor, a algunas de las preguntas técnicas que se plantean en el texto, nos aporta recursos prácticos en forma de recomendaciones y suculentas recetas en el cuarto capítulo, algo que, sin duda, contribuirá a la difusión del libro en cualquier ámbito, tanto en el apartado de divulgación científica como en los de cocina y gastronomía, por lo que su éxito está doblemente garantizado. De este modo, se derrumban los mitos existentes sobre los ¿defectos? de una ¿aburrida?, ¿poco variada?, ¿poco nutritiva? y ¿poco sabrosa? dieta vegetariana. Mallorquina comprometida con su tierra y defensora a ultranza de un modelo de alimentación sostenible, es coordinadora y tutora de cursos de posgrado y docente universitaria sobre vegetarianismo, nutrición infantil y exceso de peso. Es lógico pensar que su genial aportación se basa en su experiencia desde hace más de una década como dietista-nutricionista, coordinadora del programa PREME (Programa de Revisión de Menús Escolares), en la Agència de Salut Pública de Catalunya (ASPCAT). ¡¡¡Ahí queda eso!!! Por si fuera poco, al igual que Maria Manera y Julio Basulto, ha participado en la elaboración, revisión y coordinación de valiosas guías de alimentación infantil y escolar de la ASPCAT, guías que son ya de referencia en todo el Estado.

Maria Manera, al igual que Maria Blanquer, a pesar de su inmenso bagaje académico y excelencia profesional, no tiene (por voluntad propia, desde luego) un perfil público tan visible como Julio Basulto y Pepe Serrano, pero su currículo es también, como el del resto de los autores, impresionante. Por ello, su presencia otorga gran valor académico y científico a la redacción de *Alimentación vegetariana en la infancia*. Entre los innumerables méritos que acredita destacaría su trabajo en el Plan Integral para la Promoción de la Salud a través de la Actividad Física y la Alimentación Saludable de la ASPCAT desde 2006, así como su tarea de coordinadora, autora y tutora de varios cursos de posgrado y formación continuada en los ámbitos del vegetarianismo y la nutrición infantil. Es autora, junto con Gemma Salvador, otra gran dietista-nutricionista de la ASPCAT, de la fabulosa guía «Pequeños cambios para comer mejor», donde se tratan algunos de los conceptos que aparecen en *Alimentación vegetariana en la infancia*. Su simpatía, tenacidad y valía profesional son encomiables. Como no se prodiga en redes, te ofrezco este vídeo (<https://

www.youtube.com/watch? v=W58kssAA7uI>) en el que podrás disfrutar de su oratoria, junto a Gemma Salvador, en el programa *Gente Sana* de Radio Nacional de España, conducido por Julio Basulto y el periodista Carles Mesa.

Pepe Serrano es pediatra y lo podréis encontrar en Twitter (@Pepepediatre), donde se hace eco de todas las novedades, cursos y publicaciones que tienen que ver con la pediatría y la alimentación en la infancia. Su perfil profesional es también enormemente brillante: además de haber escrito, como el resto de los autores de este volumen, publicaciones en revistas de prestigio y capítulos de libros académicos, es miembro del Comité de docencia de la Asociación Española de Pediatría de Atención Primaria y coordinador del grupo de trabajo de vacunas de la Sociedad Catalana de Pediatría (SCP). Asimismo, ha impartido, junto a Maria Manera, talleres de alimentación vegana en niños y adolescentes, dirigidos a pediatras, médicos de familia y personal de enfermería, dentro del Curso de formación continuada anual de la SCP.

Resulta que Pepe también es amigo mío, por lo que recibo con mucha frecuencia una doble dosis de felicidad proveniente del cincuenta por ciento de los autores del libro; sentimiento que se duplicará en breve cuando profundice la relación con las dos «Marias», autoras, junto con Julio y Pepe, del cuarteto musical que representa la escritura de este libro, en el que todo es armonía, coordinación y excelsa ejecución. Espero que el editor haga llegar una copia de la «partitura» al Brodsky Quartet, intérprete de cuartetos clásicos de cuerda de Haydn, Mozart o Beethoven, conocido también por colaborar con Björk o Elvis Costello, pues no solo de pan (mejor integral) vive el hombre.

No te quiero entretener durante más tiempo para que puedas hacer anotaciones cuanto antes, y comiences a sacar provecho de este maravilloso libro que he tenido la fortuna de poder disfrutar antes que nadie. Te aviso que tras su lectura necesitarás un delantal y unos buenos alimentos de origen vegetal, de temporada y de proximidad, para ir directo a la cocina y deleitarte en compañía de tus hijos, sobrinos, nietos o de quien quieras.

Me gustaría concluir que es un lujo ver reunidos en esta obra a los mejores, a un verdadero comité de expertos (al mismo nivel, en mi opinión, que el formado por la comisión «Eat Lancet») para que *Alimentación vegetariana en la infancia* constituya la punta de lanza de una nueva etapa que contribuirá a hacer más habitable la casa de todos y de las futuras generaciones: el planeta Tierra.

Gracias, compañeros.

CARLOS CASABONA, pediatra

1

Alimentación saludable en la infancia

Julio Basulto

Millones de niños en toda la región europea son objeto de prácticas comerciales inaceptables. La política debe ponerse al día y hacer frente a la realidad de la obesidad infantil en el siglo XXI. Los niños están rodeados de anuncios que les instan a consumir alimentos altos en grasa, azúcar y sal, incluso cuando se encuentran en lugares donde deben ser protegidos, como escuelas e instalaciones deportivas.

Dra. ZSUZSANNA JAKAB,
directora regional de la OMS para Europa

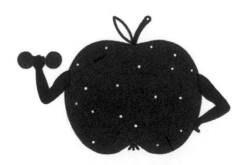

Si la nutrición no guardase relación con la salud infantil, no estaría escribiendo este capítulo. Tampoco lo haría si alimentar bien a nuestros hijos fuera un camino bien señalizado, intuitivo y sin trampas, o si las estadísticas nos dijeran que tanto la nutrición como la salud infantil son excelentes. Y tampoco estarías leyendo estas líneas si pensara que está todo perdido y no hay nada que hacer.

Pero resulta que sí, que la nutrición de nuestros hijos tiene una estrecha relación con su salud, que el metafórico camino para alimentarlos está repleto de peligrosas curvas, que la situación de la salud infantil es más que alarmante... y que sí podemos actuar para hacer frente a esta situación. Veamos de cerca estos cuatro aspectos: relación entre nutrición y salud infantil, curvas peligrosas, situación de la salud en nuestros hijos y qué podemos hacer. Aunque antes debo advertirte de que en este capítulo no voy a hablar específicamente sobre la alimentación vegetariana en niños. Para eso tienes muchas páginas, y muy bien escritas, en el resto del libro. Hablaré de las generalidades de la alimentación en la infancia. ¿Te puedes saltar, entonces, este capítulo? Se me ocurren dos razones para que no lo hagas. La primera es que no hay grandes diferencias entre la alimentación saludable de un niño omnívoro y la de un niño vegetariano. Y la segunda es que este capítulo te permitirá poder tener argumentos cuando tu *cuñao* te suelte, en la mesa de Navidad, que «los niños vegetarianos siguen una dieta insana y antinatural, no como los omnívoros, que además están muy bien de salud».

Nutrición y salud infantil

Cuando hablamos de la relación entre una buena nutrición y la salud, tendemos a pensar en la desnutrición. Y sin duda es preocupante, pero es algo poco frecuente en nuestro medio. Sí lo son las enormes tasas de sobrepeso y obesidad: la cifra de menores de 5 años con exceso de peso (la mayoría de los cuales viven en países industrializados) asciende a más de 41 millones. ¿Es peligroso el exceso de peso? Mucho, como verás en breve. Pero el sobrepeso y la obesidad son solo una parte de los serios problemas de malnutrición (que engloba a la mala nutrición tanto por defecto como por exceso) a los que nos enfrentamos. Para que te hagas una idea de la importancia de la nutrición en la salud, compartimos contigo dos datos:

- Fallecimientos en Europa por comida contaminada: 4.654/año.
- Fallecimientos por enfermedades cardiovasculares atribuibles a una mala alimentación en Europa: 2,1 millones/año.

Como ves, es importante una correcta higiene alimentaria para evitar contraer infecciones que ponen en riesgo la salud. Pero es muchísimo más importante cuidar la calidad de los alimentos que ingerimos, y que ingieren nuestros hijos. Sobre todo teniendo en cuenta que las enfermedades cardiovasculares son la primera causa de mortalidad en nuestro medio.

El camino para alimentar bien a nuestros hijos
no es un cómodo sendero

Sobre las peligrosas curvas, recién citadas, nada mejor que acudir a un artículo científico coordinado por el abogado Francisco José Ojuelos, titulado «Libertad parental como barrera frente a la publicidad de productos alimentarios malsanos dirigidos al público infantil». En él leemos que en el escarpado camino de la alimentación infantil nos tropezamos con:

- una enorme e inagotable oferta de productos malsanos;
- un marketing implacable y depredador;
- la incapacidad de los menores de protegerse a sí mismos, y
- escasos conocimientos nutricionales por parte de los padres.

Es, en suma, un cóctel explosivo. Pero hay más sustancias explosivas en ese cóctel: las administraciones no ayudan (manejan conceptos obsoletos, además de recibir presiones de *lobbies* que no siempre son capaces de superar, y chocan con intereses encontrados de diferentes departamentos gubernamentales; por ejemplo: agricultura y salud), los tribunales tampoco y, por último, las normas de publicidad de alimentos que, a pesar de estar hechas por la propia industria (o precisamente por ello), se incumplen masivamente.

La chispa que enciende la mecha del explosivo cóctel empieza en la primera infancia, ya que las fuerzas que conspiran para que nuestros hijos no reciban leche materna, sino fórmulas infantiles, son poco amables pero muy poderosas. En palabras de las investigadoras Lida Lhotska, Judith Richter y Maryse Arendt, «los fabricantes utilizan toda una gama de estrategias para interferir con la implementación efectiva de políticas que protejan, promuevan y apoyen la lactancia materna». Algo intolerable por motivos obvios de salud, pero también por una cuestión puramente económica: cálculos realizados en Estados Unidos (y extrapolables, a escala, a nuestro medio) revelan que el costo de las bajas tasas de lactancia materna asciende a 3.000 millones de dólares en gastos médicos, a 1.300 millones en gastos no médicos y a 14.200 millones de dólares a causa de muertes prematuras. Y hablando de dinero, ¿sabías que los beneficios de los fabricantes de leches artificiales para bebés superaron los 65.000 millones de euros en 2019, una cifra comparable al gasto sanitario anual de las administraciones públicas en España? Da que pensar.

Sobre la alimentación y la salud de nuestros hijos

Alimentación

Nuestros hijos no comen saludablemente. Ojalá lo hicieran, pero no es así. Veamos su desayuno. El estudio Aladino 2019 mostró que nuestros hijos desayunan (redoble de tambores):

- Galletas: 57,5 %.
- Cereales «de desayuno»: 45,2 %.
- Cacao en polvo (añadido a la leche): 44,8 %.

Suma más de un 100 % porque hay niños que toman más de uno de dichos productos para desayunar. ¿Y la merienda? Veamos. Un estudio español reveló que los escolares toman lo siguiente:

• Bollería: 38 %.
• Zumo envasado: 70 %.
• Batido/natilla/flan: 76 %.

Vamos a traducirlo: desayunan y meriendan montones de azúcar. Te ruego ahora que leas con detenimiento esta frase:

> Hay pruebas contundentes que respaldan la asociación de los azúcares libres con un mayor riesgo de enfermedad cardiovascular en los niños.

La cita pertenece a un documento de postura de la American Heart Association.

También nos pasamos con la sal. Más del 80 % de los escolares españoles consumen sal en exceso, según una investigación publicada en 2017 por la doctora Aránzazu Aparicio y sus colaboradores en la revista *European Journal of Nutrition*. Es algo que, de nuevo, eleva su riesgo de padecer enfermedades cardiovasculares a largo plazo. Es momento de recordar (o de explicar, para quien no lo sepa) que las enfermedades cardiovasculares son la primera causa de muerte y discapacidad en nuestro medio.

Hablemos de frutas y hortalizas. El 85 % de los niños españoles entre los 6 y los 9 años no consumen una ración de verdura a diario. Este porcentaje es todavía más bajo en los niños entre los 5 y los 14 años: un 63 %. Podríamos seguir hablando del consumo de bebidas «energéticas» (casi el 20 % de los menores de 10 años toman una media de dos litros mensuales de estos brebajes) o de la gran cantidad de productos ultraprocesados que consumen, pero voy a dejarlo aquí.

¿Por qué este desolador panorama? En buena medida, por algo que resume la doctora Zsuzsanna Jakab en la cita que encabeza este capítulo.

Exceso de peso y delgadez

Hemos visto hace unos párrafos que, a escala mundial, nada menos que 41 millones de niños padecen exceso de peso (claramente relacionado con una mala alimentación). ¿Eso incluye Europa? Desde luego. La prevalencia de sobrepeso y obesidad infantil es «muy alta» en Europa, según una reciente revisión sistemática con metaanálisis. España no es el líder mundial…, pero está cerca de coronar el poco honroso ranking de países europeos con más obesidad infantil. De hecho, España está entre los países europeos con mayor prevalencia de niños con obesidad severa.

Veamos ahora los riesgos de que nuestros hijos «marquen tripita». Según la Organización Mundial de la Salud (OMS), los niños con obesidad tienen más probabilidades de desarrollar una serie de problemas en la edad adulta, de entre los que cabe destacar los siguientes:

- cardiopatías;
- resistencia a la insulina (con frecuencia es un signo temprano de diabetes inminente);
- síndrome metabólico;
- trastornos osteomusculares (especialmente artrosis, una enfermedad degenerativa muy discapacitante que afecta a las articulaciones);
- algunos tipos de cáncer (por ejemplo, de endometrio, mama y colon), y
- discapacidad.

Para la Comisión Europea, el acusado aumento del sobrepeso y la obesidad en nuestros niños «reducirá la esperanza de vida y, en muchos casos, la calidad de vida». Esto nos lleva al editorial que publicó en 2016 en la revista *JAMA* el doctor David Ludwig (Harvard Medical School), titulado «Lifespan Weighed Down by Diet» (que podría traducirse como «Esperanza de vida oprimida por el peso de la dieta»). En su texto, entre otras interesantísimas consideraciones (como la necesidad de proteger a los niños de la «publicidad depredadora» y de otros tipos de marketing), Ludwig justifica que nuestra esperanza de vida no solo ha tocado techo, sino que si no hacemos nada (y estamos haciendo más bien poco), empezará a disminuir. ¿Por qué?

Ludwig argumenta que los triunfos que nos han permitido elevar nuestra esperanza de vida en Occidente (más disponibilidad de alimentos, mejor sanidad y considerables avances médicos) van a empezar a hacer aguas a causa de la «catástrofe» que generarán las actuales tasas de obesidad infantil. Hace años que la obesidad ha pasado de ser excepción a ser norma, pero los avances médicos y quirúrgicos de las últimas décadas han permitido mitigar, en parte (y por ahora), el riesgo sanitario que produce dicha enfermedad.

«Millones de individuos dependen de medicamentos para disminuir su colesterol, su tensión arterial y su glucosa sanguínea; de procedimientos quirúrgicos para hacer un *bypass* en unas arterias bloqueadas; y de la diálisis», explica Ludwig. Poco antes advierte que hemos llegado a un punto en el que los avances tecnológicos no van a poder compensar la situación y vamos a presenciar (y, de hecho, ya lo estamos viendo) cómo nuestros hijos van a vivir menos años que nosotros a causa de la epidemia de obesidad que asola hoy el planeta. Él habla de la población americana, con unas cifras de exceso de peso superiores a las nuestras…, pero llevamos su mismo camino, como veremos más adelante.

La cuestión es que la medicina actual es capaz de prevenir (a escala poblacional, se entiende) la muerte prematura en adultos que desarrollan obesidad a los 45 años, diabetes a los 55 y una enfermedad cardíaca a los 65. Sin embargo, la medicina no va a evolucionar tanto y tan rápido como para poder hacer frente a tales patologías cuando nuestros niños (cuyo peso corporal es más elevado que en ninguna otra época de la historia) sean adultos. Ankur Rughani y sus colaboradores denunciaron en agosto de 2020 (revista *Current Diabetes Reports*) que uno de cada cinco adolescentes es diagnosticado con prediabetes. Como ves, la edad a la que empezamos a perder salud es cada vez menor.

¿Cómo vamos de peso en España? Lo tienes en la gráfica que aparece a continuación de estas líneas. En ellas vemos la prevalencia de normopeso, de exceso de peso y de delgadez en niños españoles de entre 6 y 9 años, a partir del estudio ALADINO (Agencia Española de Consumo, Seguridad Alimentaria y Nutrición [AECOSAN]).

Figura 1: Peso en escolares de 6 a 9 años

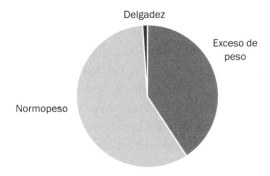

Fuente: Elaboración propia a partir de ALADINO, 2019.

La gráfica muestra que la delgadez no supera el 1 % mientras que el exceso de peso empieza a acercarse peligrosamente al 50 %. Es más, salvo excepciones, la delgadez nos suele inquietar a los sanitarios bastante menos que la obesidad.

Paradójicamente, buena parte de los padres están preocupados por el supuesto bajo peso de sus hijos, pero no por el exceso de peso. Así, una revisión sistemática de la bibliografía científica que evaluó todos los estudios que hubieran explorado la percepción de las madres sobre el peso de sus hijos con sobrepeso mostró que las madres tienden a subestimar el peso de sus hijos cuando estos tienen sobrepeso u obesidad, algo que no sucedió en la mayoría de las madres cuyos hijos tenían un peso normal. Cuando no solo el niño tiene exceso de peso, sino que también lo padecen los padres, hermanos, o personas de su entorno, esta mala estimación del peso del niño es más frecuente. Ojo, que no preguntó a una o a dos madres, sino que evaluó la percepción de las madres de 57.700 niños y adolescentes. En su investigación leemos lo siguiente: «Existe una tendencia por parte de las madres a subestimar el estado nutricional de sus hijos, no reconociendo a su hijo con obesidad como tal».

¿Por qué las madres y no los padres? Porque las madres son, en general, las principales responsables del cuidado y la crianza de la mayoría de los niños, y es por ello que muchos estudios se centran en ellas. En todo caso, tanto un estudio publicado en enero de 2005 como otro aparecido en febrero de 2014 mostraron que los padres perciben peor el peso de sus hijos que sus madres. Algo similar ha constatado el recién publicado estudio ALADINO, del Ministerio de Sanidad español. En él se constata que pese a que nada menos que cuatro de cada diez escolares tienen exceso de peso, la mayoría de los padres y madres piensan que sus hijos tienen un peso normal. Solo el 11,7 % de los progenitores creen que sus hijos tienen un «ligero sobrepeso». En el propio estudio leemos que «estos resultados ponen de manifiesto que muchos progenitores tienen una visión distorsionada de la realidad en cuanto a la situación ponderal que presentan sus hijos e hijas».

Sea como fuere, si tanto padres como madres no valoramos bien el exceso de peso de nuestros hijos, es menos probable que pidamos ayuda o que tomemos cartas en el asunto para prevenir que nuestro hijo siga ganando kilos, algo que podría contribuir a la creciente prevalencia de sobrepeso en la población infantil. Si crees que tu hijo puede tener exceso de peso, el primer paso es acudir al pediatra para que realice un correcto diagnóstico. Si de verdad le sobran unos cuantos kilos, acude a un/a dietista-nutricionista. Esto no es nada fácil para las clases desfavorecidas, al menos en España, dado que el acceso a este profesional sanitario no suele ser público y gratuito. Lo comento porque el estudio ALADINO (como revelan una y otra vez todas las investigaciones sobre el tema) constató algo que sabemos desde hace tiempo: que el exceso de peso se ceba, sobre todo, en las clases más desfavorecidas. Otra razón más para que nuestros gobiernos se esmeren en limar desigualdades.

Antes de cerrar este apartado, un consejo para pediatras de Atención Primaria: no dejéis de leer el recomendabilísimo artículo científico, firmado por Carlos Casabona (prologuista del libro que tienes entre manos) y Pepe Serrano (coautor) «¿Por qué tu hijo come peor de lo que piensas? (20 consejos útiles para la consulta del pediatra de Atención Primaria)». Lo encontrarás tanto en la bibliografía de este libro como tecleando su título en la barra de direcciones de tu navegador.

Tirón de orejas a nuestros gobernantes

Sabemos que la solución a un problema de este calibre pasa por un mayor compromiso de los individuos, de la sociedad y de los profesionales sanitarios. Pero también sabemos que es imprescindible que los responsables políticos comanden bien el barco si no queremos hundirnos. Hace años que muchos reclamamos a nuestros gobernantes que implementen políticas que fomenten la actividad física, que dificulten el sedentarismo y que hagan que sea más fácil y barato comer saludablemente y más difícil y más caro consumir productos insanos. Les reclamamos que controlen la cantidad de azúcar a la que están expuestos los niños, y que lo hagan sin titubeos. Por eso encontramos esta frase en la investigación titulada «Azúcares en alimentos infantiles. La normativa española y europea, ¿a quién protege?»:

> Debemos preguntarnos a quién protege la legislación, si a la salud infantil, o más bien a la industria azucarera.

Dicha investigación se publicó en 2016. Pues bien, en agosto de 2020, un estudio coordinado por la doctora Jayne Hutchinson mostró que el azúcar supone una tercera parte de la energía de los «alimentos» dirigidos a menores de 36 meses en España y en Dinamarca, Eslovenia, Estonia, Hungría, Italia, Malta, Noruega, Portugal y Reino Unido. Pongo «alimentos» entre comillas porque un producto con tanto azúcar no me parece digno de llevar este nombre, y menos cuando se dirige a niños. De entre tales productos encontramos, por ejemplo, las papillas de cereales, los zumos de fruta y otros preparados de fruta para bebés, purés de verduras, lácteos azucarados, *snacks* para bebés e incluso golosinas para bebés.

Lo anterior es grave por, como mínimo, dos razones. La primera es que el elevado consumo de azúcares en la infancia se relaciona claramente con la caries dental (entre otros problemas bucodentales), con la obesidad y con un mayor riesgo de padecer patologías crónicas en la edad adulta (por ejemplo, enfermedades cardiovasculares o algunos tipos de cáncer). Y la segunda es que cuando los malos hábitos dietéticos o la preferencia hacia sabores dulces se instauran en la infancia, pueden persistir a lo largo de toda la vida.

Las autoras proponen, lógicamente, reducir la cantidad de azúcares libres en alimentos infantiles comerciales (eso incluye los de los zumos de fruta). Pero también emiten propuestas inteligentes y apoyadas en evidencias científicas, como acabar con la promoción de productos malsanos dirigidos a niños, prohibir las golosinas para bebés o prohibir las denominaciones engañosas en productos para bebés.

Tal y como demuestra el abogado Francisco José Ojuelos en su muy recomendable libro *El derecho de la nutrición*, las medidas tomadas por nuestros representantes políticos son más bien tibias y en demasiadas ocasiones presentan una intolerable connivencia con la industria alimentaria. Mientras siguen con su tibieza, las tasas de exceso de peso no solo no disminuyen, sino que van en aumento: en el año 2000, la prevalencia de exceso de peso en la población española infantil y juvenil era del 40,2 % (estudio ENKID), y mientras escribo estas líneas (2020), dicha prevalencia es mayor: 40,6 % (estudio ALADINO). En palabras de Ojuelos, los gobernantes llevan «20 años de estrategia-basura, como la comida ídem». ¡Hagan algo, que para luego es tarde!

Podemos hacer algo

«Hay quien se pasa la vida entera leyendo sin conseguir nunca ir más allá de la lectura, se quedan pegados a la página, no entienden que las palabras son solo piedras puestas atravesando la corriente de un río, si están allí es para que podamos llegar a la otra margen, la otra margen es lo que importa.» La frase es de José Saramago, y está tomada de su altamente recomendable libro *La caverna*. La traigo aquí para que entiendas que las palabras de este capítulo pretenden ser esas piedras que nos ayudarán a llegar «a la otra margen», que es la importante. En ella está la mejora de la salud infantil.

Incluso podríamos completar ligeramente la gran metáfora de Saramago indicando que, en el caso que nos ocupa, el río son las dificultades que nos acechan para que no mejoremos nuestros hábitos.

¿Qué podemos hacer? Es lo que pretenden ampliar el resto de los apartados de este capítulo, pero que podría resumirse en seis consejos sobre los que profundizaré a continuación:

1. Prioriza la lactancia materna (es un pilar de salud pública).
2. Ofrece alimentos complementarios saludables.
3. Prioriza los alimentos de origen vegetal (más vegetales, menos animales... y muchos menos productos malsanos).
4. Limita la disponibilidad de productos alimenticios malsanos en tu hogar (no los compres, que te los comes... y se lo comen).
5. Predica con el ejemplo (la maternidad/paternidad exige una profunda reflexión sobre nuestros actos pasados, presentes y futuros, para evitar pulsar demasiadas teclas equivocadas) y come en familia.
6. Respeta a tu hijo (y su apetito).

Me gustaría cerrar este apartado con unos pocos consejos de la doctora Lona Sandon, profesora asistente de nutrición clínica en el Centro Médico de la Universidad de Texas Southwestern, en Dallas:

Dado que la obesidad es difícil de revertir a cualquier edad, la prevención es clave. Los padres no deben confiar de forma exclusiva en los programas escolares de nutrición y actividad para que hagan ese trabajo. Los padres preocupados pueden hacer esfuerzos por preparar y ofrecer comidas más saludables en casa, planificar unos horarios de comida regulares, limitar el tiempo ante las pantallas, animar a la participación en los deportes, alentar a que las actividades del tiempo libre sean activas en lugar de sedentarias y, sobre todo, dar el ejemplo al ser activos, tener una relación sana con sus propias opciones alimentarias, y también tener horarios regulares para comer.

Lactancia materna (y lactancia artificial)

Pilar de salud pública

En la primera infancia, el factor nutricional que más ha demostrado influir sobre la salud es la lactancia materna, según indicaron en febrero de 2017 el doctor Bartłomiej Mateusz Zalewski y sus colaboradores en la revista científica *Critical reviews in food science and nutrition*. Constataron otros factores importantes, como el excesivo consumo de sal o de azúcares libres, pero recalcaron que «la evidencia más sólida y consistente de un efecto protector a largo plazo se documentó para la lactancia materna».

Y es que la lactancia es un pilar de salud pública. Pero un pilar descuidado, expuesto a agresivos ataques y corroído por sucios intereses. Unos intereses que persiguen hacernos creer que la leche materna se parece mucho a la artificial. No es el caso, como puedes comprobar en la imagen que se muestra a continuación.

Figura 2

LECHE MATERNA: Agua, Hidratos de carbono (fuente de energía), Lactosa, Oligosacáridos*, Ácidos carboxílicos, Alfa hidroxiácidos, Ácido láctico, Proteínas (para los músculos y los huesos), Lactoalbúmina, Alfalactoalbúmina, HAMLET (Alfa-Lactoalbúmina modificada para atacar células de tumores), Lactoferrina, Multitud de factores antimicrobianos**, Caseína, Albúmina sérica, Nitrógenos no proteicos, Creatina, Creatinina Urea, Ácido úrico, Péptidos***. Aminoácidos (los ladrillos que forman las proteínas): Ácido glutámico, Glutamina, Taurina, Alanina, Treonina, Serina, Glicina, Ácido aspártico, Leucina, Cistina, Valina, Lisina, Histidina, Fenilalanina, Tirosina, Arginina, Isoleucina, Ornitina, Metionina, Fosfoserina, Fosfoetanolaminaα-aminobutirato, Triptófano, Prolina, Carnitina (compuesto de aminoácidos necesarios para hacer uso de ácidos grasos como fuente de energía). Nucleótidos (las unidades estructurales del ADN y el ARN): 5'-Adenosín monofosfato (5''-AMP), 3':5'-Adenosín monofosfato cíclico (3':5'-cyclic AMP), 5'-Citidina Monofosfato (5'-CMP), Citidina Difosfato Colina (CDP colina), Guanosín difosfato (GDP), Guanosina difosfato Manosa, 3'-Uridina monofosfato (3'-UMP), 5'-Uridina monofosfato (5'-UMP), Uridina difosfato (UDP), Uridina difosfato hexosa (UDPH), Uridina Difosfato N-Acetilglucosamina (UDPAH), Uridina Difosfato, Ácido Glucurónico (UDPGA) y otros muchos nucleótidos del tipo UDP recién descubiertos. Lípidos: Triglicéridos, Ácidos grasos poliinsaturados de cadena larga, Ácido docosahexaenoico (DHA importante para el desarrollo del cerebro), Ácido araquidónico (AA importante para el desarrollo del cerebro), Ácido linoleico (LA), Ácido alfa-linolénico (ALA), Ácido eicosapentaenoico (EPA), Ácido linoleico conjugado (ácido rumenico), Ácidos grasos libres, Ácidos grasos monoinsaturados, Ácido oléico, Ácido palmitoleico, Ácido heptadecanoico, Ácidos grasos saturados, Ácido esteárico, Ácido palmítico, Ácido laúrico, Ácido mirístico. Fosfolípidos: Fosfatidilcolina, Fosfatidiletanolamina, Fosfatidilinositol, Lisofosfatidilcolina, Lisofosfatidiletanolamina, Plasmalógenos. Esfingolípidos: Esfingomielinas, Gangliósidos GM1, GM2, GM3, Glucosilceramida, Glucoesfingolípidos, Galactosilceramida, Lactosilceramida, Globotriaosilceramida (GB3), Globósido (GB4). Esteroles: Escualeno, Lanosterol, Dimetilsterol, Metosterol, Latosterol, Desmosterol, Triacilglicerol, Colesterol 7-dehidrocolesterol, Estigmaesterol y campesterol 7-ketocolesterol, β-Sitosterol, Latosterol, Metabolitos de la vitamina D, Hormonas esteroides. Vitaminas: Vitamina A, Beta caroteno, Vitamina B6, Vitamina B8 (Inositol), Vitamina B12, Vitamina C, Vitamina D, Vitamina E a-Tocoferol, Vitamina K, Tiamina, Riboflavina, Niacina, Ácido fólico, Ácido pantoténico, Biotina. Minerales: Calcio, Sodio, Potasio, Hierro, Zinc, Cloruro, Fósforo, Magnesio, Cobre, Manganeso, Yoduro, Selenio, Colina, Azufre, Cromo, Cobalto, Flúor, Níquel. Metal: Molibdeno (elemento esencial en muchas enzimas), Factores de crecimiento (contribuyen a la maduración del recubrimiento intestinal), Citokinas interleukina-1β (IL-1β), IL-2, IL-4, IL-6, IL-8, IL-10, Factor estimulante de colonias de granulocitos (G-CSF), Factor estimulante de colonias de macrófagos (M-CSF), Factor de crecimiento derivado de las plaquetas (PDGF), Factor de crecimiento endotelial vascular (VEGF), Factor de crecimiento de los hepatocitos -α(HGF-α), HGF-β, Factor de necrosis tumoral-α Interferón-γ, Factor de crecimiento epitelial (EGF), Factor de crecimiento transformante-α (TGF-α), TGF β1, TGF-β2, Factor de crecimiento insulínico-I (IGF Iconocido como somatomedina C), Factor de crecimiento insulínico- II, Factor de crecimiento nervioso (NGF), Eritropoyetina. ***Péptidos (combinaciones de aminoácidos): HMGF I (Factor de crecimiento humano) HMGF II, HMGF III, Colecistoquinina (CCK) β-endorfinas, Hormona paratiroidea (PTH), Péptido relacionado con la hormona paratiroidea (PTHrP) β-defensinas-1, Calcitonina, Gastrina, Motilina, Bombesina (peptido liberador de gastrina, también conocido como neuromedina B), Neurotensina, Somatostatina. Hormonas (mensajeros químicos que mandan señales desde una célula, o grupo de células, a otras a través de la sangre): Cortisol, Tiroyodina (T3), Tiroxina (T4), Hormona estimulante de la Tiroides (TSH también conocida como Tirotropina), Hormona liberadora de Tirotropina (TRH), Prolactina, Oxitocina, Insulina, Corticosterona, Trombopoyetina, Hormona liberadora de Gonadotropina (GnRH GRH), Leptina (contribuye a la regulación de la ingesta de alimentos), Grelina (contribuye a la regulación de la ingesta de alimentos), Adiponectina, Factor inhibidor de la lactancia (FIL), Eicosanoides, Prostaglandinas (enzimáticamente derivadas de los ácidos grasos), PG-E1, PG-E2, PG-F2, Leucotrienos, Tromboxanos, Prostaciclinas. Enzimas (catalizadores que regulan las reacciones químicas en el cuerpo humano): Amilasa, Arisulfatasa, Catalasa, Histaminasa, Lipasa, Lisozima, PAF-acetilhidrolasa, Fosfatasa, Xantina oxidasa, Antiproteasas (se cree que se unen a las macromoléculas, como las enzimas, y, como consecuencia, previenen reacciones alérgicas y anafilácticas a-1- antitripsina, a-1-antiquimotripsina.**Factores inmunológicos (utilizados por el sistema inmune para identificar y neutralizar objetos extraños, como bacterias o virus): Leucocitos (glóbulos blancos), Fagocitos, Basófilos, Neutrófilos, Eosinófilos, Macrófagos, Linfocitos, Linfocitos B (también conocidos como células B), Linfocitos T (también conocidos como células C) sIgA (Inmunoglobulina A Secretora factor inmunológico más importante), IgA2, IgG, IgD, IgM, IgE, Complemento C1, Complemento C2, Complemento C3, Complemento C4, Complemento C5, Complemento C6, Complemento C7, Complemento C8, Complemento C9, Glicoproteínas, Mucinas (atacan a las bacterias y los virus para evitar que se aferren a las mucosas), Lactadherina, Alpha-lactoglobulina, Alpha-2 macroglobulina, Antígenos Lewis, Ribonucleasa, Inhibidores de la hemaglutinina, Factor Bifidus (incrementa el crecimiento de Lactobacillus bifidus que son bacterias beneficiosas para el organismo), Lactoferrina (encierra el hierro para evitar que las bacterias lo utilicen para reproducirse y propagarse) Lactoperoxidasa (Proteína que aísla la vitamina B12 inhibe el crecimiento de microorganismos), Fibronectina (hace a los fagocitos más agresivos, minimiza la inflamación y repara el daño causado por la inflamación) *Oligosácaridos (más de 200 tipos diferentes).

FÓRMULA: Agua, Hidratos de carbono, Lactosa, Maltodextrina de maíz. Proteínas: Concentrado de lactoalbúmina parcialmente hidrolizado y con menos minerales (procedente de leche de vaca). Lípidos: Oleína de palma, Aceite de soja, Aceite de coco, Aceite de cártamo alto oleico o aceite de girasol, Aceite de M. alpina (DHA de hongos), Aceite de C. cohnii (AA de algas). Minerales: Citrato de potasio, Fosfato de potasio, Cloruro de calcio, Fosfato tricalcio, Citrato de sodio, Cloruro de magnesio, Sulfato ferroso, Sulfato de zinc, Cloruro de sodio, Sulfato de cobre, Yoduro de potasio, Sulfato de manganeso, Selenato de sodio. Vitaminas: Ascorbato de sodio, Inositol, Bitartrato de Colina, Alfa-tocoferol acetato, Niacinamida, Pantotenato de calcio, Riboflavina, Vitamina A acetato, Clorhidrato de piridoxina, Mononitrato de tiamina, Fitonadiona, Biotina, Vitamina D3, Vitamina B12. Enzima: Tripsina. Aminoácidos: Taurina, L-Carnitina (una combinación de dos aminoácidos diferentes). Nucleótidos: Citidina 5', Monofosfato Uridina 5', Monofosfato Disódico Adenosín 5' Monofosfato, Guanosín disódico.

Fuente: A. Calvillo *et al.*, «La alimentación industrializada del lactante y el niño pequeño. El nuevo meganegocio. El poder del consumidor», 2013, en línea: http://www.ministeriode salud.go.cr/gestores_en salud/lactancia/articulos/CNLM_alimentacion_industrializada_ lactante_nino_pequeno.pdf

¿Sabías que, entre los beneficios de la lactancia materna para la salud infantil, se encuentra un menor riesgo de padecer afecciones agudas, tales como infecciones gastrointestinales, otitis media, asma, enfermedades respiratorias o el síndrome de la muerte súbita? Pues también debes saber que protege de enfermedades crónicas como la diabetes tipo 2, enfermedades cardiovasculares e incluso la obesidad, una dolencia cada vez más frecuente y responsable de entre el 10 y el 13 % de las muertes en Europa. Asimismo, amamantar se asocia a beneficios para la madre, dado que la protege de la diabetes tipo 2 así como de los cánceres de ovario y mama, tal y como constató una revisión sistemática de la bibliografía publicada en 2015 en la revista científica *Acta Paediatrica. Supplementum.*

A todo lo anterior hay que sumar beneficios medioambientales, económicos e incluso psicológicos, ya que existen pruebas que relacionan la lactancia materna con la inteligencia infantil.

De ahí que esté tan de acuerdo con estas palabras, tomadas de la edición de 2015 de la revista *Public Health Nutrition*:

> La lactancia materna es ampliamente reconocida como la mejor opción para la alimentación infantil y se considera un elemento crítico para la salud pública, y no solo una cuestión de elección de estilo de vida.

Y por eso leemos frases como esta en la nueva guía de la Generalitat de Catalunya sobre alimentación infantil («Recomanacions per a l'alimentació en la primera infància (de 0 a 3 anys)»:

> La lactancia materna exclusiva es el alimento recomendable para los 6 primeros meses de vida, y posteriormente, complementada con la incorporación de nuevos alimentos [...]. A partir de esta edad, la leche [materna o, si no es posible, adaptada] debe continuar siendo la principal fuente nutritiva durante el primer año de vida del bebé, con la incorporación y complementación de otros alimentos [...]. Es recomendable continuar con la lactancia materna a demanda hasta los 2 años de edad o más, o hasta que madre e hijo lo deseen.

Por su parte, la Asociación Española de Pediatría (en concreto, su Comité de Lactancia) opina lo siguiente:

> [...] por todas estas razones y de acuerdo con la Organización Mundial de la Salud (OMS) y la Academia Americana de Pediatría (AAP), el Comité de Lactancia de la Asociación Española de Pediatría recomienda la alimentación exclusiva al pecho durante los primeros 6 meses de vida del niño y continuar con el amamantamiento junto con otros alimentos que complementen la alimentación hasta los 2 años o más, mientras madre e hijo lo deseen.

Una última opinión, la de la Sociedad Europea de Gastroenterología, Hepatología y Nutrición Pediátrica (ESPGHAN, por sus siglas en inglés).

> La lactancia materna debe continuar tanto tiempo como deseen madre e hijo [...], el papel de los profesionales sanitarios, incluyendo pediatras, es proteger, promover y apoyar la lactancia materna.

Ya lo ves: nuestra obligación, como la de cualquier profesional sanitario, es «proteger, promover y apoyar la lactancia materna». Tienes más información sobre lactancia materna en cuatro libros, que te aconsejamos encarecidamente: *Somos la leche*, de Alba Padró; *Tu lactancia de principio a fin*, de Gloria Colli; *Un regalo para toda la vida*, de Carlos González, y *El libro de la lactancia*, de José María Paricio.

¿Hablaremos de la lactancia artificial? Sí, pero nuestro código deontológico nos obliga a detallar que, a escala poblacional (no a título individual, como veremos más adelante), es arriesgada desde el momento en el que sustituye de forma injustificada, parcial o totalmente, a la lactancia materna, que es la forma natural, deseable, recomendable y recomendada de alimentar a los bebés.

Tal y como se justificó en el libro *Más vegetales, menos animales*:

> Tiene más sentido contemplar la lactancia materna no como algo positivo, sino la artificial como algo arriesgado, de igual manera que

no tenemos que pensar que caminar es saludable, sino más bien que el sedentarismo es peligroso.

En exclusiva y a demanda durante los 6 primeros meses

Todos los bebés deberían ser amamantados por su madre desde que nacen (lo ideal y recomendable es que el bebé esté al pecho antes de que haya pasado una hora tras el parto) hasta aproximadamente los 6 meses de edad, de forma exclusiva y a demanda. Es esencial e importante evitar las fórmulas infantiles de vaca durante al menos los primeros 3 días de vida del bebé, dado que ello ayudaría a evitar la alergia a la leche de vaca. A partir de los 6 meses es muy aconsejable seguir amamantando todo el tiempo que madre e hijo quieran, también a demanda, pero combinándolo con «alimentos complementarios». «Complementario» significa que complementa, no que sustituye (véase el apartado «Alimentación complementaria»).

Que el bebé no tome nada más que lactancia materna durante los 6 primeros meses de edad es lo recomendable, y también lo recomendado por cualquier entidad de salud sin conflicto de interés, es decir, no financiada directa o indirectamente por fabricantes de fórmulas infantiles. Se entiende como «lactancia materna exclusiva» no incorporar alimentos diferentes a la leche materna en la dieta del bebé, sean sólidos o líquidos, y eso incluye el agua. Si el niño consume, en su caso, vitaminas, minerales o fármacos, se considera que sigue siendo amamantado de forma exclusiva.

En agosto de 2012, la revista *The Cochrane Database of Systematic Reviews* publicó una amplia revisión sobre este tema, cuya principal conclusión fue que los bebés amamantados de forma exclusiva durante 6 meses no muestran déficits en su crecimiento o desarrollo, tanto en países desarrollados como en países empobrecidos, por lo que no existirá ningún riesgo evidente en recomendar, como política general, dicha práctica. También se concluyó que esta práctica se vincula con una menor tasa de infecciones gastrointestinales en bebés, además de afirmar que «ayuda a la madre a perder peso y a prevenir el embarazo».

Pero hay más: dar el pecho de forma exclusiva durante más de 4 meses puede disminuir en un 72 % el riesgo de hospitalización por infecciones de las vías respiratorias inferiores durante el primer año de vida del pequeño. Un niño amamantado de manera exclusiva hasta los 6 meses presenta un riesgo cuatro veces menor de sufrir neumonía en comparación con otro que reciba lactancia materna exclusiva solo hasta los 4 meses.

Pese a ello, las tasas de lactancia materna exclusiva a los 6 meses son muy bajas. En el caso de España, solo el 28,5 % de los bebés son amamantados de manera exclusiva hasta los 6 meses, una cifra un poco superior a la media europea, que asciende al 25 %.

Este último dato es alarmante debido al importante papel de la lactancia materna en la protección de la salud maternoinfantil.

¿Y si no toma pecho?

Riesgo poblacional (no individual)

¿Es seguro alimentar a un niño con sustitutos de la leche materna? Lo cierto es que gracias a importantes avances científicos y a la estricta legislación que regula los sucedáneos de leche materna, dentro de nuestro entorno social no encontraremos grandes diferencias (tal vez ninguna) entre unos cuantos niños amamantados y otros tantos no amamantados. De ahí que no tenga sentido asustar (y mucho menos condenar, culpabilizar o tachar de «mala madre») a una mujer que no da el pecho a su hijo. En todo caso, si ampliamos el foco, sí hallaremos grandes diferencias.

Hoy sabemos que por cada 597 mujeres que amamantan de manera óptima (datos de Estados Unidos) se podría evitar una muerte materna o infantil, dado que la lactancia puede proteger tanto a las madres (por ejemplo, del cáncer de mama o de ovario) como a sus hijos (por ejemplo, de infecciones graves). El dato proviene de unos cálculos publicados por la doctora Melissa Bartrick y sus colaboradores en 2017 en la revista científica *Maternal & Child Nutrition*. Consideraron «amamantar de manera óptima» que los bebés fueran amamantados durante un mínimo de un año, y recibieran durante los 6 primeros meses solo lactancia materna de forma exclusiva. Quizá para evitar que alguien las tachase de sensacionalistas, estas investigadoras subestimaron de forma deliberada el impacto de la lactancia materna sobre la salud (es decir, calcularon los beneficios «a la baja»), así que probablemente el impacto negativo de no amamantar a escala poblacional sea mayor. Un año antes, en 2016, un editorial de la revista *The Lancet* nos detallaba que podría evitarse la muerte de 823.000 niños y 20.000 madres cada año mediante la lactancia materna. Cierra su texto con estas palabras: «La leche materna hace que el mundo sea más saludable, inteligente y equitativo». Amén.

Lee esto antes de tirar la toalla

Sea como fuere, en las raras ocasiones en las que una madre no puede dar el pecho a sus hijos por razones médicas, o ha decidido no hacerlo (ambas cuestiones se abordan en este libro), es imprescindible que se opte por leches adaptadas, también conocidas como fórmulas infantiles o sustitutos de leche materna. Pero antes de que una madre tire la toalla, conviene que acuda a uno de los muchos grupos de apoyo a la lactancia materna que hay en el mundo, para recibir un asesoramiento adecuado y que así pueda tomar una decisión bien informada, que es la única que se toma libremente. El asesoramiento de tales grupos ha demostrado ser efectivo para mejorar las tasas de mujeres que amamantan a sus hijos. En España, coordina estos grupos de apoyo una entidad denominada Federación Española de Asociaciones Pro-Lactancia Materna (FEDALMA). Tienes toda la información en su página web. Si eres un profesional sanitario, no puedes dejar de revisar la «Guía de práctica clínica sobre lactancia materna», publicada por el Ministerio de Sanidad en 2017.

Razones médicas que justifican que una madre no dé el pecho

Acabo de comentar que las razones médicas que justifican que una madre no dé el pecho a su bebé son «raras». En *El libro de la lactancia*, del doctor José María Paricio, encontramos que las enfermedades que «contraindican o dificultan mucho la lactancia» son:

- Psicosis.
- Sida, VIH.
- Virus linfotrópico humano de células T-1(VLHT-1).
- Virus linfotrópico humano de células T-2(VLHT-2).
- Drogadicción.
- Daño hipofisario, hipotuitarismos y síndrome de Sheehan.

El doctor Paricio enumera otras enfermedades que pueden dificultar la lactancia pero no la contraindican, sino que simplemente «requieren apoyo para amamantar». Por su parte, el pediatra Carlos González, otra autoridad en la materia, deja claro que es raro que un medicamento contraindique la lactancia. En sus palabras:

> A la práctica, a no ser que la madre tome antineoplásicos [fármacos para hacer frente al cáncer], va a ser muy difícil que un medicamento en la mínima cantidad que suele pasar a la leche pueda ser tan peligroso como para decir que es mejor que el niño tome biberón.

Para esta y para cualquier otra duda, te aconsejo acudir a la impresionante e imprescindible base de datos: <http://www.e-lactancia.org/>.

¿Y si la madre no quiere dar el pecho?

Pues respetaremos su decisión, faltaría más. Nadie debe juzgar a una madre tanto si quiere como si no quiere dar el pecho. En palabras de la (fantástica) nutricionista Olga Ayllón:

Definir la bondad de una madre en función de si ha dado o no el pecho a sus hijos es tan absurdo e inadmisible como valorar la inteligencia de un niño según las notas que saca en la escuela. Ni la escuela mide la inteligencia de un niño, ni la lactancia calibra la bondad de una mujer.

Es preciso indicar, a todo esto, que en los muchos años en los que Olga dio el pecho a sus hijas, recibió bastantes críticas, algunas incluso procedentes de profesionales sanitarios.

Preparar el biberón… y dárselo al bebé

El biberón hay que formularlo siguiendo a rajatabla las instrucciones del fabricante y ofrecérselo al bebé en exclusiva y a demanda hasta los 6 meses y a demanda hasta el año. «En exclusiva» significa que solo le daremos biberón, nada más. «A demanda» significa que es el bebé quien decide cuánta leche tomar: si no quiere más, no le damos más, y si quiere más, pues le ofrecemos una mayor cantidad. Es decir, lo mismo que sucede con la lactancia materna. «A demanda» también significa día y noche. Lo mismo que con la lactancia materna.

La Agència de Salut Pública de Catalunya (ASPCAT) emite estos consejos para preparar el biberón:

1. Asegurarse de que las manos y la superficie de trabajo están limpias.
2. Coger un biberón limpio o esterilizado.
3. Calentar agua (del grifo o embotellada) hasta que empiece a hervir.
4. Verter el agua necesaria inmediatamente al biberón. Esperar 3 minutos para que la temperatura del agua se sitúe cerca de los 70 °C, añadir la leche en polvo y agitar el biberón.
5. Enfriar el biberón hasta la temperatura corporal bajo el grifo y comprobar la temperatura antes de darlo al bebé para evitar quemaduras.

6. Secar el biberón con un trapo limpio o papel de cocina y dárselo enseguida o antes de que pasen 2 horas.
7. Desechar la leche que el bebé no haya tomado.
8. Cuando se está fuera de casa (de viaje, en el parque...), llevar biberones llenos solo con agua. Cuando haya que prepararlo, añadir la leche en polvo y dársela, seguidamente, a temperatura ambiente.
9. En casa, durante la noche, preparar el biberón en el mismo momento. No utilizar calienta-biberones, ya que mantener la leche tibia favorece el crecimiento de microorganismos patógenos.

Aquí tienes más consejos, en este caso de la Asociación Española de Pediatría:

1. Se puede utilizar agua del grifo si donde se vive hay un buen control sanitario del agua para consumo humano.
2. Siempre debe ponerse primero el agua templada en el biberón y luego añadir los cacitos rasos de leche en polvo.
3. Como norma general, 1 cacito por cada 30 ml de agua. De forma que los biberones serán de 60, 90, 120 ml, etc. Aunque al añadir el polvo subirá un poco la cantidad total.
4. Las cantidades que se recogen en el bote de leche, por toma, son orientativas y la mejor forma de saber si el lactante está bien alimentado es la apariencia de saciedad y la ganancia de peso, no lo que come (ni lo que pesa). Nunca se debe forzar a comer.

ALIMENTACIÓN COMPLEMENTARIA

Complementar no es sustituir

Antes de abordar la alimentación complementaria, queremos subrayar que el hecho de que la madre se reincorpore a su puesto de trabajo no debe suponer el abandono de la lactancia materna. Para la ASPCAT:

Es importante que la madre que quiera seguir dando el pecho pueda disponer del tiempo y de un espacio tranquilo donde hacerlo, ya sea en el puesto de trabajo, en la misma aula o en otro espacio en la escuela, con cuidado de que eso se haga con el máximo respeto, tanto para los ritmos individuales propios como para los del grupo. Si la madre no se puede desplazar a la escuela para dar el pecho al niño, la leche materna se puede extraer en casa previamente, de forma manual o con la ayuda de un sacaleches, y el personal del centro la puede almacenar y administrar.

Vayamos al concepto «alimentación complementaria». Es uno de los peor entendidos en el ámbito de la alimentación. No es el peor, porque ese podio se reserva a las palabras «dieta» y «moderación», pero es un digno rival. Por desgracia, la mayoría de los mortales, y eso incluye a bastantes profesionales sanitarios, no aciertan a comprender que «complementaria» no es sinónimo de «sustitutiva». Piensan (o les hacen pensar los vendedores de «alimentos infantiles») que el período de la alimentación complementaria es el momento en la vida del bebé en el que hay que sustituir la lactancia (que por arte de magia deja de alimentar [sic]) por alimentos sólidos.

¿He dicho «sólidos»? Perdón, quería decir «triturados». Y si son papillas de cereales o potitos comerciales, mejor, que tienen nutrientes que jamás encontraremos en la leche materna o en la comida casera, según nos sugieren sus vendedores o quienes se dejan comprar por ellos (incluye aquí no solo a celebridades, también a algunos medios de comunicación, a ciertas entidades sanitarias o a determinados profesionales sanitarios).

Pues no, «complementaria» no es sinónimo de «sustitutiva». Para la Comisión Europea tiene sentido incorporar alimentos complementarios a partir de aproximadamente los 6 meses de edad del bebé, aunque lo matiza con la siguiente consideración: «La leche materna, no obstante, debería seguir siendo la principal fuente nutritiva durante todo el primer año de vida». Es lo mismo que propone la ASPCAT, entre otras entidades de referencia.

Se me ocurre que quizá se entienda mejor todo este asunto con una pequeña metáfora. Imagínate que vamos a un centro comercial a comprar ropa y complementos. Tras practicar el *shopping*, volvemos a casa, vaciamos las bolsas y decidimos salir a la calle llevando encima de nuestro desnudo cuerpo no la ropa, sino los complementos: un par de pulseras, un sombrero y unas gafas a juego. Pasaríamos frío, nos lastimaríamos el pie con un cristal o recibiríamos el no pedido consejo de un transeúnte, indicándonos lo poco apropiada que es nuestra indumentaria. Porque nadie confunde la ropa con los complementos. Son importantes, pero no están pensados para sustituir a zapatos, pantalones, faldas, jerséis o chaquetas. Con sus similitudes y diferencias, dicha metáfora es válida para entender por qué decimos «alimentación complementaria» y no «alimentación sustitutiva». Es decir, no deberíamos confundir los alimentos que complementan la leche materna (o de fórmula, en su defecto) con alimentos que la sustituyen.

Así, el período de alimentación complementaria es aquel en el que los bebés empiezan a probar alimentos diferentes a la leche materna (o, en su defecto, leche artificial para bebés). Comienza aproximadamente a los 6 meses de edad (algunos un poco antes, algunos después), que es cuando empiezan a mostrar interés por la comida, a tener habilidad para llevársela a la boca con sus propias manos y a tragársela sin problema. No consiste en destetar al niño, sino en ofrecerle —mejor después de las tomas de leche materna o artificial— alimentos saludables.

El objetivo fundamental de esta etapa no es tanto nutricional como educacional: que el niño aprenda a disfrutar de las texturas, sabores y aromas. En el libro *Se me hace bola* encontramos este intento de definición del concepto «alimentación complementaria»:

> Etapa en la que los padres, con paciencia, ofrecen a sus hijos alimentos saludables habituales en la dieta de la familia. Se respetarán las señales de hambre y saciedad del niño, así como sus gustos y preferencias. Se incrementará gradualmente la variedad de texturas, sabores, aromas y apariencia, siempre manteniendo la lactancia materna (o artificial) a demanda. Los alimentos se ofrecerán después de la leche materna o artificial.

Puedes sustituir en el párrafo anterior la palabra «padres» por cualquier adulto a cargo del niño, por supuesto.

¿Cuándo empiezo?

Se aconseja ofrecer alimentos a bebés a partir de (aproximadamente, eso sí) el sexto mes. Las tres características que muestran que un bebé está listo para empezar a ingerir comida son:

1. Se mantiene sentado con apoyo y sostiene la cabeza erguida.
2. Coordina ojos, manos y boca para mirar el alimento, cogerlo y ponérselo en la boca.
3. Puede tragar alimentos sólidos, es decir, que no los empuja instintivamente hacia fuera con la lengua para evitar ahogarse. Es el llamado «reflejo de extrusión». No conviene confundir este «reflejo» con el rechazo de un alimento porque el niño simplemente no quiere comer más de una cucharadita (que para un bebé que empieza a comer es suficiente), o porque no le gusta lo que le ofrecemos (está en su pleno derecho).

Estos tres signos raramente se dan a la vez antes de los 6 meses y a partir de entonces es más normal que aparezcan. Es por ello, sobre todo, que se fija el sexto mes de vida como el momento ideal para comenzar a ofrecer comida. Pero un bebé es absolutamente normal si a los 5 meses se mantiene sentado con apoyo, sostiene su cabeza, coge un trozo de patata hervida, se la lleva a la boca y se la traga feliz y contento. Tan normal como uno de 9 meses que no lo hace.

La leche materna, además de materna, también es leche

Pero ¿acaso la leche materna sigue alimentando más allá de los 6 meses? Como puedes comprobar en la figura siguiente, la leche de vaca entera contiene 637,86 kcal/l, mientras que la leche de mujeres que lactan más de un año (ojo, no seis meses, sino «más de un año») aporta 879,7 kcal/l. Vaya, pues parece que sí que sigue alimentando, ¿no te parece?

Figura 3: A tener en cuenta cuando alguien sugiera que la leche materna no alimenta a partir del año

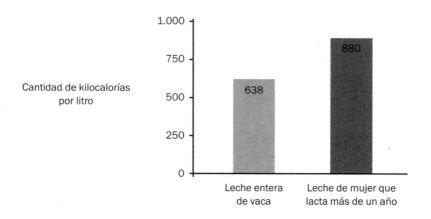

Es más, la leche materna sigue aportando al bebé algo tan importante como las calorías: las inmunoglobulinas, que fortalecerán el sistema inmunitario del bebé (se considera que la leche materna funciona como una conexión entre la inmunidad de la madre y la del bebé).

¿Le aporta algo más? Contesta el pediatra Carlos González, autor de manuales de referencia en el tema, como el imprescindible libro dedicado a la lactancia y titulado *Un regalo para toda la vida*:

> La lactancia materna es mucho más que comida. Es una forma de relación física y afectiva, es contacto frente a la soledad, consuelo frente a la tristeza, seguridad para descubrir el mundo, anestesia para el dolor. Es también un complejo sistema de protección inmunitaria. Casi por casualidad resulta que, además, alimenta.

Baby-led weaning

Como hemos visto, los alimentos complementarios los ofreceremos (que no «introduciremos») sin la pretensión de sustituir a la leche materna (o artificial, en caso de bebés no amamantados). Pues bien, tales alimentos pueden ser, como reconoce la Autoridad Europea de Seguridad Alimentaria (EFSA, por sus siglas en inglés), *finger foods*, es decir, alimentos que el niño puede coger con sus propios dedos. Es algo que se conoce como *baby-led weaning*.

El concepto hace referencia al proceso de alimentación de bebés sin la presencia prioritaria de papillas o triturados. Una traducción literal sería algo así como «bebé al que se permite comer por sí mismo en el período de alimentación complementaria». Quizá porque dicha traducción no da para grandes titulares, se ha traducido al español de diferentes maneras, tales como «alimentación complementaria autorregulada», «alimentación complementaria autodirigida», «alimentación complementaria dirigida por el bebé» o, incluso, «método ACS (Aprendo a Comer Solo)». Hay quien lo ha definido así: «Es la antítesis de alimentar a nuestro hijo con una cuchara y haciendo el avión». El consorcio de terminología catalana TERMCAT propone el siguiente concepto: «alimentación complementaria a demanda», y lo define así:

> Método de introducción de la alimentación complementaria consistente en ofrecer al niño alimentos sin triturar, adecuados a su edad y preparados de acuerdo con sus habilidades motoras y de deglución, y en dejar que elija los que quiere comer y si se los come con los dedos o con cubiertos.

¿Un bebé alimentándose solo? Pues sí. La Asociación Española de Pediatría manifiesta que «los bebés son capaces de alimentarse por sí mismos, probando alimentos adecuados y nutritivos que tengan a su alcance».

Pero, además, resulta que las investigaciones disponibles concluyen que el *baby-led weaning* puede fomentar el desarrollo de un comportamiento alimentario positivo y, quizá, prevenga el exceso de peso.

Y por si alguien tiene miedo a que el bebé se desnutra, debe saber que los bebés alimentados mediante este método no presentan diferencias, con respecto al resto de los bebés, en marcadores como el riesgo de anemia, la tasa de crecimiento o el peso corporal (ni por defecto ni por exceso). Tampoco presentan más riesgo de ahogamiento.

Aunque no podemos afirmar que prevenga de forma efectiva la obesidad, sí sabemos que no parece arriesgado y que promueve el normal crecimiento del bebé, quien, asimismo, disfruta más del momento de la comida y presenta menos aversiones dietéticas.

Y es que, si queremos que nuestros hijos disfruten comiendo comida y no papillas, parece más lógico que les ofrezcamos los alimentos en su formato original, que es el que más les interesa, y no en trituradas versiones que quizá retrasen o incluso dificulten su proceso de aprendizaje.

En todo caso, aunque no se observa un mayor riesgo de ahogo en bebés alimentados mediante el enfoque *baby-led weaning*, todos los padres, alimenten como alimenten a sus hijos, deben ser conscientes de que pueden asfixiarse con un cuerpo extraño. De hecho, pueden hacerlo tanto con alimentos como con muchos otros objetos, tales como juguetes, pelotas pequeñas, canicas, monedas, piedras, botones, tornillos, fichas, globos, guantes de látex o bolsas. Una norma de oro es vigilar siempre al niño (los accidentes evitables son la primera causa de mortalidad en sus primeros años de vida), lo que incluye el momento de la comida.

Otros consejos que hay que recordar son asegurarnos de que el bebé siempre esté sentado erguido cuando está comiendo (nunca inclinándose hacia atrás), permitir que coma a su propio ritmo y bajo su propio control, y evitar que consuma, en los primeros meses, alimentos que formen migas en la boca (como polvorones) y, hasta los 4 años, frutos secos enteros, uvas enteras, palomitas de maíz, salchichas enteras, caramelos, frutas con semillas (a menos que las hayamos retirado) o cualquier alimento duro (como zanahorias o manzanas) sobre todo si está cortado en forma de monedas.

Es necesario saber reconocer cuándo un bebé se está ahogando y saber cómo reaccionar, algo que se amplía en la serie de primeros auxilios en caso de ahogamiento en bebés menores de 1 año que ofrece el portal MedlinePlus en el siguiente enlace: <https://medlineplus.gov/spanish/ency/esp_presentations/100221_1.htm>.

¿Qué alimentos le doy? ¿En qué orden? ¿Y en qué cantidad?

A la pregunta «¿Qué tipo de comida ofrecer?», responde con mucho criterio el doctor José María Paricio en su obra *El libro de la lactancia*:

> La alimentación que se toma en casa, lo que come la familia, troceada o triturada, es una mejor opción frente a los productos que ofrece la industria alimentaria. Conviene restringir la sal: es bueno para el bebé y para toda la familia. Evitar procesados, bollería, galletas, potitos, papillas industriales (de farmacia, para entendernos), conservas, embutidos y bebidas azucaradas. Las chuches deberían estar prohibidas por su alto contenido en azúcares y su capacidad de favorecer la caries dental. La prevención se logra con una compra juiciosa en la que no entre ninguno de los productos descritos, pues, una vez llegan a casa, se consumirán seguro.

Sobre la sal, no es necesario eliminarla, aunque es conveniente que la poca que se utilice sea yodada.

Es fácil responder a la pregunta «¿En qué orden incorporo los alimentos a mi bebé?», porque el orden es irrelevante. Lo difícil es responder esta otra: «¿Cuánto espero entre un alimento y otro?». Y es que las pruebas científicas al respecto son escasas. Sea como fuere, no parece haber problema si un día incorporamos un alimento y al siguiente ofrecemos otro, siempre que el bebé no muestre claros síntomas de alergia, se entiende. Tiene sentido, eso sí, no darle el mismo día pescado, huevos, lácteos, frutos secos (triturados) o alimentos con gluten (como el pan).

En cuanto a la cantidad, pues también estamos de acuerdo con el doctor Paricio, cuando explica que «el bebé sano modula su dieta en cantidad y variedad, a condición de que se le presenten opciones alimentarias sanas y no se le fuerce ni se elija por él».

Calendario de incorporación de alimentos

A continuación tienes disponible una importante tabla que detalla de forma gráfica lo más relevante que debemos saber sobre la progresión en la incorporación de alimentos desde que nace un bebé hasta que cumple un año.

Tabla 1 Alimentos	0-6 meses	6-12 meses	12-24 meses	≥3 años
Leche materna	■	▒		
Leche adaptada (en niños que no toman leche materna)	■	▒		
Cereales —pan, arroz, pasta, etc.— (con o sin gluten), **frutas, hortalizas,**[1] **legumbres, huevos, carne**[2] y **pescado,**[3] **aceite de oliva, frutos secos chafados** o **molidos** Se pueden ofrecer pequeñas cantidades de yogur y queso tierno a partir de los 9-10 meses		▒	▒	▒
Leche entera,* yogur y queso tierno (en más cantidad) *En caso de que el niño no tome leche materna			▒	▒
Sólidos con riesgo de atragantamiento (frutos secos enteros, palomitas, granos de uva enteros, manzana o zanahoria cruda)				■
Alimentos superfluos (azúcares, miel,[4] mermeladas, cacao y chocolate, flanes y postres lácteos, galletas, bollería, embutidos y charcutería)	Cuanto más tarde y en menos cantidad mejor (siempre a partir de los 12 meses)			

1. Hortalizas: se recomienda evitar las espinacas y las acelgas antes de los 12 meses y, si se utilizan, no dar más de media ración (45 g/día. Cantidad a modo de guarnición) por su contenido en nitratos. A partir del año y hasta los 3 años, es necesario que estas hortalizas no supongan más de 45 g al día. Si el niño sufre una infección bacteriana gastrointestinal, se deben evitar estas dos hortalizas. Se recomienda no incluir las borrajas antes de los 3 años de edad. Las espinacas y las acelgas cocinadas (enteras o en puré), como el resto de los alimentos, se tienen que conservar en la nevera, o en el congelador si no se consumen el mismo día.
2. Carne: los niños menores de 6 años no deberían consumir carne procedente de animales cazados con munición de plomo porque causa daños neuronales.
3. Pescado: por su contenido en mercurio, en niños menores de 10 años hay que evitar el consumo de pez espada o emperador, cazón, tintorera y atún (en niños entre los 10 y los 14 años es preciso limitar el consumo de esas cuatro especies a 120 g/mes). Además, a causa de la presencia de cadmio, los niños deben evitar el consumo habitual de cabezas de gambas, langostinos y cigalas o el cuerpo de crustáceos parecidos al cangrejo.
4. Se recomienda evitar la miel en niños menores de 12 meses por el riesgo de intoxicación alimentaria por botulismo.

(Fuente: Adaptado de <http://salutpublica.gencat.cat/web/.content/minisite/aspcat/promocio_salut/alimentacio_saludable/02Publicacions/pub_alim_inf/recomanacions_0_3/0_3_guia_recomanacions/guia_recomendaciones_alimentacion_primera_infancia.pdf>, excepto los datos sobre pescado y mercurio, tomados de <https://www.aesan.gob.es/AECOSAN/web/seguridad_alimentaria/ampliacion/mercurio.htm>.)

A lo detallado en la tabla sobre el mercurio y el cadmio, debemos añadir que es mejor evitar las bebidas y las tortitas de arroz en menores de 6 años, por su alto contenido en arsénico. Mientras el bebé solo toma leche materna (o adaptada) a demanda no necesita beber agua. A partir del sexto mes, se recomienda ofrecerle agua y permitir que beba según su sensación de sed. ¿Qué agua? Leamos lo que detalla al respecto la (muy recomendable) guía de alimentación «Pequeños cambios para comer mejor» de la ASPCAT:

> El agua del grifo, procedente de una red de distribución pública, pasa los correspondientes controles a fin de garantizar que sea apta y saludable para su consumo. Es más económica que la embotellada, no implica el uso de envases para la distribución y conlleva un menor gasto energético; por lo tanto, tiene un menor impacto económico y medioambiental.

Durante la infancia, el agua debe ser la bebida principal. Tanto los zumos, aunque sean caseros, como las bebidas azucaradas se desaconsejan firmemente.

En el caso de bebés alimentados con leche adaptada, a partir de los 6 meses de edad se recomienda ofrecerles unos 280-500 ml/día de leche, respetando su sensación de hambre y saciedad.

DE LOS 2 AÑOS EN ADELANTE: LACTANCIA MATERNA, Y MÁS VEGETALES, MENOS ANIMALES... Y MENOS AÚN PRODUCTOS MALSANOS

¿Por qué la OMS recomienda continuar con la lactancia materna a demanda hasta los 2 años de edad o más, o hasta que madre e hijo lo deseen? Por muchas razones, incluyendo las médicas. Una revisión sistemática de la bibliografía científica publicada en *Acta Paediatrica* en diciembre de 2015 concluyó que el riesgo de mortalidad en niños no amamantados hasta los 2años se duplica al compararlos con los sí amamantados hasta dicha edad. La tasa de mortalidad en estas edades es muy baja, por lo que de ninguna manera podemos pensar que la lactancia materna vuelve inmortales a los niños. Sin embargo, el dato resalta la importancia de proteger la lactancia materna de intereses ajenos a la salud pública, de informar a las futuras madres de forma transparente, de implementar bajas maternales remuneradas y prolongadas y de promover políticas que apoyen la lactancia materna en centros sanitarios, en el lugar de trabajo o en cualquier lugar público.

En cuanto al resto de los alimentos, por una parte, iremos adaptando poco a poco las texturas a su capacidad de masticación, descartando hasta los 3-5 años los alimentos con alto riesgo de atragantamiento, detallados en el apartado anterior. Por otra parte, tendremos en cuenta una máxima que aparece en un documento de postura de la Academia de Nutrición y Dietética, centrado en la alimentación de niños de 2 a 11 años (y extrapolable a niños más mayores). Antes de escribirla, transcribo de nuevo una reflexión con la que he comenzado este capítulo: no hay grandes diferencias entre la alimentación saludable de un niño omnívoro y la de un niño vegetariano. Con ello en mente, mira qué opina la Academia de Nutrición y Dietética sobre la dieta de niños de 2 a 11 años:

> Cambie los patrones de consumo de alimentos a una dieta más basada en alimentos de origen vegetal que enfatice las verduras, las legumbres, las frutas, los granos integrales, los frutos secos y las semillas.

A esta consideración debemos añadir una serie de consejos, tomados del documento «La alimentación saludable en la etapa escolar», de la ASPCAT. Según esta entidad, conviene que los niños:

- disminuyan su consumo de alimentos «poco saludables» como zumos (aunque sean caseros), galletas, cereales de desayuno azucarados y, en general, alimentos altamente procesados y con azúcares añadidos;
- restrinjan su ingesta de carnes rojas y procesadas (esto incluye el jamón, sea del tipo que sea);
- aumenten las legumbres y los alimentos integrales en su dieta;

- escojan habitualmente lácteos NO azucarados, y
- potencien el consumo de alimentos estacionales y de proximidad.

COMIDA MALSANA: FUERA DEL ALCANCE DEL NIÑO

La comida que los adultos ofrecemos o ponemos al alcance del niño es la que este comerá. La exposición a alimentos en el hogar, sean o no saludables, es crucial en el desarrollo de las preferencias alimentarias de los menores a largo plazo, y por ello resulta determinante que los padres sean quienes escojan qué alimentos hay en casa. Es lo que se conoce como un «control encubierto de la ingesta» (el niño *no* podrá tomar en casa «refrescos» si no aparecen en la lista de la compra), en contraposición al control explícito («En la nevera hay refrescos, pero no quiero que los bebas»).

Ya lo dice el refrán: «Ojos que no ven, corazón que no siente». Al leerlo, todos los nutricionistas piensan en el efecto negativo que ejerce sobre nuestro corazón (o sobre nuestro sistema cardiovascular) ingerir a menudo productos insanos. Es mejor que nuestros ojos (y, más aún, los de nuestros hijos) no los vean para no sucumbir a la tentación y dañar al corazón. Y hablando de refranes, aquí tienes otro que viene al pelo: «Lo que los ojos no ven, el corazón no lo desea».

La cuestión es que a los adultos nos cuesta mucho resistirnos a traer a casa productos malsanos, de ahí la importancia de recordar la máxima: «No lo compres, que te lo comes». Esto nos lleva a un libro titulado *Consumo inteligente*, publicado en 2014, de Juanjo Cáceres. El doctor Cáceres considera que, aunque sobre nuestras decisiones influye un amplio abanico de factores, muchos de los cuales están fuera de nuestro control, «no todo está perdido», ya que «los seres humanos también somos racionales y podemos utilizar nuestro raciocinio para movernos con criterio en este entorno adverso».

Dicho criterio pasa, según él, por ser consciente del ambiente comercial que nos rodea, por comprender que nuestras decisiones están fuertemente influenciadas, por conocer cuáles son las estrategias y tácticas que se utilizan para persuadirnos, por programar las pautas de conducta que nos protegerán de cualquier injerencia en nuestros procesos de decisión y por fortalecer nuestra posición y adoptar respuestas que nos defiendan. No es tarea fácil (nadie en su sano juicio considera que lo sea), pero tampoco es imposible. El doctor Cáceres nos deja en el citado libro una reflexión imprescindible: «Resistir es vencer».

En la selección de alimentos resulta muy conveniente que el niño participe y que exponga sus gustos y preferencias, pero la decisión final recaerá sobre los adultos a su cargo. Siempre recordando que obligar al niño a comer o recompensarle por consumir o no consumir un producto no solo es contraproducente (se relaciona con aversiones dietéticas y un peor patrón de alimentación), sino que aumenta el riesgo de que sufra, años después, trastornos del comportamiento alimentario. Mientras escribo este capítulo, una amiga me ha contado que hace unos días se topó, caminando por la calle, con una niña de unos tres años llorando desconsolada en la puerta de una casa. «¿Estás bien?», preguntó mi amiga. La niña lloraba tanto que ni podía contestar. «¿Esta es tu casa?» Ella asintió, sollozando. Mi amiga llamó a la puerta y salió una mujer. «¿Es esta su hija?» «Sí, contestó la mujer. Está castigada porque no quiere comer», dijo con orgullo.

Comparto esta anécdota para que entiendas que escoger el camino de la «mano dura» puede llevarnos a peligrosos callejones sin salida. Mi amiga se quedó con ganas de regalarle los libros *Mi niño no me come*, de Carlos González, *Se me hace bola*, de un servidor, y *Niños sin etiquetas*, de Alberto Soler y Concepción Roger (que incluye un capítulo sobre niños «malcomedores» y «glotones»). Como suele decir la maravillosa nutricionista Olga Ayllón, la frase «obligar a un niño a comer bien» es tan incoherente como estas otras dos frases: «bofetón educativo» o «enseñar gritando».

DAR EJEMPLO (Y COMER EN FAMILIA), EL MEJOR ARGUMENTO

En el contexto de la familia se gesta, en buena medida, el comportamiento alimentario de los niños. Es, por lo tanto, necesario evaluar qué aspectos de las prácticas paternas son los que más influirán en dicho comportamiento. Es lo que evaluaron el doctor Andrew Z. H. Yee y su equipo mediante una revisión sistemática de la bibliografía científica. De su investigación, publicada en la revista *International Journal of Behavioral Nutrition and Physical Activity*, llama poderosamente la atención el resultado principal: «Nuestros resultados indican que la disponibilidad y el ejemplo de los padres muestran las asociaciones más potentes con el consumo tanto de alimentos saludables como no saludables».

Habrá a quien le sorprenda saber que Yee y su equipo han necesitado revisar 6.448 estudios para concluir que dar ejemplo es trascendental. Pero lo que hace de la ciencia algo digno de esfuerzo para los investigadores es que toda afirmación sanitaria se sustente en sólidos cimientos. Así, hoy sabemos que los hijos de padres que ingieren un tipo concreto de alimento son más proclives a consumirlo, y que ocurre lo mismo con los alimentos «preferidos» de los padres, aunque estos no los tomen a menudo: suelen acabar siendo los predilectos de los hijos. En definitiva, dos comportamientos paternos predicen en buena medida la dieta infantil: predicar con el ejemplo y tener en casa pocos alimentos malsanos y muchos saludables.

Además de dar ejemplo y mejorar la disponibilidad alimentaria en el hogar, una estrategia eficaz y sin efectos adversos para que nuestros hijos coman bien es algo tan simple y tan placentero como comer en familia. No es una varita mágica, desde luego, pero vale la pena tener en cuenta las numerosas ventajas que han observado los estudios centrados en esta cuestión.

Un trabajo publicado en julio de 2013, centrado en adolescentes, observó que comer en familia se correlaciona con un menor peso corporal y una mayor ingesta de hortalizas, confirmando algo que ya habían constatado otros investigadores. Aunque se trata de un estudio pequeño y con un diseño que impide extraer relaciones «causales» (no sabemos si comer en familia es la causa del menor peso, o si sucede que las familias con menor peso son más proclives a comer en familia), los autores creen que la bibliografía científica existente permite afirmar que compartir la mesa es una estrategia preventiva de la obesidad.

El estudio constató algo más: las dinámicas interpersonales son más positivas (por ejemplo, una mejor comunicación) cuando compartimos mesa con nuestros hijos. De hecho, hay investigaciones que apuntan que aumentar la frecuencia de las comidas familiares y promover una buena atmósfera emocional en la mesa (mediante conversaciones distendidas) se vincula con menores síntomas depresivos en niños, pero también con menos casos de trastornos del comportamiento alimentario y menos consumo de tóxicos.

No sorprende, por lo tanto, leer estas recomendaciones dirigidas a las familias por parte de la Taula de Diàleg per a la prevenció dels Trastorns de la Conducta Alimentària (TCA) y de la Agencia Catalana de Consumo de la Generalitat de Catalunya para prevenir los trastornos de comportamiento alimentario, en su campaña «Implica't» («Implícate»):

Tabla 2

En la mesa	En casa	En sociedad
Disfrutar de al menos una comida al día en familia. Confiar en la sensación de saciedad de los niños y evitar forzarlos a comer. Recordar que su ritmo es más lento y requiere más paciencia. Conversar con tranquilidad e interés. Por eso es mejor evitar distracciones como la televisión, móviles, tabletas... Evitar hacer uso de la comida como premio o castigo. Evitar mensajes como «Si te lo acabas todo, te daré un helado». Mejor reforzar pequeños avances, como probar un alimento nuevo.	Mostrar amor y afecto hace que los niños se sientan seguros, queridos y aceptados. «Dadles tanto como podáis.» Conviene animar a los niños a hablar abiertamente de sus emociones, inquietudes, miedos..., siempre escuchándolos con toda la atención y darles todo el apoyo. Establecer un entorno seguro con pautas claras. Mejor si son pocas, firmes, constantes y adaptadas a su edad.	Reforzar la aceptación de su cuerpo y el de los padres. Evitar hacer comentarios críticos sobre el físico de las personas. Enseñar a los niños a ser críticos con las imágenes y mensajes que aparecen en los medios. Ver la televisión y navegar por internet juntos favorece una visión crítica de estos medios. Enseñarles a relacionarse de manera positiva con los demás y gestionar las dificultades con las que se pueden encontrar en su entorno: escuela, amigos, etc.

Fuente: «Implica't», 2019.

Además, es importante tener en cuenta que, en los niños o adolescentes con indicios de trastornos de la alimentación, las comidas pueden proporcionar un entorno en el que los padres puedan reconocer las señales tempranas de esta dolencia, y tomar medidas para evitar que tales indicios se conviertan en trastornos de la conducta alimentaria en toda regla. Asimismo, al comer juntos, los adolescentes pueden sentirse animados a hablar con su familia de sus preocupaciones al respecto de este tema.

Investigadores de la Universidad de Medicina de Tufts, en Boston, observaron en 2013 que comer en familia puede proteger a los adolescentes de los siguientes comportamientos de riesgo:

- consumo de alcohol, tabaco, marihuana u otras drogas;
- conductas agresivas y/o violentas;
- bajo rendimiento escolar;
- comportamientos sexuales de riesgo;
- problemas de salud mental, y
- trastornos del comportamiento alimentario.

Permíteme citar un estudio más. Se trata de una interesantísima investigación aparecida en la revista *Pediatrics* en junio de 2011 que indicó que compartir tres o más comidas en familia por semana puede reducir las posibilidades de que los niños padezcan exceso de peso en un 12 %, de que se tomen alimentos no saludables en un 20 % y de que sufran trastornos de la alimentación en un 35 %; pero, además, aumenta las probabilidades de que los menores tomen alimentos sanos en un 24 %. ¿Quién da más?

Las comidas familiares, en suma, son algo más que una bonita tradición, pueden actuar como un factor de protección para muchos problemas nutricionales relacionados con la salud en la infancia y la adolescencia, y eso incluye los relacionados con el sobrepeso, la mala alimentación y los trastornos alimentarios. Mucho mejor, por supuesto, si en la mesa, además de dar ejemplo y fomentar un ambiente distendido, tenemos muchos alimentos saludables y pocos superfluos.

Estoy convencido de que comer con nuestros hijos es una buena manera de aprender a relacionarnos con ellos, de dar ejemplo o de aprender del suyo.

RESPETA A TU HIJO (Y SU APETITO)

Aunque el respeto es siempre lo primero, espero que me perdones que acabe el capítulo hablando de él. Seré claro: jamás hay que insistir, presionar, premiar, sobornar o manipular y mucho menos castigar a ninguna persona para que coma. Y cuando digo «ninguna persona», por supuesto incluyo a las personas más vulnerables: los niños.

El principal motivo por el que no hay que hacerlo es por respeto. También por ética e incluso por sentido común.

El segundo motivo es que está demostrado que utilizar la coacción para que un niño coma es contraproducente y puede predisponer a dicho niño a padecer aversiones dietéticas que pueden perdurar mucho tiempo, y también a sufrir años después obesidad o, peor aún, ciertos trastornos del comportamiento alimentario.

Y el tercer motivo es por razones dietético-nutricionales: solo el niño sabe cuántas calorías necesita. No aparece en una milimetrada tabla, no lo sabe un endocrino, no lo sabe un pediatra y no lo sabe un/a dietista-nutricionista. Si el niño no come como queremos que coma, lo más probable es que no necesite comer y que seamos los adultos los que tengamos que aprender dos cosas: que el apetito del niño es errático e impredecible, y que solo el cerebro del niño sabe cuándo su cuerpo precisa más energía para crecer o desarrollarse. El crecimiento y desarrollo del niño no es una gráfica matemática lineal, sino que cursa a fases y cada una de ellas comporta unos requerimientos que únicamente el pequeño es capaz de conocer y regular.

Te pedimos ahora que revises qué desayunan y meriendan nuestros niños (lo tienes al principio de este mismo capítulo, páginas 24 y 25). ¿Lo has hecho? Pues bien, esos datos nos permiten responder una pregunta que formulan a menudo muchos padres: «¿Por qué no come mi hijo?». La respuesta está en la gráfica que tienes a continuación:

Figura 4

Desayuno y media mañana
El niño come galletas, o cereales
azucarados, o zumos, o bollería,
o postres lácteos, o helados, o
aperitivos salados (productos
cargados de calorías vacías)

Hora de la comida
El niño no tiene hambre
(lógicamente), y la comida,
además, es menos apetitosa
que la comida insana

¿Por qué no come mi hijo?
(no le obligues a «comer sano», deja de darle productos insanos)

Hora de la cena
El niño no tiene hambre
(lógicamente), y la cena,
además, es menos apetitosa
que la comida insana

A media tarde
El niño come galletas, o cereales
azucarados, o zumos, o bollería,
o postres lácteos, o helados, o
aperitivos salados (productos
cargados de calorías vacías)

¿Cómo va a tener hambre nuestro hijo a la hora de comer (o que le apetezca lo que allí servimos) si en el desayuno o a media mañana ha tomado productos cargados de calorías vacías, que sacian su apetito? Lo que le ofrezcamos a la hora de la comida será, lógicamente, menos atractivo y apetitoso que la comida insana, a lo que se suma su falta de hambre a causa de los alimentos muy calóricos que ha tomado para desayunar. Este proceso continúa en la merienda, y cuando llega la hora de la cena sucederá, también, algo parecido a lo observado en la comida: se sumará la falta de apetito del niño (ocasionada por las muchas calorías de lo que ha merendado) con el hecho de que el potente sabor de lo que va tomando altera su percepción del sabor, que se decantará poco a poco hacia los productos nada saludables.

Hay quien intenta arreglar este desaguisado obligando a comer al niño, algo del todo contraproducente, como verás más adelante.

¿Cómo romper el círculo vicioso que aparece en la gráfica? Pues alejando de la vista y del alcance de nuestros hijos (sí, como los medicamentos) los alimentos superfluos.

Somos conscientes de que hay niños que no comerán por razones distintas, como una enfermedad que ocasiona falta de apetito. Pero, por una parte, serán una minoría y es raro que pasen desapercibidos a los padres o a los profesionales, y, por otra, lo conveniente en esos casos es tratar la causa que genera la falta de apetito, no obligar al niño a comer. Cuando hay un incendio no apagamos la alarma (en este caso, la falta de apetito), sino que sofocamos el fuego (en este caso, la enfermedad que genera la falta de apetito).

Sea como sea, el papel de padres o cuidadores consiste sobre todo en dar ejemplo y en poner al alcance del niño una variedad de alimentos saludables. O, visto de otra manera, en quitar de su vista y de su alcance productos insanos.

Para encontrar el fundamento científico de lo dicho hasta ahora merece la pena acudir a un impresionante documento de la ASPCAT titulado «Acompañar las comidas de los niños. Consejos para los comedores escolares y para las familias». En él encontramos consideraciones como las que siguen:

1. Conviene que el acompañamiento de los adultos durante las comidas sea respetuoso, sin presiones ni coerciones, y tomando en consideración los gustos de los niños y su sensación de hambre.
2. No es adecuado, desde el punto de vista nutricional, forzar a los niños a comer por encima de su sensación de hambre.
3. Partiendo de la base de que los menús que se ofrecen en el comedor escolar son equilibrados y saludables, lo más aconsejable es permitir que el niño coma la cantidad que desee siguiendo sus sensaciones de hambre y saciedad, evitando insistirle o forzarle para que se acabe el plato.
4. Los adultos tienen la responsabilidad del qué, del dónde y del cuándo, y los niños son quienes decidirán sobre la cantidad. Insistir u obligar a los niños (de maneras más o menos directas) para que coman un determinado alimento (o a comer por encima de su sensación de hambre, como ya se ha comentado) es contraproducente.
5. Cuando se utilizan frases en las que se remarcan los beneficios para la salud de un determinado alimento para que el niño

lo consuma (por ejemplo, «Te hará fuerte», «Te hará crecer», «Así serás más alto», «Si te lo comes no te pondrás enfermo», etc.), se consigue el efecto contrario, es decir, los niños asocian el alimento como algo menos agradable al gusto y comen menos cantidad.

6. Los adultos debemos «escuchar al niño con relación a la cantidad de comida que desea que le sirvan».

El documento incluye la siguiente «división de responsabilidades» de adultos y niños a la hora de comer. Las responsabilidades de los adultos son:

1. Escoger los alimentos disponibles para el niño, tanto en casa como en la escuela, cuáles se sirven en las comidas y cómo se presentan, así como los momentos de las comidas.
2. Ofrecer una ración de alimento adaptada a la edad y a la sensación de hambre y saciedad expresada por el niño.
3. Promover un buen ambiente a la hora de comer, en familia o en compañía de adultos, ofreciendo un modelo que asegure la adquisición de hábitos saludables.

Y ya que el documento insiste en que los adultos debemos ser un modelo, te planteo la siguiente cuestión: sabiendo que nuestros hijos empiezan a beber alcohol alrededor de los 13 años (algo muy peligroso, por una larguísima lista de razones), ¿no crees que sería mejor que no bebiéramos (sobre todo delante de ellos) en dichos 13 años? Les estaremos regalando el impagable ejemplo de que la vida sin alcohol sabe mejor y es más sana. Y les estaremos mostrando qué respuestas dar cuando el cuñado nos diga aquello de: «¡Por una copita no pasa nada, hombre!».

Las responsabilidades de los niños son:

1. Participar, en la medida que sea posible, en la selección de los alimentos saludables que se han ofrecido en la comida o que formarán parte de los menús que comerá el niño.

2. Comer la cantidad de alimento adaptada a su sensación de hambre y saciedad.
3. Contribuir a generar un ambiente armonioso, tranquilo y relajado.

Para cerrar este capítulo, nada mejor que esta magnífica reflexión que aparece en un documento de la OMS titulado «¿Cuál es la alimentación recomendable para el niño en sus primeros años de vida?»:

La hora de comer debe ser un momento de aprendizaje y amor: un momento para hablar con los niños y tener contacto visual con ellos.

2

Alimentación vegetariana en la infancia

Maria Manera

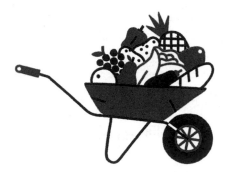

INTRODUCCIÓN

Este capítulo pretende ser un recopilatorio, en un modo más formal, resumido y estructurado, de las respuestas que encontrarás a las preguntas formuladas en el tercer capítulo. Sin duda, muchas de las cosas que leerás se van a repetir más adelante, explicadas con más detalle y en un tono más distendido. Este capítulo es una visión más global, más genérica, quizá menos resolutiva o práctica. Pero teníamos la sensación de que se debía incluir un bloque que aglutinase los conceptos generales de la alimentación vegetariana en la infancia. Por supuesto, no trataré aquí los recursos gastronómicos y las recetas, de esto ya se ha encargado de forma brillante Maria Blanquer.

A modo teórico, entendemos que una alimentación es saludable cuando cumple con las siguientes características: es suficiente (en energía y nutrientes), equilibrada (aporta los nutrientes en las proporciones recomendadas), variada (siempre que se trate de una variedad de alimentos saludables, es útil para asegurar tanto los aportes de macro como de micronutrientes), segura (alimentos libres de contaminantes biológicos, físicos o químicos que pudieran dañar al organismo) y adaptada a las características sociales y culturales de cada persona o grupo, y también a las necesidades individuales de cada etapa y circunstancia de la vida, así como a la producción del entorno y la temporada. Por supuesto, una alimentación saludable debería ser agradable y sensorialmente satisfactoria. A la vez, y por el hecho de que somos seres racionales y empáticos, debemos tener en cuenta la sostenibilidad ambiental, el respeto al entorno y a los otros seres vivos, así como la dinamización del tejido productivo y social. Por último, la alimentación saludable debería ser asequible desde el punto de vista económico para todas las personas.

En la actualidad las entidades y los organismos sanitarios dedicados a la promoción de la salud, la pediatría, la dietética y la nutrición comunitaria coinciden en las características globales que deberían tener las pautas alimentarias a fin de proteger y promocionar la salud y prevenir trastornos causados por excesos, déficits y desequilibrios en la dieta. En general, los patrones alimentarios más saludables se caracterizan por un consumo mayoritario de alimentos de origen vegetal frescos y mínimamente procesados —en nuestro entorno: frutas, hortalizas, legumbres, farináceos integrales (pan, arroz, pasta, maíz, mijo, avena, etc.), frutos secos, aceite de oliva virgen—, que se pueden acompañar, en menor cantidad y frecuencia, de pescado, carnes magras y blancas, huevos y lácteos, así como de agua para beber. En los últimos años, alrededor del concepto de alimentación saludable como medio para proteger la salud de las personas, han aparecido ideas como las de «salud planetaria» o «una salud». Con algunas diferencias, estas y otras nociones parecidas intentan traspasar el concepto de que la salud de las personas es algo aislado y estanco, para llegar a ideas, programas, políticas, leyes, investigaciones, etc., que impliquen a múltiples sectores y se comuniquen y colaboren para que los resultados en salud pública sean superiores. Y unos resultados en salud pública mejores implican, sin duda, un cuidado del medio ambiente y del entorno donde vivimos. Una ganancia en salud para las personas va de la mano, nos guste admitirlo o no, de una mejor salud planetaria. Los informes y estudios que exigen cambios fundamentales en los sistemas alimentarios para hacerlos más saludables, sostenibles y equitativos crecen sin cesar. Nuestro sistema alimentario requiere de cambios radicales y urgentes, porque los efectos del tipo y la cantidad de alimentos consumidos, la forma en que se producen y todo aquello que se desperdicia constituyen un determinante fundamental de la salud humana y de la sostenibilidad ambiental. En este marco, en el que la salud planetaria está gravemente amenazada por la emergencia climática y un modelo productivo depredador, cada vez son más las personas que optan por patrones alimentarios y formas de consumo alternativos, teóricamente más respetuosos con el medio natural y, sin lugar a dudas, más considerados con los otros seres vivos sintientes.

Existen diferentes propuestas alimentarias que cumplen con las características que permite denominarlas saludables y sostenibles. En las guías dietéticas de Estados Unidos, por ejemplo, se nombran como modelos de dietas que cumplen con estas premisas la dieta mediterránea, el patrón de dieta saludable estadounidense y la dieta vegetariana. Estos tres patrones alimentarios, así como muchos otros típicos de otras culturas alimentarias, son dietas basadas en alimentos de origen vegetal (*plant-based diets*), que pueden restringir en mayor o menor grado la presencia de productos de origen animal, y son las recomendadas por entidades como la OMS, la Escuela de Salud Pública de Harvard, el Fondo Mundial para la Investigación del Cáncer (WCRF, por sus siglas en inglés) y la ASPCAT, entre otros. En este contexto, las dietas vegetarianas son también dietas basadas en alimentos vegetales, con la particularidad de que pueden llegar a restringir absolutamente cualquier tipo de producto de origen animal. Dichas restricciones, con poca tradición en nuestro entorno, pero con un creciente interés y popularidad, generan un mar de dudas sobre las implicaciones que tiene la eliminación total o parcial de uno o más grupos de alimentos sobre la salud en general, pero, por encima de todo, sobre el crecimiento, el desarrollo y el estado nutricional de la población infantil.

Este libro no pretende ser un sustituto de un buen consejo alimentario emitido por parte de profesionales de la salud y la nutrición conocedores de la alimentación vegetariana. Hay un sinfín de situaciones en las que es necesario individualizar las recomendaciones y donde las pautas generales dirigidas a la población no pueden aplicarse a casos concretos con particularidades especiales. Sin embargo, en un mundo en el que hay tanta (des)información, tantos personajes «expertos en», tan pocos profesionales sanitarios formados en nutrición, tal y como recoge una publicación de 2019 del *Journal of the American Medical Association*, y aún menos en alimentación vegetariana, este libro, riguroso y ameno (por lo menos esa ha sido la intención de sus autores desde el principio), pretende contribuir a aportar información práctica que genere ideas, estrategias y recursos, y, asimismo, que conduzca a llevar a cabo una alimentación vegetariana, también en la infancia, saludable y placentera.

Tipos de dietas vegetarianas

Los patrones alimentarios vegetarianos son variables, aunque los más habituales son los ovo-lacto-vegetarianos, que solo excluyen la carne y el pescado pero que incorporan los lácteos y los huevos (pudiendo ser también ovo-vegetarianos y lacto-vegetarianos), y los veganos o vegetarianos estrictos (que, en términos de dieta, son sinónimos; puedes leer más información sobre estos temas en el primer bloque de preguntas del capítulo 3), que no incluyen ningún producto de origen animal. A veces, bajo la etiqueta de «vegetarianismo» en general, o de «dietas vegetarianas» en particular, se incluyen otras propuestas alimentarias y de estilo de vida alternativas (macrobiótica, frugívoras, crudívoras, etc.), con las que la dieta vegetariana no tiene mucho en común, ni en aspectos nutricionales o dietéticos (en los alimentos que excluyen o incluyen y, por lo tanto, tampoco en las implicaciones nutricionales y de salud), ni en la motivación que lleva a las personas a seguirlas, así como tampoco en la prevalencia de seguimiento, puesto que son minoritarias, sobre todo en la infancia. Las dietas muy restrictivas como la frugívora, la crudívora o la macrobiótica (en las fases más estrictas de la pauta) se han asociado con un deterioro en el crecimiento, debido a la dificultad para cubrir los requerimientos energéticos y nutricionales. Por ello, entidades como la APP o la Academy of Nutrition and Dietetics de Estados Unidos afirman que no son recomendables durante la infancia.

En cambio, a diferencia de estas opciones minoritarias más restrictivas, las dietas vegetarianas y veganas son seguidas por un número importante y creciente de la población. Aunque es difícil disponer de datos rigurosos de nuestro entorno más cercano, se estima que en Europa hay un 5 % de población vegetariana o vegana, lo que supone unos 37 millones de personas. En Estados Unidos, el 3,4 % de la población adulta y el 3 % de niños de entre 8 y 18 años son vegetarianos o veganos (alrededor de dos millones de niños).

MOTIVACIÓN PARA UNA DIETA VEGETARIANA

Los motivos para adoptar una alimentación vegetariana son diversos: prescripciones religiosas, consideraciones sobre la salud o motivos económicos, entre otros. Sea como sea, a nuestro alrededor, la mayoría de las personas que eliminan los productos de origen animal de su dieta de forma permanente tienen como estímulo principal el bienestar animal (por las condiciones en las que viven y mueren los animales destinados al consumo humano o de los que se obtienen alimentos, como leche, huevos y miel) y la protección del medio ambiente (por el impacto ambiental que supone la producción de carne o lácteos o el agotamiento de la biomasa marina).

La salud no suele ser el estímulo originario en la mayoría de los casos y no acostumbra a ser un motivo para retractarse de la decisión, ya que la reducción del consumo de alimentos de origen animal (en general, pero en especial de carnes rojas y procesadas) es un objetivo de salud pública prioritario, en el que convergen instituciones académicas, políticas y organizaciones no gubernamentales basándose en un importante cuerpo de evidencias científicas. Cuando esta reducción del consumo de productos de origen animal es tan radical que acaba siendo nula, se presentan los retos de cuáles van a ser las implicaciones para la salud y el desarrollo. El número de publicaciones sobre los efectos de las dietas vegetarianas en la infancia no es abrumador, pero sí suficiente para poder afirmar que, a la luz del conocimiento actual, los millones de niños que hay repartidos por el mundo occidental y que siguen pautas vegetarianas y veganas bien planificadas no sufren deficiencias nutricionales ni del desarrollo. El seguimiento de grandes cohortes de personas vegetarianas estudiadas a lo largo del tiempo, como la AHS 1 y 2 (*Adventist Health Study*) de los Adventistas del Séptimo Día de California, la EPIC-Oxford británica, que se sigue desde 1980, y otras asiáticas, debería proporcionar cierto sosiego. Si alguna vez se oyen afirmaciones, noticias y consejos profesionales alarmistas y que sobredimensionan el riesgo es por desconocimiento, o bien se basan en juicios y prejuicios. Que la población general o ciertos periodistas no tengan formación ni información rigurosa es, más o menos, entendible y aceptable sin rechistar demasiado. Pero de los profesionales sanitarios se espera un acompañamiento basado en el rigor (partiendo de la más reciente y robusta evidencia científica) y en la ética (sin juzgar las decisiones personales de las familias sobre su estilo de vida y aceptando, cuando sea necesario, que no se dispone de los conocimientos y habilidades necesarias para asesorar una determinada situación).

IMPLICACIONES DEL VEGETARIANISMO PARA LA SALUD

Las dietas vegetarianas —incluyendo las veganas— planificadas de manera adecuada son saludables, nutricionalmente idóneas y pueden proporcionar beneficios para la salud en la prevención y el tratamiento de ciertas enfermedades. Estas dietas son apropiadas para todas las etapas del ciclo vital, incluyendo el embarazo, la lactancia, la infancia, la niñez, la adolescencia y la edad adulta, así como para los deportistas. Así empieza el documento de postura sobre dietas vegetarianas de la Academy of Nutrition and Dietetics de Estados Unidos. También coinciden en este posicionamiento la AAP, el Servicio de Salud Nacional del Reino Unido (NHS), la Asociación de Dietistas de Canadá y la Sociedad Pediátrica de Canadá, la Sociedad Europea de

Gastroenterología, Hepatología y Nutrición Pediátrica (ESPGHAN), el Departamento de Salud del gobierno australiano, la Dirección General de Salud de Portugal, la Asociación Española de Pediatría de Atención Primaria, etc.

Dichos posicionamientos se basan en publicaciones derivadas de estudios que analizan la ingesta energética y nutricional de niños vegetarianos, así como sus datos antropométricos y de salud, como el alemán «VeChi Diet Study» («Vegetarian and Vegan Children Study»). Las autoras del último trabajo de esta cohorte publicado en *Nutrients* concluyen que una dieta vegetariana y vegana en la primera infancia proporciona cantidades de energía y macronutrientes de acuerdo con las recomendaciones y puede garantizar un crecimiento normal. Si bien es cierto, tal y como afirma una revisión sistemática publicada en el *European Journal of Nutrition*, que los trabajos en niños vegetarianos son escasos, heterogéneos, con muestras pequeñas y en ocasiones cuentan con sesgos de clase social, en general, el crecimiento de bebés y niños vegetarianos que se observa es similar al de los omnívoros y está en los márgenes de normalidad para peso y altura; los veganos tienen, en etapas más tempranas, una menor estatura y son más delgados. Por otro lado, se encuentra el creciente reconocimiento en relación con los beneficios de las dietas basadas en alimentos de origen vegetal. En este marco, las dietas vegetarianas, de forma general, aportan menos cantidad de aquellos nutrientes que se hallan de modo abundante en los productos de origen animal: grasa total, grasa saturada, colesterol y proteína; en cambio, contienen una mayor cantidad de fibra, micronutrientes como magnesio, potasio, folatos, carotenoides, vitamina C, vitamina E, flavonoides y otros fitoquímicos, etc., todos ellos necesarios y abundantes en hortalizas, frutas, legumbres, cereales integrales, frutos secos, etc. Teniendo en cuenta que la alimentación es uno de los principales determinantes de la salud, con una estrecha relación con las enfermedades no transmisibles, este perfil nutricional supone beneficios sustanciales. Así, las investigaciones, recogidas en documentos de posicionamiento como el de la Academy of Nutrition and Dietetics de Estados Unidos de 2016, indican que las personas que siguen dietas vegetarianas presentan, habitualmente, un índice de masa corporal (IMC) menor, niveles más bajos de colesterol total y colesterol LDL, presión arterial inferior, mejor control de la glucosa en sangre, menor riesgo de enfermedad cardiovascular y de hipertensión, así como de diabetes tipo 2 y de algunos tipos de cáncer, como el de próstata y el de colon. Los estudios que analizan la adecuación nutricional de los niños vegetarianos de los países occidentales encuentran, en general, una ingesta, un patrón de crecimiento y un estado nutricional adecuado. Algo aparentemente llamativo, aunque lógico y con mucha trascendencia, es el hecho de que el patrón dietético que siguen los niños y niñas vegetarianos se acerque más a los objetivos de salud que el de los omnívoros: el consumo de frutas y hortalizas es más elevado y el de dulces y aperitivos salados, más bajo, lo que se traduce en una ingesta superior de fibra y vitaminas e inferior de colesterol, grasa saturada, grasa total y sodio. También las tasas de IMC y exceso de peso son menores, tal y como detalla el investigador de la Universidad de Loma Linda, Joan Sabaté, en un artículo sobre dietas vegetarianas y prevención de la obesidad infantil publicado en *American Journal of Clinical Nutrition* en 2010.

Pero no todo son buenas noticias. Las publicaciones también muestran que algunas personas vegetarianas pueden tener ingestas bajas de calcio, vitamina D, cinc, hierro, ácidos grasos omega-3 y, sobre todo, de vitamina B_{12}. Con todo, la misma AAP, en la séptima edición de su *Pediatric Nutrition Handbook*, recuerda que la creencia general de que las personas que siguen dietas vegetarianas o veganas padecen déficits nutricionales puede ser exagerada, porque es muy poco habitual encontrar informes de tipos específicos de malnutrición en este colectivo. Por supuesto que se notifican y publican informes de casos de niños vegetarianos con retraso de crecimiento o anemia megaloblástica por deficiencia de vitamina B_{12}. Por suerte, se trata de casos aislados (tan poco habituales como que uno solo de ellos es capaz de causar noticia), pero lo suficientemente graves como para insistir a la población vegetariana de la importancia de seguir una pauta bien planificada (algo que no es en absoluto imposible, ni siquiera complicado).

El gran crecimiento y desarrollo de los bebés y niños implica que sus necesidades de nutrientes son proporcionalmente superiores a otras etapas del ciclo vital. Para cubrir dichos requerimientos hay que prestar atención a la planificación, considerando las fuentes alimentarias ricas en nutrientes esenciales, las estrategias dietéticas y técnicas culinarias aconsejadas para mejorar su absorción y utilización, y las indicaciones de suplementación.

Los nutrientes clave en una alimentación vegetariana son aquellos que en las dietas omnívoras se obtienen, sobre todo, de alimentos de origen animal: proteínas, hierro, cinc, calcio, vitamina D, yodo, ácidos grasos omega-3 y vitamina B_{12}. Para garantizar su cobertura, resulta necesario saber cuáles son las principales fuentes vegetales de dichos nutrientes, qué cantidad contienen, cuál es la biodisponibilidad, qué técnicas deben tenerse en cuenta para aumentarla, etc.

Proteínas

Tal y como se detalla en una revisión sobre proteínas y aminoácidos en las dietas vegetarianas, publicada en 2019 en la revista *Nutrients*, los datos disponibles procedentes de estudios e investigaciones afirman que las necesidades proteicas se cubren con facilidad cuando la dieta incluye una amplia variedad de alimentos vegetales y la ingesta calórica es adecuada (no se restringe, es decir, no se lleva a cabo una dieta hipocalórica). En nuestro entorno, tanto la disponibilidad como la variedad de alimentos vegetales ricos en proteínas están aseguradas, y la ingesta calórica no debería restringirse en niños y niñas.

Las necesidades proteicas son las mismas en los niños omnívoros que en los ovo-lacto-vegetarianos, si bien en los veganos, por la menor digestibilidad proteica de los alimentos vegetales y el menor contenido en algunos aminoácidos, está indicado un aumento del 15-35 % de la ingesta proteica (30-35 % más en menores de 2 años, 20-30 % más entre los 2 y los 6 años y 15-20 % más en mayores de 6 años). Aun pudiendo ser de interés considerar este aumento, hay que tener en cuenta que la digestibilidad de los alimentos de origen vegetal no es tan diferente a la de los de origen animal y es muy variable (no tiene nada que ver un guiso de habas con un trozo de tofu). A nivel práctico, en el grupo de edad con el mayor aumento porcentual proteico (menores de 2 años), el aporte está garantizado a través de la leche materna, que, recordemos, se aconseja mantener hasta, como mínimo, los 2 años. Si a partir del año el niño vegano no toma el pecho, entonces es aconsejable garantizar la presencia de tres raciones de proteicos al día. Más adelante volveré a las recomendaciones dietéticas.

Tradicionalmente, se ha escuchado, también por parte de profesionales sanitarios, que las proteínas vegetales son de menor calidad o incompletas. El contenido en aminoácidos de algunos alimentos vegetales es tan completo como el de origen animal y, por lo tanto, la calidad de las proteínas es comparable. Hablamos de legumbres como los garbanzos, la soja y varios tipos de alubias, de frutos secos como los pistachos y de otros alimentos como la quinoa, el Quorn® (micoproteína), etc. En cambio, otros alimentos vegetales sí pueden ser deficitarios en algún aminoácido (las lentejas son pobres en metionina, y la mayoría de los cereales y sus derivados, como el seitán, en lisina). Incluso corrigiendo el contenido en aminoácidos por su digestibilidad, que ya he dicho que solo varía en un pequeño porcentaje y no en todos los casos, los alimentos proteicos vegetales resultan una fuente suficiente y adecuada. En caso de consumir proteínas incompletas, por ejemplo, arroz (limitante en lisina) o lentejas (limitantes en metionina), se da un fenómeno de complementación, de manera que los aminoácidos deficitarios de un alimento se encuentran en el otro, y viceversa. En el caso de los adultos, esta complementación no es necesaria que se dé en la misma comida, si no que puede realizarse a lo largo del día (se podría comer arroz en la comida y lentejas en la cena, por ejemplo), puesto que existe una reserva de aminoácidos en el organismo que permite fabricar proteínas con los aminoácidos que la dieta va aportando junto con los que están en las reservas y circulando. Este hecho fue dilucidado ya en 1994 por el investigador experto en proteínas Vernon Robert Young. En la población infantil, debido a que no existen datos sobre la capacidad de retención de aminoácidos para la síntesis proteica, se recomienda que la complementación proteica se dé en la misma comida o no más allá de las seis horas (algo nada difícil de cumplir teniendo en cuenta las ingestas frecuentes que realizan los niños).

Cuando existe una disponibilidad amplia y variada de alimentos de origen vegetal, se garantiza la cobertura de las necesidades proteicas con el consumo de dos raciones de alimentos proteicos al día en ovo-lacto-vegetarianos y de tres raciones en veganos. Las cantidades que equivalen a una ración las puedes encontrar en el apartado de dudas nutricionales del capítulo 3. Sin embargo, el objetivo no es ir pesando el plato de garbanzos o la hamburguesa de alubias rojas para que tu hijo o hija consiga cubrir los requerimientos proteicos. En caso de ser vegano, por ejemplo, procuraremos ofrecerle tres veces al día alimentos proteicos: en la comida y en la cena, una cantidad que represente, aproximadamente, una cuarta parte de todo lo que vaya a comer (si son legumbres, pueden representar la mitad, ya que también contabilizan como farináceos, que deben ocupar otra cuarta parte), y la tercera ingesta puede estar en el desayuno, la merienda u otros tentempiés (bebida o yogur de soja, bocadillo de hummus o de Heura®, frutos secos, etc.). A lo largo del libro encontrarás recursos e ideas para distribuir los alimentos proteicos y planificar de modo adecuado la alimentación.

En este contexto es raro que se dé una situación de déficit de proteínas, pero no es imposible, claro está. Si pretendes ser vegetariano sin probar legumbres, te arriesgas. En algunos casos, esto no es una decisión, sino un imperativo; es el caso de las alergias a las legumbres. En esta situación, la dieta vegetariana es posible, aunque requiere de un acompañamiento cercano por parte de un profesional de la nutrición con conocimientos sobre el tema. También se puede dar una situación de riesgo de ingesta insuficiente de proteínas (y de otros nutrientes) si la mayoría de lo que se come son alimentos malsanos (muchas calorías pero pocos nutrientes de interés, entre ellos, proteínas). Por último, en caso de restricción calórica o ingesta insuficiente de energía, algo que no debería ocurrir en la infancia, el aporte proteico podría ser utilizado como fuente energética y, por lo tanto, no ser suficiente para realizar las funciones propias de este nutriente.

Hierro

El hierro es un mineral con funciones trascendentales en el organismo, tales como la fabricación de la hemoglobina (proteína transportadora de oxígeno), las reacciones metabólicas y la proliferación celular. A pesar de este papel vital, el déficit de hierro es habitual, también en el ámbito pediátrico (10-15 % de los niños y adolescentes en España, según datos de la Sociedad Española de Hematología y Hemoterapia), así como en la población vegetariana. Algunos estudios señalan ingestas de hierro parecidas entre población omnívora y vegetariana, ocasionalmente inferiores en algunos vegetarianos, y otros observan incluso consumos más elevados. Sea como fuere, el hierro ingerido por parte de las personas vegetarianas es del tipo no-hemo, con una biodisponibilidad mucho menor, lo que supone que se absorbe menos que el hierro hemo, que es el que contienen los alimentos de origen animal. Por este motivo, las reservas de hierro (niveles de ferritina) de las personas vegetarianas están, a menudo, por debajo de las de las personas omnívoras (aunque en la mayoría de los casos dentro de los márgenes de normalidad). Que las reservas de hierro estén bajas no debería preocupar en exceso a los profesionales sanitarios (y, por eso mismo, menos a ti), ya que el criterio del diagnóstico de anemia es el valor de hemoglobina o el de la cantidad de glóbulos rojos en sangre. De hecho, en publicaciones como el suplemento especial sobre dietas veganas publicado en 2012 en la revista *The Medical Journal of Australia* se especula que estos niveles bajos de ferritina servirían de señal de «aviso» al organismo para que la absorción del hierro sea aumentada, evitando así la aparición de anemia. Esto podría explicar por qué la prevalencia de anemia es parecida entre omnívoros y vegetarianos, incluso con consumos nulos de hierro hemo. Se trataría de un proceso de adaptación metabólica en el que el organismo responde con mecanismos compensatorios (aumentando la absorción, por ejemplo), parecido al que se puede dar en situaciones en las que los requerimientos de hierro son más elevados, como puede ser el embarazo.

Para garantizar una ingesta adecuada de hierro se aconseja seleccionar alimentos vegetales ricos en este mineral, tales como legumbres, frutos secos, farináceos integrales, hortalizas de hoja verde, etc. Es aconsejable acompañarlos, en la misma comida, con alimentos ricos en potenciadores de la absorción, que son, sobre todo, alimentos con ácidos orgánicos (ácido cítrico, ácido ascórbico, etc.) que mantienen el hierro en un medio y una forma química más soluble y más fácilmente absorbible. Por ello, se recomienda incluir vegetales crudos en todas las comidas (hortalizas crudas como el pimiento o el tomate, aliños con limón y frutas de postre). Además, para obtener un buen aporte y absorción de hierro, hay que minimizar los efectos inhibidores de fitatos, taninos y otros polifenoles, habituales en alimentos de origen vegetal, que pueden llegar a reducir hasta un 50 % la absorción del hierro. El remojo, la cocción y la germinación de las legumbres, así como el tueste de los frutos secos, inhiben en gran parte la acción de estos compuestos. También contribuye a aumentar la absorción del hierro el hecho de separar los alimentos ricos en taninos como el café, el té o el vino de las comidas ricas en hierro (aunque esto no debería ser un problema en el caso de los niños, puesto que no toman o no deberían tomar té ni café, ni mucho menos vino). En caso de consumir lácteos, hasta hace poco se recomendaba separarlos de la ingesta de alimentos ricos en hierro para evitar interferencias en la absorción. No obstante, esta condición no es tan trascendente, ya que parece que tales interacciones solo se dan ante consumos muy elevados de calcio y durante períodos cortos de tiempo, una descripción que coincide con la que se daría en la toma de suplementos, pero no con un consumo normal de alimentos.

En Estados Unidos, la Academy of Nutrition and Dietetics aconseja monitorizar y suplementar con 1 mg de hierro elemental/kg/día a los bebés menores de 1 año con dietas vegetarianas muy restrictivas. Sin embargo, en nuestro entorno, donde todos los niños tienen un seguimiento muy estrecho en los centros de pediatría, no creemos justificada la suplementación preventiva o sistemática sin un diagnóstico de anemia. Cuando esta se da, el tratamiento es el hierro oral en forma de sulfato ferroso, gluconato o fumarato ferroso, en el formato y dosis que indique el equipo de pediatría. Intenta no caer en la culpabilización si tu hijo padece anemia; si esto sucede, lo más probable es que ni tan solo sea porque es vegetariano. Alrededor del 10-15 % de los niños padecen anemia y casi ninguno de ellos lo es. Además, tal y como afirma la Sociedad Española de Medicina Interna, en nuestro medio, la anemia no suele deberse a un déficit en la dieta, y menos si la alimentación, vegetariana o no, está bien planificada, ya que el hierro está muy distribuido tanto en productos de origen animal como vegetal.

Cinc

El cinc es un nutriente esencial que, después del hierro, ocupa el segundo lugar en concentración en el organismo. Se encuentra en las células del cuerpo, interviene en el sistema inmunitario, la proliferación celular y el metabolismo, y es necesario para los sentidos del gusto y el olfato.

Las carnes son una buena fuente de cinc, pero no la única: frutos secos, legumbres, cereales integrales y levadura de cerveza contienen también cantidades nada despreciables de este oligoelemento. Por ello, tal y como se afirma en el trabajo publicado en 2014 en la revista *American Journal of Clinical Nutrition* por la investigadora Rosalind Gibson y sus colaboradores, las personas vegetarianas, niños incluidos, tienen ingestas de cinc y concentraciones sanguíneas parecidas a las de la población omnívora, excepto en los adolescentes, en los que pueden estar disminuidas. El déficit de cinc y sus síntomas (retraso del crecimiento, pérdida de olfato y gusto, afectaciones en el sistema inmunitario…) no son habituales en la población general, tal y como mantiene el Institute of Medicine; tampoco lo son en la vegetariana, y menos en países industrializados, pero no pueden descartarse ante ingestas muy bajas de alimentos ricos en cinc (algo difícil, pero posible) o ante la presencia de situaciones crónicas de inflamación, infección, diarrea crónica, obesidad, etc. La problemática con el aporte dietético de cinc es la misma que con el hierro, y es la presencia de inhibido-res de su absorción, sobre todo los fitatos, presentes en los alimentos que son, a la vez, fuente de estos minerales. La solución, sin embargo, también es la misma: el consumo de alimentos ricos en cinc junto a alimentos ricos en ácidos orgánicos. Además, las mismas técnicas culinarias de remojo, cocción, fermentación, germinación, etc., que son válidas para aumentar la absorción del hierro, sirven para el cinc.

Calcio

El consumo de calcio de la población lacto-vegetariana es equivalente o incluso superior al de los omnívoros, mientras que en las personas veganas los datos son variables, por lo que puede haber grupos que estén por debajo de las recomendaciones. Antes de seguir, vale la pena aclarar que las ingestas dietéticas de referencia de calcio son muy variables según el país que las emite (en España son de 800 mg/día entre los 4 y los 8 años, mientras que en el Reino Unido son de 450 mg/día entre los 4 y los 6 años y de 550 mg/día entre los 7 y los 10 años), por lo que las recomendaciones de consumo de lácteos y de alimentos ricos en calcio no son homogéneas ni robustas.

A diferencia de lo que se suele pensar, las investigaciones sobre salud ósea y consumo de lácteos no son nada concluyentes. Mark J. Bolland y colaboradores publicaron en 2015, en la prestigiosa revista *British Medical Journal*, una revisión sistemática de la bibliografía que afirma que la ingesta de calcio dietético no se asocia con el riesgo de fracturas, y que no existe ninguna evidencia de que aumentando dicha ingesta se puedan prevenir. Otras investigaciones que estudian la relación entre dieta vegana y salud ósea sí muestran una menor densidad ósea, pero sin que esto se traduzca en datos clínicamente significativos, ya que el riesgo de fractura es similar entre omnívoros u ovo-lacto-vegetarianos y veganos (excepto cuando el consumo de calcio es inferior a 500 mg/día en adultos, en los que sí se observa un mayor riesgo). Una publicación reciente sobre los efectos de las dietas vegetarianas en la salud ósea concluye que cuando estas garantizan los niveles adecuados de calcio y vitamina D, no se muestran efectos adversos. El investigador Emory Hsu afirma, en esta misma investigación, que, de hecho, las dietas basadas en plantas que se mantienen durante años actúan previniendo la osteoporosis.

Para garantizar una ingesta adecuada de calcio, y evitar así cualquier posible riesgo, se aconseja seleccionar alimentos ricos en este mineral, como la leche y los derivados no azucarados (en el caso de lacto-vegetarianos) y fuentes vegetales en los que este se absorba fácilmente: hortalizas con bajo contenido en oxalatos (col rizada o kale, hojas de nabo, col china, etc.), tofu cuajado con sales de calcio, bebidas vegetales enriquecidas con calcio (la de soja tiene un mejor perfil nutricional que las de cereales), alubias blancas, almendras, tahini (crema de semillas de sésamo), etc.

Vitamina D

La vitamina D es una vitamina que actúa como hormona regulando, entre otros, el metabolismo del calcio y del fósforo, promoviendo su absorción intestinal. En la actualidad, la preocupación por la cobertura de vitamina D y su trascendencia clínica es un tema de gran discusión científica y sanitaria que sigue en estudio. Sin embargo, en lo que sí hay bastante consenso es en que todos los niños menores de 1 año que toman pecho, también los vegetarianos, deben recibir un suplemento de 400 UI/día de vitamina D, ya que la leche materna parece no ser suficiente para cubrir sus requerimientos. En el caso de niños veganos, el suplemento debe ser de origen vegetal, puesto que las fórmulas que se comercializan habitualmente proceden del aceite de pescado o la lanolina de oveja. Hoy en día, obtener vitamina D_3 de origen vegetal (sintetizada a partir de líquenes) es fácil, puesto que ya existen varias marcas que la comercializan. A partir del año, cuando los niños ya pueden exponerse un poco y con prudencia al sol (evitando las horas de mayor intensidad), la necesidad de suplementación dependerá del grado de exposición solar: si se garantizan 10-15 minutos la mayoría de los días de la semana en la cara, las manos y los brazos, no será necesaria la suplementación, teniendo en cuenta que en verano, primavera y otoño será posible más superficie de exposición y más tiempo, con la ventaja de que la vitamina D se almacena. Si, por el motivo que sea, la exposición solar existe pero no es suficiente, es posible complementar con la ingesta de leche de vaca enriquecida con vitamina D (para lacto-vegetarianos) o de bebida de soja enriquecida con vitamina D; sin embargo, la cantidad que habrá que consumir para cubrir las necesidades deberá ser muy alta (unos 700 ml), teniendo en cuenta que 100 ml de estos alimentos cubren el 15 % de los requerimientos diarios. Finalmente, si el profesional sanitario valora que existe riesgo de déficit, se puede suplementar la dieta con 600 UI/día de vitamina D.

Yodo

Desde hace muchas décadas, tanto la OMS como el Ministerio de Sanidad recomiendan el consumo de sal yodada como forma de prevención de la carencia de yodo. Un aporte adecuado de este micronutriente es esencial, pues interviene en la formación de las hormonas tiroideas, en el neurodesarrollo y en varias funciones metabólicas.

La población infantil (y la adulta) vegetariana, lo mismo que la omnívora, debe tomar sal yodada como fuente segura de yodo. Con media cucharadita de café al día de sal yodada se cubren los requerimientos de yodo sin excederse en la aportación de sodio. Para menores de 1 año, el aporte de yodo está garantizado por la lactancia (la leche artificial lo contiene y las madres deben tomar un suplemento de yodo o tres raciones diarias de lácteos, junto a la sal yodada). La población omnívora puede obtener un aporte extra a partir del pescado o de los lácteos, principales fuentes de yodo, pero esto no supone ninguna ventaja añadida, ni tampoco les exime de tomar sal yodada. Si alguien no añade nada de sal a los alimentos ni preparaciones, a no ser que tome una buena ración de marisco o bacalao cada día, o bien tres raciones diarias de lácteos que no sean ecológicos, entonces debería garantizar su aporte de yodo a través de un suplemento que cubra los

90 µg/día para niños de hasta 8 años, 120 µg/día para niños de 9 a 13 años y 150 µg/día para mayores de esta edad y para adultos.

El hecho de que los lácteos ecológicos no son una buena fuente de yodo lo han corroborado varios trabajos de investigación, entre ellos el liderado por la investigadora Marta López y colaboradores en un estudio publicado en la revista *Food and chemical toxicology*, y se debe al hecho de que los animales criados en granjas de producción ecológica no suelen recibir piensos suplementados ni suplementos de minerales, lo cual condiciona la composición nutricional de la leche.

Hay que recordar que las algas no son una fuente segura de yodo, porque contienen cantidades excesivas de este mineral (sobre todo las algas kombu, arame, kelp e hiziki). Además, pueden estar contaminadas por metales pesados, por lo que es mejor evitarlas durante la infancia. En caso de querer incluirlas en la alimentación habitual, habría que hacerlo en pocas cantidades (máximo, 2 g en seco), como mucho una o dos veces a la semana y escoger las variedades con menos contenido en yodo (nori, wakame, dulse, lechuga de mar y espagueti de mar).

Ácidos grasos omega-3

Los ácidos grasos omega-3 forman parte del tejido nervioso, las membranas celulares y las células de la retina, por lo que son importantes para el desarrollo y el mantenimiento del cerebro y la visión, entre otros, y contribuyen a la prevención de la enfermedad cardiovascular.

El ácido eicosapentaenoico (EPA) y, sobre todo, el ácido docosahexaenoico (DHA) son los más abundantes en el organismo, y están presentes en algunos alimentos, básicamente en el pescado azul o graso y en algunas algas, como la *Schizochytrium* sp. Las personas que no consumen pescado azul de forma habitual, entre ellas las vegetarianas, muestran niveles más bajos de EPA y DHA en sangre y tejidos. A pesar de la importancia de estos ácidos grasos en el desarrollo cognitivo, en la función visual y en la prevención cardiovascular, se desconoce la relevancia clínica de esta menor presencia, puesto que los niños vegetarianos (nacidos de madres vegetarianas) no experimentan un deterioro en el desarrollo visual o mental, y los adultos vegetarianos tienen, de hecho, un menor riesgo de enfermedad cardiovascular. Este hecho fue corroborado por una investigación publicada en 2019 en la revista *Nutrients*, en la que se concluye que seguir una dieta vegetariana durante el embarazo no se asocia con un menor desarrollo neurocognitivo en sus hijos a los 6-7 años. Los factores de confusión, como pudiera ser un nivel educativo e intelectual superior en las madres vegetarianas, una mayor duración de la lactancia materna y un menor tabaquismo, fueron controlados con el fin de no afectar a los resultados de la investigación.

No hay duda de que el aporte de ácidos grasos omega-3 es importante, pero el hecho de que el bajo consumo se dé en general en toda la población (es poca la que consume de forma habitual pescado azul), y que no estén establecidos los niveles mínimos de este tipo de grasas por debajo de los cuales se den patologías o síntomas asociados a su déficit, nos lleva a pensar que las personas vegetarianas no deberían estar más preocupadas que la mayoría de las omnívoras. Es más, hasta febrero de 2020 no era obligatoria la adición de DHA en los preparados para lactantes y los preparados de continuación.

Con esta tranquilidad de base, sí que se procurará realizar una ingesta adecuada de estos nutrientes esenciales. En el caso de las personas vegetarianas, no se consumirán en forma de DHA a partir de pescado, sino que se recurrirá al ácido alfa-linolénico (ALA), un precursor del EPA y el DHA que en el organismo se transforma en pequeñas cantidades, pero, al parecer, suficientes, en estas grasas esenciales. En la pregunta 29 del capítulo 3 encontrarás más información sobre las cantidades necesarias para cubrir los requerimientos. Es importante también optimizar la transformación del ALA en EPA y DHA, y esto pasa por reducir al máximo la utilización de aceites de semillas ricos en grasas omega-6, que inhiben su síntesis por el hecho de compartir algunas enzimas de las vías de conversión. Una vez más, y en esta ocasión por motivos diferentes a los que habitualmente te tenemos acostumbrada las dietistas-nutricionistas, se debe priorizar la utilización del aceite de oliva virgen como grasa de aliño y de cocción.

En caso de que no se consuma ninguna fuente alimentaria rica en ALA, existen suplementos de DHA elaborados a partir de microalgas y, por lo tanto, de origen vegetal. La EFSA propone un suplemento de 100 mg/día de DHA para niños entre los 6 meses y los 2 años y de 250 mg/día a partir de esta edad, en caso de que no se consuman fuentes fidedignas de omega-3 o sus precursores.

Vitamina B$_{12}$

Sin duda, si algo te quedará claro en este libro es que la vitamina B$_{12}$ es el nutriente más importante y crítico en la alimentación vegetariana, por la gravedad de los síntomas de su déficit y por la imposibilidad de cubrir los requerimientos a partir de alimentos. Si se opta por el vegetarianismo, la suplementación es imperativa.

Diferentes estudios e investigaciones indican que las personas vegetarianas que no toman suplementos acaban presentando déficit de vitamina B$_{12}$, tanto si son ovo-lacto-vegetarianas como veganas; la leche y derivados y los huevos no contienen cantidades suficientemente importantes de esta vitamina como para cubrir las necesidades, a menos que se tomen grandes proporciones de estos alimentos (tres vasos de leche o 150 g de queso o tres huevos al día), lo cual sería excesivo y, por lo tanto, poco recomendable. Por ello, cualquier persona vegetariana debería garantizar la toma de un suplemento en formato y dosis adecuados (puedes consultarlos en las diferentes preguntas sobre suplementos y vitamina B$_{12}$ que encontrarás en el capítulo 3). No te preocupes, te hartarás de leerlo a lo largo del texto.

Los bebés nacidos de madres vegetarianas reciben la vitamina B$_{12}$ de los suplementos que ha estado tomando la madre durante la gestación, ya que esta atraviesa la placenta, cubre los requerimientos del feto y se almacena en el hígado. Tal y como afirman Luciana Baroni y sus colaboradoras en un trabajo publicado en 2018 en la revista *Nutrients*, la leche materna de las mujeres veganas que siguen dietas bien planificadas y que incluyen una fuente fiable de vitamina B$_{12}$ proporciona una nutrición adecuada para sus bebés amamantados. Es decir, si la madre amamanta al bebé (y toma suplementos), este recibirá la vitamina B_{12} a través de la leche materna. A partir de los 6 meses, cuando el bebé empieza a comer otros alimentos además de la leche materna, y puede que disminuya la cantidad que ingiere de esta, es necesario que empiece a tomar suplementos de vitamina B_{12} en forma de cianocobalamina, que es el formato más estudiado en relación con la suplementación. Aunque la lactancia materna fuera suficiente para cubrir los requerimientos de los bebés que siguen con lactancia materna a partir de los 6 meses, no vale la pena asumir los riesgos de un posible déficit. La suplementación de los bebés con la dosis adecuada de B_{12} y en formato líquido es segura, cómoda y barata. Si la gestante o lactante no toma suplementos, el bebé nace con las reservas bajas y tampoco recibirá la vitamina durante los primeros meses a través de la leche materna, con lo que desarrollará, con mucha probabilidad, síntomas de déficit de vitamina B_{12} alrededor de los 4-10 meses de vida (incluso pueden empezar a observarse a partir de los 2 meses). Algunos de los síntomas o trastornos son anemia megaloblástica, rechazo a los alimentos, hipotonía, retraso en el desarrollo, letargia, etc., y a pesar de que suelen revertir con la administración de dosis terapéuticas de vitamina B_{12}, se puede dar un retraso cognitivo y del desarrollo grave y permanente.

Se insiste en la suplementación porque, a menos que se fortifique (y en nuestro entorno son pocos los alimentos enriquecidos en vitamina B_{12} y de una más que dudosa calidad nutricional), no hay ningún alimento vegetal que contenga cantidades significativas de vitamina B_{12} activa; alimentos como la levadura de cerveza, la espirulina o algunos fermentados pueden contener análogos inactivos de la vitamina B_{12} que no pueden ser considerados como una fuente fiable de este nutriente. Además, estos análogos presentan dos grandes inconvenientes añadidos más: falsean los análisis, ya que estos no diferencian entre vitamina B_{12} activa e inactiva, y bloquean la verdadera B_{12} (en caso de que se esté tomando a partir de alimentos como la leche y los huevos).

Giorgia Sebastiani y colaboradoras afirman, en una reciente publicación sobre los efectos de las dietas vegetarianas y veganas durante el embarazo en la salud de las madres y sus hijos, que estas son seguras para ambos, tanto en la gestación como durante la lactancia. Los bebés de madres vegetarianas deberían recibir, igual que los bebés omnívoros, leche materna de manera exclusiva hasta los 6 meses. La leche materna de las mujeres vegetarianas que siguen una dieta bien planificada e incluyen una fuente fiable de B_{12} proporciona una nutrición adecuada a sus bebés. Por lo tanto, la madre vegetariana (tanto ovo-lacto-vegetariana como vegana) debe tomar, como cualquier otra persona que sigue esta dieta, suplementos de vitamina B_{12} (2.000 µg/semana), y así asegurar que la leche que recibe el bebé contiene la cantidad suficiente para cubrir sus requerimientos. Si la madre lactante no toma suplementos de vitamina B_{12}, el bebé necesitará tomar suplementos desde el nacimiento. Es momento de recordar también que está indicado el suplemento de 400 UI/día de vitamina D hasta el año de edad. Por último, a no ser que tome tres raciones de lácteos no ecológicos al día, es recomendable que la madre tome un suplemento diario de 200 µg de yodo (más los 5 g/día, es decir, una cucharada de café, de sal yodada).

En el caso de que los bebés no sean amamantados o se les destete antes del año, es preciso utilizar leches de fórmula (de inicio o de continuación, según corresponda a la edad y al consejo del equipo de pediatría). Las familias de bebés lacto-vegetarianos pueden escoger cualquiera de las fórmulas disponibles en farmacias y supermercados, puesto que su contenido proteico procede por regla general de la leche de vaca. Para los bebés veganos no amamantados, las fórmulas a base de hidrolizados de proteínas de soja o de arroz serán las indicadas, aunque, hoy en día, en España no existen marcas comerciales que incorporen vitamina D y DHA de origen vegetal. En algunos países europeos cercanos sí existen leches de fórmula a base de arroz y soja con todos los ingredientes de origen vegetal y, en consecuencia, certificadas como veganas. Obviamente, las bebidas comerciales de soja, arroz, avena, almendra, etc., no diseñadas para bebés, así como las fórmulas caseras de bebidas vegetales o de leche de vaca o cabra como principal fuente de leche antes del año de vida, están totalmente desaconsejadas ya que no contienen ni el equilibrio ni las cantidades adecuadas de macro y micronutrientes. Más adelante, a partir del año de edad, la única bebida vegetal con una composición nutricional interesante (sobre todo en relación con las proteínas y el calcio) y más parecida a la leche de vaca es la bebida de soja enriquecida con calcio. Las bebidas de avena, arroz y almendras están compuestas sobre todo por agua y azúcares sencillos, por lo que son muy pobres nutricionalmente hablando, y no son recomendables para la población infantil, y menos aún para la vegetariana.

En este punto es importante recordar que no hay evidencias de que la soja pueda perjudicar el crecimiento y desarrollo, la salud ósea y metabólica, así como las funciones reproductivas, endocrinas, inmunológicas y neurológicas, de los niños. Por lo tanto, los niños veganos que no puedan tomar leche materna pueden consumir leche de fórmula a base de hidrolizados de proteína de soja desde el nacimiento (tal y como hacen los que tienen alergia a la leche de vaca, galactosemia, etc.), y pueden consumir soja y alimentos derivados de esta a partir de los 6 meses de edad, como cualquier otra legumbre.

Sobre los 6 meses de edad, los niños pueden empezar a tomar alimentos diferentes a la leche materna (o de fórmula), manteniendo la leche como principal fuente de energía y calorías hasta el año. Para garantizar el aporte de proteínas, cinc, hierro, etc., en el momento de incorporar la carne y el pescado (y quizá los huevos y los lácteos), se ofrecerán legumbres bien cocidas y sus derivados (tofu, tempeh, soja texturizada, etc.), seitán (masa de gluten hervida), Quorn® (micoproteína), huevo (en el caso de ovo-vegetarianos), bebida de soja fermentada («yogur» de soja) sin azucarar, frutos secos triturados o en crema y sin sal, etc. Más adelante, hacia los 9-10 meses, si el bebé es lacto-vegetariano, se le puede empezar a ofrecer pequeñas cantidades de yogur sin azucarar y queso fresco y tierno sin sal.

Los alimentos malsanos, aquellos con un elevado contenido en sal, azúcar y grasas poco saludables, y que además contienen poco o ningún nutriente de interés, cuanto más tarde aparezcan y en menor cantidad, mejor. Como explica magistralmente el compañero Julio Basulto en su libro *Se me hace bola*, la clave está en «no negar, no ofrecer». Si caen en sus manos esporádicamente y le apetece comerlos, no se lo prohibamos; pero somos responsables de cuidar el entorno para que no nos encontremos demasiadas veces en esta situación y, sobre todo, de que no estén en casa (que sería el equivalente sutil de «ofrecer»). Por lo tanto, si tiene 2 años y no sabe qué sabor tienen las galletas, mejor. Si tiene 3 años y no conoce la textura del chocolate, perfecto. Si tiene 4 años y no ha probado el yogur de plátano, pues bien. Y no, esto no es privar a los pequeños de los placeres de la vida. Los placeres de la vida son, por suerte, algo mejor que una galleta. Tal y como afirman los dietistas-nutricionistas Lucía Martínez y Aitor Sánchez en su muy recomendable libro *¿Qué le doy de comer?*, «la infancia triste es aquella que depende de dulces para poder dar felicidad».

Por último, hasta como mínimo los 4 años, debemos evitar que tome alimentos que, por su forma y consistencia, puedan suponer un peligro de ahogamiento: frutos secos enteros, salchichas tipo Frankfurt, palomitas, granos de uva enteros, manzana o zanahoria cruda, etc. Los frutos secos, muy interesantes desde el punto de vista nutricional, y más para niños vegetarianos, es recomendable incluirlos con frecuencia. Para ello, se pueden triturar y añadir a las preparaciones, yogures de soja, cremas de verduras, etc., y también se pueden tomar en forma de cremas (crema de almendras, crema de avellanas, crema de cacahuete, etc.), untadas en el pan o con bastoncitos de hortalizas, por ejemplo.

En la tabla siguiente se puede observar con más claridad el calendario de incorporación de nuevos alimentos sólidos para bebés vegetarianos:

Tabla 3

Alimentos	Edad de incorporación y duración aproximada			
	0-6 meses	6-12 meses	12-36 meses	≥4 años
Leche materna				
Leche adaptada, de vaca, de cabra, arroz o soja (en niños que no toman leche materna)				
Cereales —pan, pasta, arroz, maíz, mijo, avena, etc.— (con o sin gluten), **frutas, hortalizas, legumbres, derivados de legumbres (tofu, tempeh, soja texturizada, harina de garbanzos, yogur de soja, etc.), seitán, huevos, aceite de oliva virgen, semillas de frutos secos chafados o molidos** Se pueden ofrecer pequeñas cantidades de yogur de vaca y queso tierno a partir de los 9-10 meses				
Leche entera, * **yogur y queso tierno** (en más cantidad) *En caso de que el niño no tome leche materna				
Sólidos con riesgo de atragantamiento (frutos secos enteros, palomitas, granos de uva enteros, manzana o zanahoria cruda)				
Alimentos superfluos (azúcares, miel, mermeladas, cacao y chocolate, flanes y postres lácteos, galletas, bollería, embutidos y ultraprocesados veganos...)	Cuanto más tarde y en menos cantidad, mejor (siempre a partir de los 12 meses)			

Fuente: Adaptado de la ASPCAT, «Recomanacions per a l'alimentació en la primera infància (de 0 a 3 anys)», Barcelona, 2016.

Sea cual sea la edad, los productos ultraprocesados vegetales tipo hamburguesas, salchichas, *nuggets*, etc., no son recomendables, puesto que en la mayoría de los casos el contenido proteico es bajo, las grasas que incorporan no son de buena calidad, son muy ricos en sal y contienen otros ingredientes poco nutritivos. El consumo de este tipo de productos es mayor en edades tempranas, tal y como lo corrobora un estudio reciente publicado en *The Journal of Nutrition*; también se concluye que la ingesta de alimentos ultraprocesados vegetarianos se asocia con una mala calidad de la dieta. Es verdad que no todos los productos y marcas son iguales, así que siempre es una buena práctica la lectura de la etiqueta para conocer los ingredientes y la composición nutricional.

Como ya se ha comentado en el primer capítulo, la mejor manera de cubrir las necesidades energéticas y nutricionales de los niños es respetando su sensación de apetito y saciedad. Por supuesto, el mismo planteamiento es válido en el caso de los niños vegetarianos, aunque es posible que necesiten realizar comidas con más frecuencia, sobre todo los veganos, y los más pequeños. Por lo tanto, es aconsejable ofrecer alimentos saludables ricos en energía y/o grasas saludables, tales como aceite de oliva virgen, frutos secos (hasta los 4 años triturados o en crema), aguacate, frutas desecadas, etc. Puede que en algún caso de menos apetencia o saciedad precoz sea adecuado ofrecer alguno de los alimentos farináceos (pan, pasta, arroz, cuscús, etc.) en sus formas refinadas (no integrales), ya que el consumo de fibra es elevado y esto contribuye a aumentar la sensación de saciedad. Además, cabe insistir de nuevo en la importancia de evitar los alimentos con una alta densidad energética y una baja calidad nutricional (galletas, cereales del desayuno, azúcar y miel, zumos y bebidas azucaradas, patatas chips y similares, postres lácteos azucarados, etc.) ya que suponen un aporte elevado de calorías, sal y azúcares, y resultan muy pobres o nulos en nutrientes interesantes.

Aunque no se debe minusvalorar el cuidado y la atención a la cobertura de las necesidades energéticas y nutricionales de los niños vegetarianos, hay que recordar que las investigaciones y las encuestas informan de una ingesta y un estado nutricional adecuado en la mayoría de los casos, sobre todo cuando la dieta está bien planificada. Siempre y cuando no exista algún motivo especial y justificado que lo indique, las visitas periódicas estandarizadas en los programas de seguimiento de los niños sanos serán suficientes para detectar posibles riesgos.

VEGETARIANISMO EN LA ADOLESCENCIA

Existe una tendencia creciente al vegetarianismo entre la población adolescente. Algunos motivos que explican este hecho son conocidos y vienen de lejos, como los cambios psicoemocionales de esta etapa, la influencia de los iguales y el rechazo a las normas y los límites establecidos hasta el momento. Otros, como pueden ser la emergencia climática o el reconocimiento de las dietas basadas en vegetales como fuente de salud, se enmarcan en un contexto más de actualidad que, por supuesto, no pasa desapercibido a los jóvenes.

En el caso de chicos y chicas que pertenecen a familias no vegetarianas, es probable que ni unos ni otros tengan conocimientos ni habilidades sobre los nutrientes potencialmente críticos, las fuentes alimentarias y las estrategias dietéticas y de suplementación que garantizan una nutrición óptima. Por ello, estas familias van a necesitar información y apoyo. En el caso de familias vegetarianas de larga trayectoria, es muy posible que dispongan de más recursos que el equipo de pediatría de su centro de salud. Sin embargo, tal y como se puede leer en el capítulo 3, el vegetarianismo en la adolescencia puede comportar algunos retos, que pueden resolverse de un modo más fácil con la ayuda y el acompañamiento de profesionales expertos. En este sentido, uno de los temas que más preocupan a las familias y a los sanitarios es la relación entre el vegetarianismo y el trastorno de la conducta alimentaria (TCA), no porque el vegetarianismo sea la causa del TCA, sino por el hecho de que pueda estar siendo utilizado como forma de restricción alimentaria para la pérdida de peso. Algunos estudios apuntan a que alrededor del 50 % de las adolescentes con anorexia nerviosa son o han sido en algún momento vegetarianas. Ante esta sospecha o inquietud, es clave la atención profesional personalizada, para poder averiguar cuál es el grado de restricción alimentaria, cuáles son los motivos para la elección del vegetarianismo, cuál es su grado de interés y activismo con los motivos que pueda citar, si existen influencias familiares o de amistades cercanas, etc.

No olvidemos que, a pesar de que esta última situación es real y no debemos mirar hacia otro lado en caso de sospecha, lo más probable es que tu adolescente sea una persona madura y crítica, comprometida con las causas nobles y con la lucha por un mundo mejor.

Otro riesgo que puede empezar en la adolescencia es el consumo de alcohol. A pesar de que el seguimiento de cohortes vegetarianas como la EPIC-Oxford revela un menor consumo de bebidas alcohólicas en personas vegetarianas y, sobre todo, en veganas, es posible que algunos adolescentes vegetarianos beban alcohol. Esta nunca es una práctica recomendable, pero quizá lo sea menos aún en este caso. La vitamina B_{12} necesita glutatión para poder ser reabsorbida, y al beber alcohol se reduce, por una parte, su producción y, por otra, el hígado lo utiliza para mitigar los efectos oxidantes de este tóxico. Al final, esto se traduce en una disminución en la absorción de la vitamina B_{12}. Por eso, algunos estudios, como el de los investigadores de la Queen's University Belfast, publicados en la revista científica *QJM*, muestran que, incluso con cantidades moderadas, el consumo de alcohol (tanto de alta como de baja graduación) reduce el estado de vitamina B_{12}. Razón de más para garantizar una adecuada suplementación.

GUÍAS DE EDUCACIÓN ALIMENTARIA

Son muchas las herramientas que pueden ayudar a planificar adecuadamente la alimentación vegetariana. Además del libro que tienes entre manos, a lo largo de sus páginas encontrarás múltiples referencias de recursos variados que pueden ser de gran ayuda: otros libros, webs, blogs, infografías, vídeos, etc. De entre ellos, y como quien firma estas líneas se dedica a la salud pública, no podía dejar de citar las guías alimentarias. Son un instrumento educativo que adapta los conocimientos científicos sobre requerimientos nutricionales y composición de alimentos en mensajes prácticos, que facilitan a diferentes personas la selección y el consumo de alimentos saludables. Están basadas en los requerimientos y las recomendaciones de nutrientes y de energía de la población, pero, al elaborarlas, se reconocen los factores antropológico-culturales, educativos, sociales y económicos, que están vinculados estrechamente a la alimentación y a la forma de vida de las personas.

Las guías alimentarias sirven para plasmar las recomendaciones dirigidas a la población y deben difundirse a través de mensajes breves, claros y concretos, con el objeto de promover la salud y reducir el riesgo de enfermedades vinculadas a la nutrición. A menudo son completadas con iconos o representaciones gráficas. En los años noventa empezó a usarse como elemento educativo la figura de una pirámide o triángulo, que muestra los alimentos en grupos según su similitud nutricional. Además, con su forma triangular, se sugiere la frecuencia y la proporción con la que se deben consumir los diferentes grupos de alimentos. Así, los que se sitúan en la base son los que más peso deben tener en la alimentación habitual. En cambio, a medida que se va ascendiendo hacia el vértice del triángulo, es preciso ir reduciendo el consumo de los alimentos que van apareciendo. Evidentemente, existen guías alimentarias, y, en concreto, pirámides, adaptadas a la dieta vegetariana y vegana y adecuadas a nuestro entorno, como estas de la Unión Vegetariana Española que se muestran a continuación:

Figura 5: Alimentación vegetariana
Los alimentos están agrupados según composición nutricional, cantidad y frecuencia en que se aconseja consumirlos

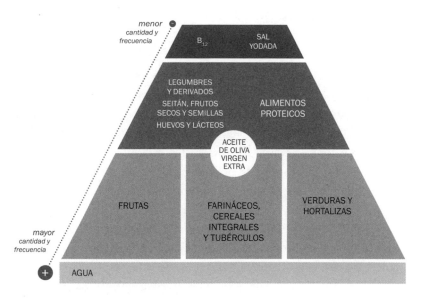

Fuente: Unión Vegetariana Española.

Figura 6: Alimentación vegana
Los alimentos están agrupados según composición nutricional, cantidad y frecuencia en que se aconseja consumirlos

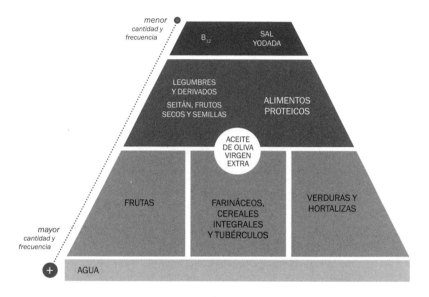

Fuente: Unión Vegetariana Española.

Las imágenes gráficas son completadas, a menudo, con documentos más o menos extensos que incluyen información y mensajes prácticos para llevar a cabo una alimentación vegetariana saludable. Actualmente, muchas guías alimentarias incluyen, como única imagen o como complemento de otras, la ilustración del plato saludable, que representa la proporción de los grupos de alimentos fundamentales que tienen que figurar en las comidas principales (comida y cena). En el caso de la alimentación vegetariana, la fuente de alimentos proteicos será vegetal, de manera que estará constituida por legumbres y sus derivados, derivados de cereales ricos en proteínas como el seitán o pseudocereales como la quinoa. Se puede (y es recomendable) completar y enriquecer las ingestas con frutos secos y semillas. Hay que tener en cuenta que las legumbres, por su contenido en hidratos de carbono y proteínas, se contabilizan tanto en el grupo de farináceos como el de proteicos, pudiendo ocupar la mitad del contenido total del plato. El resto de los elementos, es decir, la otra mitad del plato, compuesta por hortalizas, la fruta del postre, el agua para beber y el aceite de oliva virgen para aliñar y para cocinar, no son diferentes respecto a una alimentación omnívora. Al «plato saludable vegetariano» solo le faltaría el suplemento de vitamina B_{12} y la actividad física diaria al aire libre.

Figura 7

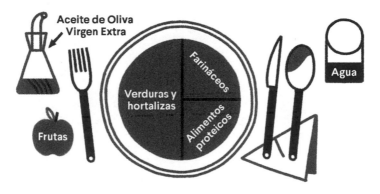

Fuente: Unión Vegetariana Española.

Llegados a este punto, te quedan por delante las mejores páginas: un recopilatorio de preguntas y respuestas frecuentes, que las autoras y autores hemos recogido tras años de práctica profesional con niños(as) y familias vegetarianas repletas de inquietudes y preguntas. Unas *veggie*-dudas a las que hemos respondido y seguiremos contestando cientos de veces, pero deseando que, con las respuestas simpáticas y rigurosas que proporcionamos en este libro, las familias vegetarianas tengan un nuevo apoyo para seguir recorriendo tranquilas y seguras este bonito camino que han decidido transitar.

3

Preguntas y respuestas frecuentes sobre el vegetarianismo en la infancia

Maria Blanquer
Maria Manera
Pepe Serrano

CONCEPTOS BÁSICOS: QUÉ Y POR QUÉ

1. ¿Por qué este libro?

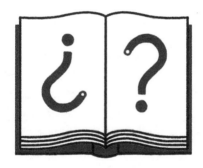

Mayo de 2018, reunión anual de la Societat Catalana de Pediatria, pocos minutos después de la 18.00, MM (nombre en clave) finaliza su espléndida sesión sobre alimentación vegetariana en la infancia dirigida a un auditorio compuesto por profesionales de la pediatría. Al límite del turno de preguntas, una mano más se levanta entre las filas centrales del auditorio, es PS, pediatra que bajo la atenta mirada de Soco Úriz (adjunta de pediatría del hospital de Terrassa y que aparece en este libro por deseo expreso del autor), y después de felicitar a la ponente y poner de manifiesto la utilidad de la presentación a la que acaba de asistir, hace una pequeña aportación: deja clara la necesidad de que los y las pediatras se formen en cualquier nueva tendencia en alimentación infantil, más aún si va en franca ascendencia de aceptación y práctica entre la población, como es el caso de la alimentación vegetariana.

PS apunta, además, que pocos meses antes había presentado en el XXIII Congreso Nacional de la Sociedad Española de Pediatría Social una encuesta de ámbito nacional realizada entre pediatras de atención primaria sobre sus conocimientos en alimentación vegetariana. Los resultados y sus conclusiones fueron francamente desalentadores, dejando al descubierto la escasa formación de los pediatras en este tipo de alimentación en la infancia, así como la incomodidad que les suponía trabajar con ese tipo de pacientes y familias.

Dicho estudio revela, entre sus aspectos más destacables, lo siguiente:

- Cerca de dos tercios de los casi trescientos pediatras encuestados no creen estar bien formados en temas de alimentación vegetariana.
- Esa misma proporción se siente incómoda cuando debe atenderlos, aunque más del 80 % lo hace. Casi un 8 % los deriva a cualquier otro ámbito o profesional sanitario, y cerca de un 13 % se «deshace» de ellos sin ofrecerles recurso alguno.
- La cantidad de pediatras que se ven capacitados para atenderlos es mínima cuando la edad de los menores es inferior a los 12 meses, y más de la tercera parte no se ve capacitado para atenderlos en ningún período de la infancia.
- Una abrumadora mayoría de los profesionales consideran que el número de vegetarianos que tienen en su cupo es mucho menor de los que las estadísticas ponen de manifiesto que hay en la población general. ¿Responderá esto a que las familias vegetarianas ocultan sus pautas alimentarias a los equipos de pediatría? ¿Será que no asisten a las consultas de atención primaria pública, sino a profesionales privados o mutuas?

- Posiblemente, la peor de las conclusiones sea también la más certera: más de la mitad de los encuestados creen que una alimentación vegetariana no puede ser equilibrada en menores de 12 meses.

Figura 8: Resultados

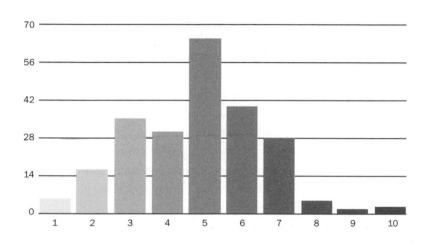

Valora tus conocimientos sobre alimentación vegana (231)

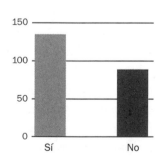

¿Te sientes incómodo con este tipo de pacientes? (231)

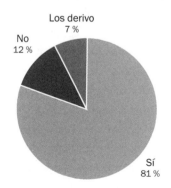

¿Los atiendes habitualmente? (232)

La realidad, queramos verla o no, es aplastante. La mayor parte de los pediatras de atención primaria se sienten faltos de recursos para asesorar a cualquiera que se presente en su consulta con la pretensión de seguir una dieta vegetariana, dejándolos a ellos y a quienes tienen al otro lado de la mesa totalmente indefensos. Es más, una proporción no desdeñable de profesionales aboga por deshacerse cuanto antes de esas familias. Y no perdamos de vista que es precisamente en atención primaria donde se debería educar en alimentación infantil saludable desde la primera visita hasta la última.

Dejemos la ciencia por unos momentos y volvamos a nuestro relato, de mayo de 2018. Poco a poco, las luces del auditorio se van apagando para dar paso a la siguiente presentación. Es entonces cuando una sombra se desliza por el pasillo central hasta alcanzar la localidad de PS. Es MM, quien, haciéndole entrega de un pequeño fragmento de papel, le dice: «Me interesa ese estudio, ponte en contacto conmigo, por favor». Cierto, el papelillo en cuestión contiene su dirección de correo electrónico. Lo que parecía más la petición extrema de una espía de la Gestapo se convirtió, unos minutos después de acabar su charla, en un intercambio de impresiones sobre el tema. Aquello era el inicio de una fructífera colaboración científica… Desde entonces, juntos han preparado talleres y charlas dedicados a profesionales de la pediatría intentando aumentar el interés, los conocimientos y la destreza en el manejo de este tipo de alimentación, desmitificando conceptos y proveyendo de instrumentos y habilidades para su aplicación.

Según las últimas estadísticas en nuestro país, hay casi un 10 % de vegetarianos en cualquiera de sus acepciones entre los mayores de 18 años, si bien tampoco está de más añadir que gran parte de ellos lo son en su versión flexitariana, palabreja que, para aquellos que la desconozcan, se aclarará en el siguiente capítulo. De momento, quedémonos por ahora con que se trata de gente que cada vez modera más el consumo de carne o de derivados animales, pero sin llegar a dejarlo completamente. No se sabe a ciencia cierta cuántos son los niños que lo practican, pero, en buena lógica, habría que contabilizar a todos aquellos que están incluidos en familias de tradición vegetariana, además de añadir los que, por cuenta propia, deciden serlo a partir de una edad razonable y que cuentan con la complicidad de su entorno para practicarlo.

Una cosa es evidente: las dietas vegetarianas están en auge. Si bien no tenemos demasiadas cifras de referencia al respecto, no hay más que usar unos simples parámetros para darnos cuenta de ello. Algunos ejemplos:

- Número de búsquedas del término «vegetariano» o cualquiera ligado a él en el buscador Google durante los últimos diez años.
- Proliferación de productos en comercios o grandes superficies e incluso cantidad de tiendas específicamente dedicadas a ello.
- Anuncios de productos alimentarios que ponen en valor su condición de *veggie*.
- Incremento de restaurantes vegetarianos y notoriedad de aquellos otros que señalan la disponibilidad de dietas aptas para vegetarianos en sus menús.
- Aumento de las publicaciones científicas al respecto en buscadores específicos en franco aumento.
- Intensificación de noticias en los medios de comunicación y en la resonancia que se le concede.
- Incremento en el número de familias que demandan este tipo de alimentación en los comedores escolares, con la consecuente respuesta que le están dando las distintas administraciones.
- Número creciente de sesiones de formación, talleres y conferencias al respecto a las que los autores de este libro hemos sido invitados a participar, cosa constatable en los programas de diversos cursos de ámbito científico, más allá de los que los autores hemos realizado. Somos buenos, pero hay compañeros que incluso lo son más...

No es un fenómeno pasajero, la alimentación basada en los vegetales ha llegado, posiblemente, con cierto retraso en comparación con los países de nuestro entorno, pero está dispuesta a instalarse entre nosotros de manera permanente y ha pasado a convertirse en una realidad palpable. Esto obliga a los profesionales de la salud infantil a desenvolvernos bien en dicho ámbito, a la vez que nos motiva a dar los mejores consejos a las familias que quieran adoptarla, basándonos en la evidencia que la ciencia nos pueda proporcionar.

Esta colaboración, que nació, como he dicho, en mayo de 2018, ha alcanzado una mayoría de edad, madurando con la incorporación al proyecto de figuras expertas en alimentación vegetariana de la talla de Maria Blanquer y Julio Basulto, quienes han contribuido con su maestría a darle una mayor amplitud a su desarrollo.

A todos ellos —profesionales con la obligación de aprender, familias con la intención de mejorar y nuevos seguidores con ansias de saber— es a quienes va dirigido este libro, sin otra pretensión que la de ser una herramienta más para mejorar en el conocimiento.

2. ¿Vegano, vegetariano… veggie? ¡Vaya lío!

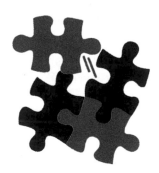

Es fácil que en una conversación cualquiera podamos oír alguno de los términos anteriores mezclados y confundidos como si su significado fuera equivalente. Nada más alejado de la realidad. Esto tiene sus consecuencias prácticas, tanto en la manera de alimentarse —con las connotaciones nutricionales que de ello se pudiera derivar— como en lo que se refiere a seguir un determinado estilo de vida.

Estrictamente y atendiendo al *Diccionario de la Real Academia de la Lengua*, el vegetarianismo es aquel «régimen alimenticio basado sobre todo en el consumo de productos vegetales, pero que admite el uso de productos del animal vivo, como los huevos, la leche, etc.». Dicho término, así como el de «vegetariano», aparece en la bibliografía de la mano de la creación de la primera asociación vegetariana del mundo, la Manchester Vegetarian Society (MVS, por sus siglas en inglés), creada en 1847. De hecho, esta surge de la escisión de la original Vegetarian Society por diferencias en la aplicación del mencionado término, dando lugar a la London Vegetarian Society y permaneciendo el núcleo original con la denominación de MVS. Años más tarde acabarían por fusionarse en la Vegetarian Society of the United Kingdom.

Entendiendo, pues, la alimentación vegetariana como aquella que está exenta de productos animales, podemos hacer varias distinciones en ella según sea el alcance de las restricciones que abarque. Nos encontramos, entonces, con:

- Vegetarianos estrictos: no consumen alimento alguno de origen animal (lo que incluye la miel).
- Ovo-lacto-vegetarianos: que no consumen carne ni pescado de ninguna procedencia, pero sí incluyen en su alimentación leche (y sus derivados) y huevos.
- Lacto-vegetarianos: incluyen lácteos en su alimentación, pero no huevos.
- Ovo-vegetarianos: en contraposición al grupo anterior, toman huevos, pero excluyen leche y sus derivados.
- Veganos: son vegetarianos estrictos que añaden a su alimentación un estilo de vida que rechaza el empleo de los animales para cualquier uso, más allá de la alimentación (por ejemplo, vestirse con pieles de animales o el empleo de cualquier sustancia en la que se haya empleado para su obtención o desarrollo la experimentación animal).

Hasta aquí los distintos tipos más habituales y comúnmente aceptados de alimentación vegetariana, pero la cosa no se queda aquí. A lo anteriormente expuesto podríamos añadir algunas tendencias de aparición más reciente, y encontraríamos términos como:

- *Veggie*: vendría a ser, en lenguaje hípster, todo aquello que circula alrededor del mundo vegetariano y/o hace referencia a él.
- Api-vegetariano: sería aquella persona vegetariana estricta pero que incluye la miel en su dieta, pudiéndose emplear el prefijo «api» para cualquiera de las combinaciones del párrafo anterior.

Aparentemente, con esto daríamos por concluido este capítulo, pero, ¡en efecto!, no será así.

¿Vamos para nota? Venga, añadamos algunos términos fuera del vegetarianismo, pero con ciertas connotaciones hacia él a algunos tipos de alimentación más:

- Pescatarianos: incluyen en su dieta pescados y marisco, pero ningún otro producto animal. Hablaremos de ello de manera más detallada en una de las preguntas del libro.
- Pollotarianos: similares a los anteriores, pero permitiendo el pollo en lugar del pescado.
- Flexitarianos: suelen practicar una alimentación vegetariana, pero, de manera más o menos puntual, consumen productos de origen animal. No se sabe a ciencia cierta si lo hacen motivados por condicionamientos sociales o por la aparición de un jamón de bellota en la mesa.
- Reducetarianos: omnívoros confesos con tendencia a reducir la ingesta de carne y productos derivados de los animales. Pueden comportarse como tales de forma definitiva o a modo de transición hacia una dieta vegetariana definitiva.

Estas últimas elecciones dietéticas vendrían a englobarse en lo que se ha dado en denominar semivegetarianismo.

¿Hay más? Pues sí, hay más opciones a menudo relacionadas con la alimentación vegetariana, pero sin la evidencia de que sean saludables y, desde luego, poco o nada recomendables para la edad infantil, por lo que hemos decidido abordarlas en un capítulo aparte. Bueno, por eso y por la salud mental del lector.

Respondiendo a la pregunta: elije una de las opciones en concordancia con tu interés. Déjate asesorar por quienes tienen conocimientos y... sigue leyendo.

3. ¿Y las otras dietas? Crudivegana, frugívora...

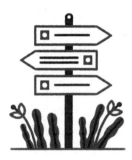

Esta es fácil. Me la sé. Cualquiera de las dietas vegetarianas no incluida en el capítulo anterior no está recomendada en la infancia o la adolescencia. Pregunta resuelta y a otra cosa, mariposa.

Partiendo de esta premisa, echemos un vistazo a las tendencias alternativas con mayor auge e intentemos justificar lo expuesto en el párrafo anterior. Así, podemos encontrarnos con dietas, entendidas como una forma de alimentarse, con estas denominaciones:

- Crudivegana, crudismo o *raw diet*: en este tipo de alimentación, bajo el argumento de que las cocciones alteran su valor nutritivo, su «pureza» o su «esencia», solo se aceptan alimentos crudos o deshidratados. La alimentación se basa únicamente en frutos (fruta fresca y desecada, como pasas, ciruelas pasas, orejones, etc.), aceitunas y frutos secos (nueces, avellanas, almendras, etc.), hortalizas que son botánicamente frutas (tomate, pepino...) y legumbres (remojadas y/o germinadas para mejorar parcialmente su digestión), llegando a admitir en algunos casos cereales germinados (algunos incorporan el pan como excepción de alimento cocido). Se aceptan diversos procedimientos de cocción que no superen los 42 °C, ya que esta podría ser la temperatura máxima que alcanzan los vegetales en la naturaleza. En algunas variantes se llega a temperaturas más altas de cocción, pero sin alcanzar nunca los 50 °C. Está claro que con este tipo de dieta se podría conseguir una alimentación equilibrada, pero las comidas, por su alto contenido hídrico y de fibra, podrían llegar a ser excesivamente voluminosas para la capacidad gástrica e intestinal de un niño y el gran aporte de fibra podría llegar a ser nocivo. (Existen serias dudas sobre si podría llevarse a cabo en Almería durante los meses de agosto. Ríete tú, pero justo al lado, en Málaga, nació hace más de treinta años, y sigue sobreviviendo la Comunidad Vegetariana Crudívora Higienista, la envidia de muchos modernos actuales.)

- Frugívora: derivada del vegetarianismo más estricto, es aquella que se basa principalmente en frutas crudas y en verduras cuya clasificación botánica las denomina como tales (tomates, pepinos, berenjenas...), frutos secos y semillas. Sus pilares se centran en afirmar que la fruta es el alimento más natural y perfecto que se puede ingerir. Sin pretender entrar en valoraciones sobre cuán diferente fue la fruta en su origen en la naturaleza de la que actualmente estamos acostumbrados a comer, y obviando los múltiples procesos de adaptación que ha sufrido de la mano del ser humano, esta dieta puede conllevar carencias importantes si no se practica bajo la estrecha supervisión de dietistas que aseguren la cobertura de todos los nutrientes.

- Macrobiótica: es un patrón dietético propugnado por George Oshawa en 1961 (el dato es importante, entre otros motivos, para que no te creas eso de que es una propuesta «milenaria») en el marco de la filosofía zen que busca el equilibrio entre fuerzas antagónicas a la vez que complementarias. (Sí, lo del ying y el yan.) Corresponde más a una línea filosófica a la que se le ha adaptado un tipo de alimentación concreto que a una opción para alimentarse puramente dicha. Es una adaptación alimentaria progresiva con diez estadios que, en sus inicios, incluye alimentos de origen animal, pero paso a paso se orienta hacia una alimentación vegana con predominio de cereales integrales, baja ingesta de verduras y frutas y limitación del consumo de líquidos, basándose en el consumo de arroz integral y agua en el estadio más estricto. Se desaconseja por completo el seguimiento de este tipo de alimentación en sus formas extremas a cualquier edad.

- Dietas disociadas: son aquellas en las que no se permite ingerir ciertos alimentos en una misma comida. Parten de la base, sin evidencia científica alguna, de que, por «problemas de digestibilidad», no se pueden mezclar alimentos ricos en proteínas con aquellos que contienen hidratos de carbono; o que la fruta siempre debe comerse con el estómago vacío, ejem... Para justificarlas se aducen razones de digestibilidad, como la competencia que se establece entre dos alimentos por la misma enzima. Obvian, de manera clara, que al hacer una clasificación arbitraria de los alimentos en proteicos e hidrocarbonados, dejan de poner en valor que en la mayoría de ellos coexisten cantidades importantes de ambos grupos de macronutrientes. Tomemos, por ejemplo, alimentos tan comunes como pudieran ser las legumbres: reúnen cantidades considerables de proteínas de buena calidad a la vez que hidratos de carbono de absorción lenta. El pan y la leche serían también dos ejemplos de alimentos ricos en distintos tipos de macronutrientes.

- Alimentación higienista: también está basada en un estilo de vida en el que se promueven desde cosas tan lógicas como mantener un buen descanso diario, practicar ejercicio físico y mantener un estilo de vida saludable, hasta otras que pudieran parecernos descabelladas, como seguir una dieta disociada y otorgar la responsabilidad de gran parte de las enfermedades a las condiciones ambientales en las que vivimos. Entre sus principios está el de moderar y restringir, dentro de lo posible, la ingesta de productos de origen animal.

Tendencias, al fin y al cabo, basadas en creencias de difícil soporte científico. Cabe recordar, una vez más, que ninguno de estos estilos de alimentación, en sus fases más restrictivas, es recomendable en la etapa infantil y que debería ser supervisado por un profesional cualificado en caso de empezar a practicarse en la adolescencia.

Respondiendo a la pregunta: en la edad infantil, ninguno de esos tipos de alimentación debería ser considerado.

4. ¿El vegetarianismo es una moda?

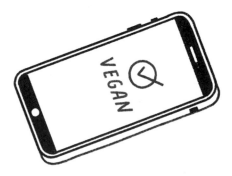

Es cierto que desde hace unos años el vegetarianismo y, en especial, el veganismo están ganando popularidad. Vemos cómo se publican muchos libros, entradas en webs y blogs, se realizan jornadas, talleres y cursos de cocina presenciales y online. Cada vez surgen más entrevistas en medios de comunicación con diferentes formatos (podcasts, periódicos y revistas en papel o digitales, etc.). Pero, sobre todo, donde quizá hayamos notado más su auge haya sido en la creciente oferta gastronómica, tanto en relación con la apertura de restaurantes vegetarianos, a la aparición de comercios donde se sirven o venden alimentos y platos exclusivamente veganos, a la incorporación de opciones de menús o platos veganos y vegetarianos en la carta de muchos bares y restaurantes convencionales, como en la inundación de los lineales de superficies comerciales con productos con la etiqueta «vegano» en su envoltorio. ¡Ah, y no nos olvidemos que estamos en la era de los *influencers*! No debemos menospreciar la aparición de las redes sociales y el papel de gente famosa que se ha declarado vegetariana, puesto que han tenido y tienen un gran peso en la difusión de preferencias sobre hábitos y costumbres. Este fenómeno se está dando en la mayoría de los países del mundo. A la vez, en los últimos veinte años, los artículos y publicaciones científicas sobre vegetarianismo y veganismo se han triplicado, como podéis ver en la siguiente gráfica:

Figura 9: Artículos científicos sobre vegetarianismo y veganismo publicados en PubMed en el período 1999-2020.

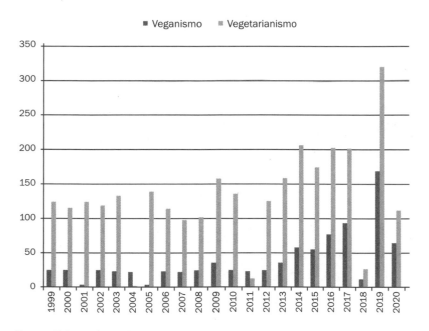

Fuente: Elaboración propia.

El número de personas que siguen una alimentación vegetariana va en aumento y, sin embargo, es difícil saber cuántas hay actualmente. Debemos tener en cuenta que los datos disponibles son aproximados, ya que no se dispone de encuestas recientes, y que las diferencias en las definiciones de vegetarianismo y veganismo utilizadas en las encuestas pueden implicar un amplio margen de error.

En la selección de países que se muestra en la tabla 4 destacan la India, con unos 500 millones de personas vegetarianas, de las cuales un 27 % es vegano, y México, Suiza o Israel, donde, por diferentes razones, la prevalencia de población vegetariana es alta. Según un estudio de 2010, se estima que en el mundo hay unos 1.450 millones de personas vegetarianas que lo son por necesidad y otros 75 millones que lo son por elección. En total, suponen cerca del 22 % de la población mundial. Cabe decir que, por una parte, las personas que son vegetarianas por necesidad, es decir, debido a su situación de vulnerabilidad económica, es muy probable que empiecen a comer carne tan pronto como puedan permitírselo. Por otra parte, los estudios que analicen la relación entre alimentación vegetariana y salud deberán tener en cuenta dicha condición de pobreza, que, como ya se ha visto, es un factor determinante del estado de salud.

Tabla 4: Número de personas vegetarianas en el mundo

País	Año de la encuesta	Población vegetariana (incluida la vegana)
Canadá	2016	9,4 % de la población: 3.411.000 personas
Australia	2016	11 % de la población: 2.100.000 personas
India	2018	31-42 % de la población: 375.000.000-500.000.000 personas
México	2018	20 % de la población: 25.000.000 personas
Suiza	2017	14 % de la población: 1.176.156 personas
Israel	2015	13 % de la población: 1.046.000 personas
Estados Unidos	2018	5-8 % de la población: 12.646.000-20.233.000 personas

Fuente: Adaptado de <https://en.wikipedia.org/wiki/Vegetarianism_by_country>.

En cuanto a los países europeos, en la tabla 5 observamos que en Alemania, Italia y Gran Bretaña es donde hay más población vegetariana, mientras que en España, según datos más recientes, provenientes del estudio «The Green Revolution» llevado a cabo por la empresa Lantern, en 2019 el 9,9 % de población adulta se consideraba *veggie*. De esta, el 0,5 % llevaba una dieta vegana; el 1,5 %, una dieta vegetariana, y el 7,9 %, una dieta flexitariana.

Tabla 5: Número de personas vegetarianas en distintos países europeos

País	Año de la encuesta	Población vegetariana (incluida la vegana)
Europa	2015	5 % dela población: 37.000.000 personas
Alemania	2018	10 % de la población: 8.000.000 personas
Francia	2018	5 % de la población: 3.300.000 personas
Gran Bretaña	2018	7 % de la población: 3.250.000 personas
Italia	2015	7-10 % de la población: 4.276.000 personas
España		Sin datos oficiales disponibles

Fuente: Adaptado de <https://en.wikipedia.org/wiki/Vegetarianism_by_country>.

Hace unos veinte años, casi nadie de nuestro entorno sabía qué era el veganismo y, actualmente, vegetarianismo o veganismo son términos que conoce la mayoría de la gente o, al menos, tienen una idea de lo que significan o, como mínimo, les suena. No obstante, el vegetarianismo no es un fenómeno nuevo, sino que cuenta con una larga y muy diversa historia, y se ha conservado en la mayoría de las culturas de todo el mundo desde el inicio de los tiempos.

A lo largo de la historia, obligada por necesidad o por elección, parte de la población mundial ha avanzado gracias a dietas basadas en vegetales. En el pasado ya se optaba por dietas sin carne por cuestiones religiosas, económicas, éticas o filosóficas.

Hagamos una fugaz revisión histórica, que nunca viene mal, para conocer el pasado, entender el presente y encarar el futuro. Por ejemplo, en la Antigüedad (Egipto, 3200 a.c.) ya existían grupos religiosos de ideología vegetariana que se abstenían de comer carne y de usar ropa derivada de animales. En el Libro del Génesis (950-450 a.c.) ya se menciona la dieta sin carne. En Grecia, pensadores como Pitágoras o Platón postulaban contra la crueldad animal, por la abstinencia de carne y hablaban de las ventajas sobre la salud del vegetarianismo. En Asia, filosofías religiosas como el hinduismo o el budismo, entre otras, proclamaban la abstención de comer carne y la compasión por todas las criaturas vivientes. Asoka (264 a.c.), rey convertido al budismo, prohibió los sacrificios de animales en todo el reino. El jainismo, practicado por una pequeña comunidad religiosa de la India, es una religión que surgió hace entre cinco y ocho mil años, entre las gentes de la civilización del valle del Indo, que habitaron el área geográfica ubicada hoy en día en Pakistán. En sus bases está la creencia de que para salvar el alma propia hay que defender otras almas (principio de *ahimsa* o de la «no violencia»).

Muchísimos años después, el cristianismo impuso ideas de supremacía humana sobre todos los seres vivos. Aunque había corrientes en contra, como el maniqueísmo (siglos III-X), una filosofía contra la matanza de animales, en la mayor parte de Europa durante este período muchas personas vegetarianas fueron perseguidas por la Iglesia y posteriormente asesinadas. Los bogomilos, cristianos vegetarianos de Bulgaria, fueron quemados en la hoguera. Dos notables vegetarianos escaparon: san David, patrón de Gales, y san Francisco de Asís.

Durante el Renacimiento hubo una época de hambruna y la carne era un lujo destinado a los ricos. Tiempo después, con la importación de verduras del nuevo continente, se vieron los beneficios de la ingesta de vegetales para la salud. Luigi di Cornaro (1465-1566), un «nutricionista» longevo, criticó los excesos de la clase alta y recomendó la dieta vegetariana. Erasmo de Rotterdam escribió en defensa de los animales, y Leonardo da Vinci, uno de los primeros *influencers*, estaba en contra del consumo de carne.

Fue en el siglo XVII cuando algunos filósofos europeos contemplaron a Dios y a la naturaleza como unidad, y en las religiones occidentales resurgió la idea de que el consumo de carne era una aberración de la voluntad de Dios y de la naturaleza genuina de la humanidad. Bueno, en esa época se liaban bastante entre lo divino y lo terrenal, también hay que decirlo.

En el libro dedicado al vegetarianismo *Ensayo sobre el régimen alimenticio*, publicado en 1740, el doctor George Cheyne sugiere la «dieta vegetal» para combatir la obesidad e influye en médicos reformadores, como Lambe y Newton, quien, más adelante, instrumentaría la creación de la Vegetarian Society.

Tuvo que llegar la Ilustración —estamos ya en el siglo XVIII— para que Descartes otorgara una nueva valoración del lugar del ser humano en el orden de la creación, recuperando así el dominio sobre el reino animal. Paralelamente, Voltaire y Rousseau cuestionaron la inhumanidad del ser humano hacia los animales, mientras que Thomas Paine escribió *Los derechos del hombre* (1791), y planteó los derechos de los animales. Si esos nombres te suenan es que también fueron *influencers* de su época.

En el Romanticismo, las figuras vegetarianas del siglo XIX representan el rango de expresión cultural de la época: la perspectiva humanista, un afán reformador religioso, social o médico. Por aquel entonces, una rama de la Iglesia inglesa se inició en el vegetarianismo, como expresión de la fe cristiana. Se estableció la American Vegetarian Society en Estados Unidos y la Vegetarian Society en Inglaterra. La influencia del cristianismo radical dio una gran importancia al vegetarianismo y surgieron los Adventistas del Séptimo Día. Alemania creó su propia Sociedad Vegetariana. Y no pasó mucho tiempo, a principios del siglo XX, para que se fundara la Sociedade Vegetariana de Portugal.

Adentrados ya en el siglo pasado, y durante la Segunda Guerra Mundial, la población británica era casi toda vegetariana, al mismo tiempo que Mahatma Gandhi escribía extensamente sobre vegetarianismo.

En España, en 1903, se fundó en Madrid la Sociedad Vegetariana Española, y en Barcelona, en 1908, se creó la Lliga Vegetariana de Catalunya. En 1925, había en nuestro país 17 sociedades, 38 grupos naturistas, 12 publicaciones (*Helios, Naturismo, Iniciales, Acción Natu-*

rista, La Fisiatría, etc.), 28 consultorios médicos, 14 restaurantes, 35 tiendas de dietética, etc. El vegetarianismo se vinculaba al naturismo y a los movimientos libertarios y feministas. Sin embargo, con la llegada de la Guerra Civil, en los primeros momentos de la sublevación fascista, se persiguió con gran saña a las personas vegetarianas y naturistas solo por el hecho de serlo.

En los años cincuenta y sesenta se tomó conciencia de la intensificación de la producción industrial, acaecida después de la guerra. Posteriormente, en los setenta, con el libro seminal de Peter Singer, *Animal Liberation* (1975), surgió el movimiento contra la experimentación con animales y contra la agricultura intensiva, y fue en las décadas de los ochenta y los noventa cuando se optó por el vegetarianismo como parte del proceso de cambio y conservación de los recursos. A mediados de los noventa, los problemas de salud ligados a las crisis alimentarias, como la encefalopatía espongiforme bovina (EEB), popularmente conocida como «enfermedad de las vacas locas», la gripe aviar o las dioxinas en el pollo, entre otras, aumentaron la conciencia popular sobre la relación entre alimentación y salud, medio ambiente y derechos animales.

Por todo ello, decir que el vegetarianismo —que sí que está en auge— es una moda no es muy acertado, ya que, poniéndonos tiquismiquis, si nos remitimos al significado de «moda» de la Real Academia Española (RAE), sería el «uso, modo o costumbre que está en boga durante algún tiempo, o en determinado país». En todo caso, el vegetarianismo sería una tendencia, ya que, según la RAE, una tendencia es una «idea religiosa, económica, política, artística, etc., que se orienta en determinada dirección». El vegetarianismo tampoco tiene nada de nuevo, tal y como has podido percibir con estas pinceladas de su historia.

Respondiendo a la pregunta: dejando a un lado si es «moda» o «tendencia», parece claro que la historia de la humanidad ha pasado, en diversidad de circunstancias, por épocas en las que predominaba una alimentación basada en las plantas. El respeto a los animales, la conciencia social, preservar nuestro entorno y dejar a nuestros descendientes un planeta mejor podrían ser motivos para que en el siglo XXI este estilo de vida acabe por quedarse entre nosotros, no tanto como imposición religiosa o alimentaria, sino como una forma de encarar un futuro mejor.

5. ¿Por qué elegir el vegetarianismo?

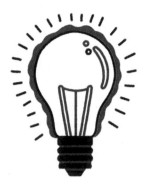

El vegetarianismo es un estilo de vida. Más allá de manifestarse a nivel popular como una forma particular de alimentarse evitando comer animales y productos que de ellos se derivan, es una actitud de respeto hacia el mundo animal. Tal vez, antes de entrar o de acercarte a él, puedas pensar que son los motivos de salud los que llevan a los vegetarianos a adoptarlo; nada más alejado de la realidad. Una persona vegana no solo defiende los derechos de los animales, sino su bienestar, y es por ello que no tan solo rechaza comer carne o los productos derivados de su explotación, sino que tampoco viste con prendas hechas con pieles animales ni emplea productos en los que haya sido necesaria la experimentación animal, siempre que no exista otra opción disponible. Un vegetariano no usará un cosmético que haya sido testado en animales de experimentación aislados en laboratorios, privados de libertad y confinados en jaulas, pero no dudará en tomar un antibiótico que le ayude a combatir una infección pese a haber estado sometido a estudios previos con animales caso de no existir otro bioequivalente que no haya sido testado en animales. Está claro que permanecen comprometidos con su causa, sin ser mejores o peores que otras personas, pero no son seres intransigentes alejados de la cotidianidad y suelen estar muy bien documentados sobre aquello que sustenta sus principios. Y más allá de ese respeto por los animales, la mayoría de ellos aspiran a que con su actitud se provoque un impacto positivo a nivel global, lo cual también te afecta a ti, y por lo que incluso podrías estar agradecido.

A la población a la que hacemos referencia básicamente en este libro, la infantil, la mayor parte de las veces ese estilo de vida le vendrá impuesto por su entorno más o menos cercano: la familia o la comunidad a la que pertenecen; y aquí no hay ninguna diferencia con lo que hacen otras familias, que también escogen («imponen» lo guardamos solo para las familias vegetarianas, ejem) una dieta omnívora, una determinada vestimenta, un colegio, unas vacunas, etc. No suele ser hasta más allá de la primera infancia, sobre los 7 u 8 años, cuando los niños empiezan a manifestar por propia iniciativa su intención de dejar de comer carne. Es curioso que, sumidos en una epidemia de obesidad infantil —una de las peores de la humanidad, tal como la ha definido la Organización Mundial de la Salud (OMS)—, cuando unos padres deciden adoptar el estilo de dieta occidental para sus hijos, que es la causa principal de esta epidemia, nadie se plantee nada, y en cambio, cuando en ese mismo entorno una familia opte por la alimentación vegetariana, todo sean dudas y cuestionamientos a su alrededor, incluso dentro de la misma familia.

No perdamos de vista que es muy probable que cualquier familia vegetariana tenga más conocimientos de nutrición al respecto que la mayor parte de los sanitarios con los que contacten a lo largo de su vida.

Partiendo de lo expuesto anteriormente, son diversas las motivaciones que llevan a cada uno de ellos a practicar este estilo de vida. De entre ellas, vale la pena mencionar las siguientes:

- Ética: es posible que sea el nexo común entre la mayoría de los que practican el vegetarianismo, y que comprende, entre otros motivos, los derechos de los animales (tan poco reconocidos), la lucha contra el maltrato que los animales sufren en las explotaciones del sector ganadero, el tener plena conciencia de que se puede vivir de modo saludable sin la necesidad de matar animales y, por extensión, de no consumir productos que deriven de su explotación. Lejos de los bucólicos pastos donde alegres vacas corretean con sus simpáticas terneras, o más allá de las felices gallinas que andan dando traspiés picoteando en libertad briznas de hierba y grano caído al suelo, hay un oscuro mundo de sobreexplotación animal y de crueldad, de vacas separadas de sus terneros para producir leche de manera continuada hasta ser sacrificadas cuando no dan más de sí; de crías de mamíferos alimentadas en pequeños espacios sin apenas movilidad con la única función de servirnos de alimento; de cantidades no desdeñables de antibióticos empleados para combatir y prevenir las infecciones de esos animales que acabaremos comiéndonos y que, lejos de la creencia popular, no llegan a nuestro plato ya que está fuertemente controlado y muy perseguido, pero que tienen la capacidad de producir resistencias bacterianas en los microorganismos que infectan al ganado y que pueden llegar a afectarnos a nosotros de manera seria. No en vano, y según la propia OMS, las resistencias bacterianas pueden llegar a ser la primera causa de muerte en el año 2050…, empeorando lo presente (verano de 2020). De todos es obligado tener conocimiento de dichos factores, al igual que asumirlos e intentar ponerles solución. Dar un paso más en evitar el consumo de animales depende de muchos otros factores. «El veganismo molesta porque quien lo practica pone en cuestión a quien consume animales.» No, la frase no es nuestra, es de Aitor Garmendia (proyecto «Tras los Muros»), pero nos gusta.

- Religiosa: está basada en doctrinas que preconizan la abstinencia del consumo de productos cárnicos o de origen animal en general. Son poco frecuentes en el mundo occidental, pero con una cantidad de seguidores nada desdeñable en otras latitudes. El hinduismo, una de las religiones orientales más antiguas y con más practicantes, afirma en los Vedas (sus libros sagrados) que los asesinos de animales «serán incapaces de alcanzar la verdad absoluta», y trata a los comedores de carne como «pecadores que serán devorados por las mismas criaturas que han devorado en este mundo». Los jainistas llevan esos postulados de la no violencia y la compasión hasta el punto de extremar el cuidado al andar para no lastimar a ningún insecto. De ahí, en parte, lo de las vacas sagradas en la India, que vemos recorrer las calles de cualquier poblado o ciudad de manera indulgente sin que nadie ose molestarlas (demasiado). Asimismo, gran parte de los budistas tampoco comen carne, como una norma englobada dentro de sus preceptos básicos: el amor, la compasión y la no violencia. Buda, que en alguna de sus reencarnaciones había sido animal, consideraba que comer carne era un «antojo ignorante». De la misma manera que los Vedas, el karma budista postula que aquel que cause dolor o sufrimiento a los seres vivos lo experimentará en sus propias carnes en un futuro. De ahí eso de que los karmas siempre se te ponen en contra, tan en boga en la actualidad. Por su parte, el Talmud, libro sagrado del judaísmo, el Corán en el islamismo e incluso la propia Biblia incluyen referencias en sus textos sobre las restricciones que los mortales deben tener referentes al maltrato animal. Vemos, pues, que no son pocos los colectivos vegetarianos que se basan en sus creencias religiosas. En nuestro entorno, sin embargo, la religión no es el principal motivo de vegetarianismo.

- Salud: profundizaremos en ello más adelante (pregunta 8), en otra de las cuestiones del libro, pero son numerosas las asociaciones que defienden la alimentación vegetariana como más saludable que la dieta occidental, basándose en que el tipo de alimentos elegidos (y rechazados) pudiera ser beneficioso en la prevención de enfermedades cardiovasculares y de algunos tipos de cánceres.

- Ecológica: parece estar demostrado que una alimentación basada en las plantas consume menos recursos del planeta, genera menos impacto medioambiental y deja una huella hídrica menor. Según un reciente estudio de J. Poore y T. Nemecek en la Universidad de Oxford y publicado en *Science*, una cuarta parte de las emisiones totales con efecto invernadero proceden de la industria alimentaria y, de ellas, un 58 % se atribuye a productos animales, siendo la vaca y el cordero los responsables de la mitad de todos los casos. Estos impactos varían dependiendo de la zona del planeta donde nos encontremos y, por supuesto, de lo que ese alimento haya tenido que viajar hasta llegar a nuestra mesa.

Figura 10: Impacto ambiental de la comida

Proporción de la emisión total de gases con efecto invernadero

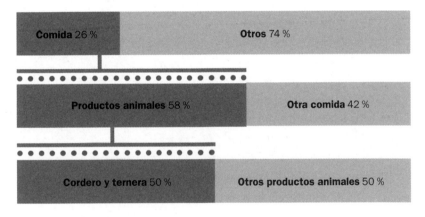

Fuente: Poore & Nemecek (2018), *Science.*

Por ejemplo, consumir una pieza de carne entre tres y cinco días por semana produce 1.611 kilogramos de gases de efecto invernadero (GEI) al año, algo comparable a conducir un coche más de 6.600 kilómetros, a calentar una casa de tamaño medio durante 225 días y requiere más de 4.600 m² de pasto, el equivalente a diecisiete de esas lustrosas pistas de tenis de Wimbledon.

Figura 11: La carne vacuna deja mayor huella de carbono... pero la misma comida puede tener distinto rango de impacto.

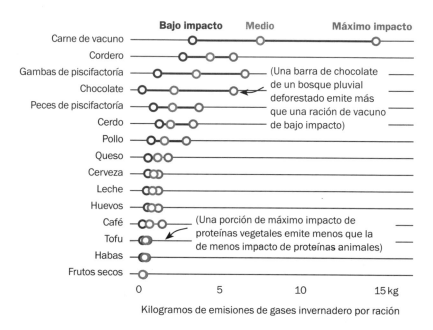

Kilogramos de emisiones de gases invernadero por ración

Fuente: Poore & Nemecek (2018), *Science*.

Puedes entretenerte en calcular la cantidad de GEI de los productos de consumo habitual en la siguiente calculadora que incorpora la web de la BBC: <https://www.bbc.co.uk/news/science-environment-46459714>.

Y quedas emplazado a hacer otro tanto con la huella hídrica que dejan los distintos alimentos, encabezados, cómo no, por la ternera, que puede necesitar hasta 14.500 litros de agua por kilogramo para llegar a las neveras de los supermercados y acabar en nuestros cestos de la compra. Una cantidad que, comparada con los 1.250 litros que se necesitan para obtener un kilo de lentejas o los poco menos de 300 litros que se necesitan para un kilo de patatas, se antoja desproporcionada y fuera de lugar. Puedes obtener los datos necesarios de un informe de la

UNESCO sobre la huella de agua de los alimentos, pero te reto de nuevo a jugar con la calculadora correspondiente sita en la web de water footprint.org con la que incluso llegarás a hacerte una idea de la huella hídrica que vas dejando a tu paso.

Figura 12: Huella del agua en algunos productos alimentarios de origen animal y de cultivo.

	Litro / kilogramo	Litro / kilocaloría	Litro / gramo de proteína	Litro / gramo de grasa
Cultivos de azúcar	197	0,69	0,0	0,0
Vegetales	322	1,34	26	154
Raíces ricas en almidón	387	0,47	31	226
Fruta	962	2,09	180	348
Cereales	1.644	0,51	21	112
Cultivos de aceite	2.364	0,81	16	11
Legumbres	4.055	1,19	19	180
Nueces	9.063	3,63	139	47
Leche	1.020	1,82	31	33
Huevos	3.265	2,29	29	33
Carne de pollo	4.325	3,00	34	43
Mantequilla	5.553	0,72	0,0	6,4
Carne de cerdo	5.988	2,15	57	23
Carne de oveja o cabra	8.763	4,25	63	54
Carne bovina	15.415	10,19	112	153

Fuente: Mekonnen and Hoekstra (2010).

Por supuesto, esos dos últimos factores repercuten de manera directa en una economía globalizada que gasta más grano en alimentar la ganadería que a las personas, mientras millones de seres humanos padecen hambruna y llegan a morir por la escasez de alimentos.

- Científica: multitud de asociaciones de ámbito nacional e internacional implicadas en temas de alimentación no tan solo le conceden su aval, sino que llegan a posicionarse en su favor como arma preventiva frente a algunas enfermedades no transmisibles (ENT). Destacaremos entre esas instituciones a la American Dietetic Association, la British Medical Association, la National Health Service, la Guía de Alimentación Canadiense, la Asociación Española de Dietistas y Nutricionistas, el Comité de Nutrición y Lactancia Materna de la Asociación Española de Pediatría, la Guía para la Alimentación Saludable en la Etapa Escolar de la Agència de Salut Pública de Catalunya (ASPCAT) o incluso la Asociación Europea de Pediatría o la Sociedad Europea de Gastroenterología, Hepatología y Nutrición Pediátrica (ESPGHAN), teniendo estas dos últimas entidades una tendencia manifiesta al conservacionismo. Otra vertiente de los posicionamientos científicos es aquella que está basada en los estudios desarrollados para evidenciar que la disminución de carne en la alimentación de la población conlleva un incremento en la salud ambiental. Entre ellos destacan los de la Comisión EAT-*Lancet* o el Grupo Intergubernamental de Expertos en Cambio Climático (IPCC, por sus siglas en inglés).
- Estética y de imagen: no hay duda de que el empleo masivo de las redes sociales ha contribuido a lanzar multitud de perfiles en los que, acompañados de cuerpos físicamente espléndidos (los «yogurines»), se ponen de manifiesto las bonanzas de las dietas basadas en plantas. Las ansias de éxito de muchos jóvenes (y no tan jóvenes) han contribuido a que miles de ellos adoptasen esta forma de alimentación asimilándola a una imagen corporal atractiva en relación con los cánones de la sociedad occidental. Es posible que el vegetarianismo ofrezca una imagen agradable en estos momentos, pero eso no va a cambiar tu imagen corporal sin más.
- Accesibilidad: estaremos de acuerdo (y ya se ha mencionado previamente) en que acceder a productos etiquetados como aptos para el uso vegetariano, reservar cena en un restaurante

vegano o caer rendido a las bondades de la publicidad de productos *veggies* nunca había sido tan fácil. La oferta es cada vez más amplia y diversificada, lo que podría desembocar en que una de las principales motivaciones para el vegetarianismo, la ética, se pierda en alguno de los eslabones de la cadena.

Más allá de estas motivaciones de elección, como una opción más, no olvidemos, como se ha visto en la pregunta anterior, a aquellos que la practican por necesidad.

Respondiendo a la pregunta: no te van a faltar motivos para pasarte a la alimentación vegetariana. Y no nos cabe ninguna duda de que, aparte de los mencionados, eres capaz de encontrar varios más. No dudes en hacérnoslo saber.

6. ¿Por qué no elegirlo?

Estimado lector, te habla Pepe. Llegados a este punto, no puedo seguir ocultándome tras tantos párrafos de ciencia de la alimentación basada en las plantas. Lo debo confesar: hasta no hace más de diez años tuve tremendas dudas sobre la dieta vegetariana, especialmente en las primeras etapas de la vida. Mi interés por la alimentación infantil, bebiendo en demasiadas ocasiones de fuentes poco o nada actualizadas, mi absoluta falta de formación al respecto, no tan solo en la carrera, sino también en mi etapa de especialización —incluidos mis años en gastroenterología pediátrica—, el desconocimiento casi absoluto de mi entorno profesional sobre las posibilidades de la dieta vegetariana y la gran cantidad de ocasiones en que vi denostar la alimentación vegetariana por parte de «auténticos especialistas» en temas de alimentación infantil, me arrastraron (o quizá debería decir que casi me obligaron) a mantenerme alejado de ello. Pero si alguna cosa me condujo a aferrarme a mi posición con uñas, dientes y *papers* (lo que vendría siendo documentación científica pero expresado en términos modernos) fue el desafortunado documento (disponible en la bibliografía) de posicionamiento sobre alimentación infantil de la European Society for Paediatric, Gastroenterology, Hepatology and Nutrition (ESPGHAN de 2008), en cuyas conclusiones se podía leer textualmente:

Los bebés y los niños pequeños no deberían seguir una dieta vegana.

Una lindeza que, en aquel momento, a quien tenía que terminar siendo un gastroenterólogo pediátrico, le servía para contrarrestar cualquier opinión favorable vertida en favor de la alimentación vegetariana en la infancia. No está de más reseñar que dicha entidad científica es el organismo al que se le otorga la máxima credibilidad en temas de alimentación infantil a nivel europeo y que sus documentos de posicionamiento, escasos pero contundentes, son pequeñas dosis de mantras a las que no se les puede poner objeción alguna. Husmeando en la bibliografía se podía ver que esa taxativa conclusión estaba basada en un único artículo aparecido en la revista *American Journal of Clinical Nutrition* de mayo de 1994 y hacía referencia a las carencias nutricionales de la dieta macrobiótica en la infancia, estudiadas en la población holandesa. A estas alturas, tú, avispado lector, ya deberías saber que:

1. La dieta macrobiótica no es equivalente a la vegetariana. Ni de lejos.
2. La dieta macrobiótica está totalmente desaconsejada en la infancia y la adolescencia.

En caso de que cualquiera de las afirmaciones anteriores te haya resultado sorprendente, te recomendaría que le echases un vistazo de nuevo a la pregunta 3...

... De nada.

De todo ello podemos deducir que:

1. No todos los entes científicos son infalibles.
2. Hay que rebuscar en cualquier documento que presente conclusiones sorprendentes para averiguar cómo se han obtenido.
3. Los grandes popes de la ESPGHAN en 2008 tenían tantos conocimientos de alimentación vegetariana como yo de flujos compresibles y su incidencia en la transferencia de calor y masa.

No quisiera zanjar el tema sin mencionar que, a finales de 2014, tuve una acalorada discusión con Aitor Sánchez (@midietacojea para los amigos) iniciada a base de teclado y concluida a golpe de teléfono (en sentido figurativo, claro) sobre el asunto de la dieta vegetariana en la infancia. Yo aferrado a mi ESPGHAN y él intentándome hacer ver que había vida allende un grupo de científicos posiblemente mal documentados. ¡Gracias, Aitor, la Academy of Nutrition and Dietetics (AND) también existe! Es probable que fuera la primera vez que empecé a abrir los ojos.

En descargo de la ESPGHAN debo decir que en la revisión de 2017 de ese documento, la sentencia de marras fue sustituida por otra, bastante más flexible aunque no mucho más alentadora.

Sirva este episodio personal como paradigma de que el primer motivo para no elegir una dieta vegetariana —y, lo que es peor, para desaconsejarla— podría ser el desconocimiento. Tolerable en un cuñado* en la cena de Fin de Año, pero imperdonable en un profesional sanitario. Algo frecuente y a lo que habrá que volver más adelante.

---

* Ninguno de los cuñados que aparecen en este libro ha sido maltratado, vejado o explotado durante la redacción, edición y publicación del mismo. Cualquier referencia a ellos es una ficción de la realidad.

Superado este primer punto, veamos otros motivos que podrían hacer desaconsejable la elección de una alimentación vegetariana en la infancia:

- Falta de planificación: citando el propio artículo de la AND, se ve la frase que cualquier texto que trate el tema y que se precie mínimamente no debería obviar:

> Unos modelos de alimentación vegetarianos y veganos bien planificados pueden ser saludables y apropiados para todas las etapas de la vida, inclusive para bebés y niños pequeños.

Es decir, la alimentación vegetariana o vegana puede ser saludable y apropiada en cualquier etapa de la vida, incluyendo bebés y niños pequeños.

Adecuada y saludable, sí, pero bien planificada. Me parece importante destacarlo, no porque la alimentación vegetariana sea difícil de planificar (posiblemente lo sea algo más en los que empiezan a hacerla), sino porque hoy en día la planificación, elaboración y consumación (que no «consumición», que también) de gran parte de los niños, niñas y adolescentes de nuestro entorno que siguen una dieta omnívora occidental es, por acabar pronto y con decoro, desastrosa. De ahí las cifras de exceso de peso y obesidad infantil superiores al 40 % del total de la población infantil. Quiero decir con todo ello que:

a) Seguir como estamos no parece la mejor opción.
b) Una alimentación basada en suelas de chancla en verano y en cordones de deportivas en invierno podría llegar a ser más saludable que lo que les estamos ofreciendo en la actualidad.
c) Cualquier tipo de alimentación debería ser como mínimo planificada, algo que hacemos conscientemente en ocasiones, pero que, en otras, se hace de forma casi inadvertida: siguiendo la tradición popular, las costumbres o la doctrina

de las abuelas.* La dieta mediterránea, ampliamente alabada y, quede constancia, de la que se debería en todos los casos excluir la «copita de vino» (y no solo en niños y adolescentes), no nació de un día para otro fruto de una reunión de sabios en un congreso de dietética en Benidorm, sino que es el resultado de unas costumbres, usos y maneras de hacer desde el sembrado de la primera pepita hasta el comer relajadamente en familia en torno a la mesa, pasando por los condicionantes climáticos, geográficos, sociales y políticos de sus áreas de influencia. Seguir esa norma no escrita es otro tipo de planificación, sin más. A sabiendas de todo ello, hay creadores de sutiles planificaciones subconscientes similares a esa, pero con la clara intención de incrementar la facturación: son las grandes empresas de alimentación, que se encargan de condicionar voluntades creando, demasiadas veces, entornos «obesogénicos» en los que se mueven los más pequeños.

d) No quisiera entrar demasiado a fondo en ello, pero no debería perderse de vista que la publicidad de alimentos malsanos que la industria alimentaria diseña, poniendo el foco en la población infantil y en sus progenitores y cuidadores, es uno de los más importantes factores de distorsión de una alimentación saludable, sea esta omnívora, vegetariana o la de la suela de chancla. Más de cincuenta anuncios por día de ultraprocesados dirigidos a esos sectores de la población acaban por ejercer su efecto. Y con el legislador siempre varios pasos por detrás del anunciante.

Conclusión: si no puedes planificar adecuadamente la dieta de los pequeños de casa, no les des de comer cualquier cosa o, dicho con otras palabras, cualquier dieta requiere y merece una adecuada planificación.

---

* Las abuelas, menos aún.

- Nutricionales: se tocará el tema con más profundidad y bajo distintos puntos de vista en otras partes de este texto, pero para los que hacéis lecturas en diagonal (sé que los hay), debéis saber que en la alimentación vegetariana hay algunos nutrientes críticos, que podían ser deficitarios en algunas condiciones y que es aquí donde esa planificación aludida en los párrafos anteriores toma más valor. Posiblemente lo menos saludable, desde el punto de vista nutricional, sería traspasar los malos hábitos adquiridos en la alimentación omnívora occidental y llevártelos a la vegetariana. Iniciarse en una dieta vegetariana es un buen momento para romper con esos malos hábitos.

- Ecológicos: ¿vamos a acabar por dejar al planeta sin espacios salvajes de tanto cultivar plantas? Bueno, no olvidemos que la inmensa mayoría de los monocultivos intensivos del planeta están dedicados a obtener grano o legumbres (como la soja) destinados a la alimentación de ganado para generar productos cárnicos y derivados. Un ejemplo ilustrador: en Inglaterra se hace cada año una campaña para que la gente deje de comer carne durante un mes. Este año se ha estimado que la participación podría estar en torno a las 350.000 personas. James Pool, científico de la Universidad de Oxford, ha estimado que el impacto ambiental que tal acción produciría en ahorro de emisiones de gases de efecto invernadero podría ser el equivalente a retirar 160.000 vehículos de la vía pública.

Pero no todo van a ser ventajas: el cultivo de un kilo de aguacates, una de las frutas predilectas de los *instagramers veggies*, necesita 2.000 litros de agua, cuatro veces más de los necesarios para producir un kilo de naranjas y diez veces más si es de tomates, aunque siguen siendo muchos menos que los más de 15.400 litros que se requieren para conseguir un kilo de ternera. En México se están deforestando miles de hectáreas para convertirlas en tierra de cultivo de esta preciada y *trendy* fruta. Algo similar está sucediendo con la producción de aceite de palma: la deforestación y el exterminio de grandes poblaciones de orangutanes en Borneo para hacerse con las tierras de su hábitat natural y destinarlas a monocultivos intensivos de palma. La soja, alimento muy habitual en la alimentación vegetariana es, según el Fondo Mundial para la Naturaleza, el segundo factor agrícola de deforestación en el mundo después, por supuesto, del destinado a la carne de res. La buena noticia es que, según la misma fuente de información, los humanos consumimos directamente tan solo el 6 % de la soja del mundo.

Para terminar, ¿a quién no le ha chirriado estar en un súper de Murcia y ver esos paquetes de productos vegetales envasados en bandejas de poliestireno expandido recubierto de múltiples capas de plástico y que, junto a la siempre llamativa etiqueta de *veggie friendly*, aparece el lugar de origen del producto, uno que está a miles de kilómetros de donde nos encontramos? Sí, eso está pasando, y tú y yo lo estamos viendo. Como casi siempre, los presuntos valores económicos embisten a los éticos y acaban pasándoles por encima. Vegetarianos, sí; sentido común, también; mirar el etiquetado de todo lo que adquirimos, siempre.

- Estéticos: lamento desilusionarte. La más fiel, estricta y bien planificada de las alimentaciones veganas no te va a dar ese aspecto que ves en multitud de fotos de cientos de cuentas *veggies* de las redes sociales. Eso es posible que sea una sabia combinación de genética, entorno, nivel socioeconómico, deporte, estilo de vida saludable, tu propio sesgo personal y, por qué no, alguna que otra dosis de quirófano.
- El corrector de Microsoft Word: todos empleamos el corrector de Ms. Word, ¿a quién queremos engañar? En las nuevas ediciones de ese paquete ofimático, nuestro amigo el corrector no solo te ofrece una o varias opciones para sustituir la palabra que presuntamente has tecleado mal, sino que, además, te ofrece sinónimos de esta para que sepas el significado que el programa le confiere, o en el supuesto de que quieras sustituirla por otra. ¿Te has equivocado alguna vez al teclear «vegetariano» y has recurrido al corrector?

¡Sorpresaaaa!

Figura 13: Ortografía

Vegetariano: Homeópata
Vegetariana: Homeópata

¡NO, por ahí yo no paso! Claro que el problema debe ser más de Mr. Gates y sus colaboradores que de los vegetarianos.

Respondiendo a la pregunta: en estas líneas no vas a encontrar quien te la solucione de un plumazo. Estamos firmemente convencidos de que reducir la cantidad de alimentos de origen animal que tomas a diario va a representar, por lo menos, un beneficio para tu salud.

7. Pero… ¿no somos omnívoros de toda la vida?

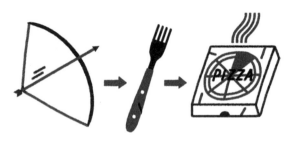

Esta es una de las principales premisas que se emplea en el argumentario para desprestigiar la alimentación vegetariana. Vayamos por partes y veamos primero el significado y la etimología de la palabra «omnívoro». Según la definición de la RAE, «es el [animal] que se alimenta de toda clase de sustancias orgánicas». Según el *Diccionario de la Lengua Española*, dicha palabra proviene del latín *omniv rus* (de *omnis*, «todo», y *vor're*, «comer»).

Este tema se puede abordar desde la óptica biológica, antropológica, nutricional o ética. Desde el ámbito de la biología, parece ser

128

que, al hablar de omnivorismo, se da cierta confusión entre las características taxonómicas (en biología, el proceso de clasificar los organismos en categorías establecidas) y las características dietéticas de las especies animales. Tal y como explica la Unión Vegetariana Internacional (IVU, por sus siglas en inglés), los miembros de los mamíferos del orden Carnívoros pueden ser o no ser consumidores exclusivos de carne. Los que comen solo carne son carnívoros. Sin embargo, las adaptaciones dietéticas de los animales no están limitadas por una simple dicotomía entre herbívoros (vegetarianos estrictos) y carnívoros (consumidores de carne estrictos), sino que incluyen los frugívoros (sobre todo frutas), granívoros (nueces, semillas, etc.), folívoros (hojas), insectívoros (insectos y vertebrados pequeños), etc. En la discusión sobre la dieta humana, la categoría clave son los omnívoros, que se definen como consumidores generalizados, sin especialización carnívora ni herbívora para adquirir o procesar la comida, y que son capaces de consumir (y consumen) tanto proteína animal como vegetal. En resumen, las personas son básicamente consumidoras «oportunistas», es decir, que sobreviven con los alimentos disponibles ya que pueden adaptarse y obtener los nutrientes necesarios para sobrevivir de fuentes muy diversas. Ahora ¿cómo te has quedado, eh?

Según Staffan Lindeberg, investigador de la Lund University de Suecia, la evidencia disponible sugiere que los humanos son omnívoros que pueden mantener una buena salud y un alto éxito reproductivo consumiendo proporciones muy variables de alimentos de origen animal y vegetal, como han demostrado algunos patrones dietéticos extremos como el de los inuits, que consumen principalmente proteínas y grasas animales, y poblaciones del Pacífico occidental, con ingestas muy altas de hidratos de carbono a partir de raíces y frutos.

Aunque la proporción de carne frente a alimentos vegetales ha variado de modo considerable durante la evolución homínida, parece que la fisiología humana está bien diseñada para la ingesta de carne, pescado, mariscos, insectos y una gran variedad de alimentos vegetales, incluidos los cereales, las frutas, los tubérculos, las legumbres, etc.

Según la paleoantropóloga Leslie Aiello, presidenta de la American Association of Physical Anthropologists, una de las muchas consecuencias de las sucesivas adaptaciones al medio en el que se encontraban los seres humanos de la Prehistoria, que empezaron siendo herbívoros, fue comer alimentos de origen animal. Hay evidencia arqueológica de que al convertirse en habitual, la ingesta de carne propició la disminución de la longitud de los intestinos (más largos en herbívoros para la digestión de los vegetales), a la vez que facilitó el crecimiento del cerebro, hace aproximadamente 2,5 millones de años.

Las personas somos ejemplos clásicos de seres oportunistas en todos los aspectos anatómicos relevantes y no habría ninguna base anatómica ni fisiológica para suponer que las personas estamos preadaptadas a la dieta vegetariana. No estamos, sin embargo, obligadas a consumir proteínas animales para subsistir. Podemos elegir, ya que somos consumidoras oportunistas o, en otros términos que se usan actualmente, «generalistas» o «comedoras mixtas». No olvidemos que el éxito y la supervivencia de una especie dependen, en gran medida, de su capacidad de adaptación al medio. Y la humana ha demostrado ser una de las que, hasta el siglo XXI, ha demostrado tener más capacidad para hacerlo.

Desde el ámbito de la nutrición, y como verás explicado más extensamente en las siguientes preguntas, las dietas exentas de carne, como las vegetarianas y las veganas, bien planificadas son del todo compatibles con un buen estado de salud. Es decir, con independencia de que las personas sean biológicamente clasificadas como omnívoras, nutricionalmente, la dieta puede basarse de forma exclusiva en alimentos de origen vegetal (suplementada con vitamina B_{12}, claro).

Desde el ámbito de la ética, la condición biológica, la fisiología y la morfología humanas, no tiene por qué determinar el deber ético, ya que lo que somos biológicamente no es lo que debemos ser. Por ejemplo, la mayoría de las personas tienen capacidad anatómica y fisiológica para reproducirse, pero no por ello todas se tienen que convertir en padres o madres. Nuestra biología no es el único condicionante de nuestras acciones. Además de cuerpos u organismos, somos seres racionales (y relacionales), con capacidad para pensar, elegir, decidir, valorar, interaccionar, etc., y tenemos en cuenta muchos factores antes de actuar (especialmente, lo que recomienda la *influencer* de turno). Por cierto, David Díaz, en su blog «Respuestas veganas. La comunidad científica sobre Ética y veganismo», tiene muy buenas reflexiones sobre este tema.

Tal y como ha demostrado la ciencia, la especie humana está en constante evolución y adaptación al medio: de herbívora pasó a omnívora. Ahora, no (todos) vivimos en cuevas, no nos vestimos con pieles de los animales que hemos cazado después de perseguirlos durante horas, y no nos alimentamos de lo único que podemos obtener con nuestras propias manos pescando, cazando, trepando árboles, escarbando en la tierra y/o haciendo una serie de filigranas similares. Las cosas han cambiado y la realidad es otra: somos casi 8.000 millones de personas que convivimos en un mundo globalizado, con problemas de agotamiento de los recursos fósiles, bajo el acecho del cambio climático, con un modelo alimentario que se tambalea y sufriendo epidemias (la obesidad) y pandemias (en estos momentos, la del COVID-19, y esperando otras). ¡Hay que hacer algo! ¡No nos podemos quedar de brazos cruzados! Hoy, a muy pequeña escala y por diferentes motivos, que ya se han explicado en las preguntas anteriores (4, 5 y 6), parece ser que hay una tendencia creciente en la elección de dietas basadas exclusivamente en vegetales. Cada vez hay más gente que puede elegir y quiere pasar de ser omnívora a alimentarse solo de alimentos de origen vegetal, y personas que, sin poder elegir, se ven obligadas a ello por razones económicas o de accesibilidad. Sea como sea, mantenernos estancadas en el término «omnívoro» no parece muy realista ni oportuno.

Respondiendo a la pregunta: no, ni somos omnívoros de toda la vida ni, con los medios que están a nuestro alcance, tenemos que vernos obligados a vivir en las cavernas.

8. ¿La alimentación vegetariana es más saludable?

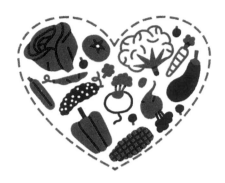

Es complicado dar respuesta a una pregunta en apariencia tan sencilla. Dicha complejidad estriba sobre todo en tres cuestiones. La primera es que, tal y como ya se ha comentado en otras ocasiones en este texto, la alimentación vegetariana forma parte de un estilo de vida basado en diversos principios y al que se puede llegar por múltiples motivaciones, posiblemente muy distintas entre los diferentes colectivos de practicantes, lo cual no permite homogeneizar conclusiones que pudieran hacerse extensivas a todos y cada uno de ellos. Si tomamos una población infantil vegetariana basada en creencias religiosas, como podrían ser los Adventistas del Séptimo Día, quienes, aparte de la alimentación vegetariana (con años de tradición y arraigo entre ellos), promueven como dogma de fe estilos de vida saludables y la abstención de tóxicos, no podemos compararla con el estado de salud que pueda disfrutar alguien que solo evita comer carne y pescado pero que lleva una vida sedentaria, consume tóxicos y está enganchado a los ultraprocesados azucarados. La segunda cuestión es que la eliminación de productos cárnicos y derivados, más los huevos y los lácteos en los veganos, puede condicionar la obtención de un equilibrio nutricional. Existe la posibilidad de que la alimentación vegetariana ejerza un desplazamiento de alimentos malsanos, obteniendo, indirectamente, las ventajas en cuestión de salud que eso aporta. Y, por último, los estudios que se han hecho al respecto hasta la actualidad son de una calidad metodológica mejorable, por decirlo finamente.

Si alguna cosa parece no tener discusión es que la forma en que se alimenta la mayor parte de nuestra sociedad, basada en una dieta occidental-ultraprocesada-basura-«saledulcorada»-grasienta (suela chancla *diet*), no es la más adecuada. Los espantosos niveles de exceso de peso y obesidad a los que ha llegado la población, presentes cada vez en edades más tempranas, y el aumento de enfermedades no transmisibles (ENT), muchas de ellas consecuencia directa o indirecta de lo anterior, son la prueba de ello. Y no, no estamos hablando de patologías más o menos banales y transitorias, estamos hablando de enfermedades graves, crónicas e invalidantes que conducen a la muerte y que, además, merman de forma considerable la calidad de vida de los últimos años de quienes las padecen y consumen los recursos de los sistemas sanitarios a los que todos contribuimos. ¿Podría un cambio en los hábitos alimentarios modificar esa tendencia? ¿Tenemos evidencia de ello? Y la cuestión que se nos plantea: ¿qué papel jugaría una dieta vegetariana en todo esto?

Ya hemos visto que la simple acción de aumentar la frecuencia de las comidas y el hecho de que estas sean más voluminosas para obtener unos niveles nutricionales idóneos es posible que conlleve una disminución de la ingesta de «alimentos» no deseables. El cambio en hábitos de alimentación no se produce únicamente en lo que comemos, sino en cómo y cuándo lo comemos. No son solo las plantas las que pueden incrementar tu estado de salud, es el comerlas de manera adecuada para optimizarlas.

En buena lógica, cualquier alimentación vegetariana contiene una oferta más limitada de productos en general, y de comida basura en particular, lo que comporta (o debería comportar) una menor ingesta de esta última. No perdamos de vista que todos esos productos son del todo prescindibles (y perjudiciales) y nos llegan, sobre todo a los más pequeños de casa, a través de la publicidad. Pero cuando no se quiere comer, no se come. ¿Sabes una cosa? Hay expertos químicos depositando toda su sapiencia en elevar las propiedades organolépticas de esos productos para que nos conduzcan a un éxtasis sin límite cuando les demos el primer bocado. Hay afamadas agencias de publicidad que ponen a disposición a sus más laureados especialistas para crear la necesidad a niños y niñas de comerlos. Hay equipos de ingeniería social que diseñan la estrategia más adecuada para que progenitores o cuidadores lleguen a creer que esa vitamina que contienen los «MasFritos» va a ser deficitaria de por vida en sus retoños si deciden no incluirlos en su alimentación. Pues bien, si ese producto no es vegetariano, no lo comeré: no me lo permite la alimentación que sigo, *ergo* ya ni me planteo comerlo. No son las plantas, son las reglas.

En fin, es muy probable que aquella persona que está concienciada con la ecología, la herencia del planeta que vamos a dejarles a nuestros hijos y que se manifiesta abiertamente en contra del maltrato animal se haya parado a pensar en más de una ocasión si son o no beneficiosas para su salud determinadas actitudes que tiene a lo largo del día como, por ejemplo, practicar deporte, fumar o consumir alcohol. Seguro que lo ha hecho en más ocasiones que quien tiene sus reflexiones, ni mejores ni peores, enfocadas en otros asuntos. La alimentación vegetariana suele acompañarse de otros comportamientos saludables. Por lo tanto, no sería de extrañar que un estilo de vida vegetariano se empareje con un estilo de vida más saludable. No son las plantas, es una actitud.

Los determinantes sociales de la salud, según la Organización Mundial de la Salud (OMS),

> son las circunstancias en que las personas nacen, crecen, viven, trabajan y envejecen, incluido el sistema de salud. Esas circunstancias son el resultado de la distribución del dinero, el poder y los recursos a nivel mundial, nacional y local, que depende a su vez de las políticas adoptadas. Los determinantes sociales de la salud explican la mayor parte de las inequidades sanitarias, esto es, de las diferencias injustas y evitables observadas en y entre los países en lo que respecta a la situación sanitaria.

Vemos, pues, que el acceso a la salud, en general, viene condicionado por una serie de factores que van más allá de lo que podamos comer cada día. No nos vengamos arriba, comer de manera saludable ayuda, pero vivir en Pedralbes,* también. Según datos demoscópicos recientes, en Estados Unidos existe una relación entre el tipo de empleo y la dieta. Los trabajadores manuales suelen comer más carne, sobre todo ternera, que los del sector servicios o los profesionales cualificados. Además, el hecho de comer menos carne tiene que ver con un nivel de estudios más elevado, aunque no, sorprendentemente, con unos mayores índices de renta, lo cual indica la presencia de un factor cultural. No son las plantas, es la accesibilidad a la educación.

En ese mismo país, las clases sociales menos favorecidas son las que comen en el interior de sus vehículos; un 14 % del *fast-food* se consume dentro de un coche, y esos menús de comida rápida no suelen ser vegetarianos. Sabemos que están básicamente compuestos por derivados cárnicos. No entraremos en su calidad. ¿Les gusta dejar el coche lleno de migas? No. Solo comen ahí mientras se desplazan de un lugar de trabajo a otro. Y nosotros convencidos de que era algo muy *cool* (¡maldito Hollywood!). Huelga decir que las clases sociales de estratos inferiores tienen menos posibilidades de vivir cerca de donde están empleadas o de que sus domicilios estén bien comunicados con los centros de trabajo. Y, por supuesto, de tener una única ocupación que les permita vivir con soltura. No son las plantas, es la nómina.

Debemos tener en cuenta que la disponibilidad de cualquier tipo de alimento no es la misma en las distintas ubicaciones de los núcleos urbanos. En los centros de las ciudades o de los barrios con más historia es donde suelen localizarse los mercados de abastos, proveedores de gran variedad de frutas y verduras frescas, entre otros. Atraídos por ello, crecen a su alrededor tiendas con los mismos recursos en distintas versiones: de precio, de proximidad, eco... No resultará

---

* Los autores declaran conocer las condiciones de vida de la zona de Pedralbes (Barcelona) únicamente de oídas y a partir de aportaciones hechas por amigos, conocidos o familiares o por informaciones aparecidas en medios de comunicación, en ningún caso por haber residido allí.

fácil encontrar ese tipo de tiendas en barrios obreros de la periferia o en polígonos urbanos alejados del meollo comercial de la ciudad. Esto, unido a la falta de tiempo, un bien cada vez más escaso sea cual sea el estrato social, condiciona que un importante sector de la población no tenga acceso a los mismos recursos que otro, por lo que debe conformarse con lo que se vende en pequeñas tiendas o supermercados de barrio, encomiables, sí, pero en ocasiones con una menor diversidad de productos, mermando su capacidad de elección y su poder de decisión. No son las plantas, es la disponibilidad.

En uno de los pocos trabajos disponibles al respecto, un estudio realizado en una población infantil polaca que Nieczuja-Dwojacka y colaboradores publicaron a principios de 2020, se concluye que los menores vegetarianos en los países occidentales pertenecen a familias con un mayor nivel de educación y de categorías socioeconómicas superiores. Una de las causas determinantes, según los autores, podría ser que algunos de los productos alimentarios consumidos por este colectivo (tofu, tempeh, bebidas de soja, etc.) son más caros, a lo que se añade el hecho de tener que comprar suplementos de vitamina B_{12}, circunstancia que confirmó Laskowska-Kita en 2011 entre la población adulta. En la premiada película *Parásitos* es patente la diferencia que existe entre la alimentación de los elegantes y cultos dueños de la mansión, repleta de atractivas y sabrosas frutas delicadamente cortadas y presentadas a los niños de la casa, y la *junk-food* que toman los adolescentes sirvientes y sus pobres parientes.

Aunque se tratará en profundidad en la siguiente cuestión, no está de más añadir aquí que la OMS, en su informe de 2015 sobre la carcinogenicidad de la carne roja y sus derivados procesados, propone limitar el consumo de cualquiera de esos productos al aumentar el riesgo relativo de padecer cáncer de colon. Se abstiene explícitamente de recomendar el vegetarianismo, considerando ambos grupos —vegetarianos y omnívoros— difícilmente comparables, con independencia del consumo de carne. A partir tan solo de esa afirmación soportada por datos científicos, ¿podríamos decir que una alimentación vegetariana es más saludable? Podríamos. ¿Podríamos decir que no? Podríamos. No son las plantas, es el chorizo.

Al margen de todo lo mencionado, una alimentación vegana puede estar totalmente alejada de lo que entendemos por comer de manera saludable. Cualquier alimento ultraprocesado de origen vegetal y apto para vegetarianos es tan poco saludable cuando lo toma un vegetariano como cuando lo toma un omnívoro. La denominación del tipo de alimentación no implica que sea la opción más saludable. La creciente demanda de productos vegetarianos ha acabado por llamar a las puertas de la industria alimentaria, y ya sabemos que, en gran medida, con ella llega el desastre. Sal, azúcar y grasas trans se colocan en los alimentos como por arte de magia, los hacen más apetitosos, abaratan su producción, mejoran su aspecto y aumentan su durabilidad en la despensa o en la nevera. Bueno, ya es el colmo cuando le colocan la «V» de vegano y algún alma de cántaro llega a confundir eso con la «S» de saludable. No, no busques esa «S» en ningún alimento, no existe. ¿Qué más se puede pedir? Pues, que sean saludables. Y eso es, precisamente, lo que no son. Saludable es comer alimentos frescos o poco procesados (con no más de cinco ingredientes en su etiquetado, salvo honrosas excepciones), básica o totalmente de origen vegetal, grano integral —priorizando los alimentos de proximidad y de temporada— y, para beber, agua. Y tener presente que ese «hay que comer de todo» de nuestras abuelas* quedó anclado en el tiempo en el momento en que ellas dejaron de cocinar todo cuanto comemos. En fin, no soy vegetariano, pero no son las plantas, es que tú eliges lo que comes.**

¿Nos estamos confundiendo al pretender mezclar dos ideas: salud y tipo de alimentación? Posiblemente, «ahí le has dado». No son las plantas, es el concepto.

Respondiendo a la pregunta: aunque todo apunta a que sí, los estudios hechos al respecto y la metodología empleada en ellos no nos permiten dar una solución definitiva a la cuestión.

---

* No podía faltar el sentido homenaje en este capítulo.
** Carlos Casabona *tribute*.

9. ¿Previene enfermedades la comida vegetariana?

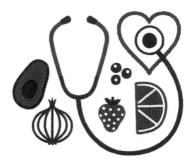

Acabamos de leer la pregunta 8 y seguimos sin haber podido detallar de manera adecuada si la alimentación vegetariana es más saludable. Teniendo en cuenta que podría ser nada más que un embrollo conceptual, demos un paso más para averiguar qué es lo que dice la ciencia sobre su capacidad para prevenir algunas enfermedades. De ser eso cierto, y guardando las distancias, cuanto antes comencemos, antes estaremos poniendo esa prevención en marcha, ¿no? Insistimos: la investigación al respecto es escasa y los estudios disponibles, de baja calidad.

Hemos visto ya en alguna de las cuestiones anteriores que queda sobradamente demostrado, según el informe elaborado por el Centro Internacional de Investigaciones sobre el Cáncer, dependiente de la Organización Mundial de la Salud (OMS), que la ingesta de carne procesada aumenta el riesgo relativo de padecer cáncer colorrectal en un 17 %. Y ese riesgo se incrementa de manera proporcional con la cantidad de esos alimentos que se ingieren.

- ¿Significa eso que existe el mismo riesgo de padecer cáncer por la ingesta de carne roja que el de padecer una neoplasia pulmonar en los fumadores? En absoluto. Ese grupo de evidencia hace referencia únicamente a la certeza que tenemos del hecho, en ningún caso a que la relación sustancia/riesgo sea la misma en ambos supuestos.

- ¿Significa eso que mi riesgo de padecer cáncer de colon aumenta un 17 % con respecto a la población general si no restrinjo mi ingesta de carne roja o procesada? Tampoco. El estudio concluye que la ingesta diaria (de por vida) de 50 g de carne procesada (más o menos, medio paquete de los pequeños que venden en el súper) supondría un incremento relativo de padecer cáncer colorrectal de un 18 %. Para entendernos:
  - El riesgo depende y aumenta con la cantidad ingerida.
  - Ese 17 % hace referencia al denominado «riesgo relativo», lo que significa que el riesgo de padecer ese tipo de cáncer de la población general, estimado en un 3-5 %, se incrementaría a un 4-6 % en términos de riesgo absoluto, caso de hacerse ese consumo.

Según la última estadística de la Oficina Europea de Estadística (Eurostat), los europeos (datos posiblemente superponibles a la mayoría de los países occidentales) morimos principalmente a causa de enfermedades no transmisibles (ENT): patología cardiovascular, ictus, neoplasias, diabetes...

Figura 14: Causas de muerte por 100.000 habitantes (2016)

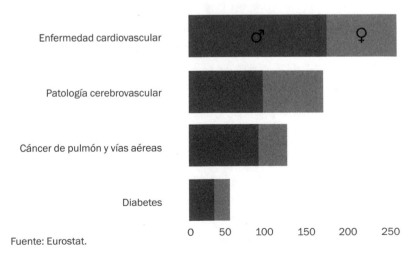

Fuente: Eurostat.

En la siguiente gráfica, vemos los años de vida perdidos en España, reflejo de muertes precoces, debidos a las patologías más relevantes numéricamente:

Figura 15: Principales factores de riesgo en España.

Años de vida perdidos por enfermedades o muertes prematuras en 2016

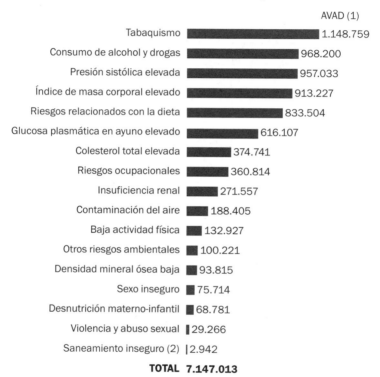

AVAD (1)

Tabaquismo	1.148.759
Consumo de alcohol y drogas	968.200
Presión sistólica elevada	957.033
Índice de masa corporal elevado	913.227
Riesgos relacionados con la dieta	833.504
Glucosa plasmática en ayuno elevado	616.107
Colesterol total elevada	374.741
Riesgos ocupacionales	360.814
Insuficiencia renal	271.557
Contaminación del aire	188.405
Baja actividad física	132.927
Otros riesgos ambientales	100.221
Densidad mineral ósea baja	93.815
Sexo inseguro	75.714
Desnutrición materno-infantil	68.781
Violencia y abuso sexual	29.266
Saneamiento inseguro (2)	2.942

TOTAL 7.147.013

1. Medida en AVAD: años de vida ajustados por discapacidad
2. Relacionado con el agua y lavado de manos

¿Cuántas de esas enfermedades tienen como factor subyacente una mala alimentación y sus consecuencias? Dislipidemias, obesidad, diabetes o síndrome metabólico, por citar algunas. ¿Cuántos de esos procesos se pueden prevenir con una dieta adecuada? La mayoría, sin duda. ¿Podría una dieta basada en vegetales, con menor cantidad de grasas saturadas, más fibra y sin carne y otros alimentos de origen animal ejercer ese efecto? Veámoslo.

La obesidad y el sobrepeso, definidos como una acumulación anormal o excesiva de grasa que puede ser perjudicial para la salud, se correlacionan con un incremento del índice de masa corporal (IMC) y conforman un trastorno que ha abocado a una epidemia que azota a toda la población mundial. Se ha establecido su participación de forma directa en múltiples ENT: enfermedades cardiovasculares, incluyendo accidentes cerebrovasculares, diabetes, trastornos del aparato locomotor y diversos tipos de cáncer, por ejemplo, de endometrio, mama, ovarios, próstata, hígado, vesícula biliar, riñones y colon. (¡Mira! Este último ya es la segunda vez que sale.) Por otra parte, y según la OMS, «La obesidad infantil se asocia con una mayor probabilidad de obesidad, muerte prematura y discapacidad en la edad adulta. Sin embargo, además de estos mayores riesgos futuros, los niños con obesidad sufren dificultades respiratorias, mayor riesgo de fracturas e hipertensión, y presentan marcadores tempranos de enfermedades cardiovasculares, resistencia a la insulina y efectos psicológicos». Es decir, a los riesgos ya conocidos de la obesidad en los adultos, en la etapa infantil se le añade alguno más. Y según esta misma organización, la obesidad puede disminuirse, a título individual, aparte de limitando la ingesta calórica e incrementando el ejercicio físico, aumentando el consumo de frutas y verduras, así como de legumbres, cereales integrales y frutos secos (curiosamente, los alimentos que conforman la base de la dieta vegetariana).

Un estudio en adultos, posiblemente uno de los más recientes y actualizados, es la revisión del tema que hacen Appleby y Key en «The long-term health of vegetarians and vegans», donde han demostrado que la alimentación vegetariana conlleva de modo habitual un descenso del IMC, aunque los trabajos existentes en pediatría no han obtenido datos concluyentes al respecto. En el mismo documento se afirma también que esta alimentación conlleva un menor riesgo de infartos, diabetes, diverticulitis de colon y otras enfermedades, así como un menor riesgo de mortalidad y ligeramente inferior de presentar cáncer. Los autores concluyen, finalmente, que la salud a largo plazo es buena en los vegetarianos y quizá incluso mejor frente a padecer algunas enfermedades y trastornos médicos comparada con los omnívoros que toman poca o ninguna carne.

Este menor IMC de los vegetarianos, unido al hecho que también se ha demostrado que presentan menores niveles de lípidos en sangre, podrían ser los factores que ejercen la función cardioprotectora y de prevención de infartos cerebrales.

La diabetes tipo 2, entidad que, aparte de ser una causa de mortalidad directa, lo es de manera indirecta por las complicaciones que produce y en cuya etiología se ven involucrados a menudo el estilo de vida y la alimentación, podría tener (a falta de estudios más concluyentes, epílogo que todo buen científico que se precie debe colocar en cualquiera de sus trabajos), una incidencia menor en la población vegetariana que en la que no lo es. En un metaanálisis publicado en 2017 por Lee y Park bajo el título de «Adherence to a Vegetarian Diet and Diabetes Risk: A Systematic Review and Meta-Analysis of Observational Studies» se revisa el estado de la cuestión científica hasta ese momento, y concluye que una dieta vegetariana está inversamente relacionada con el riesgo de diabetes. Sí, de acuerdo, esa diabetes tipo 2 es la que se da de forma habitual en la edad adulta, pero hagamos un par de reflexiones: *a)* todos aspiramos a llegar a esa edad, y más aún a que lo hagan nuestros hijos, y *b)* esa diabetes tipo 2 está aumentando en la edad pediátrica, de forma paralela al incremento de la obesidad; se han documentado incrementos de su incidencia en pocos años en países como Australia, Canadá o Japón, país en el que la prevalencia ha llegado casi a duplicarse.

Parece, aquí sí, que podemos afirmar que una alimentación vegetariana es capaz de mostrarse como un agente de prevención frente a algunas enfermedades. Obviaremos seguir dando datos, y para aquellos que estéis ávidos de información sobre las bondades de dietas basadas en los vegetales (no solo vegetarianas), consultad la página 183 del libro *Más vegetales, menos animales*, de Julio Basulto y Juanjo Cáceres, donde, bajo el epígrafe «Apabullantes datos» se hace un completo compendio de conclusiones de artículos científicos al respecto, publicados en revistas con un elevado factor de impacto.

Un par de reflexiones antes de abandonar el tema definitivamente.

¿Podemos comparar una alimentación vegetariana con aquella que no lo es eliminando por completo todos los factores de confusión o cualquier sesgo existente? Entendiendo por «factor de confusión» cualquier variable asociada a nuestro estudio y que, sin ser motivo de él, pueda interferir en las conclusiones. Por ejemplo, pongamos por caso que en un estudio observamos que en las comunidades vegetarianas el 2 % de los niños tienen asma, y, sin embargo, en las comunidades omnívoras el 8 % de los niños son asmáticos. Ante esta observación, es posible que empezáramos a pensar que la dieta vegetariana pudiera tener algo que ver. En cambio, nos ponemos a investigar y nos damos cuenta de que el 80 % de los niños vegetarianos viven en entornos rurales y que no son fumadores pasivos, mientras que el 80 % de los niños omnívoros viven en grandes núcleos urbanos y son fumadores pasivos. Ahora empezaríamos a pensar que quizá la diferencia en la menor cantidad de niños asmáticos se deba al ambiente libre de humos, y no a la dieta vegetariana. Bueno, pues en este caso el núcleo urbano y el ser fumador pasivo confundían una aparente asociación entre dieta vegetariana y asma (que parecía un hecho), pero en realidad estaba falseada por unas condiciones asociadas con la exposición (dieta vegetariana) y, a la vez, con el desenlace (asma). Por lo tanto, ¿cómo se solucionan este tipo de problemas en los estudios? Pues comparando iguales con iguales: lo que haríamos sería comparar el 20 % de los niños vegetarianos que viven en un entorno de humos con el 80 % de niños omnívoros que viven también en un entorno de humos; y el resto, el 80 % de los niños vegetarianos que viven sin ambiente de humos los compararíamos con el 20 % de los omnívoros que también viven sin humos. Con este arreglo de comparar iguales con iguales conseguiríamos ajustar por esos dos factores de confusión, y veríamos una asociación más real entre dieta vegetariana/omnívora y asma.

Para complicarlo un poco más: con esto podemos ajustar por todos los factores de riesgo conocidos del asma, pero ¿qué pasa con los factores de riesgo que no conocemos? Pues no podemos ajustar por esos factores, porque los ignoramos. Y justamente por eso siempre asumimos que existe un riesgo (llamado «residual») de que la asociación observada no sea del todo real. Las pruebas sugieren, pero no podemos estar seguros. Vemos así que siempre puede haber sutiles sesgos y/o factores de confusión al escoger la población a estudiar en un tema tan amplio como es el «tipo de alimentación». Que sí..., que ya sabemos que uno de los determinantes principales de un buen estudio es eliminar todos esos sesgos y variables de confusión, pero es imposible dejar de pensar en ellos.

Por otro lado, se ha comentado en varias ocasiones que una dieta vegetariana bien planificada es apropiada para cualquier etapa de la vida. ¿Las ventajas observadas en las dietas basadas en vegetales aparecerían también en las omnívoras si dedicásemos el tiempo que les corresponde a planificarlas adecuadamente?

En cualquier caso, si eres vegetariano o tienes intención de serlo, aprende a planificar y a identificar todo lo que no es saludable en la dieta de tus pequeños para eliminarlo, un consejo aplicable a cualquier omnívoro. Si no lo haces así, ya estás tardando. Eso, y seguir leyendo este libro, es una buena medida para prevenir enfermedades.

Respondiendo a la pregunta: puedes aplicar la misma respuesta corta que en la anterior cuestión. Llevamos solo unas líneas más y ni el número ni la calidad de los estudios han mejorado sensiblemente.

10. *¿La alimentación vegetariana es más sostenible?*

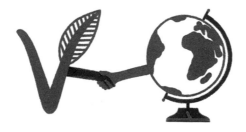

Hay que reconocer que la «sostenibilidad» es un concepto muy actual. Es uno de los términos que desde hace unos años se usa en muchos ámbitos relacionados con actividades humanas. Cabe decir que esta palabra se ha popularizado demasiado y utilizado, como ha pasado con otras palabras en otras épocas, de forma perversa (dicho en el sentido de que «engaña», que «vende»). Pero ¿qué significa realmente? Si nos atenemos al significado que ofrece la RAE, «sostenible», en especial en ecología y economía, significa «que se puede mantener durante largo tiempo sin agotar los recursos o causar grave daño al medio ambiente».

En relación con la alimentación humana, según la Organización de las Naciones Unidas para la Agricultura y la Alimentación (FAO, por sus siglas en inglés), ¡ojo!, las dietas sostenibles son aquellas que generan un impacto ambiental reducido, contribuyen a la seguridad alimentaria y nutricional, y ayudan a que las generaciones actuales y futuras lleven una vida saludable. Además, protegen y respetan la biodiversidad y los ecosistemas, son culturalmente aceptables, accesibles, económicamente justas y asequibles y nutricionalmente adecuadas, inocuas y saludables, optimizando los recursos naturales y humanos. Como puedes ver, la consideración de la sostenibilidad de las dietas conlleva una gran complejidad, porque implica mucho más que la alimentación y el medio ambiente, ya que incluye dimensiones económicas y socioculturales. Este enfoque de la alimentación concuerda con los Objetivos de Desarrollo Sostenible (ODS) de las Naciones Unidas, que, además de garantizar la salud de las personas, proponen acciones encaminadas a promover la producción y el consumo responsables, la lucha contra el cambio climático y el cuidado tanto de la vida submarina como de la de los ecosistemas terrestres. En esta misma línea, y yendo más allá, el epidemiólogo Walter Willet, en el informe «Food in the Anthropocene: The EAT-*Lancet* Commission on healthy diets from sustainable food systems», postula que la sostenibilidad es un concepto integral del derecho a un ambiente saludable, que incluye el derecho a entornos que fomenten la alimentación y unos hábitos saludables, un sistema de producción y consumo de alimentos que mitiga las desigualdades y los efectos sobre la salud del cambio climático. Por ejemplo, «pesca sostenible» significa dejar suficientes peces en el mar, respetar los hábitats y garantizar que las personas que dependen de la pesca puedan mantener su medio de vida. Si tenemos presente dichos conceptos, estarás de acuerdo en que las palabras «sostenible» y «sostenibilidad» se han ido usando de forma muy inadecuada en no pocas ocasiones. Así que ve tomando nota cada vez que las veas aparecer por ahí.

En la última década, muchos países han incorporado consideraciones de sostenibilidad en sus políticas alimentarias y programas de educación para la población, en parte debido al cuerpo creciente de evidencias científicas publicadas en informes técnicos sobre la insostenibilidad de las tendencias alimentarias actuales. La concurrencia de varias publicaciones en este sentido en los primeros años del Decenio de las Naciones Unidas de Acción sobre la Nutrición, 2016-2025 ha creado un valioso consenso sobre los cambios radicales y urgentes que necesita el sistema alimentario. Dichas recomendaciones incluyen, entre otras, optar por una alimentación basada sobre todo en alimentos de origen vegetal, escoger los alimentos de producción local y de venta de proximidad, así como los alimentos de temporada, reducir el desperdicio de alimentos, consumir solo pescado de reservas sostenibles y reducir el consumo de carne roja y procesada, alimentos altamente procesados y bebidas azucaradas.

La evidencia científica muestra que el éxito en la reducción de las emisiones de gases de efecto invernadero (GEI) relacionadas con los alimentos para mitigar el cambio climático debe abordarse, no solo a través de la forma en que se producen y distribuyen, sino también analizando y modificando lo que comemos. Así, las recomendaciones de consumo de alimentos para reducir las emisiones de GEI incluyen dietas con menos carne y productos lácteos, más vegetales frescos de producción local y de temporada y menos alimentos dulces (galletas, pasteles y postres), aperitivos salados, cereales refinados y bebidas alcohólicas y azucaradas. En la misma línea, el Grupo IPCC de las Naciones Unidas afirma que las dietas equilibradas basadas en alimentos de origen vegetal, como cereales integrales, legumbres, frutas y hortalizas, y que contengan alimentos de origen animal producidos de manera sostenible en sistemas que produzcan pocos GEI, suponen una ventaja para frenar el cambio climático. Según el informe de la Comisión EAT-*Lancet*, la transformación a dietas saludables para 2050 requerirá cambios sustanciales en la alimentación: el consumo mundial de frutas, vegetales, frutos secos, semillas y legumbres se deberá duplicar y el consumo de alimentos como la carne roja y el azúcar se deberá reducir en más del 50 %. Una dieta rica en alimentos de origen vegetal y con menos alimentos de origen animal confiere una buena salud y beneficios medioambientales. Esta misma comisión lanza el concepto de salud planetaria y presenta el nuevo término «dieta de salud planetaria» para resaltar el papel fundamental que desempeñan las dietas para vincular la salud humana y la sostenibilidad ambiental. No pretende que la población de todo el mundo coma lo mismo ni de la misma forma, la interpretación local y la adaptación de la dieta de salud planetaria son necesarias y deben reflejar la cultura, la geografía y la demografía de la población y de los individuos. Así, tal y como se muestra en la figura 16, un plato de salud planetaria consistiría en un volumen de aproximadamente la mitad del plato de verduras y frutas; la otra mitad debería contener sobre todo cereales integrales, fuentes de proteínas vegetales, aceites vegetales insaturados (en nuestro entorno, aceite de oliva virgen) y, si se quiere, cantidades modestas de proteínas de origen animal.

Figura 16: Gráfico del plato de salud planetaria

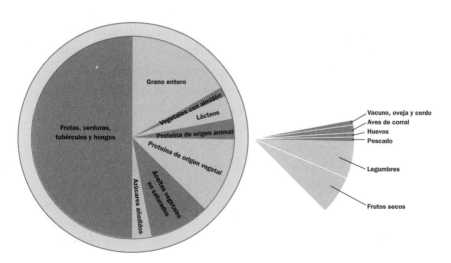

Fuente: EAT-*Lancet* Comission Summary Report, 2019.

Hablando de salud planetaria y sostenibilidad, en una sesión sobre el impacto del COVID-19, impulsado por el Centro de Estudios de Temas Contemporáneos en colaboración con el Consell Assessor per al Desenvolupament Sostenible (CADS) de la Generalitat de Catalunya, se analizó la crisis del coronavirus desde la perspectiva de la salud planetaria. Fue especialmente llamativa la conclusión a la que llegó la doctora Marta Guadalupe Rivera Ferre cuando apuntó que «el sistema alimentario está directamente relacionado con el cambio climático y la emergencia de las pandemias, ya que fenómenos como la deforestación, la fragmentación de hábitats, la intensificación de la agricultura, el incremento de la globalización o la pérdida de la biodiversidad contribuyen a los procesos de zoonosis que las originan». Para echarse a temblar, ¿no?

Según el informe «Diets for a Better Future» de la Plataforma EAT, que estudia los patrones de consumo alimentario actuales y la eficacia de las guías alimentarias en los países del G20 en relación con la dieta planetaria saludable, nuestro sistema alimentario y las prácticas agrícolas son los principales impulsores de la degradación ambiental en todo el mundo. El uso de la tierra agrícola ya ocupa alrededor del 40 % de la superficie terrestre de nuestro planeta y ha sido el principal impulsor de la deforestación tropical, la pérdida y la degradación del hábitat, así como de la pérdida de biodiversidad global. La agricultura es también el mayor contaminador y consumidor de los recursos hídricos del mundo. Lagos, acuíferos, ríos e incluso los océanos costeros de todo el mundo se han visto afectados por las actividades humanas y, en particular, por la producción de alimentos. Y el sistema alimentario aporta alrededor del 25 % de las emisiones de GEI del mundo, más o menos comparable a las emisiones resultantes de la producción de electricidad.

En la figura 17 vemos cómo la producción de los alimentos de origen animal requiere más recursos y tiene un impacto medioambiental mayor que la de los alimentos de origen vegetal. La producción de alimentos de origen animal representó más de las tres cuartas partes del uso mundial de la tierra agrícola y alrededor de dos tercios de GEI relacionadas con la producción agrícola en 2009, mientras que solo contribuyó al 37 % del total de proteínas consumidas por las personas durante ese año. Debido a que muchos alimentos de origen animal dependen de los cultivos para su alimentación, el aumento de la demanda de alimentos de origen animal amplía la brecha alimentaria en relación con el aumento de la demanda de alimentos de origen vegetal. En la figura 18 se muestran los impactos en la salud y el medio ambiente de varios alimentos: un consumo excesivo de carnes rojas y procesadas aumenta el riesgo tanto para la salud humana como para el medio ambiente, mientras que los alimentos vegetales tienden a un efecto opuesto. El azúcar añadido es uno de los principales impulsores de la mala salud, aunque tiene impactos ambientales menores.

En la figura 19 vemos las emisiones medias de GEI por 100 g de proteína en diferentes alimentos. Esto se mide en kilogramos de equivalentes de CO_2 ($kgCO_2eq$) por 100 g de proteína. Los datos se basan en el mayor metaanálisis de estudios de impacto del sistema alimentario hasta la fecha, el de Poore y Nemecek de 2018.

Figura 17. Los alimentos de origen animal requieren más recursos que los alimentos de origen vegetal

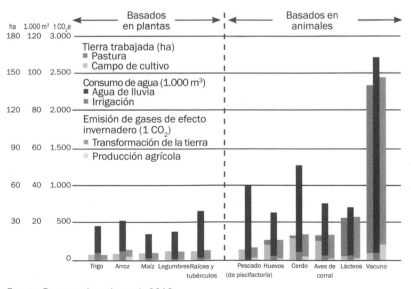

Fuente: Ranganathan, J., et al., 2016.

Figura 18. Impactos en la salud y en el medio ambiente de varios alimentos

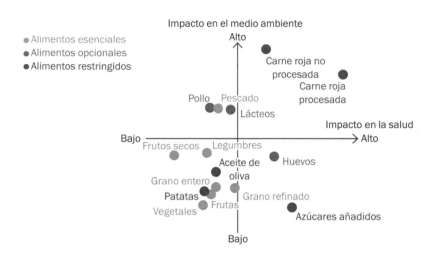

Fuente: Informe «Eat-*Lancet* Diets for a better future». Disponible en: <https://eatforum.org/diets-for-a-better-future-report/>.

Figura 19. Kilogramos de CO_2 equivalente liberados por 100 g de proteína producida

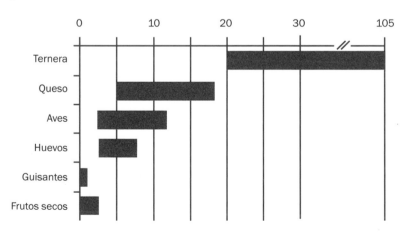

Fuente: Poore, 2018.

En esta situación, teniendo en cuenta el impacto medioambiental perjudicial de los sistemas alimentarios actuales y las preocupaciones planteadas sobre su sostenibilidad, y ante la necesidad urgente de promover dietas saludables y con un impacto medioambiental reducido, la FAO y la Organización Mundial de la Salud (OMS) publicaron en 2019 una guía sobre lo que determina que las dietas sean saludables y sostenibles. Dicha guía recoge principios que adoptan un enfoque holístico de la alimentación, que consideran las recomendaciones nutricionales internacionales, el coste ambiental de la producción y el consumo de alimentos y la adaptabilidad a los contextos sociales, culturales y económicos locales. ¡Son la bomba! Por ello, nos hemos dado el gustazo de incluirlos resumidos y traducidos en la siguiente tabla:

Tabla 6. Principios de la alimentación saludable y sostenible (FAO-WHO, 2019)

Las dietas saludables y sostenibles...	
1	... empiezan con el inicio temprano de la lactancia materna, la lactancia materna exclusiva hasta los 6 meses de edad y la lactancia materna continuada hasta los 2 años y más, combinada con una alimentación complementaria adecuada
2	... se basan en una gran variedad de alimentos no procesados o mínimamente procesados, equilibrados entre los grupos de alimentos, y restringen los alimentos y bebidas altamente procesados
3	... incluyen cereales integrales, legumbres, frutos secos y una abundancia y variedad de frutas y verduras
4	... pueden incluir cantidades moderadas de huevos, lácteos, aves y pescado, así como pequeñas cantidades de carnes rojas
5	... incluyen agua potable como la bebida de elección
6	... son adecuadas (es decir, alcanzan, pero no exceden, las necesidades) en energía y nutrientes para el crecimiento y el desarrollo, y para satisfacer las necesidades de una vida activa y saludable a lo largo del ciclo de vida
7	... son consistentes con las pautas de la OMS para reducir el riesgo de enfermedades no transmisibles (ENT) relacionadas con la dieta y asegurar la salud y el bienestar de la población en general
8	... contienen niveles mínimos (o ninguno, si es posible) de patógenos, toxinas y otros agentes que pueden causar enfermedades transmitidas por los alimentos

9	... mantienen las emisiones de GEI, el uso del agua y la tierra, la aplicación de nitrógeno y fósforo y la contaminación química dentro de los objetivos establecidos
10	... preservan la biodiversidad, incluida la de cultivos, ganado, alimentos derivados de los bosques y recursos genéticos acuáticos, y evitan la sobrepesca y la caza excesiva
11	... minimizan el uso de antibióticos y hormonas en la producción de alimentos
12	... minimizan el uso de plásticos y derivados en el envasado de alimentos
13	... reducen la pérdida y el desperdicio de alimentos
14	... se basan y respetan la cultura local, las prácticas culinarias, los patrones de conocimiento y consumo, así como los valores sobre la forma en que se obtienen, producen y consumen los alimentos
15	... son accesibles y apetecibles
16	... evitan impactos adversos relacionados con el género, especialmente en lo que respecta a la asignación de tiempo (por ejemplo, para comprar y preparar alimentos, agua y adquisición de combustible)

Fuente: FAO and WHO, 2019. «Sustainable healthy diets – Guiding principles, 2019».

En nuestro entorno, la dieta mediterránea, cuyo concepto ha experimentado una evolución progresiva en las últimas décadas, se contempla como una de las soluciones al calentamiento global por sus características de alimentación sostenible y saludable, tanto para las personas como para el planeta.

La dieta mediterránea (al menos de forma teórica) se caracteriza por:

* Un consumo abundante de alimentos vegetales: hortalizas, frutas, legumbres, frutos secos y cereales como la pasta, el pan, el cuscús, la avena, el mijo, el trigo sarraceno y el arroz (preferentemente integrales).
* Uso de aceite de oliva virgen como principal fuente de grasa, tanto para cocinar como para aliñar.
* Bajo consumo, en frecuencia y cantidad, de productos animales, un consumo moderado de aves y derivados lácteos, y más consumo de pescado vinculado a la proximidad del mar.
* Un consumo mayoritario de fruta fresca en el postre.

- Vino con moderación durante las comidas, y respetando las costumbres (tranquilidad, que esto vamos a aclararlo).

Vayamos por partes. Por un lado, la asociación entre dieta mediterránea salud y longevidad se ha demostrado de forma consistente. Hay evidencia científica sobre el papel protector de la dieta mediterránea en la reducción del riesgo de mortalidad total, enfermedad cardiovascular en general, enfermedad coronaria, infarto de miocardio, cáncer, enfermedades neurodegenerativas y diabetes. Pero, ¡cuidado!, recordemos que el vino no se puede considerar un alimento porque contiene alcohol etílico, que es una sustancia tóxica para el organismo. Las bebidas alcohólicas son perjudiciales para la salud, y el riesgo cero en su consumo no existe. El alcohol es teratogénico, neurotóxico, adictivo, inmunosupresor, perjudicial para el sistema cardiovascular, carcinogénico y aumenta el riesgo de muerte. Por lo tanto, no debería recomendarse el consumo de vino, aunque sea un consumo moderado, ni aparecer en ninguna pirámide de alimentación saludable. Por otra parte, al parecer (revisión Cochrane publicada en la prestigiosa revista *Nutrients*) los efectos protectores de la dieta podrían atribuirse sobre todo al aceite de oliva virgen, las frutas, las verduras y las legumbres y no tanto al resto de sus componentes.

Sobre la recomendación de consumo de pescado, resulta que el mar Mediterráneo y el mar Negro registran el mayor porcentaje (62,2 %) de poblaciones de peces que se encuentran en niveles biológicamente insostenibles. En el ámbito global, según la FAO, la proporción de las poblaciones de peces que están en niveles de captura biológicamente sostenibles ha mostrado una tendencia a la baja: del 90 % en 1974 al 66,9 % en 2015. Además de la producción pesquera mundial, la acuicultura representa un 47 % del total (y un 53 % si se excluyen los usos no alimentarios directos, como la preparación de harina y aceite de pescado). La acuicultura puede tener costes sociales y ambientales, que incluyen un consumo insostenible de agua y fuentes alimenticias naturales, la pérdida de la biodiversidad, la generación elevada de residuos, efectos adversos sobre las especies autóctonas, etc. En la pregunta 40, los *fish-lovers* tenéis algo más de documentación al respecto.

Si bien la dieta mediterránea ideal puede clasificarse de saludable y sostenible, no coincide con los patrones alimentarios actuales de la población que vive en la cuenca del Mediterráneo. Por desgracia, la realidad es otra. A pesar de su creciente popularidad en todo el mundo, el seguimiento del modelo de dieta mediterránea está disminuyendo debido a influencias multifactoriales: cambios en los estilos de vida, globalización de los alimentos, factores económicos y socioculturales, etc. Según el informe de la Estrategia Mediterránea para el Desarrollo Sostenible, publicado por el Programa de las Naciones Unidas para el Medio Ambiente en 2005, los modelos agrícolas y rurales mediterráneos, que están en los orígenes de la identidad mediterránea, se ven cada vez más amenazados por el predominio de patrones de consumo importados (y eso lo dijeron en 2005, imaginemos la situación hoy en día...). ¿Patrones de consumo importados? ¿Se te ocurre desde dónde? ¿Alguna pista?

En 2010, en un simposio internacional de la FAO y el Centro Internacional de Altos Estudios Agronómicos del Mediterráneo (CIHEAM, por sus siglas en francés), se analizó la dieta mediterránea como un modelo de dieta sostenible debido a sus dimensiones nutricionales, ambientales, económicas y socioculturales. Un año antes, el CIHEAM, junto con otras instituciones, consensuó una nueva pirámide revisada de la dieta mediterránea en la que, por primera vez, se insertaba la biodiversidad y los productos ecológicos, de menor impacto ambiental, junto con los principales alimentos característicos de la dieta mediterránea. Esto está muy bien: es necesario reflexionar, analizar, evaluar, pensar en soluciones, etc. Pero para cambiar los hábitos de la población es necesario algo más.

Esto nos lleva al concepto creado recientemente de «determinantes comerciales de la salud», en referencia a los factores que influyen en la salud que se derivan del afán de lucro de las empresas, y que se describen como las estrategias y enfoques utilizados por el sector privado para promover productos y elecciones que son perjudiciales para la salud. En nuestra modesta opinión, no estaría de más empezar por ahí: por la implementación de políticas alimentarias para la creación de entornos alimentarios saludables y sostenibles.

Permíteme un apunte más. No sé por qué, pero cuando se habla de dieta mediterránea y de sostenibilidad, a mí, como mallorquina que soy, me da la risa (risa nerviosa por no llorar). «Gracias» al franquismo, y a las posteriores políticas neoliberales europeas, las islas Baleares están instaladas en un sistema económico basado en el monocultivo turístico. Da la sensación de que el campo que queda sin edificar, buena parte del cual consiste en terrenos abandonados con árboles a un paso de la UCI, se conserve solo para uso y disfrute de *instagramers* y turistas varios. Aunque, muy sutilmente y de forma anecdótica, se fomenta la producción y la comercialización de productos y de la gastronomía propia de las islas, aspirar a que su población autóctona, ubicada en el centro del mar Mediterráneo, más los millones de visitantes que reciben las islas cada año, se alimenten solo con productos de temporada y proximidad (indicadores indispensables, entre otros, para que la dieta sea sostenible), es, como mínimo, una quimera. Estoy de acuerdo en que mantener y hacer crecer el sector primario, fomentando las variedades locales y con respeto por el medio, entre otros cambios, es un reto que se debería tomar muy en serio; pero ahora mismo insinuar que la dieta mediterránea puede ser sostenible y no tener en cuenta el devastador efecto de la industria turística (turismo de masas) me resulta insultante. Imagina en este contexto, y en el caso de Mallorca, qué poco sentido tiene hablar de vegetarianismo y sostenibilidad: ¿servir miles de hamburguesas de quinoa y chía a miles de turistas? ¿Producir millones y millones de *galetes d'Inca* (galletas saladas típicas de Mallorca) y distribuirlas en envases individuales de plástico en los bufés de los hoteles? ¡No, gracias! Ya está, tenía que soltarlo. Aprovecho para recomendarte un documental que ilustra bastante bien el efecto del turismo en las islas: *Todo incluido. Daños y consecuencias del turismo en nuestras islas*, del colectivo Tot Inclòs.

Volvamos a la alimentación y la sostenibilidad. En un estudio holandés publicado en 2013 que compara seis patrones dietéticos y analiza los valores nutricionales y de sostenibilidad, la autoría concluye que la dieta mediterránea es una opción saludable con una puntuación elevada en sostenibilidad. La dieta vegana combina una alta puntuación en salud con la mayor reducción de proteína animal y la más sostenible. Parece ser que la mejor opción, como factible y aceptable para el público en general, es el patrón semivegetariano (flexitariano) y que muestra unas puntuaciones de salud y sostenibilidad similares.

Siguiendo con el hilo de vegetarianismo y sostenibilidad, el vegetarianismo es, según la Unión Vegetariana Internacional, una pauta alimentaria que se basa en alimentos de origen vegetal, con o sin productos lácteos, huevos o miel. La alimentación vegetariana se basa en el consumo de hortalizas y verduras, frutas, legumbres (lentejas, garbanzos, alubias, soja, etc.) y derivados (tofu, tempeh, bebida de soja, etc.), cereales y derivados (pasta, arroz, pan, maíz, mijo, etc.), tubérculos (patata, boniato, etc.), semillas (pipas, semillas de sésamo, de lino, etc.), frutos secos (nueces, avellanas, almendras, etc.) y aceites y grasas vegetales (aceite de oliva virgen), y excluye, en mayor o menor grado, los alimentos de origen animal.

Si nos centramos en el puro consumo de alimentos, y siguiendo, por ejemplo, la propuesta de la FAO-OMS descrita en la tabla 7, la dieta vegetariana cumpliría con algunos principios de la alimentación saludable y sostenible. En principio, cumplirá solo con los principios 3 y 4. En función de las conductas individuales, podría cumplir con los principios 1, 2, 5, 7, 12, 13 y 14. Según otros factores que no dependen exclusivamente de la persona, podría cumplir con el resto. Por ejemplo, la dieta vegetariana podría ser saludable y sostenible si se basara en el consumo de hortalizas y verduras, frutas, legumbres, cereales y derivados, tubérculos, semillas, frutos secos, aceite de oliva y agua, cantidades moderadas de huevos y lácteos, y que todos estos alimentos fueran frescos o muy poco procesados, de temporada, de producción local y de venta de proximidad, y, además, se consumieran con frugalidad. Imaginemos dos tipos de menús vegetarianos de un día de septiembre en una ciudad de la costa mediterránea, A y B. El menú A, completamente vegetal, incluye todos los platos precocinados y los alimentos fuera de temporada, importados, envasados y ultraprocesados, adquiridos algunos vía Amazon, transportados desde un hipermercado con pedido online, y otros adquiridos en el supermercado habitual, y de marcas extranjeras. El menú B, también vegetal, incluye solo platos elaborados en casa con alimentos de temporada, adquiridos en mercados y comercios de la zona (a los que se ha ido a pie) y provenientes de cultivos locales. Son dos extremos, es evidente, pero pueden ser pura realidad, y más en la actualidad con la pandemia, ya que nos encontramos con personas que no salen de casa porque no pueden o no lo desean y lo adquieren todo o casi todo online; otras, en cambio, lo compran casi todo local y de proximidad, por no llevar nada «de fuera» a casa y desean apoyar la actividad productiva y agraria local o, ahora más que nunca, están mentalizadas de cuán necesaria es la sostenibilidad ambiental. Estas pueden ser algunas posibles razones que lleven a alguien a decantarse por un tipo de menú u otro.

Veamos los menús:

Tabla 7

	Menú A	Menú B
Desayuno	Cereales de desayuno con chocolate Café con leche con azúcar	Pan integral con aceite de oliva virgen Vaso de leche Manzana Nueces
Almuerzo	Ensalada de lechuga, papaya, piña y palmitos *Nuggets* de tofu ahumado precocinados con patatas fritas congeladas Mousse (envasada) de chocolate y nata Refresco de cola	Ensalada de lechuga, zanahoria y remolacha Garbanzos con pisto (berenjena, pimiento y calabacín) Pera Pan integral Agua no embotellada
Merienda	Galletas rellenas de chocolate Batido individual de leche y frutas	Melón Almendras
Cena	Pizza margarita congelada Helado de nueces de macadamia Refresco de naranja	Crema de calabaza y puerro Tortilla de patata y cebolla con tomate aliñado Pan integral Yogur natural sin azúcar

A estas alturas no es necesario que entremos a discutir cuál de los dos menús vegetarianos sería más saludable y sostenible… Pista: personalmente y como profesionales de la salud que somos, el A no nos acaba de convencer.

En definitiva, que la dieta vegetariana sea saludable y sostenible depende de muchos factores. Y un elemento muy importante que hay que considerar es el número de personas a escala mundial que estarían dispuestas a optar por el vegetarianismo. Quizá sea más factible que la mayor parte de la población reduzca el consumo de alimentos de origen animal, dulces y ultraprocesados, aunque, si en este camino hay quien encuentra un mayor impacto y/o ve otros motivos para dejar de comer animales, ¡bienvenido sea!

Para que lo tengas a mano y no te asalten dudas conceptuales, dejamos en este espacio las definiciones de algunos términos clave del presente libro, sacadas de la guía alimentaria «La alimentación saludable en la etapa escolar. 2020», de la Agència de Salut Pública de Catalunya (ASPCAT), en la que salud y la sostenibilidad ambiental van muy de la mano:

- Los alimentos de proximidad son los productos alimenticios procedentes de la tierra, la ganadería o la pesca, o bien son los resultantes de un proceso de elaboración o transformación, producidos a una distancia de un número reducido de kilómetros (por ejemplo, máximo 100 km) del lugar donde se venden y se consumen.
- Los alimentos de temporada son aquellos que se encuentran en su punto óptimo de consumo y que solo están disponibles en el mercado, de manera natural, durante un cierto período de tiempo en algún momento del año, a causa del ciclo biológico.
- Los alimentos sin procesar o mínimamente procesados son, según la clasificación NOVA, utilizada por la FAO: las partes comestibles de plantas o animales (también hongos, algas y agua) que han sido alterados solo para la eliminación de partes no comestibles o no deseadas, el secado, la molienda, la pulverización, el filtrado, el tostado, la ebullición, la fermentación no al-

cohólica, la pasteurización, el enfriamiento, la congelación y el envasado al vacío, entre otros. Estos procesos se han aplicado para preservar los alimentos naturales, a fin de que sean adecuados para el almacenamiento o para que sean seguros, comestibles o más agradables para el consumo. En esta categoría se incluyen frutas y hortalizas frescas, fruta seca, semillas, granos (arroz, trigo, etc.), legumbres, pescado, carnes, huevos, leche, yogures, café tostado, harinas, pasta, etc.

- Los alimentos procesados son aquellos alimentos naturales (no procesados o mínimamente procesados) a los que se ha añadido sal, azúcar, aceites y grasas, conservantes o aditivos con la finalidad de prolongar la vida útil, cambiar la textura, darles sabores más intensos o hacerlos más atractivos. En esta categoría se incluyen alimentos que suelen tener dos o tres ingredientes como máximo y preservan la identidad y la mayoría de los constituyentes del alimento original, como conservas de hortalizas, legumbres, frutas y pescados, algunos cárnicos procesados como el jamón, la panceta o el pescado ahumado, los frutos secos salados, el pan y los quesos.

- Los alimentos ultraprocesados son formulaciones de varios ingredientes, elaborados casi siempre mediante técnicas industriales. Además de sal, azúcar, aceites y grasas, contienen sustancias y aditivos que, aunque son seguros, sirven para potenciar o modificar los sabores. Se acompañan de envoltorios atractivos y sofisticados. En esta categoría se incluyen bebidas carbonatadas, azucaradas y energéticas, aperitivos salados y azucarados, bollería, pastelería, galletas, cereales de desayuno, grasas para untar (margarinas), yogures de frutas y postres lácteos, así como platos precocinados, preparados alimentarios a base de quesos, cárnicos procesados como salchichas, hamburguesas, embutidos, etc.

Respondiendo a la pregunta: posiblemente, una alimentación basada en las plantas sea más sostenible. Podemos poner de nuestra parte para que así sea.

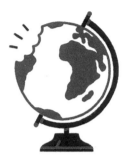

¿La verdad? ¡Ojalá fuera así, pero esto está por ver! Este es uno de los argumentos más potentes utilizados en defensa del veganismo y, al revisar la evidencia científica sobre la relación entre los sistemas alimentarios y el medio ambiente, es fácil llegar a la conclusión de que si toda la población adoptara una alimentación vegana, la salud planetaria podría mejorar considerablemente. Pero no, de momento no podemos darlo por cierto ni viable, por varias razones. Dando por hecho que has leído la pregunta anterior y algunos temas ya han quedado claros, veamos algunas ideas más que nos ayuden a entender por qué no es tan sencillo.

Como recordarás, lo vamos repitiendo casi a modo de mantra: la dieta o alimentación vegana se basa en el consumo de hortalizas y verduras, frutas, legumbres, cereales y derivados, tubérculos, semillas, frutos secos, aceites y grasas vegetales y agua, y excluye totalmente los alimentos de origen animal.

¿Qué tenemos a favor de que «el veganismo mejora el impacto medioambiental»?

Para empezar, y como puedes ver en la figura 20, en las dietas veganas se da el mayor consumo de alimentos ricos en proteínas vegetales (legumbres, alternativas vegetarianas y frutos secos) en comparación con los otros tipos de dietas.

Figura 20. Consumo relativo de los grupos de alimentos (g) en las personas que comen poca carne, aves, pescado, vegetarianas y veganas en comparación con las que consumen carne de forma habitual en el estudio EPIC-Oxford

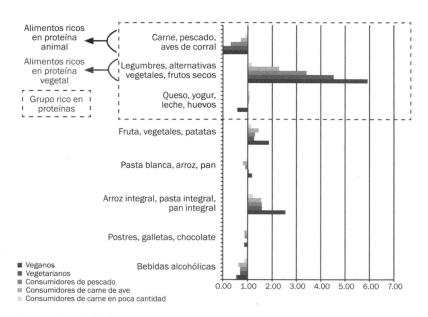

Fuente: Marotti, 2019.

La Universidad de Oxford y el Instituto Suizo de Investigación Agrícola, Agroscope, en 2018 realizaron el estudio más completo hasta la fecha sobre el impacto medioambiental de la producción alimentaria. Los autores concluyeron lo siguiente: «El impacto de los productos animales con un impacto más bajo suelen exceder los sustitutos vegetales, proporcionando nueva evidencia de la importancia del cambio dietético. Evitar las proteínas de origen animal es probablemente lo mejor que se puede hacer por el planeta». Según el informe «The Global Syndemic of Obesity, Undernutrition, and Climate Change: *The Lancet* Commission report», la producción mundial de carne aumentó de cuatro a cinco veces, de 71 millones de toneladas (MT) anuales en 1961, a 318 MT en 2014, y se prevé un aumento a 455 MT en 2050. Este aumento refleja el crecimiento de la demanda, a causa del aumento tanto de la población mundial como del consumo per cápita, de 20 a 43 kg por persona y año, de 1961 a 2014.

La producción de alimentos es uno de los mayores contribuyentes al cambio climático, alcanzando un 29 % de la emisión de gases de efecto invernadero (GEI). Solo la ganadería representa un 12-19 % de estas emisiones en todo el mundo. Tanto la carne como los productos lácteos requieren más recursos y generan mayores emisiones de metano que las alternativas basadas en plantas, mientras que los productos vegetales sustitutos de la carne (legumbres y derivados) tienen menos impacto medioambiental.

En el estudio holandés comentado en la pregunta anterior, que compara seis patrones dietéticos y analiza los valores nutricionales y de sostenibilidad, se muestra que la dieta vegana obtiene una alta puntuación en salud, con la mayor reducción de proteína animal y está considerada como la más sostenible. Según algunos estudios recientes, eliminar la carne y el pescado de la dieta reduce el impacto medioambiental en aproximadamente un 21 %. Una dieta vegana saludable alcanza una reducción del 30 % del impacto ambiental.

En otras revisiones, los patrones dietéticos más sostenibles en términos de GEI fueron: la dieta vegana (reducción del 45 % en las emisiones), la dieta sin rumiantes ni lácteos (-33 %), la dieta vegetariana (-31 %) y la dieta pescetariana (-27 %).

Dicho esto, todo apunta a que sí, la dieta vegana *per se* podría mejorar el impacto medioambiental. Pero no nos quedemos aquí. Sigamos.

¿Qué tenemos en contra de que «el veganismo mejora el impacto medioambiental»?

Bueno, pues otros factores que van más allá del grupo al que pertenecen los alimentos consumidos. Es decir, que la dieta vegana sea más o menos sostenible depende de qué alimentos se consumen, cómo, cuántos, de dónde, etc. Veámoslo con detalle:

- Cereales integrales o refinados: para los cereales y derivados (arroz, pan, pasta, cuscús, etc.) integrales, generalmente se utilizan menos recursos que en el caso de los refinados, ya que los integrales requieren menos pasos de procesamiento.

- Dulces y alimentos ultraprocesados o alimentos frescos y mínimamente procesados: cambiar el consumo de dulces y alimentos ultraprocesados por el consumo de cereales integrales, frutas, hortalizas, frutos secos, legumbres y aceites ricos en grasas insaturadas (en nuestro entorno, el aceite de oliva virgen) tendría múltiples efectos en la salud y beneficios ambientales a nivel mundial. En Australia, por ejemplo, se estima que el consumo de alimentos ultraprocesados contribuye en más de un tercio al total de los efectos medioambientales relacionados con la dieta (35 % del uso de agua, 39 % del uso de energía, 33 % de emisiones de CO_2 y 35 % del uso de la tierra). Aunque la producción de alimentos ultraprocesados de origen vegetal no requiere tanta energía como los de origen animal, no está asociada con una mejor sostenibilidad medioambiental. En general, el consumo mundial de alimentos ultraprocesados parece estar potencialmente asociado con la agricultura y la ganadería intensiva, la pérdida de tradiciones culinarias, la progresiva desaparición de las pequeñas explotaciones agrícolas locales, la pérdida de biodiversidad y el aumento de las desigualdades sociales. Y todo ello sin perder de vista que las enfermedades no transmisibles (ENT) directamente relacionadas con la ingesta de productos ultraprocesados de cualquier origen generan un gasto sanitario y un consumo de recursos cuyo impacto tampoco es desdeñable.

- Alimentos de producción local, venta de proximidad y de temporada o importados y no estacionales: los alimentos cultivados localmente pueden ser una opción sostenible si son de temporada allí donde vivimos. El coste económico, el gasto de recursos fósiles y la generación de residuos por el hecho de producir o almacenar alimentos locales cultivados fuera de temporada pueden superar a los de adquirir alimentos de temporada procedentes de otro lugar. Para que te hagas una idea, citamos tal cual un fragmento del informe «¿Cuántos kilómetros recorren los alimentos antes de llegar a tu plato?» de Amigos de la Tierra:

Las manzanas importadas de Uruguay que tienen como destino, por ejemplo, Mallorca recorren unos 10.600 km, provocando un impacto ambiental de 174 kg CO_2/t transportada. Si esta misma manzana recorre la isla de punta a punta en camión, el impacto ambiental se incrementaría en unos 12 kg CO_2/t, impacto muy parecido al transporte en barco de Mallorca a Ibiza, sumando aproximadamente un impacto total de 186 kg CO_2/t transportada. El consumo local de alimentos sigue siendo la forma menos contaminante. Producir y desplazar las manzanas en tren una distancia de 450 km implicaría un impacto de 10 kg CO_2/t transportada. Si a esta cifra le sumamos un coste adicional de 6,1 kg CO_2/t transportada asociado al transporte en furgoneta, obtenemos un impacto ambiental total de 16,5 kg CO_2/t transportada, lo que supone un impacto ambiental entre 10 y 20 veces menor que la importación de alimentos de Taiwán, Uruguay, Italia o Francia.

En la siguiente gráfica puedes ver los kilómetros medios recorridos en 2011 por algunos alimentos (veganos) importados a España:

Figura 21

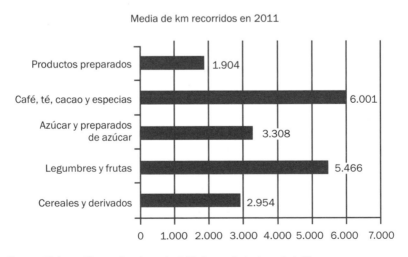

Media de km recorridos en 2011

Fuente: Elaboración propia adaptado del informe de Amigos de la Tierra.

Por todo ello, es importante conocer la trazabilidad* de los alimentos que adquirimos y poder hacer una selección más respetuosa con el medio ambiente, que garantice los derechos sociales y laborales de las personas que trabajan en la producción de alimentos.

- Envasados o a granel: los envases, en especial si están fabricados con materiales no reciclables, pueden tener un gran impacto en el medio ambiente. En caso de adquirir productos envasados (ya sean del supermercado, de la tienda de dietética del barrio, del restaurante vegano más *in* o de nuestro *takeaway* japonés preferido), es preferible optar por materiales que sean biodegradables, totalmente reciclables o hechos de materiales reciclados.
- Agua embotellada o del grifo: el agua del grifo cuesta una fracción del precio del agua embotellada y reduce la huella ecológica. Según el Ministerio de Sanidad, el precio del agua embotellada es de unos 21 céntimos por litro de media si la compramos en un supermercado, mientras que la del grifo cuesta unos 1,57 euros por cada 1.000 litros. Posiblemente, ha llegado el momento de que veamos a los productores de agua embotellada como distribuidores de botellas de plástico que contienen cualquier cosa en su interior.
- Consumir cantidades suficientes para nuestras necesidades o por encima de estas: consumir alimentos en exceso, de forma habitual, además de aumentar las tasas de sobrepeso y obesidad, incrementa el suministro y la producción de alimentos y, consecuentemente, supone un uso innecesario de recursos energéticos y fósiles, de agua y de tierra, y un aumento de las emisiones de GEI.

* Según el *Codex Alimentarius*, «Trazabilidad es la capacidad para seguir el movimiento de un alimento a través de la(s) etapa(s) especificada(s) de la producción, transformación y distribución».

- Desperdicio de alimentos o ajustar las cantidades adquiridas, almacenadas, preparadas, etc.: según datos de la Organización de las Naciones Unidas para la Alimentación y la Agricultura (FAO, por sus siglas en inglés), un tercio de la producción mundial de alimentos (1.300 millones de toneladas) se desperdicia. En la Unión Europea, cada año se desperdician 89 toneladas (unos 180 kg por habitante), de las cuales casi 8 millones se dan en España. El mayor desaprovechamiento ocurre en los hogares (42 %, dos terceras partes del cual son evitables mediante cambios en los hábitos de consumo, compra y gestión de los alimentos). Puedes consultar la «Guía práctica para el consumidor: cómo reducir el desperdicio alimentario» en la web del Ministerio de Agricultura, Pesca y Alimentación, que aunque no es una guía para la población vegana, puede ser útil para ayudar a reducir el desperdicio en nuestras casas.

Respondiendo a la pregunta: con todo ello, y suponiendo que hayas llegado a la misma conclusión, es fácil deducir que optar por la dieta vegana no garantiza una plena contribución a la reducción del impacto ambiental del sistema alimentario. No es para desalentar, todo lo contrario, es para animarte a hacerlo mejor si estás por la dieta vegana, pero, como mínimo, es imprescindible tener presentes todos los factores comentados más arriba cada vez que tomamos una decisión con respecto a nuestra alimentación: ¿qué preparo hoy para comer?, ¿dónde voy a comprar?, ¿con qué alimentos voy a llenar la cesta?, ¿compro a granel o con doble envase de celofán?, ¿relleno la botella antes de salir de casa?, etc. Estos pequeños detalles cuentan muchísimo. Es lo de siempre: la suma de las acciones individuales puede tener un importante efecto global. Es hora de recordar aquella expresión que estuvo de moda en los años ochenta: «Piensa globalmente, actúa localmente», y que en este contexto cobra mucho sentido. Y no descartes el efecto mariposa: el aleteo de una mariposa se puede sentir en el otro lado del mundo (proverbio chino).

12. *¿A qué edad se puede empezar con la alimentación vegetariana?*

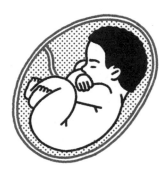

Primero de todo, hagamos un ejercicio de reflexión, ¿cuándo comienza realmente la alimentación de un bebé? Coincidimos con aquellos que opinan que se inicia en el mismo momento de la concepción, e incluso, como veremos más adelante, y a efectos nutricionales, algunas semanas antes. La adecuada alimentación de la madre y un estilo de vida apropiado durante el embarazo serán factores determinantes para dar a luz a un recién nacido en las mejores condiciones. El embarazo condiciona cambios importantes en el metabolismo materno orientados a un aporte óptimo al feto. Es el concepto de los primeros 1.000 días, es decir, los nueve meses de embarazo y los 2 primeros años de vida del bebé (270 + 365 + 365 = 1.000), que se ven como una ventana de oportunidad para establecer una alimentación y una nutrición correctas a cualquier individuo. ¡Vamos allá!

Si ni estás embarazada ni piensas estarlo, si no tienes en mente ser padre en breve y/o no estás en edad de procrear y quieres ahorrarte algunos detalles sobre el desarrollo nutricional de un embarazo, puedes pasar directamente a los dos párrafos finales de la pregunta.

Breve resumen de los cambios metabólicos durante el embarazo (y no, no entra para el examen).

Durante ese período se producen cambios en el procesado de los principios inmediatos con el fin de asegurar que la madre genere un suministro continuo de nutrientes al feto en crecimiento.

La mayoría de las embarazadas no necesitan un aporte energético adicional hasta la fase final de la gestación.

Existen cambios en el metabolismo de los hidratos de carbono desde la primera mitad del embarazo, en respuesta a adaptaciones fisiológicas maternas, preparando su cuerpo para las altas exigencias del rápido desarrollo fetal y para apoyar el crecimiento que se producirá en la segunda mitad del embarazo. El primer trimestre viene también marcado por variaciones en el metabolismo de los lípidos (grasas), con un aumento del almacenamiento de estos a modo de reserva. En la segunda mitad del embarazo, y debido a que la glucosa es el nutriente preferido por el feto, se desarrolla una moderada resistencia a la insulina (hormona que gestiona la glucosa en la sangre) en la madre, que condiciona unos valores plasmáticos de glucosa algo más elevados, para que esta difunda a través de la placenta con mayor facilidad. De ahí que la embarazada presente con relativa frecuencia desequilibrios en su metabolismo y tienda a desarrollar una diabetes gestacional (del embarazo). Por eso a toda gestante se le hace un análisis para determinar esa posible diabetes gestacional.

Al final del embarazo se favorece una movilización de la grasa acumulada, coincidiendo con el momento de máximo crecimiento fetal. Todo esto permite a las mujeres embarazadas utilizar los lípidos almacenados para preservar y dedicar con preferencia la glucosa y las proteínas para el feto.

Lo anteriormente expuesto sirve para darnos cuenta de que la alimentación de la futura madre es una parte importantísima en el desarrollo del bebé. Sin embargo, y dando una vuelta más de tuerca a lo comentado, ¿podría empezar la correcta alimentación del bebé antes del embarazo?

Abordemos por encima el concepto de «epigenética»: esta nos describe modificaciones en la expresión genética, en el fenotipo del individuo (sus características, tanto físicas como conductuales, debidas a la carga genética heredada y desarrolladas en el ambiente concreto en el que se mueven), en este caso del futuro bebé, que no pueden explicarse por cambios en los genes. Para entendernos, son cambios similares a los que nos encontraríamos si existieran modificaciones del ADN, sin que en realidad esas variaciones se hayan producido. Las modificaciones epigenéticas responden a alteraciones de las condiciones del entorno intrauterino y son capaces de inducir cambios permanentes en la estructura de los sistemas metabólicos y en su función, aumentando con ello, entre otras, la susceptibilidad a patologías crónicas. La nutrición subóptima de la madre se ha demostrado capaz de inducir este tipo de cambios. Recientes aportaciones epidemiológicas sustentan la idea de que algunos de estos factores podrían contribuir, por lo menos en parte, al desarrollo de la obesidad infantil.

Una dieta saludable, tal y como se recomienda en la población general, debería ser suficiente para cubrir las necesidades en un estado precoz del embarazo. Sin embargo, a eso debemos sumarle la importancia de asegurar algunos nutrientes esenciales y evitar algunos factores de riesgo, como pueden ser la ingesta de alcohol, de drogas o el tabaquismo. Si eres fumadora, no encontrarás mejor momento en la vida para dejarlo. Y recuerda que la cantidad segura de alcohol durante el embarazo es cero (nada).

Se debe cuidar la salud de la futura madre previa al embarazo. Contribuirán a ello una puesta al día del estado vacunal, un control adecuado de enfermedades crónicas como la diabetes o el hipotiroidismo, la realización de un nivel de ejercicio adecuado, el mantenimiento del peso corporal en los márgenes de la normalidad y, por supuesto, la alimentación saludable.

Habida cuenta de que un gran número de embarazos no son planeados y de que muchas mujeres pueden no ser conscientes de la importancia de la nutrición antes de la concepción, los profesionales sanitarios debemos tomar la iniciativa en abordar este tema con todas las personas en edad de procrear. Las gestantes que presentan obesidad suelen tener más complicaciones en el momento del parto y sus bebés están más predispuestos a padecer anomalías congénitas, fracturas de clavícula o, más adelante, obesidad. Es posible que una reducción de peso de la madre previa a la concepción pueda evitar todas estas complicaciones. El bajo peso de la madre también se ha relacionado con complicaciones tales como el parto prematuro o un bajo peso del recién nacido.

¿Cuáles son los nutrientes críticos en la embarazada? (sea cual sea su tipo de alimentación).

Entender el crecimiento normal del feto, su desarrollo y su maduración, parámetros en los que influye la nutrición materna, es importante para comprender las complicaciones que pueden surgir durante el embarazo para el recién nacido, tales como un crecimiento alterado o malformaciones congénitas. A todo ello hay que unir el importante papel que juega el estado nutricional de la madre, trascendental en el desarrollo del embarazo y en desencadenar esas posibles alteraciones epigenéticas.

El ácido fólico es necesario para la división celular y es fundamental en la prevención de defectos del tubo neural (cerebro, columna vertebral y médula espinal). El efecto protector del ácido fólico frente a esas patologías está sobradamente demostrado y sus requerimientos durante el embarazo se incrementan en un 50 %. Es por ello de suma importancia que toda mujer en edad reproductiva tenga una ingesta adecuada de folatos. Considerando que el cierre del tubo neural se produce entre la tercera y la cuarta semana tras la concepción, sería aconsejable iniciar los suplementos de manera preventiva incluso antes de la concepción. Las recomendaciones actuales apuntan como adecuado un suplemento de 400 µg al día de ácido fólico desde un mes antes de la concepción hasta las 12 semanas de embarazo.

Otro nutriente clave es el yodo. Su papel en las hormonas tiroideas es fundamental para el buen desarrollo del embarazo y para el correcto funcionamiento del progreso hormonal fetal. Un déficit de yodo en la madre podría tener como consecuencia la aparición de bocio, déficits intelectuales, retraso del crecimiento y un hipotiroidismo en el recién nacido, así como un aumento de los embarazos perdidos y de la mortalidad infantil. Nuestro país tiene una deficiencia casi endémica en la ingesta de yodo, compensada en parte por la sal yodada, pero que en el caso de la embarazada no alcanza los requerimientos mínimos… a no ser que se mate a echarle sal (yodada) a todo lo que coma, en cuyo caso sería claramente peor el remedio que la enfermedad. Algo similar podría suceder si se pretende extraer el yodo necesario de las algas marinas, ya que su contenido en este principio inmediato es altísimo y una ingesta excesiva comportaría problemas a la gestante y al feto. Independientemente del consumo adecuado de yodo en la dieta, las mujeres embarazadas deben tomar a diario un suplemento de yodo para asegurar su adecuado suministro, incluso antes de la concepción y en etapas muy tempranas del embarazo. Esta recomendación tiene un nivel de evidencia «débil», es decir, no es, ni de lejos, tan importante como no fumar, no beber alcohol o tomar ácido fólico, no es válida en todos los países y se aplica solo en el supuesto de que no se tomen tres raciones diarias de lácticos no ecológicos.

En cuanto a los requerimientos energéticos, cada vez está más clara la recomendación de «Piensa por dos, pero no comas por dos», tan alejada de las que se hacían antaño. Sus necesidades energéticas se ven incrementadas en los dos últimos trimestres, especialmente en el tercero, mientras que en el primero las necesidades calóricas permanecen casi sin variaciones. El cálculo de una dieta equilibrada en una embarazada debería tener en cuenta esta consideración.

La proporción de ingesta de grasas no difiere de la recomendada a la población en general; así pues, hay que hacer hincapié en potenciar las fuentes que proporcionan ácidos grasos esenciales. Por lo tanto, al aconsejar a las mujeres embarazadas sobre el consumo de grasas, es importante subrayar la conveniencia de optar por las grasas saludables y evitar las grasas trans (ultraprocesados, refritos y similares), por lo menos de forma habitual.

Para alcanzar los niveles de ácidos grasos omega-3 poliinsaturados de cadena larga (Ω-3 LC-PUFA, por su nombre más técnico y en inglés, que siempre queda bien), imprescindibles para lograr el desarrollo visual y cognitivo óptimo en la descendencia, sería recomendable, según la Autoridad Europea de Seguridad Alimentaria (EFSA), la ingesta de unos 300 µg/día de ácido docosahexaenoico (DHA). Estas cantidades se pueden conseguir con la ingesta dos veces por semana de una ración de pescado, de las cuales sería deseable que al menos una fuese de pescados grasos tipo caballa, arenque, sardinas o salmón (que a su vez son de pequeño tamaño y contienen menor cantidad de metilmercurio). La madre vegetariana lo puede obtener de otras fuentes, básicamente de las nueces, el aceite de lino o a base de una suplementación (puedes encontrar más información sobre las fuentes y cantidades recomendadas de ácidos grasos esenciales en la pregunta 29).

En referencia a los hidratos de carbono, la permisividad de su ingesta aumenta en unos gramos por día. Cada vez hay más evidencia de que no solo la cantidad es un factor importante, sino que se deberían tener en cuenta factores cualitativos como el índice y la carga glucémicos de los alimentos ingeridos. Estos parámetros se refieren a la rapidez con la que los azúcares libres se incorporan al torrente sanguíneo. Es por esto, y no por mucho más, por lo que no es lo mismo comerse una pieza de fruta a mordiscos que beberse el zumo de tres piezas de la misma fruta en un minuto, y por lo que seguimos insistiendo en la importancia de que los cereales y derivados se escojan integrales.

Las proteínas son esenciales para la creación, el crecimiento y la reparación de los tejidos, y es fácil comprender su importancia durante el embarazo. En nuestra sociedad es habitual que, debido a lo fácil que resulta acceder al alimento, la cantidad de proteínas ingeridas a diario sea superior a los requerimientos. No obstante, en el caso de la embarazada vegetariana, no está de más revisar este aspecto, recomendando el aumento de raciones de legumbres y de bebidas vegetales, en especial de soja, enriquecida con calcio, con lo que posiblemente se contribuye también a un buen equilibrio del metabolismo óseo.

Recordemos que la fibra dietética ayuda a resolver el estreñimiento (frecuente en las embarazadas) y otros problemas del intestino. Está presente en las partes no digeribles del cereal integral y de los vegetales, legumbres, frutas y frutos secos. Uno de los componentes de la fibra dietética son los oligosacáridos, que incrementan la actividad de la microbiota (conjunto de bacterias que viven en el intestino), potenciando sus efectos beneficiosos. Una dieta equilibrada favorece ese crecimiento bacteriano y hace innecesaria la suplementación con prebióticos o probióticos. Los cereales integrales, el pan integral, los guisantes, las lentejas, las hortalizas, los frutos secos, las semillas y la fruta fresca o desecada son buenas fuentes de fibra dietética.

La embarazada aumenta ligeramente sus necesidades diarias de colina, metabolito indispensable para la integridad de la membrana celular, la síntesis de proteínas y que actúa como neurotransmisor. Puede obtenerse, entre otras, de los vegetales verdes de hoja grande, las legumbres y sus derivados, las nueces, las semillas y el tomate concentrado.

Debe asegurarse una ingesta diaria de hierro adecuada, ya que es necesario para el correcto desarrollo del feto, de la placenta y para controlar el incremento del volumen sanguíneo de la madre. A pesar de la controversia sobre la suplementación profiláctica en la embarazada omnívora, en la vegetariana se recomienda administrar 30 mg/día. Nuestra postura, en un entorno en el que se practican, de forma rutinaria, un mínimo de tres análisis a lo largo de la gestación, se inclina mayormente por suplementar en caso de que se determine su déficit. Asimismo, la futura madre debe recibir unos aportes adecuados en su dieta con la ingesta de alimentos que lo contengan, tales como el cereal de grano entero, las legumbres o las verduras de hoja oscura. La biodisponibilidad del hierro proveniente de las plantas no es la misma que la de los alimentos de origen animal (más adelante ahondaremos en esta cuestión). La ingesta simultánea de alimentos ricos en vitamina C y otros ácidos orgánicos aumenta su absorción. Tienes más documentación al respecto en las preguntas 30 y 32 y en el capítulo 4 de recursos culinarios.

La vitamina D, cuya forma activa es esencial para la absorción de calcio en el intestino, contribuye también al desarrollo óseo y al crecimiento fetal. La vitamina D de la embarazada se relaciona directamente con la del feto y tiene un especial impacto en la mineralización ósea del niño. Parece claro que una exposición diaria a la luz solar sería suficiente para cubrir sus necesidades, entre otras cosas, debido a que la biodisponibilidad del calcio aumenta durante el embarazo, pero en aquellas madres que, por diversas circunstancias (laborales, creencias, etc.), no cumplen este criterio, las que viven en latitudes de poca insolación, aquellas que cubren extensamente su piel o emplean fotoprotección a diario y las que tienen un tono de piel más oscuro, sería necesario que tomaran un suplemento de vitamina D_2 o D_3 de origen vegetal, de manera aislada o a través de alimentos fortificados (algo que no es fácil en nuestro entorno, donde son pocos los alimentos enriquecidos en vitamina D), para alcanzar unos niveles séricos adecuados de 25-hidroxicolecalciferol. Los suplementos con esta vitamina serían más beneficiosos para evitar la depleción materna de la misma que para ofrecer unos buenos niveles al recién nacido.

Figura 22

Decálogo de una alimentación saludable en una embarazada (vegetariana o no)

✔ Una dieta vegetariana equilibrada y suplementada no debería ser impedimento para sacar adelante el más exitoso de los embarazos.

✔ Piensa por dos, pero no comas por dos.

✔ No abandones nunca la vitamina B_{12}.

✔ Debes mantener una ingesta adecuada de ácidos grasos esenciales poliinsaturados.

✔ Los micronutrientes a los que debes prestar especial atención son el ácido fólico, el hierro, el yodo, la vitamina D, el calcio y la vitamina B_{12}.

✔ Si te planteas quedarte embarazada deberías tomar ácido fólico, 400 µg/día desde cuatro semanas antes de la concepción.

✔ Los aspectos sobre seguridad de los alimentos que ingieras son importantes. Evitarán infecciones que lleguen a afectar al feto.

✔ No abandones ninguna medicación que estés tomando por tu cuenta. Asimismo tampoco te automediques.

✔ La actividad física es un factor determinante del bienestar de la madre y para el mantenimiento del peso adecuado.

✔ Evita las drogas y el tabaco. Procura no permanecer en habitaciones en las que previamente se haya fumado. Alcohol cero.

✔ Después del parto mantén todos los hábitos saludables que hayas adquirido. Tu bebé, tu familia y, sobre todo tú, lo agradeceréis.

Bonus track: **Si piensas quedarte embarazada es buen momento para replantearte algunos aspectos de tu salud. Puede ser un punto de inflexión para intentar normalizar tu índice de masa corporal (IMC). Acomoda tu estilo de vida lo más saludablemente posible: come de manera adecuada, haz ejercicio y revisa tu estado vacunal. Si te ves incapaz de hacerlo por ti misma pide consejo a un profesional. Iniciar el embarazo en el mejor estado de salud posible es una de las garantías de que el resultado final sea el óptimo.**

Y los suplementos de vitamina B_{12}, siempre. SIEM-PRE.
Como medida adicional, para favorecer un desarrollo fetal ideal, deberemos evitar los riesgos de contraer enfermedades transmitidas por alimentos. A grandes rasgos, te recomendamos lo siguiente:

- Lávate las manos a conciencia con agua y jabón antes de manipular alimentos.
- Sigue las normas de almacenaje de los alimentos, prestando especial atención a su fecha de caducidad y no tanto a la de «consumir preferentemente».
- Mantén la comida cocinada y la cruda en la nevera, aparte del resto de los alimentos, bien envasada o tapada.
- Evita ingerir agua que no haya sido tratada con antelación. La del grifo suele ser la mejor opción.
- No tomes más de 200 mg de cafeína al día. Recuerda que, aparte de en el café, se encuentra en el té, los refrescos de cola, el chocolate y en los líquidos megaazucarados-hipercafeinizados-ultraendulcorados-macrocalóricos, también denominados popular y erróneamente «bebidas energéticas».
- Evita los alimentos crudos de origen animal. Esto incluye leche no pasteurizada, huevos crudos y todas las comidas hechas con cualquiera de estos productos.
- Elude quesos mohosos tales como camembert, brie o queso azul.
- Lava bien con agua clorada las ensaladas y frutas crudas antes de ingerirlas, y consúmelas justo después de su lavado.
- Para prevenir contaminaciones cruzadas, debes lavar bien los utensilios empleados para procesar alimentos crudos antes de emplearlos en la comida de la embarazada.
- Cuidado con los germinados: solo debes tomarlos si el envase los identifica como aptos para el consumo en crudo; de lo contrario, debes cocinarlos como cualquier otro alimento.

Solo manteniendo a nuestras futuras madres en un estado nutricional y de salud adecuado favoreceremos que las nuevas generaciones desarrollen al máximo su potencial genético.

Si estás embarazada o piensas quedarte en breve, ponte en contacto con tu equipo de atención primaria o con un/a dietista-nutricionista para tener estos aspectos bajo control. Hazle partícipe del tipo de vida que haces, la alimentación que sigues y, de ser el caso, la medicación que estás tomando. No tomes ningún fármaco, suplemento, complemento o aditamento que no te haya recomendado un profesional de tu confianza. Es posible que durante el embarazo te prescriban alguno; este debe ser acorde con tu estado fisiológico, nutricional y tu tipo de dieta, y puede venir motivado o ser sustituido en función de los análisis que te practiquen durante el embarazo. Esa medicación será específica para ti y no es permutable por la que le hayan prescrito a cualquier otra mujer embarazada. No sigas los consejos de pseudoterapeutas, iluminados, gurús o portadores de secretos milenarios de recónditos parajes; su beneficio no sois ni tú ni tu futuro bebé, sino su bolsillo. Desgraciadamente, los consejos de tu madre es posible que estén obsoletos y que los de tu cuñada no sean aprovechables.

Llevar a buen término un embarazo es bastante fácil si te pones en manos de los profesionales adecuados, te rodeas de los que te quieren, evitas personajes tóxicos y pides ayuda si crees que la necesitas. Vale, acabas de tener un retoñito, has dejado de estar embarazada. Desde este mismo momento tu bebé puede empezar a ser vegetariano con las mismas garantías que si lo hiciera a los 25 años, o con mayores incluso si su madre va a ofrecerle lactancia natural. De hecho, lleva ya nueve meses siéndolo.

Nos queda la duda sobre si hemos respondido la pregunta de la forma adecuada. Nuestra intención era insistir en que la alimentación vegetariana no tiene una edad concreta de inicio y que, si en tu casa seguís ese tipo de alimentación, deberías plantearte estar completamente en forma y con algunos complementos en la mesilla de noche desde el momento en que pienses quedarte embarazada, o antes...

13. ¿Cómo empezar con la alimentación complementaria?

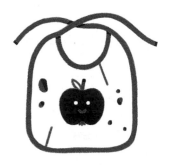

Vale, ya lo tenemos aquí. ¿Y ahora qué?

Antes de proseguir, y si has llegado hasta este punto (algo encomiable), recuerda que tu bebé, de aquí en adelante, podrá alimentarse sin ningún problema sin ingerir carne y sus derivados, pescado, huevos o leche siempre y cuando le ofrezcas una alimentación correctamente planificada. Las dietas vegetarianas son adecuadas para los niños y los adolescentes siempre que se tenga en el punto de mira cubrir sus necesidades nutricionales.

Has seguido una alimentación perfectamente saludable durante todo tu embarazo; es muy probable que ahora, durante la lactancia, te sigan recomendando algunos suplementos. Por un lado, para que la composición de tu leche sea la óptima y, por el otro, porque tu cuerpo va a priorizar las necesidades del bebé («¡A mi niño que no le falte de na!») y va a ofrecerle a él cualquier principio inmediato que tú pudieras tener por debajo de los límites de la normalidad, con lo que tu salud se podría ver mermada.

Durante los primeros 6 meses. Plan A. Lactancia materna:

Sabemos, a nivel científico, y tenemos bastante asumido, como sociedad, que la lactancia materna es el mejor alimento que puede recibir un recién nacido, con demostrados beneficios tanto para su salud, para la de su madre y para la del planeta, así como para la economía de la familia. Toda futura madre debería ser correctamente informada al respecto.

Si vas a hacer lactancia materna, es posible que se te siga aconsejando un ligero incremento en las calorías que debes ingerir cada día, pero dependerá en gran manera del ejercicio que estés dispuesta a hacer. De todos modos, hacer caso al apetito que sientas podría ser la mejor sugerencia al respecto. Si notas que tienes más sed, no te preocupes, es normal, sigue las indicaciones que tu cuerpo te marque y no te veas forzada a beber por obligación. No existe ninguna bebida (no, la cerveza tampoco) que aumente la producción de la leche materna. Tu sensación de sed y la ingesta de agua a la que esta te lleve, junto con el estímulo de tu bebé en los pezones, son el mejor de los galactogogos (palabra relativamente viejuna que hace referencia a sustancias capaces de estimular la lactancia materna). Procura seguir manteniéndote alejada de la ingesta de alcohol y, si lo tomas, ten en cuenta que el tiempo necesario que hay que esperar para que el alcohol ingerido de forma ocasional desaparezca de la leche y la sangre depende de tu peso (a menos peso, más tiempo) y de la cantidad de alcohol consumido (a más alcohol, más tiempo). Como norma general, se recomienda evitar dar el pecho hasta después de dos horas y media por cada 10-12 g de alcohol consumidos. Es decir, si tomas una caña de cerveza (250 ml) o media copa de vino (125 ml), debes esperar dos horas y media para dar el pecho. Puedes tomar cerveza 0,0 y la sin alcohol, con un contenido inferior al 1 %, con relativa seguridad, como demostró en el año 2000 Koletzko. Puedes encontrar más información sobre alimentación en el embarazo en el libro *Mamá come sano*, de Julio Basulto.

Si tienes pensado extraerte leche y conservarla, ten en cuenta todas las medidas de higiene posibles y recuerda que esa leche se puede conservar (etiqueta los botes o bolsas con la fecha de extracción claramente visible):

- Cinco días en la nevera si está a 4 °C o menos. Ten en cuenta que muchas neveras están por encima de esta temperatura.
- Dos semanas en la zona de la nevera donde está el hielo.
- Hasta seis meses si la conservas en un congelador.

No olvides seguir tomando tu suplemento de vitamina B_{12}, que ahora también le será de ayuda a tu bebé. Para mantener tus niveles de yodo, debes seguir tomando sal yodada y añadirle un suplemento de 200 µg al día, salvo que ingieras tres raciones diarias de lácticos no ecológicos.

Tu pequeño necesita también vitamina D ya que se ha comprobado que la lactancia materna es deficitaria en ella en las condiciones en las que vivimos en el mundo occidental. Hay dos tipos de vitamina D: la D_2 y la D_3; esta última es la más corriente, pero se extrae de productos animales (grasa de pescado o lanolina de las ovejas), por lo tanto, es normal que prefieras otra opción. La D_2 se puede considerar de origen vegetal, pero es más difícil de conseguir en el mercado y su posología no es equivalente a la de la D_3. En caso de que quieras permutar una por otra, es necesario que te pongas en contacto con el profesional que te la ha recomendado para que te haga la pertinente conversión de dosis. Sin embargo, lo más fácil hoy en día es que tu bebé tome la vitamina D_3 de origen vegetal, sintetizada por líquenes, y que se encuentra ya disponible en el mercado.

Fácil, ¿no? Pues no hay más: lactancia materna, suplemento de B_{12} (y quizá yodo) para ti, y suplemento de vitamina D para el bebé. Eso es todo cuanto necesita cualquier renacuajo hasta los 6 meses de vida.

Durante los primeros 6 meses. Plan B. Lactancia artificial:

En caso de que no se pueda (o no se quiera) ofrecer lactancia materna por el motivo que sea, solo queda una opción: alimentarlo con leche de fórmula infantil; no hay otra. No pretendamos alimentar a un bebé con diluciones de leches, bebidas vegetales (de soja, de avena, de almendras, etc.) o con fórmulas caseras. La leche infantil es un producto desarrollado específicamente para ellos, y que, más allá de alimentarlos y cubrir sus necesidades nutricionales, preserva algunas de sus funciones vitales, como la renal, la intestinal o la cardíaca, mantiene un equilibrio hídrico adecuado y aporta todo lo necesario adaptado a la capacidad de digestión en esa edad. Obviamente, las leches convencionales para lactantes proceden de animales, no aptas para veganos. Ten en cuenta que, aunque le des fórmulas basadas en productos vegetales (soja, arroz, etc.), la gran mayoría de ellas llevan la vitamina D incorporada, procedente, a lo sumo, de lanolina. Todas ellas tienen un origen común: haber estado fabricadas para bebés que no toleran las proteínas de la leche de vaca, no para bebés veganos; por este motivo, el origen de algunos de sus componentes, como la vitamina D, son de origen animal. Aparte de eso, tienen un par de características más en común: *a)* están contenidas en un envase similar a las leches infantiles «no veganas», y *b)* se venden en farmacia. Estas dos consideraciones no son gratuitas, es para llamar la atención y recalcar que deben ser específicamente leches para lactantes y, en ningún caso, leches vegetales de consumo habitual. Nos encontramos con:

- Fórmulas a base de proteínas de soja. Elaboradas por la mayoría de los fabricantes de productos de alimentación infantil, no están recomendadas en alérgicos a la proteína de la leche de vaca por debajo de los 6 meses debido a su posible reacción cruzada. Es poco probable, pero no imposible, ser vegano y a la vez alérgico a la proteína de la leche de vaca. La vida da muchas vueltas. De entre ellas, y según la página web de la Unión Vegetariana Española, la fórmula Farley's de Heinz es apta para bebés veganos al estar avalada por la Sociedad Vegana del Reino Unido. Consultada la web de Miriam Martínez Biarge (mipediatravegetariano.com), una de las pioneras de la alimentación vegana en la infancia en nuestro país, los laboratorios Bimbosan de Suiza fabrican Bisoja, un compuesto de hidrolizado de proteínas de soja, según el propio fabricante, apto para veganos, pero sin especificar el origen de la vitamina D (aunque siendo apta para veganos, entendemos que la vitamina D será de origen vegetal, no tendamos siempre a malpensar).
- Leches de proteína de arroz hidrolizada. Producidas también por fabricantes de alimentación infantil, no presentan una reacción cruzada con la proteína de la leche de vaca. Según la página web de la doctora Biarge, la multinacional francesa Premibio fabrica la leche Premeriz® cumpliendo con el estándar vegano e incluyendo en ella vitamina D de origen vegetal. Después de haber echado un vistazo al catálogo de productos de esa multinacional se nos han puesto los pelos de punta, porque, aunque la leche es un producto adecuado, comercializan un compendio de ultraprocesados, veganos y eco, pero insanos. Eso sí, su leche es un producto adecuado para el bebé.

Si has optado por la lactancia artificial y tu bebé es vegano, estas son las opciones que tienes. Recuerda que las leches infantiles siempre deben prepararse según las instrucciones del fabricante y estas deben venir detalladas en el envase.

Durante los primeros 6 meses de vida no se le debería dar al bebé alimento o bebida alguna que no sea leche, de teta o de bote (de fórmula).

De los 6 meses al año. Alimentación complementaria:

Fíjate bien en el detalle de cómo hemos denominado esta alimentación: «complementaria», una palabra que, según la RAE, proviene de «complemento», que es la cosa, cualidad o sustancia que se le añade a otra para hacerla íntegra o perfecta. Es decir, la alimentación básica del bebé a esa edad seguirá siendo predominantemente la leche, a la que iremos añadiendo otro tipo de alimentos de forma progresiva para que su alimentación sea íntegra. Dicho de otra forma, y usando la metáfora de Julio Basulto que aparece en el capítulo 1, no se me ocurre ir a la tienda de ropa y salir llevando como únicas prendas de vestir aquello que hay en la sección de complementos. ¿Y de beber? Leche también como bebida principal.

A partir de los 6 meses podemos emplear bebida de soja fortificada con calcio y sin edulcorar, con preferencia, u otra bebida de origen vegetal (avena, almendras, etc.) para cocinar o para ofrecérsela de forma puntual. Hagamos aquí un inciso de especial relevancia para los alimentados con lactancia artificial: a partir de los 6 meses, esas leches a las que hemos hecho alusión en el párrafo anterior no deben sustituir nunca a la leche derivada de la proteína de soja o de arroz que venía tomando el bebé como base de su alimentación. Esas otras bebidas vegetales son un añadido para la elaboración de platos y/o, muy puntualmente, para saciar la sed o para probar. Fijaos que, como ejemplo de bebidas vegetales, hemos citado las de avena y almendras, y no las de arroz. NUNCA deberían ser bebidas de arroz «convencionales» (de supermercado o tienda de dietética), a causa de la gran cantidad de arsénico que acumulan, debido a las altas concentraciones de este metal en las aguas y tierras de cultivo. El arsénico se moviliza de la tierra como consecuencia de procesos naturales. Pero también aparece en el medio ambiente por las emisiones industriales, la producción de energía a partir de combustibles fósiles y por su uso como conservante de la madera, así como herbicida o insecticida. Ese arsénico, por lo menos su parte inorgánica, se incorpora a algunos alimentos y, de ellos, el *top one* es el arroz, tanto por la forma en que se cultiva como por su propia avidez por el metaloide. Así pues, a los niños mejor no darles bebida de arroz —salvo la de proteína hidrolizada— o tortitas de arroz (estos son los formatos en los que más se acumula) hasta, por lo menos, los 5 años.

Hecho este inciso lácteo, vamos a ver qué composición tendrá y cómo le podemos ir ofreciendo esa alimentación complementaria.

¿Qué alimentos le podemos ofrecer a partir de los 6 meses?

Excepción hecha de esos derivados del arroz que hemos comentado, se le puede dar de todo. No estará de más que apliquemos dos normas sencillas pero fundamentales:

1. Guardar un período de tiempo razonable (un día suele ser suficiente) para ir incorporando los diferentes alimentos de manera secuencial, porque si surge algún problema de intolerancia o alergia, podremos detectarlo con mayor facilidad. Algunos autores refieren como especialmente susceptibles de generar reacciones alérgicas algunos alimentos, y a partir de ello argumentan prestar especial atención ante cualquier efecto adverso a la hora de empezar a ofrecerlos. De hecho, y según las últimas investigaciones en Estados Unidos con respecto a la crema de cacahuete, muy consumida allí y causante de gran parte de las alergias alimentarias, se ha demostrado que un retraso en su introducción en la alimentación podría favorecer el desarrollo de esas alergias en niños previamente predispuestos. Por este motivo, no parece haber razón alguna para retrasar la incorporación de alimentos que pueden producir alergias (huevo, frutos secos, frutos rojos, etc.).

2. Usar el sentido común. Que un bebé pueda comer de todo no da licencia a que en el momento en que cumple 180 días le obsequiemos con unas verduras rebozadas en aceite de séptima generación de primer plato, y un guiso de varias legumbres condimentado con diversas especias de segundo.

Otro hecho a tener en cuenta (que no a evitar) es que la ingesta de gran cantidad de verduras de hojas verdes puede producir una metahemoglobinemia. ¿Y eso qué es? Como sabemos, el oxígeno viaja unido al hierro de la hemoglobina en el interior de los eritrocitos (o glóbulos rojos) de la sangre. La capacidad de la hemoglobina para transportar ese oxígeno puede estar mermada en varias circunstancias; una de ellas es la metahemoglobinemia. Esta se produce cuando el hierro es oxidado por cualquier otra sustancia (pasa de estar en su estado ferroso a férrico), con lo que pierde la capacidad de transporte del oxígeno.

Los nitritos y los nitratos, que por reducción dan lugar a nitritos, son sustancias capaces de producir oxidación de los glóbulos rojos, colocándose en lugar del oxígeno en la hemoglobina y convirtiendo la molécula en una sustancia incapaz de transportar oxígeno. La sangre, carente de oxígeno, toma ese color azulado que tiñe la piel del bebé y que llama mucho la atención y que denominamos «cianosis».

En los lactantes hay factores que favorecen que los mecanismos de defensa frente a la oxidación de los eritrocitos por cualquier circunstancia sean algo deficitarios, dando lugar a una mayor tasa de transformación de nitratos en nitritos. La ingesta de alimentos que contienen nitratos en un porcentaje relativamente elevado en su composición (a saber: acelgas, espinacas, remolacha, borrajas —incorporadas hace poco al listado— y grandes cantidades de zanahorias) por parte de los bebés es lo que daría lugar al fenómeno de conversión de la hemoglobina a metahemoglobina y a la consecuente coloración azul.

Ahora bien, el principal factor que induce a la metahemoglobinemia en nuestro medio no es tanto la propia ingesta de hortalizas con alto contenido en nitratos, como la mala conservación de estos y el tiempo entre su preparación y la toma, que induce a que las papillas o zumos que los contengan transformen de manera espontánea esos nitratos en nitritos y penetren en el organismo del bebé ya en su forma tóxica. A partir de los 12 meses, esos factores de riesgo por inmadurez desaparecen y ya se puede administrar cualquier alimento de este tipo de forma progresiva. Podemos resumir las nuevas recomendaciones de la Agencia Española de Seguridad Alimentaria y Nutrición con la siguiente tabla:

Tabla 8:

ESPINACAS ACELGAS	Se recomienda **no incluirlas** antes del primer año de vida, **0-1 año.**	**En caso de incluirlas** en los purés antes del año procurar que: • En niños de **3 a 6 meses** —*recordando siempre que la lactancia es la alimentación recomendada*—, si se incorpora una alimentación complementaria el contenido de espinacas y/o acelgas no sea mayor de **25 g/día.** • En niños de **6 a 12** meses, el contenido de espinacas y/o acelgas no sea mayor de **35 g/día.**
	En niños **entre 1 y 3 años:**	• No dar más de media ración de acelgas o espinacas **(45 g/día.** Cantidad a modo de guarnición
		• No dar espinacas y/o acelgas a niños que presenten **infecciones bacterianas gastrointestinales.**
BORRAJA	Se recomienda **no incluirla antes de los 3 años** de vida.	
VERDURAS COCINADAS	No mantener a temperatura ambiente (enteras o en puré). Conservar en el frigorífico si se van a consumir en el mismo día, si no, congelar.	
	El **lavado** y la **cocción** de las verduras **(desechando siempre al final el agua resultante)** ayudan a reducir el contenido en nitratos.	

Fuente: Agencia Española de Seguridad Alimentaria y Nutrición.

Muchas cosas ya no son lo que eran; entre ellas, los grandes peces para el consumo humano, en especial el atún rojo, el pez espada, el lucio y el tiburón. Las considerables cantidades de mercurio que acumulan por el hecho de ser los grandes depredadores del mar, pues acaban acarreando todo el metal que se zampan los otros, los hace desaconsejables para su consumo en los menores. Totalmente desaconsejados para los más pequeños de 10 años (y embarazadas) y limitados en su consumo a un máximo de 120 g al mes de los 10 a los 14 años. El atún en conserva, al proceder normalmente de piezas más jóvenes y de menor tamaño, ha demostrado no contener cantidades de mercurio tan elevadas que pudieran ser nocivas, por lo que su consumo es seguro, y si va envasado en aceite de oliva, mejor. No obstante, tampoco es aconsejable superar las dos latas a la semana.

Recordemos que los lácteos no modificados (queso y leche y yogures «normales») no pueden formar parte de la alimentación habitual, en grandes cantidades, hasta el año de edad. Sí pueden probar pequeñas cantidades de yogur natural sin endulzar o un trocito de queso tierno sin sal o bajo en sal a partir de los 9-10 meses.

Sobre el tema de las leches, esta infografía extraída del blog «PepePedia» (de «Pepepediatra» como nombre artístico y «Pepe Serrano» para temas formales), es muy esclarecedora:

Figura 23. Tipos de leches infantiles

Edad en meses	00/06	06/12	12/24
Leche materna	✓	✓	✓
Fórmula infantil 1	✓	✓	Si recomienda profesional
Fórmula infantil 2	✗	No recomienda	No necesaria
L. de «crecimiento» a partir del año	✗	✗	No necesaria
Leche infantil de soja (salvo veganos)	Si recomienda profesional	Si recomienda profesional	No necesaria
Fórmulas especiales	Si recomienda profesional	Si recomienda profesional	Si recomienda profesional
Fórmulas para alergias	Si recomienda profesional	Si recomienda profesional	Si recomienda profesional
Leche entera	✗	✗	✓
Aditivos para niños mal comedores	✗	✗	✗
Leche para niños «tragones»	No recomienda	No recomienda	No necesaria
La lactancia materna siempre es la mejor opción.			
En caso de no ser posible, las fórmulas infantiles son la alternativa.			
De esas, la leche tipo 1 es la más adecuada para la alimentación hasta los 12 meses.			
Los preparados especiales siempre deben ser prescritos por un profesional.			
Ni las leches de otros mamíferos, ni las vegetales, previenen frente a alergias.			

¿Y cómo se los damos?

Hay varias maneras de ofrecer los alimentos a un bebé; de entre ellas, hay dos significativamente distintas: la primera es la «convencional», en la que un adulto, pertrechado con una cucharilla o similar, le da a comer el alimento (o mezcla de alimentos) al bebé. La segunda es el denominado *baby-led weaning*, tomado de su denominación anglosajona, por la que es el propio bebé que, en función de su interés, toma por su cuenta los alimentos que su cuidador le ha preparado y adaptado. No se le ofrece en cuchara, sino que se le anima a que los tome por sí mismo y se los lleve a la boca. Los defensores de este sistema sugieren que el bebé controla mejor el estímulo del apetito cuando es él mismo quien toma los alimentos, y también arguyen que este sistema estimula precozmente el sistema del masticado, así como sus habilidades motoras. Este sistema solo podrá llevarse a cabo cuando el desarrollo psicomotor del bebé esté en un punto adecuado, es decir, cuando sea capaz de mantenerse sentado, aunque sea con apoyo y mantenga la cabeza erguida sin dificultad. Debe ser capaz de tomar las cosas y llevárselas a la boca con facilidad y es preciso que ya no aparezca el reflejo de extrusión, presente en los más pequeños y por el cual empujan con la lengua cualquier sólido que se les ponga en la boca, algo que suele suceder a partir de los 6 meses. El bebé debe mostrar interés por la comida y, MUY IMPORTANTE, jamás, por más contrastadas que tengamos sus habilidades para hacerlo, JAMÁS se debe dejar al niño solo mientras come (sea cual sea el método que utilicemos).

Uno u otro sistema tienen como finalidad que el bebé se inicie de forma progresiva en experiencias gustativas y que empiece a reemplazar parte de la energía y los nutrientes que obtiene de la leche por otros provenientes de fuentes distintas y variadas. No es raro que al principio rechacen texturas y sabores desconocidos, pero en ofrecerlos de manera regular, sin presiones ni batallas, y dando ejemplo, está el secreto para que acaben aceptándolos de buen grado.

¿Y qué le damos?

En cuanto a las bebidas, la más adecuada durante el primer año de vida es, por descontado, la lactancia materna (o la artificial, si es el caso) y el agua. Como se ha comentado previamente, para algunos procedimientos culinarios se podría emplear alguna bebida vegetal, y la más recomendada es la leche de soja fortificada con calcio y sin edulcorar. Llegados a este punto, no está de más recordar que tanto el zumo de fruta (natural o no) como los preparados comerciales de frutas exprimidas o hechas puré no deben ser considerados como ingesta de fruta, y los zumos hay que ofrecerlos en la menor cantidad posible, ya que los azúcares libres y la ausencia de pulpa hacen que se produzca una incorporación muy rápida de la glucosa al torrente sanguíneo.

Los alimentos más adecuados serán de cualquier tipo, frescos o mínimamente procesados, evitando en todos los casos añadir sal, azúcar o edulcorantes artificiales. Podemos endulzar algunos platos o preparaciones añadiéndoles frutas especialmente dulces, como los plátanos o la uva maduros, o vegetales tales como la zanahoria o el boniato.

Tan importante es saber qué es lo que podemos dar como tener claro qué debemos a toda costa evitar. De hecho, como la lista de lo que no debemos ofrecer es más corta, recordar esta última es un método más efectivo. Así, nuestra lista de alimentos que hay que rehuir estará compuesta, además de por las hortalizas ricas en nitratos, por las bebidas y tortitas de arroz y los lácteos no modificados en grandes cantidades, por frutos secos enteros o a trozos (debido a que son muy susceptibles de atragantamiento) y la miel (en aquellos que la toman debe evitarse hasta el año de vida, por el peligro de que los más pequeños contraigan botulismo). No olvidemos que es preciso evitar cualquier alimento ultraprocesado, con sal añadida o con ingredientes especialmente diseñados para adultos (por ejemplo, bajo en grasas).

Entonces ¿qué? Pues, salvo las excepciones mencionadas, de todo. Dada la amplia variedad de formas, sabores, colores y texturas, empezar por las hortalizas puede ser una buena opción. Comencemos por ofrecérselas de manera individual para, una vez verificada su tolerancia, lo hagamos con diferentes combinaciones. Su variedad de colores y texturas suele hacerlas llamativas y despierta sus ganas de descubrir (un atractivo que se diluye si se ofrecen en un puré con diferentes hortalizas mezcladas). Apostar por alimentos de temporada y de proximidad nos aporta un valor añadido a lo que le estamos ofreciendo, a la vez que suele representar un beneficio para la economía familiar y del entorno cercano. No está claro que esos beneficios se incrementen en los productos catalogados como ecológicos o bio. No está demostrado que contengan más nutrientes, suelen ser sensiblemente más costosos y su seguridad alimentaria no tiene por qué ser superior a la de los productos convencionales, y en más de una ocasión son responsables de toxiinfecciones por la forma en que se elaboran. Podemos ofrecer las hortalizas trituradas, chafadas o en forma de «palitos» para que sea el bebé quien se los lleve a la boca (véase el apartado «Sus primeras comidas» del capítulo 4).

Es importante incorporar desde el principio los alimentos ricos en proteína, y que estos sean variados para que se alcance la cantidad necesaria de aminoácidos esenciales diaria: legumbres, frutos secos (bien triturados o en cremas, nunca enteros o a trozos) y soja y sus derivados: tofu, tempeh, soja texturizada, yogures no azucarados… Las legumbres, por su contenido en proteínas, hierro y cinc, deben ser también uno de los primeros alimentos a incorporar.

Los farináceos también suelen ser bien aceptados al principio, y, a la vez, son necesarios para garantizar un aporte energético conveniente. El arroz, las patatas, los boniatos, la pasta, el mijo, la avena… no tienen sabores especialmente destacados, pero, aparte de los nutrientes que aportan, pueden contribuir a dar calorías y color a las comidas, así como a cambiarles la textura.

La fruta, por su particular y variado sabor, es como la ópera y Richard Gere en *Pretty Woman*: «La reacción de la gente la primera vez que ve una ópera es muy espectacular, o les encanta o les horroriza. Si les encanta, será para siempre; si no, pueden aprender a apreciarla, pero jamás les llegará al corazón». No consta que aparezca en la película, pero es posible que, con el tiempo, un buen plato de lentejas sí pueda acabar por llegarles al corazón.

Bueno, vale, que sí, que tampoco queremos que la fruta les cause mella en su incipiente vida sentimental, pero sí que se vayan acostumbrando a diferentes sabores y texturas, y que se sientan seducidos por la diversidad cromática. También se ofrece en forma de purés, de palitos o chafadas.

¿Y la cantidad?

Insistimos: la alimentación complementaria es un añadido a la alimentación base del bebé, compuesta única y exclusivamente de leche materna o de fórmula, para ir incorporando nutrientes necesarios, pero sobre todo para que empiece a experimentar una nueva forma de alimentación con nuevas texturas, sabores, colores, consistencias. A algunos eso les encanta, poder sentarse a la mesa al igual que el resto de la familia y disfrutar de nuevas experiencias; otros son poco amantes de los cambios y no se prestarán de buen grado a ello. Cada bebé es un mundo, pero si en algo coinciden la mayoría es que teniendo a su alcance alimentos suficientes, son capaces de saciar su apetito cada vez que comen. Otra cosa distinta es que no sacien el del cuidador que los alimenta o el de ese familiar cercano que teme constantemente por su desarrollo. Todo esto viene a colación de que el bebé debe seguir alimentándose de leche, y él mismo irá marcando los ritmos y horarios en los que le apetece comer. Es posible que vaya suprimiendo algunas ingestas nocturnas y espaciando las tomas durante el día. Es en esas comidas diurnas cuando se irá añadiendo poco a poco la alimentación complementaria. Se le ofrecerá hasta que el pequeño nos dé pistas de su saciedad, bien por su expresión facial, bien por el evidente rechazo a lo que se le ofrece. Si practicas el *baby led-weaning,* será él mismo el que, en un momento dado, deje de mostrar interés por la comida.

Jamás se les debe forzar a comer, debemos respetar su ritmo y tener en cuenta que su propia sensación de hambre/saciedad es un aprendizaje más de tantos como están teniendo en esa época de la vida. Por supuesto que no es recomendable ofrecer al niño ninguna distracción para alimentarlo «engañado»: pantallas, aviones repletos de comida que vuelan directos a la boca del bebé o un compendio de bailes folclóricos que le ofrece el resto de la familia para focalizar su atención y así «alimentarlo» ajeno a su propia voluntad.

Los niños, en general, y los bebés, en particular, saben cuánto deben comer. Eliminar ese instinto en edades precoces no hace más que predisponer a una futura obesidad infantil. Y no están las cosas como para jugárnosla.

¿Qué hay de la vitamina B_{12}?

Mientras el bebé esté tomando solo lactancia, la cantidad necesaria de vitamina B_{12} la obtiene de la leche de su madre, siempre que esta esté correctamente suplementada, o de la lactancia artificial, ya que cualquier preparado de leche infantil la contiene. En la medida en que vaya sustituyendo esa cantidad de leche diaria por la alimentación complementaria será preciso iniciar los suplementos de vitamina. No es necesario, al principio, hacerlo en su totalidad, aunque sí de manera sistemática y progresiva. La vitamina ingerida durante las etapas precoces se acumula en su organismo creándole reservas para una temporada, pero ¡cuidado! No sabemos a ciencia cierta cuánto duran esos depósitos, que pueden variar de un bebé a otro y, el déficit de vitamina B_{12} puede causar secuelas importantes e irreversibles sin previo aviso. Por todo ello, a la que vaya disminuyendo su ingesta de leche, debemos tener en mente empezar con los suplementos e incrementar conforme la ingesta láctea decrezca.

¿Seguimos?

A medida que el bebé se va haciendo mayor (para los pediatras, uno es bebé hasta los 12 meses), se le puede ir ofreciendo otros alimentos más complejos, también para que, si aún no se ha iniciado, sea él quien se los lleve a la boca. En el apartado «Sus primeras comidas» del capítulo 4 puedes consultar diversas propuestas sobre qué alimentos ofrecer a esta edad.

Es muy posible que la familia del bebé muestre un cierto grado de inquietud por introducir alimentos con una cierta celeridad. En ocasiones, que varios cuidadores reciten en el parque lo que ya come un retoño a una determinada edad se puede convertir en el deporte de moda en una época de la vida. Paciencia. Una correcta alimentación en el primer año de vida da paso a comer satisfactoriamente los 99 restantes.

En el otro extremo tenemos aquellos cuidadores a los que el miedo a un posible atragantamiento les crea un grado de ansiedad que conduce a retrasar su introducción. Ni tanto ni tan calvo. Ni le damos de todo el primer día ni se nos va a ahogar irremediablemente porque le empecemos a ofrecer sólidos.

Alrededor de los 7 u 8 meses es muy posible que ya haya establecido un ritmo de algunas comidas al día. El alimento principal debe seguir siendo la leche, de madre o de fórmula, que se ofrecerá a demanda, y poco a poco se irá incorporando a las comidas de la familia: desayuno, media mañana, almuerzo, merienda y cena. En estas comidas se le puede ofrecer cualquier alimento: cereales, hortalizas, legumbres, huevos (si toma), frutas, frutos secos (triturados o en crema)… acompañando o no a la leche. Al emplear el término «cereales» no hacemos referencia en ningún caso a los cereales especiales para lactantes de venta en supermercados, farmacias y comercios especializados, ni a los «cereales del desayuno», en coloridos envases con mil y un atractivos diseños y con reseñas específicas en su recipiente sobre la cantidad de vitaminas, minerales y otras lindezas que contienen. Tanto unos como otros poseen una gran cantidad de azúcar, poco recomendable y que lleva al niño a una especial preferencia por ese sabor, ya de por sí desarrollada en los lactantes. El término hace referencia al trigo, el centeno, la cebada, la avena, el arroz, el maíz, el mijo, el trigo sarraceno y a otros de incorporación más reciente en nuestra alimentación, cocidos o en forma de harinas, sémolas, gachas, pan o pasta, preferentemente de forma integral.

Debemos animar al bebé a que empiece a beber de un vaso o una taza. Lo hará con más facilidad si la boca del recipiente es amplia, ya que no deberá elevar tanto la cabeza, y si es fácil de asir. En caso de que no sea capaz de hacerlo de modo correcto, podemos recomendar vasos con un «pico» por el cual el líquido fluye sin necesidad de succionar de él, para estimular la forma correcta de beber. Sí, también nos parecen horribles, pero cualquier cosa es mejor a que sigan enganchados a un biberón o similar para tomar líquidos.

Llegando a los 12 meses ya deberíamos haber incorporado una amplia variedad de alimentos. A partir de ese momento es natural que la ingesta de leche materna vaya disminuyendo, dejando paso, cada vez más, a papillas, purés y sólidos, animando a que estos estén cada vez más presentes (si no lo están aún, cosa poco recomendable, ya que a partir de los 8-9 meses los alimentos ya no deberían ser purés de textura homogénea, sino, como mínimo, alimentos chafados o desmenuzados, para ir estimulando la masticación y la autonomía).

Respondiendo a la pregunta: si tenemos que destacar algunas normas básicas durante esta etapa de la vida, vale la pena que pongas en valor las siguientes:

- Ofrecer al bebé comida sencilla y mínimamente procesada.
- Dejar que participe en la experiencia de alimentarse.
- Facilitar el descubrimiento de nuevas texturas y sabores.
- Dejar que sea su apetito el que marque cantidades y horarios. (Cuanto más fieles seamos a esta última norma, más beneficios obtendrá el bebé en su propia regulación.)

14. ¿Tendré que acudir a un pediatra o dietista especializado?

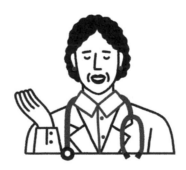

Nuestro sistema sanitario público, aunque no disponga del presupuesto ni la dedicación que merece, goza de excelentes profesionales, de las técnicas diagnósticas más avanzadas y de los tratamientos más punteros. En definitiva, si nos ponemos enfermos, estaremos en las mejores manos posibles. Eso sí, en lo que se refiere a la promoción de la salud, la prevención de las enfermedades y la salud pública en general (exceptuando algunos casos como las vacunas), la cosa sanitaria tiene un amplio margen de mejora. Un ejemplo de ello es la ausencia de profesionales con formación en nutrición humana y dietética (dietistas-nutricionistas) en los centros de atención primaria de nuestro sistema público de salud. Sabiendo que los factores relacionados con la alimentación se encuentran entre los principales determinantes de salud y que muchas de las enfermedades no transmisibles (ENT) de las que más enferma y muere la población tienen una estrecha relación con la alimentación (tanto en la prevención como en el tratamiento de los trastornos), resulta sorprendente que los conocimientos en nutrición de los profesionales sanitarios dependan de su interés y autoformación (por supuesto que puedes encontrarte alguna pediatra o enfermera que sepa de alimentación; que sepa de alimentación vegetariana ya es mucho menos probable). Y es que la asignatura de nutrición en las carreras de medicina y enfermería (profesiones más habituales en la atención primaria) es, o bien optativa, o bien tiene una dedicación de unas pocas horas. Esto, sumado al poco tiempo del que se dispone en la consulta para atender a pacientes y niños que asisten a los controles rutinarios de pediatría, hace que el consejo alimentario sea, en el mejor de los casos, insuficiente. Según un documento científico-técnico del Colegio de Dietistas-Nutricionistas de Cataluña, la incorporación de dietistas-nutricionistas en la atención primaria ahorraría costes económicos considerables en medicamentos, visitas médicas e ingresos hospitalarios. Pero de momento esto no es así, y cuando en la consulta de pediatría se menciona la voluntad de que el niño, niña o adolescente siga un patrón alimentario alternativo, como puede ser el vegetarianismo (igual que sucedería con otras condiciones que impliquen un conocimiento más profundo de la ciencia de la nutrición, la bromatología, la dietética aplicada, etc.), nos podemos encontrar, básicamente, con dos situaciones:

1. El profesional sanitario que afirma o acepta no tener suficientes conocimientos para atender correctamente a un niño vegetariano y aconseja asistir a una consulta de un(a)colega con conocimientos sobre el tema.
2. El profesional sanitario que ni afirma ni acepta no tener suficientes conocimientos (en verdad no los tiene) y niega la posibilidad de seguir una dieta vegetariana en la infancia por los supuestos riesgos nutricionales y de salud.

También existe la posibilidad remota —aunque cada vez, por suerte, más frecuente— de que nos encontremos con un equipo de pediatría con conocimientos sobre nutrición, en general, y vegetarianismo, en particular (los autores y autoras de este libro acreditamos haber impartido muchas horas de formación a equipos de pediatría sobre dietas vegetarianas en la infancia). Aunque estos conocimientos no sean muy profundos (unas horas dan para lo que dan), sí pueden resultar suficientes para asesorar de forma adecuada a las personas que necesiten consejo sobre alimentación vegetariana. Sin embargo, aunque nos encontremos en esta situación, y debido sobre todo a la limitación de tiempo, lo ideal es acudir a un profesional sanitario, idealmente un/a dietista-nutricionista, experto/a en alimentación vegetariana. De esta manera, se podrá realizar un estudio individualizado de las necesidades de la persona a partir de su ingesta habitual, sus preferencias, posibilidades, estilo de vida, etc., que permitirá ofrecer un consejo apropiado que contribuya a conseguir un buen estado nutricional y un desarrollo óptimo. La Unión Vegetariana Española dispone de un listado de dietistas-nutricionistas que atienden a personas vegetarianas y veganas.

¡Ah! No olvidemos que hay fuentes de información rigurosa y actualizada: además del libro que tienes entre manos, en la pregunta 46 y en el apartado final puedes encontrar guías, libros, blogs y recursos varios para ampliar los conocimientos sobre alimentación vegetariana.

Respondiendo a la pregunta: sí, es mejor que, al menos al principio, te asesores bien.

15. ¿Tendré que hacerle análisis periódicamente?

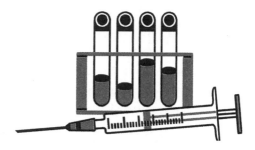

En la web de un «afamado» vegano leemos que los análisis de sangre que se deben realizar con cierta periodicidad cuando se sigue este tipo de alimentación son los siguientes, en orden de aparición:

Un consejo: si quieres evitar una sarta de falsedades, puedes saltarte directamente el siguiente listado para proseguir.

- Un análisis básico que contenga:
  - Recuento y fórmula de células sanguíneas, para buscar infecciones y posibles anemias.
  - Panel metabólico «comprensible», incluyendo estudio de iones: para saber cómo funcionan gran parte de los órganos de nuestro cuerpo.
  - Estudio de los lípidos, para valorar posibles factores de riesgo.
  - Proteína C reactiva, para buscar infecciones o factores de inflamación.
  - Hormona tiroidea, que en su caso le sirvió para diagnosticar una alergia al gluten a su esposa.
  - Hemoglobina A1C, también llamada hemoglobina glicosilada, por saber cómo hemos andado de azúcar en sangre los últimos meses.
- Específica por ser vegano:
  - Vitamina B_{12}. Por ver.
  - Vitamina D_3 (25-hidroxicolecalciferol), para saber si nos vamos a descalcificar en breve.

- Ácido metilmalónico: su incremento determinaría un déficit, incipiente o presente de vitamina B_{12}, lo mismo que sucede con la:
- Homocisteína.
- Índice de ácidos grasos omega-3. No está de más evaluar si existe cierto desequilibrio entre ellos. Desconocíamos que eso se pudiera pedir de rutina.
- Cinc.
- Selenio.
- Yodo; este, junto con los dos anteriores, podría ser deficitario en una dieta vegetariana.
- Vitamina K_2, básica para el mantenimiento de una buena mineralización ósea. Vitamina que, apuntamos, está en gran cantidad en el natto japonés, preparado a base de soja fermentada.
- Hierro y ferritina. Por tener conocimiento de cómo andamos de ese mineral y de sus reservas.
- Folatos. Los veganos habitualmente lo tienen en cantidades superiores a los omnívoros. Pero por si *aca*....
- Un test que se pilla vía internet (por la módica cantidad de 370 dólares americanos antes de impuestos) para saber cómo su organismo reorganiza los nutrientes, basado en una muestra de orina y nueve sanguíneas. Puedes llegar a tener conocimiento desde tu actividad enzimática hasta los metales pesados de tu organismo, pasando por todas las poblaciones bacterianas a las que alojas.

Ejem… Empezamos a sentir la necesidad de seguir contando esto con el botiquín de casa al lado.

En serio, pelos de punta… Si un vegetariano necesita todo eso para saber cómo anda de salud, ¿qué debería pedir un pediatra a muchos de los niños a los que atiende y que, pese a los continuados esfuerzos, siguen la dieta de la «suela de chancla» y no paran de engrosar las cifras de las tasas de obesidad?

Ciertamente no pedimos análisis de «control» a los niños que siguen una dieta omnívora a pesar de saber que en gran parte de los casos es del todo desequilibrada. Y no lo hacemos porque la probabilidad de que el resultado nos aporte algún beneficio con el objetivo de poner solución suele ser más bien baja. Practicar cualquier estudio médico a un niño siempre debe estar basado en las posibilidades reales de corrección de las alteraciones que podamos obtener.

Por otra parte, si de acuerdo con las principales instituciones que velan por la salud de la infancia y la nutrición, convenimos que una dieta vegetariana es adecuada para la etapa infantil y la de la adolescencia, estaremos de acuerdo en que, siguiendo las indicaciones de este libro, cuya pretensión no es otra que alcanzar ese pleno equilibrio, tenemos el problema resuelto, ¿no? (Minutos de publicidad.) Con ello queremos poner de manifiesto que no es la dieta vegetariana la que nos debe conducir a pedir análisis o cualquier otro examen complementario, sino, más bien, el desequilibrio que podamos observar en su alimentación (o que padezca determinados síntomas, por supuesto). Coma lo que coma.

Además, muchos de esos desequilibrios que pueden alterar de manera sensible el estado de salud, más en los niños, suelen dar la cara antes en diversas manifestaciones de ámbito clínico que en las correspondientes alteraciones analíticas. Este es uno de los motivos por los cuales se realizan las visitas de los protocolos de actividades preventivas y de salud a todos los niños y por lo que no nos cansamos de poner en valor constantemente la importancia de acudir a esas citas. No es solo la somatometría (peso, talla y perímetro craneal), sino también el aspecto general del pequeño, su desarrollo en cualquier esfera, el tono y tersura de su piel y de sus mucosas… Son muchos los aspectos de los cuales se obtiene información, de una forma muy fácil y rápida, y estos nos permiten obviar o indicar la práctica de exámenes complementarios, más si esa exploración va precedida de una concienzuda anamnesis (que no es más que todas esas preguntas que hacemos los profesionales de la salud para saber cosas) que incluya una detallada encuesta nutricional, no únicamente del pequeño, sino de toda la familia. No olvidemos que, en definitiva, lo que coma esta es, al fin y a la postre, lo que acabará por comer nuestro pequeño.

Por poner un ejemplo, si pensamos que ingiere poco hierro, lo práctico, vegetariano o no, es recomendar alimentos ricos en este mineral, estrategias dietéticas que mejoren su biodisponibilidad y asociaciones que incrementen su absorción intestinal, en este caso concreto, con frutas cítricas u otros alimentos frescos (encontrarás más información sobre esto en las preguntas sobre dudas nutricionales, en el capítulo 2 y en la pregunta 43). Únicamente en el momento en que creamos que esa falta de hierro, tras la valoración clínica, está desembocando en una anemia, será cuando solicitemos un análisis de sangre para valorar la necesidad de pautar unos suplementos de hierro adicionales a las recomendaciones para mejorar su alimentación.

Más aún, la mayor parte de los nutrientes clave (cinc, ácidos grasos, etc.) que pudieran ser deficitarios en un bebé, niño o adolescente vegetariano, no se solicitan de rutina en los análisis, por lo que debe existir una alta sospecha de su déficit, sabiendo exactamente lo que se quiere encontrar, por supuesto, y teniendo pleno conocimiento de su interpretación. El hierro no es más deficitario en los vegetarianos que en los que no lo son, y la vitamina B_{12}, de obligada suplementación, debería serlo menos aún.

Sirva el párrafo anterior para recordar que el estado de la vitamina B_{12} y su funcionalidad son complejos de determinar en un análisis rutinario de sangre, que debería incluir el ácido metilmalónico y la homocisteína, por lo que las cifras que obtengamos tampoco nos darán una visión clara de la realidad nutricional al respecto. Lo más sencillo, cómodo, práctico, barato y menos invasivo es, justamente, no olvidar tomar el suplemento. Tienes el tema más desarrollado en sus correspondientes apartados.

La respuesta a la pregunta debería ser: no, un bebé, escolar o adolescente vegetariano no debería llevarse más análisis de la cuenta por el simple hecho de serlo.

16. ¿No se atrofia alguna vía metabólica de no usarla?

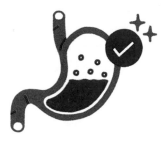

Dudamos si nos has pillado o no con esta pregunta. Todo cuanto acaba en cada una de nuestras células proviene de aquello que ingerimos, pero nada se incorpora a ellas sin haber sufrido el consiguiente procesado por los órganos y sistemas correspondientes. Todo nutriente, tras su digestión y absorción, debe sufrir diversas reacciones que denominamos «metabolismo». Este es el encargado de proveernos de energía y de distribuir todas las sustancias necesarias para el funcionamiento y mantenimiento de las estructuras celulares. Y se activa desde que entra un alimento a la boca, con el consecuente estímulo de la salivación y la señal que emite el cerebro para poner en marcha el sistema digestivo, hasta la incorporación del más pequeño de los nutrientes a la maquinaria celular. Por supuesto, este metabolismo está compuesto de múltiples vías, una para cada función y algunas de ellas reversibles por diversos procesos; así pues, somos capaces de acumular la energía sobrante en depósitos de grasas y, a la vez, tenemos la capacidad de obtener energía, cuando la requiramos, de la «destrucción» de esas grasas. Haciendo un reduccionismo extremo del metabolismo de los macronutrientes, podemos decir que ninguno de esos procesos es dependiente de la fuente de la que los obtenemos; en consecuencia, a nuestro organismo y a su metabolismo les da absolutamente igual que durante el proceso de digerir, absorber y procesar proteínas, estas sean de origen animal o de origen vegetal, porque la finalidad última será convertirlas en aminoácidos, unidad de intercambio del trasiego de proteínas en el organismo. Lo mismo sucede con los lípidos, que acaban siendo reducidos a su mínima expresión, los ácidos grasos, para ser absorbidos en el intestino en lo que denominamos «quilomicrones». Y algo similar sucede con los hidratos de carbono, que se descomponen en monosacáridos.

En referencia a los micronutrientes (vitaminas y minerales), estos son sustancias que el organismo necesita en mucha menor cantidad; a diferencia de los anteriores, no son necesarios para la producción de energía y se encuentran en pequeñas concentraciones en los alimentos. Sin embargo, son imprescindibles para mantener nuestro cuerpo funcionando de modo correcto. Los micronutrientes, por norma considerados como compuestos esenciales, comprenden trece vitaminas y varios minerales. Se absorben directamente y su actividad metabólica no depende tampoco de la fuente de procedencia.

Hasta aquí, la respuesta obvia a la pregunta inicial está clara. No, no se atrofia ninguna vía metabólica ya que en la alimentación vegetariana no hay ningún circuito metabólico que entre en desuso.

Pongamos el ejemplo de un puzle: necesitamos diversas piezas para tenerlo completo, pero poco nos importa si esas piezas se han fabricado con madera, cartón o plástico, incluso si la procedencia de las piezas es de distinto origen entre sí; una vez lo completemos, todas las piezas del rompecabezas encajarán y podremos darlo por bueno. Ahora, donde dice «puzle» cambia por «metabolismo» y cada una de las piezas son los distintos tipos de nutrientes.

Pero ¿qué sucede si consideramos a la microbiota como parte integrante de los procesos metabólicos del organismo? ¿Hay diferencias entre los vegetarianos y los que no lo son? Hasta donde ahora sabemos, la dieta es el factor esencial para la composición de la microbiota intestinal humana, lo que a su vez es crucial en metabolizar algunos nutrientes convirtiéndolos en activos para el individuo. Está documentado que existen diferencias entre los microorganismos intestinales de vegetarianos, vegetarianos estrictos y omnívoros. El conocimiento actualizado sugiere que una dieta basada en plantas puede ser una forma eficaz de promover un ecosistema diverso de microbios gastrointestinales beneficiosos que apoyen la salud en general, incluso más que en los omnívoros, ya que promueve una microbiota más diversa y estable. La mayor cantidad de ingesta de fibra y de polifenoles sería, entre otros factores, la responsable de esos efectos. Dieta vegetariana, bichitos contentos.

Más allá de las vías clásicas del metabolismo, podríamos considerar a ese universo paralelo multicelular que es la microbiota como una parte añadida a todos esos procesos, que no se atrofian ni se regeneran con los cambios de alimentación, tan solo sufren transformaciones consecuentes a los aportes que se les proporciona.

Respondiendo a la pregunta: no, no se atrofia ninguna vía ya que no hay ninguna vía metabólica que deje de funcionar.

17. ¿Y si padece una intolerancia o alergia a los vegetales?

Vaya por delante que conceptos como intolerancia a algún alimento o alergia alimentaria son, a menudo, confundidos e incluso superpuestos. Ambos procesos pueden cursar con alguna sintomatología similar, pero las bases fisiopatológicas, las consecuencias y la gravedad que pueden alcanzar son muy distintas. Una intolerancia puede suponer molestias digestivas y, en caso de ser grave y no haber sido diagnosticada, una alteración en el desarrollo del peso y la altura del niño. Una alergia puede, de un momento a otro, tener consecuencias fatales. Por la trascendencia que ello supone no está de más dar un repaso a ambas entidades para saber en cada momento a lo que estamos haciendo referencia.

La intolerancia a un alimento se produce cuando el sistema digestivo de una persona no digiere bien ese alimento. Las consecuencias se deben al incorrecto procesado de esa sustancia. El ejemplo más conocido es el de la lactosa. Veamos someramente qué sucede cuando se es intolerante (a la lactosa, claro). La lactosa, un disacárido (compuesto de dos azúcares) presente en la leche de todos los mamíferos, se desdobla en el intestino en dos monosacáridos (azúcares simples) para poder ser absorbidos: la glucosa y la galactosa. Esta acción se lleva a cabo gracias a la enzima lactasa, presente en condiciones normales en el intestino delgado. ¿Qué sucede si esa enzima está ausente o es deficitaria? En primer lugar, que no hay (o la hay en menor grado) esa absorción de azúcares, obvio, y, en segundo lugar, que la lactosa sigue, sin digerir, en el intestino. Al llegar al final de este, donde ya no se puede desdoblar ni absorber, es, por un lado, fermentada por la microbiota (conjunto de bacterias que viven en el intestino) presente en la zona, generando irritación local y flatulencias (gases, pedos..., como queramos llamarlos); por otro lado, arrastra agua y otras sustancias consigo, produciendo unas deposiciones diarreicas. Ya tenemos la clínica básica de una intolerancia alimentaria definida: malestar digestivo, distensión abdominal (la famosa «barriga hinchada»), retortijones, diarreas..., con la consecuente irritabilidad y malestar general que todo esto conlleva. En caso de que esa intolerancia se prolongue en el tiempo podría condicionar una malabsorción de nutrientes necesarios, lo que afectaría al desarrollo del pequeño.

¿Existen intolerancias alimentarias más allá de la de la lactosa? Por supuesto que las hay, especialmente a otros azúcares, como la fructosa, la sacarosa o el sorbitol, pero todas ellas son mucho menos frecuentes. A cualquiera de estas las denominamos «de origen funcional» (para entendernos, algo no funciona). Capítulo aparte merecerían las intolerancias denominadas «farmacológicas», que dependen de sustancias químicas que hay de forma natural en los alimentos o añadidas y que, por sí solas, son capaces de producir reacciones de intolerancia en algunos individuos. Ejemplos de ello son algunas sustancias vasoactivas como la histamina, presentes en algunos quesos, capaces de producir cefalea (dolor de cabeza) en los individuos predispuestos a ello cuando las ingieren. No es porque algo no vaya bien, es sencillamente porque actúan de manera directa, como si fueran un medicamento (de ahí su nombre), produciendo un efecto exagerado. Esas ya son para nota y vamos a olvidarlas, ¿vale? Puedes encontrar más información en textos especializados.

Una intolerancia a un alimento debe diagnosticarse y documentarse bien porque su confirmación supondrá la abstención de ese alimento de manera temporal o incluso de por vida. La buena noticia es que para efectuar el diagnóstico no es necesario hacer ninguna extracción de sangre o cualquier otro procedimiento invasivo. La mala es que lograrlo no es ni sencillo ni asequible en todos los ámbitos. Se requiere contar con una maquinita específica, disponer de las sustancias con las que se quiere hacer la prueba, convencer al niño de que ingiera una determinada cantidad, hacerle soplar varias veces en la maquinita y, por encima de todo, tener tiempo, ya que el desarrollo completo de la prueba está sobre las cuatro o cinco horas. Entonces ¿qué pasa con esas pruebas rápidas que se practican en algunas farmacias o centros de dietética? Respuesta: nada, no pasa nada porque no sirven para nada (bueno, para que gastes un dinero que se embolsa otro). No tienen ninguna base científica demostrada, no son fiables y, por lo tanto, la interpretación de sus resultados puede llevar a la práctica de una dieta desequilibrada. No sirven ni para diagnosticar intolerancias ni para diagnosticar alergias. Y hasta aquí podemos leer.

¿Se cura una intolerancia alimentaria? Aquí necesitaríamos a un gallego (dicho desde la admiración) para dar una respuesta lo más inespecífica posible, es decir, sí/no/a veces/depende. Volvamos al ejemplo de la lactosa y recordemos que su mala absorción se produce por un déficit de la enzima lactasa, ¿sí? Pues bien, ese déficit puede ser secundario a alguna patología gastrointestinal, como por ejemplo una gastroenteritis, hecho muy frecuente en los bebés. La infección intestinal daña esa parte del intestino donde se encuentra alojada la lactasa y esta desaparece: tenemos una intolerancia a la lactosa secundaria a esa gastroenteritis. Cuando el bebé se recupera de la infección, sus células intestinales lo hacen también y vuelven a fabricar la enzima necesaria, con lo cual todo el proceso se va restableciendo de forma progresiva. Por eso en algunos cuadros de diarreas que se prolongan más de lo habitual, vuestro pediatra —hábil, sin duda— os recomienda una leche sin lactosa. Lo que sucede es que las deposiciones siguen siendo feas no a expensas de la infección, probablemente solventada, sino a causa de ese déficit temporal de lactasa. En menos de un mes estará solucionado, es un proceso acotado en el tiempo y cuyo diagnóstico es básicamente clínico (sin necesitar pruebas). Pero ¿qué sucede si esa falta de enzima es persistente, como puede pasar en su ausencia congénita (es decir, que naces con ella), algo excepcional o, como se da en muchas poblaciones, que a medida que van envejeciendo van perdiendo la capacidad para fabricar lactasa? Fácil: la intolerancia será para siempre.

En el caso de los pequeños, insistimos, esa intolerancia es casi siempre secundaria a alguna patología, un cuadro de gastroenteritis, por lo general, que de forma transitoria ha afectado a la zona de producción de la enzima que ejerce esa función de desdoblarla en glucosa y galactosa. Es así en el 99 % de los casos. Una vez se haya solucionado esa patología aguda, será necesario mantener una dieta sin lactosa, con la leche adecuada, durante unas tres semanas más, y luego ir reintroduciendo de forma progresiva la leche que tomaba antes y sus derivados, para darnos cuenta de que el cuadro se ha solventado.

Si la ausencia de lactasa no es absoluta, es decir, si hay pequeñas cantidades presentes de la enzima, el niño puede tolerar ingestas de lactosa en pequeñas cantidades sin tener problemas ya que ese remanente de enzima se encargará de metabolizarla. Con «pequeñas cantidades» nos referimos a pequeños trozos de queso o pocos dedos de leche en preparaciones culinarias.

La alergia alimentaria se produce cuando el sistema inmunitario del niño, preparado para defenderlo de agresiones externas, confunde un alimento con alguno de esos agentes agresores. Esto provoca la liberación en la sangre de sustancias muy potentes y en cantidades considerables que pueden provocar diversos síntomas como respuesta de los diferentes órganos: problemas para respirar, opresión de garganta, tos, vómitos, dolor abdominal, urticaria, exantemas en la zona peribucal (perdón, «erupciones de la piel», más o menos rojizas, alrededor de la boca) o disminución de la presión arterial, entre otros, e incluso puede llegarse a producir el denominado shock anafiláctico (se va todo al garete) y la muerte. La aparición de todas ellas es errática, superponible y variable en el tiempo. Sin embargo, no está de más señalar que los dos últimos cuadros son sumamente infrecuentes.

Es una patología cada vez más prevalente, y se estima que hasta casi un 7 % de los menores de 3 años pueden sufrirla en ese período de tiempo. La mayoría de las alergias alimentarias aparecidas en la etapa de lactancia y primera infancia (soja, leche, huevos) tienden a curarse de manera espontánea, mientras que las que aparecen en edades posteriores suelen ser definitivas y, habitualmente, se les van sumando otras. Es importante destacar que existen determinadas alergias cruzadas entre diversos alimentos, fácil de entender en aquellos que pertenecen al mismo grupo. Por ejemplo, el 70 % de los niños alérgicos a las proteínas de la leche de vaca lo son también a las de cabra y las de oveja, pero también lo son en un 30 % a las de soja. Incluso las hay entre el látex y algunas frutas. Es por ello que en niños predispuestos a la alergia, bien por tener familiares directos que lo son, bien por haber presentado síntomas en alguna ocasión, la incorporación de los diversos alimentos en la dieta se tiene que hacer de una forma particularmente progresiva y vigilada.

La inmensa mayoría de las alergias alimentarias lo son a proteínas; así, un alérgico a la soja lo será a alguna de las distintas fracciones proteicas de dicha leguminosa; se trata de un hecho relevante debido a la gran cantidad de productos alimentarios derivados de la soja en la alimentación vegetariana. No se puede ser alérgico a la lactosa ya que no es una proteína.

Si importante era establecer el diagnóstico de una intolerancia, queda claro que por su expresión clínica y su potencial lesivo, lo es mucho más en una alergia. Además, hay que tener en cuenta que un niño puede haber presentado una manifestación alérgica leve en varias ocasiones y en la siguiente sufrirla de forma grave, de manera imprevisible. Las alergias alimentarias se diagnostican en servicios hospitalarios específicos, en los que se hace el seguimiento de la enfermedad. Solo los diferentes test de alergia alimentaria hechos en ese ámbito tienen valor para ser diagnosticado de tal patología.

En este caso está muy claro que la abstención del alimento o alimentos que causan alergia será absoluta, por lo que es preciso ser muy cuidadosos en investigar el etiquetado de todos los productos alimentarios para descartar que no contengan la sustancia alergénica. El desarrollo de una reacción, leve o importante, no depende de la cantidad de sustancia presente en el alimento, tan solo de su presencia, por exigua que esta sea.

Una vez hecha esta «breve» pero inexcusable introducción conceptual, vamos al lío. ¿Un niño vegetariano o vegano puede ser intolerante a algún alimento? ¿Y alérgico? Pues sí, cualquiera de las dos patologías viene desencadenada por aquello que se ingiere, independientemente de su origen.

Intolerancias alimentarias en menores vegetarianos:

La primera intolerancia con la que podemos encontrarnos es la lactosa, producida como hemos comentado, por una infección intestinal. Si el bebé está con lactancia materna no suele haber problema alguno, la lactosa contenida en la leche de la madre se irá tolerando de manera progresiva sin dar excesivos problemas. En ningún caso se debe abandonar la lactancia materna por una intolerancia a la lactosa transitoria. Cuando el bebé esté con lactancia artificial y el cuadro clínico sea bastante/muy aparatoso, el cambio de la leche habitual por una sin lactosa durante unas tres semanas podrá ser de ayuda.

Si un niño mayor ovo-lacto-vegetariano padece intolerancia a la lactosa, debe reducir por un tiempo la ingesta de grandes cantidades de lácteos (puede seguir tomando queso, que apenas tiene lactosa, especialmente si es curado), y es muy probable que tolere bien un yogur e incluso un vaso pequeño de leche. También tiene la alternativa de adquirir leche y yogures sin lactosa, o bien cambiarlos por bebidas y «yogures» de soja (pero mejor enriquecidos con calcio y sin azúcares añadidos).

Con muchísima menor frecuencia, más adelante, nos podemos encontrar con intolerancias a la fructosa, al sorbitol o a cualquier otro azúcar. La manera de proceder será como hemos descrito previamente: consulta al especialista, pruebas diagnósticas y seguir las recomendaciones dietéticas que, en algunas ocasiones, pueden no ser fáciles. Ten en cuenta que incluso teniendo una intolerancia a la fructosa podrá llegar a comer diversos frutos secos y frutas que contienen cantidades bastante bajas de ese azúcar.

No se me ocurre ningún supuesto en el que cualquier menor no pudiera ser vegetariano por el hecho de tener una intolerancia alimentaria. Quede claro que el hecho de que no se me ocurra no es incompatible con que pudiera existir tal condición. Dejemos claro que nunca y siempre son de mal usar, y más en lo nuestro.

Veamos cuáles son las alergias alimentarias en menores vegetarianos.

Un bebé tiene más posibilidades de ser alérgico a cualquier cosa si procede de una familia en la que ya hay algunos miembros diagnosticados de alergia. En dicho caso, y en todos los demás también, la mejor prevención que se puede hacer frente a las alergias alimentarias es potenciar la lactancia materna al máximo. La antigua creencia de que retrasar el inicio de algún alimento puede prevenir su alergia hace años que ha quedado superada; es más, en algunas ocasiones el retraso en la introducción de algún alimento se ha demostrado que es capaz de potenciar su capacidad alergénica.

Las primeras alergias en aparecer suelen ser al huevo y a las proteínas de la leche de vaca, ambas suelen hacerlo en el primer año de vida, y más adelante al trigo y a la soja. Hasta un 85 % de los niños con esas sensibilizaciones las pierden durante los primeros 3 años de vida (o sea, dejan de ser alérgicos), mientras que otras que suelen aparecer de más mayorcitos, como las del cacahuete o los frutos secos, suelen ser persistentes en el tiempo. Se ha puesto de manifiesto que la alergia alimentaria es uno de los primeros pasos de la denominada «marcha atópica», y más adelante dan paso a alergias respiratorias: bronquitis de repetición, asma, rinitis... Razón de más para poner énfasis, de nuevo, en la importancia de su diagnóstico precoz, no tan solo para llevar a cabo un tratamiento adecuado, sino para establecer unas medidas preventivas para evitar la aparición de otras alergias alimentarias o respiratorias.

Más allá de la alergia a la proteína de la leche de vaca, la siguiente en frecuencia es a las proteínas del huevo, por lo general unida a la anterior. Cabe resaltar que son habituales las reacciones cruzadas con huevos de distintas aves.

Los vegetales constituyen una de las causas más comunes de alergia alimentaria. La prevalencia de la alergia a los alimentos de origen vegetal depende del área geográfica, no solo por los diferentes hábitos alimentarios, sino también por las variaciones en la dispersión del polen y las esporas.

Posiblemente las frutas son los vegetales más alergénicos; sus estructuras capaces de producir alergia son muy ubicuas en la propia planta y son similares en muchas frutas. De ahí que frutos, hojas, raíces, semillas y polen puedan desencadenar la reacción, que es fácil que sea cruzada con otras frutas.

Los frutos secos también tienen una alta capacidad alergénica. Su importancia radica no solo en el hecho del alimento en sí, sino que está en muchas ocasiones como alérgeno oculto en un gran número de alimentos, como pasteles, salsas o helados, con el problema añadido que esto conlleva. En España, los frutos secos más frecuentemente implicados en reacciones son la almendra y la nuez, mientras que en el resto de Europa es la avellana, y en los países anglosajones lo es el cacahuete, por su frecuencia de consumo. Sí, ya sabemos que es una legumbre, pero como tiene pinta de fruto seco y lo meten en los paquetitos de «cocktail de frutos secos», hemos decidido incluirlo aquí (ah, y alguna otra razón nutricional también hay). En nuestro medio, y durante la edad pediátrica, los alimentos implicados en orden de frecuencia son las proteínas de huevo (39,1 %) y leche (32,3 %), los frutos secos (18,8 %) y las frutas (12 %).

Las hortalizas, las legumbres, en especial la soja y el cacahuete (¡¿lo veeeees?!) y los cereales, en particular el trigo en población infantil de Estados Unidos, también son capaces de producir reacciones alérgicas alimentarias.

Es complejo aseverar si un niño debe o no seguir una dieta vegetariana siendo alérgico a algunos alimentos. Está claro que si lo es a uno solo, las probabilidades de tener problemas de tipo nutricional no son superiores a las que tendría si siguiera una dieta omnívora. Pero no perdamos de vista que la lista de alimentos prohibidos puede incrementarse con el tiempo, por la aparición de nuevas alergias y por las posibles reacciones cruzadas, con lo que de acabar siendo muy extensa podría mermar el equilibrio de su alimentación. Posiblemente algo que un/a buen dietista-nutricionista tendría la capacidad de solventar.

Si te han quedado dudas sobre la dieta vegetariana en niños con enfermedad celíaca, que al fin y al cabo no es más que otra forma de intolerancia/alergia, antes de ponernos de vuelta y media, pasa a la siguiente cuestión.

Respondiendo a la pregunta: sí, un niño de cualquier edad con intolerancia o alergia a cualquier alimento debería poder seguir una dieta vegetariana siempre que reciba el asesoramiento adecuado por un profesional especialista en la materia, sobre todo en el caso de las alergias.

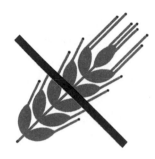

18. ¿Vegan friendly gluten free? El vegetarianismo con enfermedad celíaca

Hemos preferido separar la enfermedad celíaca (EC) de las alergias e intolerancias alimentarias porque, con lo que sabemos en la actualidad, la celiaquía es una patología de tipo autoinmune; es decir, el sistema de defensas del cuerpo se equivoca y reacciona contra sus propias células, algo que estaría a mitad de camino entre una y otra patología, que afecta a diversos órganos y que viene desencadenada por la ingesta de gluten. El gluten es una proteína presente en muchos cereales, en concreto en su semilla; la tienen el trigo, el centeno, la cebada y la avena, y también se encuentra en sus híbridos. Obviamente, es la base de muchos productos alimenticios, no solo por sus propiedades, sino también por ser lo que le confiere a las masas y panes su consistencia y esponjosidad. Ello, unido a que la EC es la patología digestiva crónica más común, le ha concedido el dudoso honor de tener una pregunta para ella solita. La EC es mucho más frecuente en la infancia, en una proporción 5 a 1 respecto a los adultos y podríamos estimar que 1 de cada 100 niños la padece. Esta incidencia va en aumento gracias a la mejor caracterización y definición de la enfermedad y a la mejora y a la utilización más generalizada de sus pruebas diagnósticas.

La mala digestión de esa proteína —que es lo que sucede en la EC— genera unos fragmentos denominados «prolaminas» que el sistema inmunológico identifica como extraños y tóxicos, desencadenando la reacción adversa subyacente en la enfermedad. Para que esta exista, deberán darse una conjunción de características como son una predisposición genética y unos factores ambientales representados por la microbiota del niño, su sistema inmunitario y, por supuesto, la presencia del gluten.

Todo cuanto digamos de la EC será extrapolable a la «sensibilidad al gluten no celíaca» (SGNC), entidad con la que comparte clínica y tratamiento, pero cuyo diagnóstico se complica al resultar negativas las pruebas habituales en este trastorno.

La clínica, lejos de ser la que se describió en un inicio (denominada «forma clásica»), cada vez es más atípica y abigarrada, y se asume que hay gran cantidad de enfermos pendientes de diagnosticar. Pudiendo afectar a muchos órganos, la característica común es que el tubo digestivo siempre suele estar afectado, impidiendo su normal funcionamiento y mermando su capacidad de absorción de nutrientes. Es por ello que puede acarrear graves complicaciones con el paso del tiempo. La EC no da la cara como podría hacerlo una alergia o una intoxicación alimentaria, en las que es fácil identificar la clínica con su causa. La EC lesiona el aparato digestivo lenta y silenciosamente, con lo cual dificulta llegar al diagnóstico si no hay un elevado índice de sospecha. Y ese daño continuado es independiente de la cantidad de gluten que se ingiera; si se toma, aunque sea en pequeña cantidad, hay lesión.

El diagnóstico precoz, en aras de iniciar cuanto antes el tratamiento dietético para evitar complicaciones, es sinónimo de una mejoría en la calidad de vida y siempre deberá efectuarlo una unidad de gastroenterología pediátrica, ya que comporta tanto la práctica de diversas técnicas clínicas y de laboratorio como el consejo genético al resto de la familia.

Antes de proseguir, una cosita importante: el gluten es muy nocivo para los enfermos de celiaquía, para los que presentan una SGNC y para los alérgicos y/o intolerantes al trigo, pero es absolutamente inofensivo para el resto de la población. Si estás sano, no debes dejar de tomar gluten porque te parece que te da molestias, te produce hinchazón abdominal o te provoca eructos nocturnos. Si sospechas que tienes una patología relacionada con el gluten, debes seguir tomándolo hasta que se haya establecido un diagnóstico, de lo contrario estarás malgastando tu dinero y mermando las posibilidades de que se te pueda dar un dictamen veraz al respecto, enmascarando y retrasando el diagnóstico y, tal vez, haciendo que te sometas a pruebas de mayor complejidad y agresividad.

Dicho esto, el único tratamiento para la EC es la exclusión total del gluten en la dieta, de por vida. A fecha de hoy, cualquier aseveración que contradiga lo afirmado es falsa. Es imperativo eliminar de la dieta todos los cereales que lo contienen:

- Trigo y sus diferentes especies: trigo duro, espelta o trigo verde.
- Cebada.
- Centeno y sus híbridos, como el triticale.
- Avena, que aunque no tiene gluten, sí una alta probabilidad de contaminación con harinas de otros cereales que lo contienen. Se puede recurrir a aquella que esté explícitamente certificada como exenta de gluten.

Los cereales que se pueden ingerir son el arroz, el maíz, el mijo, el sorgo o maicillo, el trigo sarraceno o alforfón y las harinas que de ellos se derivan, así como pseudocereales como la quinoa y harinas como las derivadas de legumbres, ya sean la tapioca, la goma garrofín, la goma guar o la harina de garbanzos, aunque ninguna de ellas tiene las características de amasado del trigo, ni son panificables sin aditivos.

Por lo tanto, a la hora de planificar la compra y los menús, acuérdate de estas variedades y no bases tus farináceos solo en arroz blanco y patata frita. Acuérdate también de otros tubérculos, como las batatas, el boniato o la yuca y, sobre todo, de las legumbres.

Sin embargo, dadas las particularidades de la EC, lo más prudente es acudir a un/a dietista-nutricionista especialista en vegetarianismo con el fin de individualizar la pauta alimentaria.

En las páginas web de las asociaciones de celíacos puedes encontrar muchos recursos que te pueden ser de utilidad (véase la pregunta 46).

En la dieta mediterránea (vamos, la que se nos presupone) se estima que el gluten forma parte, directa o indirectamente, en un 80 % de los alimentos procesados. Por eso el diagnóstico de certeza de la enfermedad comporta cambios importantes en la alimentación del niño con EC y muchas veces en todo su entorno familiar. Hay que aprender a leer las etiquetas de los alimentos, ya que la presencia o ausencia de gluten es algo que los productores están obligados a advertir por ley.

El plan no es halagüeño, pero en ningún caso desesperante. Si la humanidad ha llegado hasta aquí conviviendo con la EC, tú también puedes. Si los compañeros de clase de tu hijo (la probabilidad de la EC en niños es de 2 a 1 frente a las niñas) sobreviven a la dieta del Cokocao enriquecido con grasas, cómo no lo va a hacer él, con tantas cosas saludables como tienes para ofrecerle, solo evitándole el gluten.

Debes comprar todos los productos señalados con la espiga tachada (símbolo que identifica los alimentos sin gluten) y tener un especial cuidado con algunos alimentos que son típicos de la dieta vegetariana y que, especialmente si no los has comprado tú, podrían ser problemáticos. Por ejemplo, el seitán es gluten en estado puro, del todo prohibido, digan lo que digan. La mayor parte de los alimentos procesados también contienen gluten: hamburguesas, embutidos, salchichas, salsas (algunas de soja), aderezos para ensaladas y sopas. Algunas bebidas vegetales y refrescos emplean el azúcar de trigo como edulcorante y, por lo tanto, pueden contenerlo.

A lo mejor es bueno desviar la mirada de nuestra dieta mediterránea mal entendida, rica en harinas, bollería, pan y pasta, hacia otro tipo de estilo de alimentación (aunque la dieta mediterránea es compatible) con verduras, hortalizas, arroz, polenta, maíz, patatas y, sobre todo, legumbres de todo tipo. La cocina asiática, por ejemplo, ha demostrado ser una de las más amigables para las opciones vegetarianas sin gluten. El sushi de verduras, el arroz con verduras y tofu, los fideos de trigo sarraceno y verduras o el curri de verduras y arroz siempre están a mano. Es especialmente recomendable si hay que comer fuera de casa. Solo asegúrate de traer tu propia salsa de soja sin gluten (vigila que no se te vaya la mano, tiene ingentes cantidades de sal) y verifica que el curri no contenga harina de trigo. ¿Y qué tal un estilo mexicano? También es una buena opción. Un plato básico: fajitas de maíz con verduras, arroz y frijoles. O unos tacos de similar composición. Y no te olvides del guacamole, aunque los nachos sean un extra.

Hay que tener mucho cuidado con la manipulación de los alimentos; por ejemplo, un helado puede ser perfectamente apto para enfermos de celiaquía y colocarse en un cucurucho que no contenga gluten, pero si las manos que lo manipulan se han pasado toda la tarde rellenando cucuruchos normales (con gluten) y manosean el de tu hijo sin haberse lavado antes o haber usado un guante, es muy posible que esa galleta *gluten free* se haya contaminado y contenga la suficiente cantidad de gluten como para ser lesiva. No es por asustar, es por avisar. Lo mismo sucede con frutos secos o harinas exentas de la proteína, o la soja y otras legumbres, que en su proceso de elaboración, almacenamiento o distribución pueden haber estado en algún momento en contacto con otros productos que la contengan. El lío está servido. Lo dicho es de especial interés en el momento de comprar productos a granel.

Algún detallito más: los alimentos sin gluten son más caros, mucho más costosos que su equivalente con gluten. Además, el hecho de cumplir esa normativa no los hace más saludables, tan solo garantiza la exención del cereal nocivo. Más aún, es muy posible que en su elaboración se hayan empleado técnicas o se le hayan añadido aditivos, a fin de simular el aspecto y la palatabilidad del mismo producto con gluten, que pudieran no estar dentro de los cánones de la alimentación saludable.

En buena lógica, estos productos llevan mucha más cantidad de arroz que los de consumo habitual, con el riesgo de acabar ingiriendo cantidades de arsénico poco recomendables. Si esto te suena a chino:

1. Repasa unas preguntas precedentes.
2. Ponte tú mismo mala nota.

Si con todo lo dicho no has encontrado suficientes recursos como para alegrar los sentidos de los tuyos desde la cocina, en la sección de lecturas recomendadas (pregunta 46) tienes un par de libros de recetas vegetarianas sin gluten. ¡Qué aproveche!

Respondiendo a la pregunta: sí, la alimentación vegetariana es posible en enfermos de celiaquía sin tener que observar más precauciones de las habituales y de las que se seguirían con una dieta omnívora. Y una reflexión final: el vegetarianismo es una opción, la EC es una patología seria, crónica, silente y traidora. En caso de dilema algún día puntual que comáis fuera de casa, haz la elección correcta.

19. ¿Puede empezar «de golpe»?

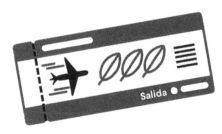

En referencia a los menores que empiezan con una alimentación vegetariana, podemos establecer tres edades clave que suelen ser las que marcan habitualmente el inicio del vegetarianismo.

Podemos diferenciar entre:

- Aquellos bebés y lactantes que pertenecen a una familia vegetariana, en cuyo caso no empezarán de golpe, sino que serán incluidos de pleno en el tipo de alimentación que se practica en su casa (lógicamente). La progresividad de la alimentación complementaria en edades precoces los irá llevando a ello sin transición alguna. Si te quedan dudas al respecto, es que la pregunta 13 no te ha quedado demasiado clara; ahí la tienes, unas páginas atrás.

- Los escolares sobre los 7-10 años que se solidarizan con el mundo animal y deciden dar el paso; bien por iniciativa propia, bien por imitación de alguien de su círculo más próximo.
- Los adolescentes que, por múltiples motivos, entre los cuales siempre debemos descartar que no haya asociado un trastorno de la conducta alimentaria (TCA), empiezan a practicarlo (más información sobre este tema peliagudo en la pregunta 26).

En el camino hacia el vegetarianismo (en muchos textos lo denominan «la transición») pueden surgir diferentes escollos, ya sean de índole social, nutricional o simples adaptaciones del organismo a la nueva alimentación, entre otros.

Hacerse vegetariano no es dejar de comer productos de origen animal y punto, es llegar a cubrir las necesidades de los nutrientes que esos alimentos nos proporcionan con otros de origen vegetal, y ahí hay que poner conocimiento y asesoramiento (al menos al principio). No es suficiente cambiar la hamburguesa de los mediodías por una ensalada más grande, ni la pizza barbacoa de los viernes por una vegetal (aunque con estos cambios, de entrada, y sin profundizar mucho en los detalles, los sanitarios estaríamos la mar de contentos). El primer paso es, aparte de estar convencido de ello (motivos no faltan), dejarse asesorar por profesionales para que la forma en la que lo empecemos a hacer sea la adecuada. Eso de que un buen principio conduce a un buen final en este caso es más cierto que nunca. En todos los casos, si estás bien asesorado y cumples las normas básicas, los errores que puedas cometer serán mínimos y los beneficios de tu vegetarianismo serán un logro a largo plazo, tengas la motivación que tengas.

Deja que sea el pequeño quien marque el ritmo de ese camino, es posible que quiera empezar simplemente por dejar de comer algunos mamíferos, o que quiera seguir con huevos y leche, o que directamente quiera pasarse al veganismo. La ruta es similar y la meta, una alimentación equilibrada que aporte un compromiso, siempre está ahí para ser alcanzada. Contradecirle, vetarle ese camino y sumiros en una discusión continua al respecto no suele llevar más que a tener problemas y puede conducir al menor a hacer algo que más que un modo de alimentación sea una transgresión dietética. Imagínate que quieres apuntarle a kárate y él prefiere hacer gimnasia rítmica; ahí poco consenso puede haber hasta que él consiga hacer cabriolas y decida, por sí mismo, si le gusta o no. Añádele a la metáfora una buena dosis de conciencia y empatía por parte de vuestro hijo, y te darás cuenta de lo difícil que se plantea el asunto con tu negación.

Lo más seguro es que las comidas tendrán un mayor volumen y, en muchas ocasiones también, serán más frecuentes. La «culpa» de eso es que la densidad energética (cantidad de energía que aporta una porción determinada de un alimento concreto) de gran parte de los alimentos vegetales es menor que la de los animales. Por ello, para obtener la misma cantidad de calorías diarias es posible que haya que comer una mayor cantidad. Como es lógico, esa cantidad podría ser excesiva si no está bien distribuida, por lo que sería recomendable fraccionarla en varias comidas por día (por ejemplo, cinco o seis). Este detalle es de relevancia, en especial en aquellas familias que confían la comida principal al centro educativo y las hechas en casa son más frugales o menos planificadas, en ocasiones basadas en bocadillos o platos rápidos. Algo similar nos puede pasar con la ingesta de alimentos proteicos y, en menor medida, con otros alimentos ricos en nutrientes esenciales.

Así pues, la primera diferencia que deberías observar en la comida de tu retoño vegetariano novel es que esta es de distinta composición y de mayor volumen. La cantidad total a ingerir cada día vendrá determinada por las calorías que necesite para su edad, las cuales se obtendrán a partir de grasas, hidratos de carbono y proteínas (a los que denominamos «macronutrientes»).

Y no olvidemos que, aparte de la energía para funcionar correctamente, tendrás que proporcionarle los micronutrientes necesarios:

minerales, vitaminas... Sí, somos conscientes de que en este punto estás al borde del colapso, enfilando el pasillo en dirección a la habitación de tu hija para decirle que eso de hacerse vegetariana está únicamente al alcance de algunos privilegiados ingenieros/as de la NASA. No desesperes: no es, ni mucho menos, tan complicado. A fin de cuentas, hasta este momento en el que vivís instalados en el omnivorismo, necesitáis exactamente esos mismos requerimientos y habéis sobrevivido llevándolo con dignidad y sin tener que hacer complicados cálculos a diario. De la misma forma que hacéis eso, así, a ojímetro, con alguna base nutricional, con recetas de las abuelas, con planificación y ese punto de sentido común, así, de la misma manera, es como se programa una dieta vegetariana para toda la semana o para todo el mes. ¿Es posible que esa mínima base nutricional te la tenga que proporcionar un especialista? Por supuesto, de igual modo que se la debería proporcionar a todos los niños y niñas omnívoros de la clase de tu hija. ¿Es posible que tengas que volver a consultarlo con el paso del tiempo? Claro, aunque al final te darás cuenta de que no es más que para verificar que todo lo estás haciendo bien.

Pues vale, ya lo tendríamos, ¿no? Posiblemente las siguientes preguntas sean: «¿Y cómo le va a sentar eso a mi hija? ¿Se va a pasar el día tirándose pedos o desfalleciendo por las esquinas? ¿Cómo se va a sentir?». La respuesta a esta última cuestión es sencilla: se va a sentir bien por verse capaz de sacar adelante una decisión propia y por tener el apoyo de su familia. Se va a sentir bien porque cada hamburguesa que no se coma va a ser una inyección de autoestima. Y se va a sentir bien porque se verá capaz de seguir deambulando sin dificultad por un nuevo camino.

En general, no deberías considerar normal que adelgace o que gane peso. Es posible que si su alimentación previa estaba muy desordenada y con una cantidad considerable de alimentos ultraprocesados, el cambio le comporte, además, una manera más saludable de nutrirse; en este caso se podría observar una pérdida de peso, o incluso un mantenimiento a medida que la altura va aumentando, con lo que su índice de masa corporal (IMC) se va a ir reduciendo. No es que la dieta basada en las plantas sea adelgazante; lo que sucede es que, al adquirir una mejora en los hábitos, el peso tiene una lógica tendencia a normalizarse. Si estamos hablando de adolescentes, sí, especialmente si es del sexo femenino y ves una pérdida de peso mantenida y considerable, consulta con un especialista para descartar que detrás del cambio de alimentación no se esconda un TCA, del tipo anorexia nerviosa (AN), y que, de hecho, no le interese el vegetarianismo, sino el perder peso a toda costa.

Por el contrario, si gana peso, deberás plantearte que quizá no esté comiendo de manera adecuada. La oferta de productos para vegetarianos cada vez es más abundante, lo cual, lejos de garantizar una calidad nutricional, suele ser sinónimo de un incremento de los productos malsanos. Sí, se puede ser vegetariano y comer fatal, y vamos a explicártelo en la pregunta 36. Estando acostumbrada a comer hamburguesas, embutido y/o queso es posible que sus equivalentes vegetarianos sean, como mínimo, igual de poco saludables.

A nivel digestivo, sobre todo si la cantidad de frutas y verduras que tomaba previamente no era la recomendada (mínimo de cinco al día), podría suceder que la repentina ingesta de fibra le comporte algún que otro problema en el momento de ser digerida: distensión abdominal, cierto malestar después de las comidas o aumento de las ventosidades (que no son más que una prueba de una buena salud intestinal); todo eso corre a cargo de la microbiota, y, ten por seguro que transcurridos unos pocos meses, habrán desaparecido esas molestias menores; es cuestión de adaptación. Si los gases son muy molestos e incómodos, aquí te dejamos algunas sugerencias «caseras» que pueden ayudar:

- Cocina bien las legumbres. Si las hierves abundantemente y dejas que reposen una hora en el agua de cocción, no producirán tanto gas en el intestino.
- Distribuye las ingestas. Es mejor que dividas las comidas en seis veces al día que en dos. El intestino agradecerá que la fibra le llegue poco a poco.
- Que mastique bien los alimentos. Comer deprisa y de forma precipitada aumenta el trabajo que tiene que hacer el intestino

y aumenta el aire que tragas (y que puede llegar al intestino, por increíble que parezca).

- Que beba agua. Esto es necesario porque la fibra absorbe mucha agua en el proceso digestivo.
- Las bebidas carbonatadas, como los refrescos o la cerveza, también contribuyen al exceso de gas. ¡Otra razón más para beber agua!
- Es importante que también tengas en cuenta que ingerir pastillas con fibra dietética, alimentos enriquecidos con salvado o productos tipo «All Bran» puede incrementar las molestias.
- Por último, si las molestias digestivas son muy incapacitantes, lo más recomendable es que busques asesoramiento médico y nutricional.

Todo esto puede comportar un cambio de aspecto y consistencia de las heces. Normal. Es un tema que también conlleva la microbiota, que, por otro lado, se ha demostrado que es más saludable en aquellos que siguen una dieta basada en plantas que en los omnívoros. Ese cambio podría incluso tener cierto efecto protector sobre algunas enfermedades metabólicas y disminuir la inflamación intestinal en determinadas patologías.

Por último, a modo de curiosidad, se ha hipotetizado también que el menor contenido en grasas (especialmente las saturadas) de los alimentos vegetales y la ausencia del sabor umami, propio de las carnes, puede suponer una menor percepción del sabor de los alimentos.

Hasta aquí todo cuanto podríamos considerar dentro de la normalidad. Si le detectas cambios en el carácter, apatía, cansancio o malestar prolongado, o te llama la atención cualquier otro síntoma, podría ser que algo no estuviera funcionando bien y la recomendación es siempre la misma: acude a un profesional cualificado. Cada vez son más los pediatras que se están formando en este tipo de alimentación y son muchas las dietistas que ya lo han hecho. De poco sirve pedir un análisis de sangre o cualquier otro examen complementario para valorar un hipotético trastorno si después no se sabe interpretar.

Respondiendo a la pregunta: sí, puede hacerlo de golpe. Con tu ayuda y dejándole que establezca su ritmo, puede empezar como le parezca mejor.

OTRAS EDADES

20. ¿Debemos hacerle caso si nos dice que quiere ser vegetariano?

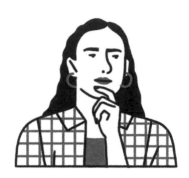

Tomamos cientos de decisiones durante el día. A lo largo de sus vidas, nuestros hijos van a tener que valorar entre multitud de opciones, más o menos trascendentes, y eso los marcará en cualquiera de las esferas en las que se desenvuelvan. Posiblemente, formarlos y acompañarlos de modo adecuado en la toma de decisiones, permitirles que lo hagan y motivarlos en ese aprendizaje es una de las mejores herencias que les podemos dejar. Ese aprendizaje lo ejercitan desde la infancia, y precisamente ese período es en el que su propio neurodesarrollo les ofrece la máxima capacidad de asimilación y, a la vez, está asesorado, orientado y supervisado por los miembros del núcleo familiar más cercano. Observa que en ningún momento se ha hecho referencia a los términos «obligar» o «dirigir»; tienen que aprender a tomar decisiones por sí mismos y de manera totalmente libre.

No tenemos que fomentar que opten por las mismas decisiones que nosotros, sino que emprendan las suyas propias; no debemos promover una copia nuestra en miniatura, sino una persona independiente, crítica y autónoma. Que los menores obedezcan puede que esté muy bien; que quieran ser innovadores y transgresores, mucho mejor. Únicamente de este modo serán competentes al llegar a la edad adulta.

Empieza a aparecer así el equilibrio que debe mantenerse entre dejar a los menores que tomen sus propias decisiones y establecer unos límites, que deben ser los justos, con un motivo, accesibles e inquebrantables, tal cual. Cuando son más pequeños necesitan y agradecen esos límites sobremanera y en cualquier situación. Mamá y papá (o mamá y mamá, o papá y papá, o mamá sola, o papá solo, etc.) tienen el dominio y mandan en (casi) todo, *ergo* cuando haya algún problema ellos serán los que «me salvarán» y sacarán adelante la situación. No es más que una ley básica de supervivencia. A medida que va pasando el tiempo, y gracias a la seguridad adquirida durante los primeros años, sus intereses se centran en muchas cosas más que en la «simple» subsistencia y es cuando su raciocinio los conduce a tener esa capacidad para resolver por sí mismos. En esta época, los límites siguen siendo necesarios, aunque su naturaleza sea cuestionarlos y querer quebrantarlos.

Debemos considerar al menor como un sujeto de derechos, y no se trata de que pueda, sino que debe tomar algunas decisiones en referencia al desarrollo de su personalidad, de forma proporcional a su capacidad y madurez. Y aquí aparece una de las principales cuestiones del tema ¿De qué manera podemos valorar esa capacidad y madurez en un menor? Hay poca documentación al respecto, prácticamente ninguna prueba validada para ponerlo en práctica y, como casi siempre, una nula formación sobre el tema entre los profesionales, al menos entre los sanitarios.

Parafraseando a Montse Esquerda, fabulosa pediatra y una gran experta en temas de bioética, a quien agradecemos la colaboración en la resolución de esta pregunta, «el término "capacidad" o "competencia" implica madurez, tanto cognitiva como emocional y ético-moral para poder tomar sus propias decisiones de salud basadas en juicios internos y de actuar de acuerdo con ellos, juicios basados en sus creencias y en concordancia con su plan vital». La maduración, especialmente en el menor —continúa la doctora—, es una variable continua y progresiva, en la que el niño o adolescente va paso a paso estructurando sus preferencias y sus decisiones acorde con el desarrollo de sus propios razonamientos. Todo este proceso dinámico viene modulado por el aprendizaje y por el contexto en el que se desarrolle.

Para valorar esa capacidad de toma de decisiones debemos tener en cuenta cuatro aspectos, que son los que se aplican en el criterio informado en pediatría:

- Que el menor es capaz de entender toda la información que se le aporta sobre la toma de la decisión.
- Que comprende la situación y sus consecuencias.
- Que tiene la capacidad de procesar esa información de forma racional y de sopesar los pros y los contras. No se trata únicamente de que tenga el conocimiento, sino que debemos ser capaces de ver que es competente para darse cuenta de lo que significa.
- Que está capacitado para expresar con claridad su decisión final.

En el caso concreto de pretender iniciar una alimentación vegetariana, se debería poder valorar también su madurez en relación con su pensamiento ético y moral, ya que en gran cantidad de casos va a ser este el que motive la decisión del menor. Basado en los pocos estudios que existen al respecto, podríamos situar la barrera de esa madurez específica en los 9 o 10 años, por hacernos una idea, teniendo en cuenta que el desarrollo de cada niño es absolutamente variable y que a esas edades algunos pueden tener algunas capacidades al respecto muy evolucionadas, mientras que otros destacan en campos totalmente dispares. No lo descartes si lo sugiere en edades menores. Mi querida amiga y gran neuropediatra, María José Mas, lo explica de maravilla en su libro *La aventura de tu cerebro (El neurodesarrollo: de la célula al adulto)*: entre los 3 y los 10 años el niño no para de aprender y va asimilando su hábitat. Sus redes neuronales no paran de crecer y de establecer constantemente nuevas conexiones. Ello le permite poner a buen recaudo nuevos conocimientos, a la vez que un dominio del lenguaje, cada vez más preciso, le posibilita estructurar adecuadamente sus ideas, y va interiorizando los aprendizajes para formarse una idea de cómo es el mundo y los seres que lo habitan. Es a partir de los 9 o 10 años cuando empieza a aplicar la toma de decisiones con las que sus circuitos nerviosos van especializándose de forma simultánea. Empieza a dibujar los patrones de pensamiento y los gustos que, a la postre, definirán su personalidad única como individuo. Desarrolla gran parte de esa identidad a expensas de la toma de decisiones.

Hechas estas consideraciones, está claro que, como cuidadores, debemos, por supuesto, hacerle caso cuando nos indique su preferencia por iniciar una alimentación vegetariana. A partir de todo cuanto sabemos de él, es imprescindible hacer un acompañamiento del proceso. Este acompañamiento debería empezar por revisar los cuatro planteamientos de inicio para darnos cuenta, por ejemplo, de que es incapaz de tomar esa decisión y razonárselo de manera idónea, o, por el contrario, tener la amplitud de miras para valorar sus argumentos como adecuados. En este caso es buen momento para hacer una puesta en común de la situación y emprender planes para cumplir su deseo, dejando subjetividades, miedos y prejuicios a un lado. Puede que el camino no sea fácil, pero a nuestro favor juega que es de largo recorrido y da margen para la corrección de errores. Y nos queda la alegría y el convencimiento de que tenemos un hijo o una hija con capacidad para entender y procesar información, comprender una situación y sus consecuencias y expresarse con claridad. Y esto, ya sea en la toma de decisiones para elegir una dieta vegetariana o para elegir gimnasia en lugar de kárate, es una buena noticia.

Desde el momento en que un menor les comunica a sus padres el deseo de ser vegetariano se suele pasar por cuatro fases: la negación, la de no tomárselo en serio y reírse un poco, la de darse cuenta de que posiblemente lo tienen todo perdido y enfadarse, y por fin, en vista de que ese enfado no conduce a nada, la de la negociación, aceptación y apoyo. Sabiendo que esto suele ser así en la mayor parte de los casos, lo más prudente sería empezar por la cuarta fase directamente, ¿no?

Si estamos hablando de un escolar, casi seguro que sus motivaciones sean de carácter ético por evitar el sufrimiento y la explotación animal. En dicho caso, tal vez por comodidad y por no tener que cambiar demasiados hábitos, una opción ovo-lacto-vegetariana servirá y complacerá el deseo del menor. En la mayor parte de las ocasiones correrá de tu cuenta explicarle las opciones y las variantes que tiene para que pueda decidir. En adolescentes, esas motivaciones pueden ser de variada índole y estar más influidas por condicionantes sociales, así que tendrá más sentido que sea él o ella quien nos indique el tipo de vegetarianismo que quiere adoptar. No se puede olvidar que nuestros adolescentes están viviendo en un momento donde la emergencia climática, Greta Thunberg y los *Friday for Future* tienen un papel muy importante en sus vidas. (Gracias.) En cualquiera de los supuestos, aceptar el reto y ponerse una meta común fortalecerán el vínculo y la autoestima del menor. Si pasado el tiempo viéramos que la cosa no acaba de funcionar, siempre nos será más fácil ponerle remedio a eso que persistir con una negativa como respuesta.

No es mala idea establecer de buen principio un acuerdo que marque hasta dónde se puede y no se puede llegar en ese primer intento; eso reafirmará la confianza mutua y facilitará las cosas llegado el momento en que algo pudiera no ir como sería deseable.

Reforzar la postura del menor frente a otros miembros de la familia y allegados que se muestren contrarios a la opción tomada es también una buena manera de aumentar su autoestima, y esquivar discusiones sobre el tema en su presencia nos evitará situaciones desagradables que no conducen a nada.

Ya solo nos queda convencer al pediatra de que el pequeño seguirá sano y ponerlo en conocimiento de todos en la próxima cena de Navidad.

Respondiendo a la pregunta: sí, debemos hacerle caso y tomarnos en serio la cuestión. Su autoestima y el vínculo familiar saldrán reforzados.

21. ¿Conlleva problemas asociados iniciarse en la adolescencia?

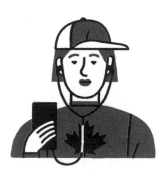

La adolescencia es una etapa de la vida especialmente complicada, pero también muy interesante y peculiar. Supone la fase de maduración sexual y psicológica, con muchos cambios somáticos y emocionales, y un nuevo repunte en la velocidad de crecimiento. Se consigue el pico de masa ósea y la masa corporal prácticamente se duplica, de manera que las necesidades proteicas y energéticas aumentan sensiblemente, en especial entre los chicos.

Los cambios sociales y psicoemocionales son los que más quebraderos de cabeza y más paciencia y gestión conllevan, sobre todo a madres y padres. Estos son también los que más condicionan o afectan a los hábitos alimentarios: se empieza a decidir qué y cuándo se come, emergen las influencias del grupo de iguales, la publicidad y las modas, se come fuera de casa sin el control de la familia, se rechazan las normas tradicionales que han reinado en el hogar, se empieza a tener poder adquisitivo, se modifica la importancia que se da a conceptos como la salud, la alimentación o la estética, etc. Por este motivo, es habitual que durante la adolescencia se inicien prácticas como saltarse comidas, abusar de alimentos y bebidas malsanas, llevar a cabo dietas restrictivas hipocalóricas o dietas alternativas vinculadas a prácticas sociopolíticas, como el vegetarianismo. En el caso de las dietas vegetarianas en adolescentes, como en cualquier otra situación, cobrará especial importancia el contexto, las prácticas y las actitudes en torno a la alimentación que la familia haya seguido hasta el momento. De esta manera, si la familia sigue una alimentación saludable, sea o no vegetariana, los cambios que requerirá la alimentación del adolescente vegetariano no tienen por qué ser sustanciales. Ahora bien, si el patrón alimentario de la familia se basa en farináceos refinados (pasta, pan y arroz refinados), carnes y embutidos, alimentos precocinados y ultraprocesados..., lo que más urge no es el consejo alimentario al adolescente vegetariano. Obviamente, partiendo de este marco, los cambios que se deberán realizar en el tránsito hacia una alimentación vegetariana son muchos e importantes. También será determinante en el éxito, fracaso, soluciones o conflictos que se den en la gestión de la situación la actitud que muestre la familia ante el posicionamiento del adolescente (o bien rechazo y cuestionamiento, o bien apoyo y acompañamiento). En cualquiera de los casos, tanto si la familia es vegetariana como si su patrón es más o menos saludable, es aconsejable que la persona adulta responsable principal de la alimentación en el hogar asista junto al adolescente a la consulta de el/la dietista-nutricionista, con el fin de compartir dudas e inquietudes, pero también propuestas, respuestas, estrategias y soluciones conjuntas y consensuadas.

Teniendo en cuenta que, en general, las necesidades nutricionales y energéticas en la adolescencia son en proporción más elevadas que en otras etapas del ciclo vital (aunque también son muy variables según las personas), podrían darse algunas dificultades en adolescentes que tienen un tamaño corporal grande y que realizan mucha actividad física. Esto no significa que iniciarse en el vegetarianismo en la adolescencia conlleve dificultades añadidas, sino que simplemente habrá que priorizar, sobre todo alimentos de origen vegetal, saludables y energéticamente densos. También será importante organizar las ingestas para que se pueda comer con frecuencia, respetando la sensación de hambre y saciedad que el chico o chica manifieste y teniendo en cuenta la organización diaria de las diferentes actividades que realice. Para cualquier duda sobre cómo cubrir los requerimientos nutricionales, puedes consultar la sección de preguntas y respuestas sobre dudas nutricionales.

En el caso de un adolescente, en especial si es chica, que muestra deseo de iniciarse en el vegetarianismo, deberemos estar alerta a los verdaderos motivos detrás de esta decisión. En algunos casos, la alimentación vegetariana se utiliza como vía para restringir alimentos, y los estudios muestran que las adolescentes que escogen ser vegetarianas para perder peso tienen más posibilidades de desarrollar un trastorno de la conducta alimentaria (TCA), en comparación con las que escogen el vegetarianismo por otras razones (defensa de los animales, preocupación por el medio ambiente, etc.). Una buena encuesta dietética llevada a cabo por un(a) profesional con experiencia, que pregunte por el grado de restricción alimentaria, los motivos de elección de la alimentación vegetariana, los antecedentes personales, familiares y de grupo sobre este tipo de dieta, etc. permitirá averiguar la posible existencia de este trastorno. En caso de duda, se debe realizar un seguimiento cercano y prestar especial atención a las expresiones y necesidades emocionales.

Por último, no olvidemos que también en la adolescencia, o mejor dicho, en este período más que nunca, las comidas en familia constituyen un punto de encuentro trascendental, con repercusiones positivas mucho más allá de los ámbitos relacionados con la salud alimentaria.

Respondiendo a la pregunta: el vegetarianismo en la adolescencia no comporta ningún problema ni dificultad añadidos, siempre que se planifique correctamente.

22. ¿Podrá volver a comer de todo si algún día le apetece?

Es posible que en esta cuestión sea mejor ir directamente a la solución final que andarse por las ramas: sí, en cualquier caso, podrá volver a comer de todo, carne incluida, si decide revertir su opción por la alimentación vegetariana. Volver a la dieta omnívora no debería suponer ningún problema más que alguna anecdótica sensación de malestar abdominal después de las comidas, fruto de la consecuente adaptación del sistema digestivo al nuevo cambio.

No hay documentación científica alguna de que pueda darse cualquier otro problema. Algunas (escasas) apariciones de alergias a la proteína de la vaca que se han documentado son la consecuencia de que esa patología estaba ahí, larvada, y no había dado la cara ya que no se ingería ese alimento. En ningún caso son consecuencia directa de haber pasado un período de la vida sin comer carne.

Como todo en la vida, hacer las cosas de la forma más sensata será lo más adecuado, por lo que la recomendación debería ser la de ir reintroduciendo de forma gradual y progresiva los alimentos que durante un tiempo no se han ingerido y procurar no hacer ninguna transgresión dietética con ellos... por lo menos de inicio. No sería recomendable, por ejemplo, volver a comer carne empezando por una barbacoa con amigos estilo Arizona.

Si lo que quiere es volver a tomar leche de vaca y sus derivados, no le va a suponer ningún problema añadido; simplemente, que lo haga de manera gradual (en la pregunta 17 encontrarás más información sobre intolerancias y alergias).

Respondiendo a la pregunta: sí.

23. ¿Y si hace mucho deporte?

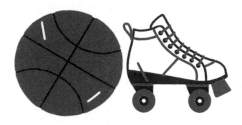

Que un niño o adolescente haga mucho deporte siempre es una buena noticia. La inactividad física es el cuarto factor de riesgo modificable de mortalidad más importante en el mundo, por detrás de la hipertensión, el consumo de tabaco y la hiperglucemia. Aunque nunca es agradable hablar de enfermedades, debemos saber que no realizar actividad física causa una tercera parte de las cardiopatías isquémicas, casi el 30 % de los casos de diabetes y una cuarta parte de los cánceres de mama y colon. Además, un nivel adecuado de actividad física es la clave del gasto energético, lo cual es fundamental en el control del peso, algo que, como sabemos, tenemos bastante descontrolado.

Realizar actividad física y reducir el sedentarismo mejoran claramente la salud, previenen las enfermedades crónicas y, por lo tanto, aumentan la calidad y la esperanza de vida de la población. En cambio, los estudios indican que más de la mitad de los niños y niñas y adolescentes no cumplen las recomendaciones de actividad física para su franja de edad, en especial las niñas y las chicas. También es preocupante saber que, al llegar a la adolescencia, los niveles de actividad física se reducen muchísimo, por lo que los padres y madres y las personas adultas en general deberían promocionar, facilitar y crear más oportunidades para que la infancia, sobre todo en las niñas y las chicas, sea mucho más activa.

Las recomendaciones del Ministerio de Sanidad para menores y adolescentes de hasta 17 años es la de realizar al menos sesenta minutos al día de actividad física moderada a vigorosa (estás realizando actividad física aeróbica de intensidad moderada cuando aumenta la sensación de calor y empiezas a sudar, aumentan los ritmos cardíaco y el respiratorio pero aún se puede hablar sin sentir que falta el aire; la actividad física aeróbica de intensidad vigorosa provoca una sensación de calor y sudoración más fuerte, el ritmo cardíaco es más elevado y cuesta más respirar, por lo que resulta difícil hablar mientras se practica). Además, se deberían incluir, al menos tres días a la semana, actividades de intensidad vigorosa y actividades de fortalecimiento muscular y de mejora de la masa ósea que incluyan grandes grupos musculares. Por supuesto, en paralelo al incremento de la actividad física, se debería reducir el tiempo de sedentarismo asociado a la utilización de pantallas (máximo dos horas al día), fomentar el transporte activo (a pie, en bici, en patinetes no eléctricos, etc.) y las actividades al aire libre.

El propio ministerio nos recuerda que, si alguien supera estas recomendaciones, es decir, hace más deporte o actividad física del que estas líneas recomiendan, lejos de generar preocupación, se debería intentar «mantener su nivel de actividad y tratar de combinar varios tipos de actividad física».

Dicho esto, no me olvido de que nuestro niño es vegetariano, por lo tanto, ¿tendrá especiales dificultades para cubrir los requerimientos energéticos?, ¿le faltarán proteínas, tan importantes en el deporte?, ¿empezará a fallar goles o le flaquearán las piernas en el plié? La Academy of Nutrition and Dietetics de Estados Unidos nos tranquiliza afirmando que las dietas vegetarianas y veganas son apropiadas y satisfacen las necesidades nutricionales y de crecimiento en todas las etapas del ciclo vital, así como también en atletas. Si un atleta de alto rendimiento puede seguir una dieta vegana, un niño, una niña o un adolescente que haga mucho deporte también lo puede hacer. ¿Cuáles son los aspectos clave a los que tenemos que prestar especial atención? Por el hecho de encontrarse en etapa de crecimiento, por un lado, y por realizar una actividad física intensa y habitual, por el otro, los requerimientos energéticos especialmente y los nutricionales (proteicos, por ejemplo) serán superiores a los de otros menores de su edad. Sin duda, es importante cubrir dichas necesidades, tanto para que el organismo pueda realizar sus funciones vitales y de crecimiento como para mantener el rendimiento de la cotidianidad y del deporte. Una adecuada planificación es clave, y disponer del tiempo suficiente para garantizar las ingestas principales y varios tentempiés contribuirá al equilibrio y la suficiencia nutricional y calórica. Además, se deben priorizar los alimentos saludables especialmente energéticos, enriquecer las preparaciones y recetas con frutos secos, frutas desecadas, semillas y semillas molidas, levadura de cerveza, aguacate, aceite de oliva virgen, etc., y tener a mano tentempiés saludables.

En el caso de niños, niñas y adolescentes vegetarianos(as) y que realizan mucho deporte, es aconsejable, además del consumo de frutas, verduras y farináceos integrales, garantizar la ingesta de tres raciones al día de alimentos proteicos (para saber a qué equivale una ración proteica, consulta la pregunta 28). Así, además de la ración de la comida y la cena, se planificará un desayuno, una merienda o un tentempié con la presencia de alimentos proteicos: bebida de soja, yogur de soja, frutos secos, bocadillos de crema de frutos secos, tahini o hummus, bocadillos de tofu u otros derivados proteicos, etc.

Si las necesidades energéticas son muy elevadas y esto conlleva un consumo de alimentos también importante, podrían darse algunas molestias gastrointestinales vinculadas a la ingesta elevada de fibra. Si esto sucediera, que no tiene por qué, se puede optar por escoger los alimentos farináceos refinados en lugar de integrales. Sin embargo, también es importante descartar otras posibles causas, como puede ser una inadecuada hidratación, unas ingestas con poca separación temporal con los entrenamientos, etc. Si el crecimiento sigue los parámetros adecuados para la edad, el niño, niña o adolescente se encuentra bien, con un rendimiento deportivo y escolar normal y un equilibrio emocional (teniendo en cuenta que muchas inquietudes y malestares forman parte de la adolescencia), no tiene por qué ser necesario ningún seguimiento médico o nutricional especial. Sin embargo, dadas las particularidades de la situación, nunca está de más acudir a un/a dietista-nutricionista especializado/a en vegetarianismo y deporte con el fin de individualizar la pauta alimentaria.

Respondiendo a la pregunta: el deporte es un gran aliado de la salud. El vegetarianismo, también. Y si los sumamos, tanto mejor.

24. ¿Afectará a su rendimiento escolar?

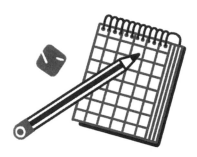

Si la pregunta se refiere a si las personas vegetarianas son más limitadas intelectualmente, puedes estar tranquilo: no. Aunque esto es algo que los *vegan haters* te discutirán con vehemencia. En primer lugar, hay que aclarar que, al evaluar las dietas vegetarianas y su relación con el desarrollo cognitivo, eliminaremos de nuestro análisis aquellas situaciones de casos excepcionales y que no siguen las recomendaciones que se dan, tanto en este libro como en cualquier foro riguroso, sobre consejo alimentario en el vegetarianismo. O sea, por razones obvias, no vamos a tener en cuenta el caso del niño con lactancia materna exclusiva hasta los 16 meses, ni el de la madre que alimenta su bebé con bebida de avellanas con 4 meses, ni el padre que se niega a suplementar con B_{12} a sus hijos. De la misma forma que, si analizamos los efectos de la dieta omnívora sobre la salud, no vamos a sacar conclusiones a partir de la familia que desayuna palmeras de chocolate con leche y miel, come una lasaña con salchichas y un flan, merienda una bebida de cola con nachos y cena macarrones con tomate y *nuggets* de pescado. Así pues, eliminamos los casos de deficiencia de B_{12}, en los que por supuesto que existen déficits neurológicos, motivo por el cual hemos sido tan pesaditas en todo el libro sobre la imperiosa necesidad de suplementación. En general, es bueno saber que para citar conclusiones y emitir recomendaciones, no nos centramos en casos individuales, sino en los denominados estudios poblacionales, que son aquellos que se hacen en grupos de individuos pertenecientes a muestras de la población general que comparten ciertas características y pretenden determinar su respuesta a diferentes condiciones, en este caso a distintos tipos de alimentación. (Aviso: no es fácil hacerlos.)

El correcto desarrollo del cerebro humano requiere de un suministro adecuado de nutrientes durante la gestación y la infancia. Son especialmente importantes la etapa de embarazo y los 2 primeros años de vida, donde el crecimiento del cerebro es muy rápido, y ha quedado demostrado que durante este período de desarrollo la nutrición tiene especial importancia. Los nutrientes que están implicados más directamente en el neurodesarrollo son el hierro, el yodo, la vitamina B_{12} y los ácidos grasos esenciales, por lo que resulta trascendental garantizar su correcto aporte. Cualquier déficit importante de estos nutrientes, por diferentes motivos y con sus correspondientes explicaciones bioquímicas, puede tener implicaciones en la función cognitiva. En el caso de los ácidos grasos esenciales, todos estos efectos son menos claros, porque ni hay tanta evidencia ni los resultados son tan homogéneos. El ácido graso omega-3 dominante en el cerebro (ácido docosahexaenoico [DHA]) se acumula en zonas relacionadas con el aprendizaje y la memoria, como la corteza y el hipocampo, y forma parte de las membranas celulares de las neuronas, regulando múltiples procesos neuronales. Por lo tanto, sí parece ser un elemento necesario e importante en el rendimiento cognitivo. También es cierto que existen varias publicaciones en las que se describe un estado de DHA menor (en la sangre, la leche materna, el cordón umbilical y en biomarcadores varios) en personas vegetarianas que en omnívoras, omnívoras que consumen habitualmente pescado azul, claro está; sin embargo, esto no se traduce en alteraciones en la función cognitiva, ni en las propias personas vegetarianas ni en los hijos de madres vegetarianas. Una publicación reciente evaluó los efectos de seguir una dieta vegetariana durante el embarazo en la función cognitiva de niños y niñas a los 6-7 años, sin hallar efectos negativos en ella, a pesar de detectar menores niveles de ácidos grasos esenciales y de vitamina B_{12}. Las autoras plantean explicaciones para dar respuesta a estos resultados; algunas tan sencillas como que estos menores niveles de nutrientes clave no estén por debajo de los niveles de riesgo, y otras más complejas como la posibilidad de que otros factores nutricionales y no nutricionales ligados al vegetarianismo y no evaluados compensaran los menores niveles de ácido eicosapentaenoico (EPA), DHA y cobalamina. Es cierto que las madres vegetarianas estudiadas (como suele pasar en los trabajos que analizan la población vegetariana de países occidentales) tenían un cociente intelectual y un nivel educativo mayores, amamantaban durante más tiempo y fumaban menos, comparadas con las madres omnívoras. Como es lógico, estos factores se tuvieron en cuenta en el análisis, para que no influenciaran los resultados. Así, la asociación observada (la dieta vegetariana de la madre no influye negativamente en la función cognitiva) no se explica por las otras variables que podrían enmascarar dicha asociación. ¡No es fácil!

Responder a la pregunta sobre si un niño que sigue una dieta vegetariana bien planificada verá afectado su rendimiento escolar es relativamente fácil (o sea, no). En cambio, conocer cuáles son los efectos reales de las dietas basadas en alimentos de origen vegetal en el cerebro, así como en las funciones cognitivas y mentales, es algo muy complejo. De entrada, porque todo lo que tiene que ver con el cerebro es muy complejo de por sí. Y, para continuar, porque tampoco es nada fácil atribuir los posibles efectos a un nutriente concreto, sin que esto se vea influido por otros factores asociados al vegetarianismo. Si a esto le sumamos el creciente rol de la microbiota en la función neurológica, el envejecimiento y los sistemas metabólicos, la cosa se complica enormemente.

El rendimiento escolar está influenciado por infinidad de variables, de las cuales la nutrición es solo una y, además, de las menos importantes (excepto en casos de desnutrición o déficits nutricionales severos, claro está). Más importante que si come o no carne, el concepto de «rendimiento escolar» está modelado por el nivel socioeconómico y cultural de la familia, la estabilidad emocional del niño y de su entorno, la implicación, ayuda y apoyo que recibe, su motivación y autoconcepto, el sistema educativo, el tipo de escuela y la línea pedagógica que tenga, las escalas que se utilicen para medir el rendimiento escolar o el desarrollo cognitivo, etc. A todo eso añádele la individualidad de cada uno, condicionada por su carga genética y el potencial que haya tenido esta para su desarrollo.

Si nos importa el rendimiento escolar de nuestro hijo vegetariano, es preciso no obviar todos estos factores que acabamos de citar, en especial los que tenemos más fácilmente en nuestras manos: apoyo, acompañamiento y equilibrio emocional. Además, seguiremos los consejos dietético-nutricionales para evitar el déficit de hierro, vitamina B_{12}, yodo y ácidos grasos esenciales. Si, aun así, se diera una situación de deficiencia, recurriremos al equipo de pediatría y nutrición, que pautará la suplementación y/o tratamiento más adecuado según la situación.

Respondiendo a la pregunta: en este marco es casi imposible (simplemente porque decir «imposible» es mucho decir) que el vegetarianismo afecte al rendimiento escolar.

25. ¿Se sentirá discriminado?

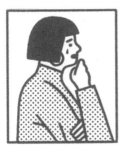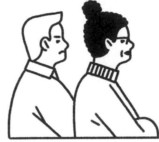

Como es sabido, a veces los niños pueden ser crueles con otros niños. A estas alturas no nos vamos a engañar. Posiblemente, la cruda realidad sea que no han crecido rodeados de empatía y no se les ha creado un marco adecuado para que lleguen a comprender la importancia que tiene la mofa hacia los demás. Cualquier punto de diferencia entre cualquiera de ellos y el resto es suficiente para que en menor o mayor medida sea atacado por el grupo. Ahí tenemos al empollón, al bola, al enano, al pato o al gafotas de la clase, por poner algunos ejemplos que serán fácilmente identificables y que nos retrotraerán, sin duda alguna, a nuestra más tierna infancia. La discriminación no es más que el uso que hacen los demás de cualquier diferencia basada en prejuicios equívocos y, según la RAE, puede estar basada en múltiples causas, entre ellas, las creencias o los hábitos, algo que a los vegetarianos les afecta de manera directa.

De hecho, nuestra sociedad vulnera con demasiada frecuencia los derechos de quienes presentan diferencias físicas o intelectuales, barrándoles en muchas ocasiones los canales sociales necesarios para su mejor desarrollo y crecimiento personal. El maltrato o la indiferencia ante aquellas personas que tienen alguna limitación física es un claro ejemplo.

Sabemos (y, afortunadamente, cada vez se pone más en práctica) que se debe educar a los niños en la no discriminación, pero esa educación no siempre se puede llevar a cabo, porque no está presente o porque los diversos condicionantes del entorno del menor no lo facilitan.

En una elevada proporción de los casos, es habitual que el pequeño o el adolescente no ponga de manifiesto de manera abierta su preocupación por ese trato que sufre. Así pues, deberás mantenerte atento a los síntomas que pudiera presentar, de entre los que destacamos los siguientes:

Figura 24

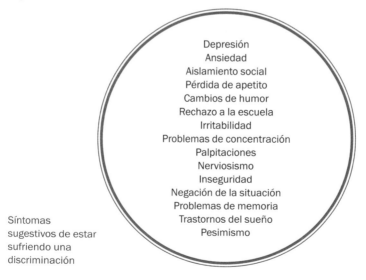

Síntomas
sugestivos de estar
sufriendo una
discriminación

Depresión
Ansiedad
Aislamiento social
Pérdida de apetito
Cambios de humor
Rechazo a la escuela
Irritabilidad
Problemas de concentración
Palpitaciones
Nerviosismo
Inseguridad
Negación de la situación
Problemas de memoria
Trastornos del sueño
Pesimismo

Y un amplio rosario de manifestaciones psicosomáticas que se puedan derivar de la situación de estrés continuado a la que está sometido, como pueden ser: malestar general, dolores abdominales o de garganta frecuentes, cefaleas, etc., con las consecuentes faltas escolares que todo ello representa.

Estate alerta ante estos síntomas y trata de conversar con él para poner a flote la situación; cuanto más tiempo persista, más daño habrá causado y más costosa será la recuperación. Mantente especialmente atenta si aparecen coincidiendo con algún cambio de cierta consideración: de colegio, de amigos, el inicio de una nueva extraescolar...

Es posible que donde primero se ponga de manifiesto sea en la escuela. Es el primer entorno en el que se topará, de una forma más o menos continuada, con personas ajenas a su familia y donde empezará a desarrollar una convivencia que mostrará al resto algunas de sus características: si es más listo, más torpe, más bajo, viste con o sin falda o si se alimenta de manera distinta a ellos. Aquellos que pertenecen a grupos mayoritarios son los que corren mejor suerte y nunca serán el objeto de la burla; la discriminación siempre se produce hacia las minorías. No está bien decirlo aquí, pero en mis tiempos de escolar, soy el más añoso de los autores, en no pocas ocasiones eso se solucionaba a la hora del recreo, dándose la circunstancia de que el que sufría el trato vejatorio era más fuerte y/o más hábil que cualquiera de los otros, y se zanjaba el tema con un intercambio de «opiniones». No es la vía. Repetimos: no es la vía. No es más que una batallita que nos hemos permitido apuntar.

Fuera del núcleo cerrado de convivencia familiar, del que hemos hablado en la pregunta 20, pero cercano a él, puede ser que parte de la familia también lo trate de manera especial.

A medida que se vaya haciendo mayor, su círculo de amistades se irá ampliando, a la vez que irá diversificando sus aficiones; es posible que nuevos grupos de amigos o participantes en sus mismas actividades extraescolares sean quienes ejerzan esa discriminación.

Nos queda el penúltimo (siempre puede haber más) escollo de la discriminación: los servicios sanitarios, como ya se ha puesto de manifiesto en varias ocasiones, y con especial énfasis en la cuestión 14, algunos de los profesionales de la sanidad (en el caso que nos atañe, pediatras,* médicos o médicas de familia** si el menor ha superado los 15 años, o personal de enfermería***) carecen de la formación adecuada para atender correctamente a niños o adolescentes vegetarianos, incluso en ocasiones su actitud es burlesca y, hasta cierto punto, vejatoria. No insistiremos en ello, pero por desgracia el hecho está ahí. Es muy posible que esa discriminación, al no ser un caso cotidiano, no haga aflorar la lista de síntomas que hemos enumerado en la figura 24, pero sus consecuencias pueden llegar a ser tan o más nefastas que eso.

¿Cómo le pones remedio si te parece que la forma en que tu hijo ha decidido alimentarse le está causando cualquier perjuicio de este tipo? Lo hemos apuntado: habla con él y hurga un poco en lo que pueda estar escondido. Ten en cuenta que en no pocas ocasiones, después de un maltrato prolongado de este tipo, incluso las víctimas acaban por no tener clara cuál es la situación, ni el papel que juegan. Da la cara por él allí donde se esté generando la situación, sea en la escuela, con los amigos o con un profesor en particular. Enfádate con el mundo y con todo lo que se menea, pero mantén la calma delante de tu hijo y, sobre todo, no te enojes con él. Sean cuales sean las circunstancias, él es la víctima, así que hazle ver que no tiene ninguna culpa de lo que está pasando. Procura abordar en familia el tema con la mayor serenidad posible, y si con un día no basta, al día siguiente más; dedícale todo el tiempo que os parezca necesario. Si lo ves con ganas de hablar, escúchale, procura no interrumpirle, y si lo consideras necesario, hazlo brevemente o con preguntas simples. No hagas juicios de valor antes de haberte formado una idea general de lo que ha pasa-

---

* Un abrazote sincero a todos los compañeros y compañeras que puedan sentirse agraviados(as) por alguna de las ideas expresadas en cualquier parte del texto. Ha sido todo hecho sin el más mínimo ánimo de ofender y desde la más calurosa de las cordialidades.
** Véase el asterisco previo.
*** Véase el asterisco previo.

do y tengas la certeza de que lo has entendido. Transmítele seguridad en tu discurso y procura aumentar su autoestima, es posible que en esos momentos esté en niveles muy bajos. Si lo ves buena opción, proponle un cambio de amistades o foméntalo tú mismo llevándolo a lugares en los que pueda conocer nueva gente de su edad.

Si él es el único vegetariano de la familia, ni se te ocurra aprovechar la ocasión para decirle eso de que «Ya te dije que no era buena idea». No harás más que echar leña al fuego sin poner remedio a nada.

Con el paso del tiempo, conseguirás que el adolescente comprenda que no es ningún bicho raro y que tú le puedes aportar cada vez más herramientas para afrontar la situación. Posiblemente será pasajera y no traerá consigo demasiadas consecuencias negativas, pero, de no ser así, no tengas reparo en hacer un abordaje más profundo, recurriendo a aquella ayuda que consideres necesaria. El primer paso en el tratamiento de la discriminación infantil es una adecuada prevención, y la educación y la sensibilidad en este sentido no son las mismas en todas las escuelas.

No obstante, no todo va a ser noticias negativas. Por un lado, muchos niños no sienten rechazo ante la diferencia, sino simplemente curiosidad. Puede que se acerquen a vuestro hijo desde el interés, martilleándole a preguntas que, en muchos casos, pueden dar lugar a preciosas disertaciones entre ellos. Por otro lado, el creciente auge de la alimentación vegetariana, la buena imagen que de ella se ofrece en muchas de las redes sociales a las que los jóvenes están enganchados, *celebrities* de todo tipo haciendo gala de su vegetarianismo y un cambio en la perspectiva acerca del tema que se va difundiendo de manera progresiva, así como la paulatina instauración de la educación en el respeto y en la no discriminación, conllevan que aquellos que se decanten por mostrarse más sensibles con el maltrato animal y con la conservación del medio ambiente vayan dejando de ser los raritos de la clase para convertirse en un ejemplo a imitar.

Por último, a modo de reflexión final, como adultos que formamos parte de una sociedad tan diversa y plural, recapacitemos sobre cómo vivimos nosotros mismos y nuestro mundo con la diferencia, y qué hacemos para ponerla en valor. Como siempre, somos ejemplo para nuestros hijos y van a desenvolverse cómodamente en un camino u otro según lo que hayan vivido en casa. Tal y como se recoge en el proyecto «Niños y niñas. El valor de la diversidad sexual», de la asociación NAIZEN, en el mundo hay miles de millones de personas, y no hay dos que sean iguales. Pongamos en valor la riqueza que nos aporta el hecho de que somos únicos y diversos. «Subrayaremos la importancia de poder ser como cada una y cada uno es, para poder así desarrollarse en todo su potencial, cada cual con sus características, sus modos, sus gustos..., poniendo en valor la peculiar manera de ser de cada una, de cada uno. Porque ser diferentes es lo que nos hace ser preciosos.»

Respondiendo a la pregunta: sí, muy posiblemente se sentirá discriminado en más de una ocasión, pero lo podréis afrontar juntos y ponerle remedio.

26. ¿Quiere ser vegetariano o quiere adelgazar?

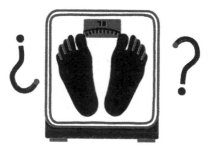

Los cánones de «normalidad» de la imagen corporal perfecta influyen cada vez más en nuestros hábitos, con especial incidencia en los jóvenes y, de manera preocupante, cada vez a edades más tempranas. Esa «imposición» social de una imagen de salud, bonanza y presunta belleza, que se llega a relacionar con el éxito profesional y personal y que es vehiculizada por agresivas campañas de anunciantes de ropa, alimentos y todo tipo de productos, no ha hecho más que causar mella en la población infantil y juvenil que bebe de esas fuentes cada vez con más frecuencia. Se han dedicado apartados al tema en este mismo libro, pero debido a la gravedad que la situación pudiera representar y a la posibilidad real de que esto suceda, especialmente en algunas edades y sobre todo en el sexo femenino (en proporción de 1 a 10), nos ha parecido importante dedicar una de las cuestiones solo al tema del trastorno de la conducta alimentaria (TCA) y su posible ligazón con una alimentación vegetariana, en especial cuando su inicio se da en unas edades concretas.

Para gran parte de los adultos vegetarianos de nuestro entorno, la alimentación vegetariana supone, en esencia, un activismo y una posición ética contra el maltrato animal y la defensa del medio ambiente. Para gran parte de los menores que deciden iniciarse en el vegetarianismo, también. Sin embargo, algunos ven en ello, de forma equívoca y con la creencia de que la supresión de la carne, del pescado y de sus correspondientes derivados de su alimentación les ayudará a perder peso, una oportunidad para adelgazar de manera fácil al adoptar esos hábitos.

Se han caracterizado diversos tipos de TCA, siendo la anorexia nerviosa (AN) el paradigma de ellos y del que vamos a hablar en este apartado, a no ser que se diga lo contrario.

Los TCA son un grupo de desórdenes mentales caracterizados por una conducta alterada frente a la ingesta alimentaria, basados y/o condicionados por pensamientos erróneos frente a la dieta, el peso y la propia imagen corporal. Estos procesos acaban por deteriorar la salud física, mental y social de quien los padece. La AN se manifiesta como un deseo irrefrenable de buscar la delgadez. Las personas que la sufren en muchas ocasiones se sirven para ello de procedimientos de evitación, como una dieta restrictiva estricta, que incluso llega al ayuno, y, a la vez, usan actuaciones compensatorias para contrarrestar aquello que han ingerido, como el ejercicio físico excesivo, los vómitos autoinducidos y/o abuso de laxantes y diuréticos. Estas conductas pueden superponerse o alternarse en el tiempo.

Se ve con mayor frecuencia en niñas en edad puberal, aunque el límite inferior de edad de aparición es cada vez más bajo, de la misma manera que en los últimos años se viene observando un aumento de la incidencia en varones, con cifras cercanas al 15 % del total de casos. Suelen ser niñas con unos niveles de perfeccionismo y auto-exigencia elevados, buenas alumnas en la escuela y de comportamiento afable en casa. La práctica de algunos deportes competitivos o el baile podrían ser de riesgo para desarrollar un TCA, así como padecer enfermedades que afectan a la imagen corporal, como la obesidad, la diabetes o la fibrosis quística. Su nivel de autoestima suele ser bajo y cabe destacar que, paralelamente a la instauración del proceso, transcurre una baja o nula conciencia de su enfermedad y de los riesgos que conlleva. Por esta razón, un diagnóstico y un tratamiento precoces serán fundamentales para mejorar el pronóstico final.

Se desconoce cuál es la etiología (causas) del proceso, pero posiblemente un componente biopsicosocial como el mostrado en la siguiente figura sea el que lo desencadene y lo perpetúe:

Figura 25. Etipatogenia de la anorexia nerviosa

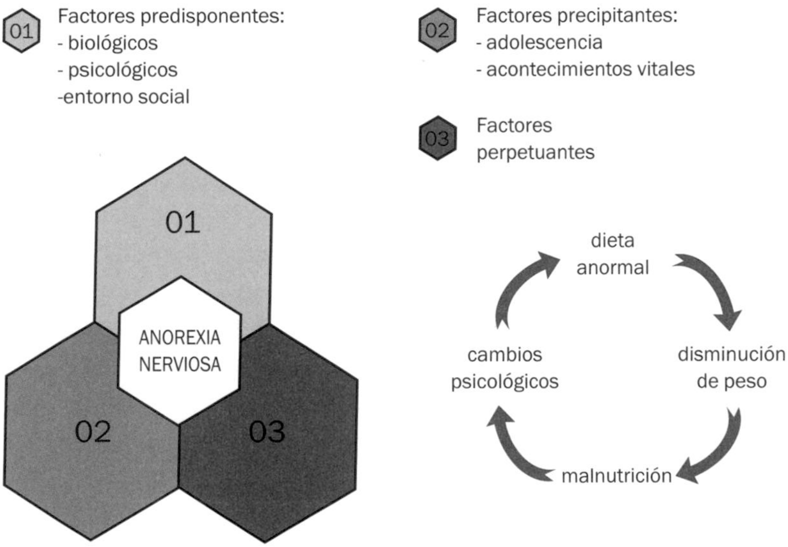

01 Factores predisponentes:
- biológicos
- psicológicos
-entorno social

02 Factores precipitantes:
- adolescencia
- acontecimientos vitales

03 Factores
perpetuantes

01

ANOREXIA
NERVIOSA

02   03

dieta
anormal

cambios
psicológicos

disminución
de peso

malnutrición

Fuente: Elaboración propia.

Las afectadas sienten y manifiestan un miedo real a la posibilidad de llegar a padecer obesidad y actúan contra eso con cualquier actitud que les haga perder peso. Una de las características principales es la distorsión de su propia imagen corporal, lo que representa que, pudiendo llegar a estar en una delgadez extrema, la imagen que ven de sí mismas en un espejo es la de una chica con obesidad. Llegan a convencerse de que su cuerpo está constantemente en sobrepeso, a pesar de lo que digan de ellas los demás, e incluso haciendo caso omiso de lo que diga la báscula.

Vale la pena destacar que, al ser niñas con un nivel de inteligencia normal e incluso superior a la media, se servirán de multitud de artimañas para esconder su trastorno, ya que el hecho de que el resto del mundo no las vea como ellas se ven lo convierte en su enemigo. En los servicios que las atienden es normal pesarlas desnudas o con la ropa mínima, porque llegan a ocultar objetos pesados en su vestimenta para que en el momento de determinar su peso este sea superior al real.

La clínica viene determinada por las manifestaciones psiquiátricas de la enfermedad, que derivan en una escasa ingesta calórica y/o las conductas purgativas, determinando las manifestaciones físicas. Todo ello da lugar a un deterioro progresivo de su aspecto general y a la aparición progresiva de diversas patologías por la baja ingesta de nutrientes. Con el tiempo se irán instaurando la conocida amenorrea (desaparición del ciclo menstrual) por desequilibrios hormonales, alteraciones en la piel, en el sistema cardiovascular, debilidad muscular, alteraciones gastrointestinales, apatía, ansiedad, depresión, irritabilidad, falta de concentración, hipotensiones frecuentes, anemia y una larga lista de síntomas más, dependiendo de los hábitos de cada una de ellas. Así, por ejemplo, en las que se provocan el vómito con cierta asiduidad no es raro ver alteraciones dentales de difícil solución, o estreñimiento persistente en las que han abusado de los laxantes.

Lo más importante es estar pendiente de si ese trastorno pudiera aparecer. Así pues, ¿cuáles son las señales que nos pueden alertar de eso?

Figura 26. Indicios de un posible trastorno de la conducta alimentaria

Físicos	Conductuales
Pérdida de peso de origen desconocido	Desaparecer tras las comidas y encerrarse en el baño
Irregularidades en la menstruación o amenorrea	Alteraciones en el hábito de comer: tirar comida, esconder las sobras, retirar la grasa...
Alteraciones en la piel y en el pelo, con pérdida de turgencias y brillo	Práctica de ejercicio físico compulsivo
Enlentecimiento en el crecimiento esperado	Preocupación constante por el peso y el aspecto
Lesiones óseas de difícil curación especialmente en deportistas	Pensamiento irracional sobre la alimentación, peso, imagen corporal y ejercicio
Problemas gastrointestinales y dolor abdominal	Creciente interés por temas gastronómicos o de moda
Cansancio difícil de justificar	Tendencia a usar ropas holgadas ocultando partes de su cuerpo
Mareos o lipotimias	Aislamiento de amigos y compañeros
Alteraciones dentales	Excusas para no comer

Ante la más mínima sospecha de un cuadro de AN, la visita al pediatra o al médico de familia es inexcusable. Cuanto antes se establezca el diagnóstico, que no siempre es fácil, antes se podrá hacer una valoración de la gravedad del cuadro e iniciar un tratamiento que, en todos los casos, deberá pasar por una reeducación de los hábitos alimentarios y por la recuperación del peso, siendo necesario un abordaje multidisciplinario que incluya la consulta a psiquiatría y psicología. Ten en cuenta que para salir adelante y evitar recaídas, el apoyo de la familia será crucial.

Está claro que la inmensa mayoría de las niñas y adolescentes que pongan de manifiesto su deseo de hacerse vegetarianas no lo estarán empleando como una excusa para mantener una AN oculta y encontrar con ello una forma de eliminar alimentos más calóricos y grasos de un zarpazo, pero sin ánimo de que te obsesiones, debes saber que es una posibilidad y que no puedes bajar la guardia en este sentido, más aún si tu hija cumple algunas de las características generales predisponentes.

En un extremo opuesto tendríamos aquella adolescente, vegetariana desde hace años, que desarrolla una AN. La probabilidad de desarrollar esa patología es la misma que si no hubiera estado siguiendo una alimentación vegetariana, y en su reeducación alimentaria deberíamos tener en cuenta ese hábito instaurado tiempo atrás. Obligarle a renunciar a su condición de vegetariana no sería más que otro obstáculo para conseguir una pronta rehabilitación, incrementando su desconfianza en el equipo terapéutico.

¿Y qué hay de la ortorexia, de la que tanto se está hablando últimamente? Por si aún no has oído esta palabra, podemos definir la ortorexia como un comportamiento que se caracteriza por un seguimiento obsesivo de una dieta considerada sana, en ocasiones de forma subjetiva y con poca base científica, que puede llegar a ser cada vez más restrictiva hasta el punto de dejar de ingerir grupos de alimentos que la propia persona considera insanos. Este nivel de restricción puede conducir a desarrollar déficits nutricionales severos, y su obsesión por la comida, asimismo, puede conllevar graves consecuencias a nivel físico, psíquico y social.

En ocasiones se ha relacionado esa patología, que podríamos incluir también dentro de los TCA, con el vegetarianismo. Es probable que entre ambas conductas exista un paralelismo en hacer una cuidadosa selección de aquello que se come; sin embargo, no podemos olvidar que toda alimentación vegetariana tiene un soporte científico y muchos años de recorrido que la avalan, mientras que el proceder ortoréxico no responde a ninguna evidencia, tan solo a la búsqueda de una alimentación presuntamente «perfecta» sin soporte científico alguno y, en no pocos casos, con una fuerte presión por parte de las redes sociales.

Ten en cuenta que si tu hija se escuda en la alimentación basada en plantas (u otros planteamientos, como la dieta macrobiótica o el ayuno intermitente) para llegar a una supuesta dieta perfecta y es cada vez más restrictiva con aquello que come, podría estar desarrollando una ortorexia. Tómalo como realmente es: sin pretender que te asustes, pero sin que pierdas de vista esta posibilidad.

Puedes encontrar más reflexiones interesantes sobre el vegetarianismo en la adolescencia en la pregunta 20.

(Por cierto, y sin ánimo de banalizar, mi cuñada Maripuri come «tan sano» que ha dejado de tomar fruta y se ha pasado totalmente a los zumos *detox*. ¡Vamos a ver, Maripuri! Los zumitos esos no sirven para nada y, como ya sabes, beber fruta no es lo mismo que tomarla. Así que, querida mía, menos envases *hipster* y más manzana a cachos.)

Respondiendo a la pregunta: si quiere llevar una alimentación ética y coherente con sus valores, perfecto, pero no pierdas de vista que ahí puede haber un problema, y sería bueno descartarlo.

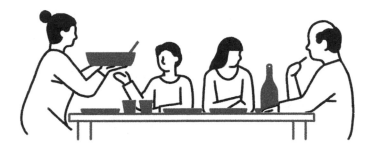

Más que adaptar su alimentación a la nuestra, nos conviene adaptar nuestra alimentación a la suya. Es decir, a estas alturas del libro ya sabes que una alimentación saludable debe basarse en alimentos de origen vegetal (frescos o mínimamente procesados), y que los alimentos de origen animal pueden aparecer (también frescos o mínimamente procesados), si así lo deseas, pero en pequeña cantidad y con poca frecuencia. Así que, si sois una familia del montón (representativa de la población del país, dicho de otra manera), lo más probable es que os beneficiéis de los cambios que puede suponer tener a un hijo o una hija vegetarianos. Porque las encuestas y los estudios nutricionales nos muestran unos patrones de consumo que exceden con mucho las recomendaciones de consumo. Por ejemplo, según la encuesta ENALIA, los niños y niñas españoles de 3 a 9 años consumen, de media, 115 g de carne y derivados, cuando la recomendación es una ración de 50-80 g un máximo de tres o cuatro veces por semana. El consumo de pescado y de lácteos, en contra de lo que se suele afirmar, se acerca, o incluso excede, a las recomendaciones: cada día se toman 275 ml de leche, 100 g de yogur y 20 g de queso. A estos datos hay que sumar los postres lácteos azucarados tipo flanes, batidos, cremas de yogur, etc., que, además de algo de leche, aportan, básicamente, azúcar. Y como hay tanta ingesta de estos alimentos, poco espacio les queda a las legumbres, los frutos secos y los vegetales frescos: en la misma franja de edad, el consumo diario de frutos secos es insignificante (0,5 g/día, ¡¡¡menos de media avellana!!!), el de legumbres (100 g/semana) no llega al intervalo más bajo de las recomendaciones (150 g) y la ingesta de verduras y hortalizas es claramente deficiente (80 g/día), así como también la de frutas (145 g/día).

Así pues, ¿cómo vamos a hacerlo para adaptar lo que comemos habitualmente en casa a una alimentación basada en hortalizas, frutas, legumbres, frutos secos y semillas? Pues comiendo más de todo esto, lo cual desplazará a otras opciones menos saludables y demasiado presentes en la alimentación habitual (pasta, pan y arroz blancos, carnes, embutidos y otras carnes procesadas, zumos de frutas, yogures de sabores, leches con cacaos azucarados, cereales del desayuno y galletas, lasañas precocinadas, etc.).

Para empezar, sea cual sea el tipo de alimentación que seguís en casa (vegetariana u omnívora), sabemos que, tal y como ilustra el conocido plato de la alimentación saludable (el primo guapo y rico de la pirámide), la mitad de lo que tomemos en una comida principal (comida o cena) deben ser hortalizas y verduras. Aproximadamente una cuarta parte serán alimentos ricos en hidratos de carbono (cereales y derivados integrales, o sea, pan, pasta, arroz, avena, mijo, trigo sarraceno, maíz, etc.), según la actividad física que se realice, el apetito que se tenga, etc. Se reserva una cuarta parte del plato o del menú para los alimentos proteicos, entre los que, en una alimentación omnívora, deben priorizarse las legumbres, seguidas de pescado, frutos secos, carne blanca y huevos. Priorizar las legumbres significa que, siendo una familia omnívora, deberíais comerlas un mínimo de tres o cuatro veces a la semana. Los postres deberían ser fruta fresca, la grasa para aliñar y cocinar sería el aceite de oliva virgen y para beber, agua.

Si vuestro hijo es vegetariano, para adaptar vuestra alimentación a la suya (habíamos quedado así, ¿no?), solo habrá que modificar algunas de las opciones proteicas. Vamos a pensar en las sustituciones de los días en que no haya legumbres: los 3-4 días a la semana que comáis carne, los 2-3 días que comáis pescado y los 3-4 días que comáis huevos (en caso de que no coma huevos). En estas comidas podéis ofrecerle más legumbres (¡nunca hay demasiadas!), derivados de legumbres (tofu, tempeh de soja y de garbanzos, preparaciones hechas con harina de garbanzos, soja texturizada, yogures de soja, etc.; muy recomendable consultar los apartados «Legumbres en cuchara» y «Ya no le faltará ni una proteína» del capítulo 4), seitán, etc., y podéis enriquecer preparaciones y platos con frutos secos, semillas, levadura de cerveza, etc. Si eso consigue, además, que algún día estas sustituciones lleguen a vuestro plato, agradecédselo a vuestro hijo.

En los desayunos y tentempiés la cosa es (aún) más fácil. Como ya sabes a estas alturas, los bocadillos de chorizo (o de fuet, a ver) y los tetrabriks de leche con frutas (y azúcar, no se nos olvide) no convienen a nadie, ni a omnívoros ni a vegetarianos; plantearos seriamente opciones como la fruta, los frutos secos, y cambiar el jamón por el hummus en el bocadillo de toda la familia (¡agradecédselo otra vez a vuestro hijo!). En el apartado «Bocatas y otros desayunos de lujo para el cole» del capítulo 4 encontraréis muchas más opciones y alternativas.

Evidentemente, los alimentos malsanos, veganos o no, no deberían formar parte de la alimentación habitual de la familia. Y si de vez en cuando se quiere celebrar algún evento con pasteles, bizcochos, postres dulces, etc., los recursos de la gastronomía vegana cargada de azúcar y grasas de todo tipo están al alcance de cualquiera (véase el apartado «¡Estamos de fiesta! Más allá de los ganchitos, las gominolas y sus colegas» del capítulo 4 para ideas y recursos).

Respondiendo a la pregunta: tener a un pequeño vegetariano en casa es una gran oportunidad para mejorar la alimentación de toda la familia. Busquemos fuentes de información fidedignas y recursos, mejoremos nuestras habilidades y aprovechémoslo.

28. ¿De dónde sacará las proteínas?

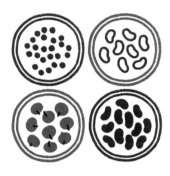

De los alimentos (vegetales) ricos en proteínas. ¡Ups!, pero ¿no están solo en la carne? Pues no. Hay muchos alimentos, de origen animal y de origen vegetal, que las contienen y que en nuestro organismo realizan múltiples funciones esenciales para la vida, como la de crear estructuras (células, tejidos, etc.), regular reacciones químicas (hormonas, enzimas, control genético, etc.) y de defensa (los anticuerpos son proteínas). Por eso, una ingesta insuficiente de proteínas conlleva síntomas que pueden llegar a ser severos en caso de que este déficit se mantenga en el tiempo. Sin embargo, en nuestro entorno, donde el acceso a alimentos variados está garantizado, el consumo de proteínas por debajo de los requerimientos es muy poco frecuente en la población sana.

Para entender mejor de dónde proviene el mito de que solo la proteína de la carne es proteína de verdad, vamos a explicar un poco mejor qué son las proteínas. Las proteínas están formadas por combinaciones de veinte pequeñas unidades diferentes denominadas aminoácidos. De estos, existen nueve aminoácidos que el organismo no es capaz de sintetizar, por lo que debemos obtenerlos del exterior, es decir, de la alimentación, y se denominan «aminoácidos esenciales».

Todas las proteínas, excepto algunos tipos de proteínas fibrosas, contienen todos los aminoácidos esenciales. Sí, las proteínas vegetales también. Sin embargo, algunas (¡solo algunas!, porque la soja, los garbanzos, las alubias, los pistachos, etc., la tienen completa) contienen una proporción muy baja de algunos de los nueve aminoácidos esenciales, por lo que tradicionalmente se las había denominado «proteínas incompletas» o «de baja calidad». Por ejemplo, las lentejas tienen menos cantidad del aminoácido metionina que otros alimentos, mientras que los cereales y sus derivados, como el seitán, suelen presentar menos lisina (otro aminoácido esencial). Esta situación se puede solventar fácilmente a través de la complementación, que, como su nombre indica, consiste en que los aminoácidos deficitarios de un alimento se complementen con los aminoácidos presentes en el otro, y viceversa. En el caso de los adultos, esta complementación no es necesario que se dé en la misma comida, sino que puede realizarse a lo largo del día (se podrían comer lentejas en la comida y arroz en la cena, por ejemplo), puesto que existe una reserva de aminoácidos en el organismo disponible para la síntesis proteica. Por lo tanto, es posible consumir los alimentos proteicos complementarios a lo largo del día. En el caso de la infancia, no se dispone de datos acerca de su capacidad para retener aminoácidos para fabricar proteínas, de manera que es más prudente recomendar que la complementación proteica se dé en la misma comida o que no pasen muchas horas entre la ingesta de una fuente proteica y la siguiente (cosa que no pasa en los niños, que más bien comen muy a menudo). Sin embargo, insistimos, hay muchas proteínas de origen vegetal que no son incompletas y, por lo tanto, con estos alimentos ni siquiera es necesario pensar en la complementación proteica.

En las dietas vegetarianas y veganas, las necesidades proteicas del organismo están cubiertas cuando incluyen una variedad de alimentos vegetales (así se cubren las necesidades de aminoácidos) y la ingesta calórica no está restringida (en caso contrario, las proteínas se utilizan como fuente energética y no pueden destinarse a sus funciones estructurales y reguladoras).

Las ingestas recomendadas de proteína son las mismas en las personas omnívoras que en las ovo-lacto-vegetarianas. No obstante, en las veganas, por el hecho de no incluir ni lácteos ni huevos, y debido a la menor digestibilidad de las proteínas de los alimentos vegetales y su menor contenido en el aminoácido lisina, podría estar indicado un aumento de entre un 15 y un 35 %. Este porcentaje es mayor cuanto más pequeño es el niño: para menores de 2 años, el aumento se sitúa entre el 30 y el 35 %, aunque como en esta edad es recomendable que sigan con la lactancia materna, la preocupación por la ingesta proteica pierde sentido. Cuando la edad se sitúa entre los 2 y los 6 años, el aumento recomendado es del 20-30 %, y para mayores de 6 años, del 15-20 %. ¿Y cómo nos manejamos para calcular estos aumentos de porcentajes? ¡Quieto *parao*! ¡No hay que calcular nada! Garantizando el aporte de dos raciones de alimentos proteicos en el caso de los niños y niñas vegetarianos y tres raciones en el caso de los veganos y veganas se cubren los requerimientos proteicos. No hace falta saber a qué corresponde exactamente una ración de alimentos proteicos (que además varía según la edad, el sexo, la actividad física, la composición corporal, etc.), ni pesar o medir los alimentos. Sin embargo, para hacerte una idea, estas serían las equivalencias en gramajes y medidas caseras de una ración de alimentos proteicos:

Figura 27. Equivalencias en gramajes y medidas caseras de una ración de alimentos proteicos

Legumbres	60-80 g en crudo (1 plato cocido)
Derivados de legumbres	Dos hamburguesas caseras, 1 bol de hummus
Tofu, tempeh, Heura®, Quorn®, Seitán	60-100 g (2-3 trozos equivalentes al tamaño de la palma de la mano)
Proteína de soja texturizada	30-40 g (3-4 cucharadas soperas)
Leche y bebida de soja	200 ml (1 vaso)
Yogures y fermentados	250 g (2 unidades)
Queso fresco	80-100 g
Queso semicurado	30 g (1-2 cortes)
Huevos	75 g (1 grande)
Frutos secos	50 g (2 puñados)

EJEMPLO DE DISTRIBUCIÓN DE RACIONES DE PROTEICOS PARA OVO-LACTO-VEGETARIANOS(AS) Comida: ensalada y potaje de garbanzos Cena: crema de puerro y tortilla de patata
EJEMPLO DE DISTRIBUCIÓN DE RACIONES DE PROTEICOS PARA VEGANOS (AS) Desayuno: vaso de bebida de soja con copos de avena, almendras trituradas y pasas Comida: ensalada de alubias Cena: gazpacho y hummus con bastoncitos de pan integral

Además, aun considerando el aumento de ingesta proteica recomendable para las personas veganas, hay que tener en cuenta que la digestibilidad de los alimentos de origen vegetal no es tan diferente a la de los de origen animal como se pensaba y, encima, es muy variable. Por ejemplo, dentro de las legumbres, la digestibilidad de sus derivados (tofu, proteína de soja texturizada, bebida de soja, harina de garbanzo, etc.) es mucho mayor que la legumbre sin procesar.

En definitiva, las principales fuentes proteicas en la dieta vegetariana son:

- Huevos (en ovo-vegetarianas).
- Lácteos (en lacto-vegetarianas).
- Legumbres y derivados.
- Cereales y pseudocereales y sus derivados (seitán, quinoa, etc.).
- Frutos secos (avellanas, almendras, nueces, pistachos, etc.).
- Semillas (pipas de girasol, de calabaza, sésamo, etc.).

Y no, no le faltarán proteínas a menos que se produzca:

- Ingesta insuficiente de calorías, algo que no pasará en un niño sano con una oferta alimentaria en la que se respeta su sensación de apetito.
- Consumo elevado de alimentos malsanos (ricos en calorías y pobres en proteínas): galletas, cereales del desayuno azucarados y chocolateados, bebidas azucaradas, patatas chips y otros *snacks* salados, etc.

- Dietas muy restrictivas (que prácticamente se componen de frutas, hortalizas y cereales, alimentos pobres en proteínas).
- Restricción del consumo de legumbres (por una alergia, por ejemplo), sin asesoramiento por parte de un/a dietista-nutricionista especializada.

Respondiendo a la pregunta: la principal fuente de proteínas en las dietas vegetarianas son las legumbres y sus derivados, pero existen más opciones que enriquecen la alimentación.

29. ¿Y los otros nutrientes esenciales?

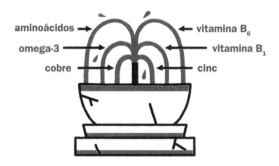

Un nutriente esencial es un nutriente requerido para la función fisiológica normal que no puede sintetizarse en el cuerpo (ya sea en absoluto o en cantidades suficientes) y, por lo tanto, debe obtenerse de una fuente alimenticia (Wikipedia *dixit*). Además del agua, los otros nutrientes indispensables para las funciones vitales que debemos obtener de la dieta son:

Figura 28

Nutrientes esenciales	(9) Aminoácidos, (10) en niños
	(2) Ácidos grasos
	(13) Vitaminas
	(14) Minerales

- 9 aminoácidos (10 en niños):
- 2 ácidos grasos (ácido alfa-linolénico [ALA], del grupo omega-3, y el ácido linoleico [LA], del grupo omega-6);
- 13 vitaminas (algunas sí pueden sintetizarse a partir de otros componentes o por parte de las bacterias intestinales, pero en cantidades insuficientes para cubrir las necesidades), y
- 14 minerales.

De los aminoácidos esenciales (arginina, histidina, isoleucina, leucina, lisina, metionina, fenilalanina, treonina, triptófano y valina) y cómo cubrir sus requerimientos ya hemos hablado en la pregunta 28.

De las 13 vitaminas, la vitamina D se puede sintetizar a partir de la exposición solar, por lo que se podría considerar esencial-«condicional»; o sea, solo en el caso de que no se garantice la exposición solar, pasaría a ser esencial y deberíamos garantizar su aporte dietético, igual que con el resto.

De los minerales, a algunos los denominamos «macrominerales» (calcio, fósforo, magnesio, sodio, potasio, cloro), mientras que a otros, de los que necesitamos pequeñas cantidades, los denominamos «microminerales» u «oligoelementos» (hierro, cinc, yodo, selenio, manganeso, cromo, cobre, molibdeno).

En la mayoría de los casos, una amplia variedad de alimentos de origen vegetal permite cubrir los requerimientos de casi la totalidad de nutrientes esenciales. Vayamos paso a paso.

Las estrategias dietéticas para la cobertura de los aminoácidos esenciales la puedes leer en la pregunta anterior.

El LA, del grupo omega-6 y el ALA, del grupo omega-3 deben obtenerse de la alimentación. Los dos realizan funciones muy importantes en el organismo: forman parte de membranas celulares, intervienen en reacciones metabólicas ligadas al crecimiento y la reproducción, participan en rutas neurológicas, etc. El LA se encuentra en muchos alimentos vegetales, como los cereales integrales, los frutos secos, las semillas, la soja y en muchos aceites vegetales, por lo que su cobertura no es ningún problema en las personas vegetarianas. El ALA ya es otra cosa. En realidad, el ALA es una molécula precursora que en el organismo se transforma en otras moléculas, entre las que destacan el ácido eicosa-pentaenoico (EPA), que a la vez se transforma en ácido docosahexae-noico (DHA). Aviso: estas dos van para examen. Estas grasas de la serie omega-3 (el nombre deriva de que la molécula tiene el primer doble en-lace en el carbono que está en la posición 3) se pueden obtener, además de por transformación del ALA, de forma directa en forma de EPA y DHA, ya que están presentes en las algas y el pescado (porque los peces comen algas u otros peces que comen algas). Los ácidos grasos ome-ga-3, derivados de fuentes marinas, juegan un rol importante en el desa-rrollo cognitivo y visual, ya que el DHA es el omega-3 dominante en el cerebro, es un componente estructural esencial del tejido nervioso y la retina, es el principal componente de las membranas celulares de las neuronas y afecta e interviene en varios procesos y rutas neurológicas.

Para cubrir los requerimientos de ácidos grasos omega-3, se pue-de optar por dos vías:

1. Suplementos de DHA de algas (100 mg/día de DHA en meno-res de 2 años y 250 mg/día de EPA+DHA en mayores de 2 años y adultos).
2. Consumir alimentos ricos en ALA y DHA. Según el Institute of Medicine de Estados Unidos, la ingesta adecuada de omega-3 se consigue con el consumo de estas cantidades de ALA:
   a) 0,5 g/día de 6 a 12 meses.
   b) 0,7 g/día de 1 a 3 años.
   c) 0,9 g/día de 4 a 8 años.
   d) 1-1,2 g/día de 9 a 13 años.
   e) 1,1-1,6 g/día en mayores de 13 años y adultos.

Según la Autoridad Europea de Seguridad Alimentaria (EFSA), la ingesta adecuada de omega-3 corresponde a:

- el 0,5 % de la energía consumida diariamente en forma de ALA, junto a
- 100 mg/día de DHA en menores de 2 años y 250 mg/día de EPA+DHA en mayores de 2 años y adultos.

Como la segunda opción, la del DHA directamente, no es una alternativa para las personas vegetarianas (debido a que la única fuente es el pescado) y por el hecho de que la conversión de ALA a EPA y DHA no es muy eficiente, se recomienda doblar este 0,5 % de la energía a partir de ALA, pasando a ser del 1 %. La cantidad final recomendada de ALA varía, por lo tanto, con las calorías consumidas. Por lo general, se asume que una persona adulta puede consumir alrededor de 2.000 kcal/día. Esto supone un aporte de unos 2,2 g/día de ALA en adultos, lo cual resulta en un valor ligeramente superior a la recomendación del Institute of Medicine (1,1-1,6 g/día). En adultos, conseguir un aporte de entre 1,5 y 2 g/día de ALA (puede ser adecuado llegar a los 2,5 g/día en el embarazo y la lactancia) garantiza la cobertura de requerimientos. En la infancia se puede partir de las ingestas recomendadas del Institute of Medicine y redondear al alza, ya que realizar los cálculos del 1 % de la energía resulta mucho más complejo, dada, además, la variabilidad en la ingesta espontánea de los pequeños. Al lío: a ver cómo se pueden alcanzar esos requerimientos.

Para conseguir el aporte de 1 g de ALA (y con esta cantidad es posible aproximar los cálculos según la edad del niño), se puede optar por una de estas opciones:

Figura 29. Cantidades necesarias para alcanzar 1 g de ALA

Nueces
3-4 unidades

Lino molido
1cp*

Aceite de lino
1cc*-1cp

Aceite de colza, soja, nuez o cáñamo
1cs*

Semillas de chía
1,5 cp

*cc = cucharadita de café = 3 ml
*cp = cucharadita de postre = 5 ml
*cs = cucharada sopera = 10-15 ml

Otra recomendación importante para cubrir los requerimientos de omega-3 es evitar la ingesta excesiva de LA, ya que estos ácidos grasos esenciales comparten algunas enzimas en las vías de conversión, por las cuales existe una competencia entre ambos; por lo tanto, si hay mucho LA, la conversión de EPA y DHA a partir de ALA se ve disminuida. A nivel práctico, esto implica evitar el uso de aceites de semillas, de maíz y de otros vegetales, y priorizar el aceite de oliva virgen, que al ser de la familia omega-9, sus rutas metabólicas discurren por otras vías y no compite por las mismas enzimas que la ruta ALA→DHA.

Nos hemos quedado a gusto con los omega-3, lo sabemos. Y, la verdad, no querríamos dejarte con la sensación de que hay que hacer malabares para cubrir sus requerimientos y poder seguir una dieta vegetariana saludable. En este caso, no estamos ante una situación tan clara y evidente como la de la vitamina B$_{12}$, en la que no hay vuelta de hoja. Aunque te explicamos maneras de cubrir las necesidades de ácidos grasos esenciales con fuentes vegetales, es muy posible que, si no nos haces caso con estos consejos, no pase absolutamente nada. Como hemos indicado en varias ocasiones, en la bibliografía científica no se han informado con certeza de que haya problemas en personas vegetarianas a causa de la baja ingesta de estos nutrientes (y, por supuesto, millones de vegetarianos no se pasan el día tomando nueces y aceite de lino). Detallamos maneras de cubrir las recomendaciones de omega-3 emitidas por las entidades de referencia para que quede claro que es posible asumirlas, pero como esas mismas entidades tampoco nos dan razones de peso para perseguir a quien sigue una dieta vegetariana con una cápsula con omega-3 vegano, pues eso: no se nos ocurren razones para asustarte si no sigues a rajatabla lo dicho en el anterior párrafo.

Cubrir las necesidades de la mayoría de las vitaminas y los minerales es fácil con una dieta vegetariana. De hecho, la reflexión pasa por localizar aquellos nutrientes que se encuentran mayoritaria o exclusivamente en alimentos de origen animal, porque los que se encuentran en frutas, hortalizas, cereales integrales, frutos secos, semillas, aceite de oliva virgen y legumbres y derivados van a estar perfectamente cubiertos, como es lógico. Vitamina C, vitamina E, betacarotenos, folatos y otras vitaminas del grupo B, magnesio, potasio, etc. no suponen ninguna dificultad en la alimentación vegetariana, y la ingesta es incluso más elevada que con una alimentación omnívora (sí, ya sabemos que esto no es mérito de la vegetariana, sino la consecuencia de dónde ha llegado la típica alimentación occidental).

¿Cuáles son los nutrientes que en una alimentación omnívora provienen, sobre todo, de alimentos de origen animal? ¿Y que, por lo tanto, en una dieta vegetariana habrá que investigar si están presentes en alimentos de origen vegetal, si lo están en suficiente cantidad, si tienen una composición química biodisponible, si hay maneras para que esta mejore, si existen suplementos vegetales efectivos, etc.? De las vitaminas y minerales, los que cumplen con este criterio, además de los aminoácidos y los ácidos grasos esenciales, son el hierro, el calcio, el cinc, el yodo, la vitamina D y la vitamina B_{12}.

Para no ser repetitivos, te remitimos a las cuestiones donde se ha hablado extensamente de estos nutrientes a lo largo de este capítulo:

- Vitamina B_{12} (la más importante, ¡fíjate la de veces que te damos la vara con ella!): preguntas 29, 31, 31 bis, 33 y 34.
- Vitamina D: preguntas 30, 33 y 34.
- Calcio: una pregunta para él solo, la 32.
- Yodo: preguntas 33 y 34.
- Hierro y cinc: os explicamos ahora algunas cosas más de ellos.

El hierro es un elemento químico esencial que existe en pequeña cantidad en el organismo y la mayoría forma parte de la hemoglobina, la proteína que transporta el oxígeno a las células. Su déficit puede causar, entre otras alteraciones, anemia, que es la principal carencia nutricional en el mundo, incluidos los países industrializados. La deficiencia de hierro en el embarazo y los primeros 2 años de vida también se relaciona con dificultades en el desarrollo cognitivo. En nuestro entorno, con disponibilidad alimentaria y un sistema de salud público, gratuito y universal (casi nada…, ¡a ver si lo cuidamos y lo defendemos un poco, gente!), la anemia se diagnostica y trata con celeridad, evitando las secuelas graves que esto podría acarrear.

El hierro se encuentra en la carne y el pescado en una forma química denominada «hemo», que se absorbe mucho mejor que la «no hemo», contenida en el huevo y los alimentos de origen vegetal ricos en este mineral (legumbres, frutos secos, cereales integrales, algunas hortalizas de hoja verde como las espinacas o las acelgas, etc.). A pesar de esto, el consumo de hierro de las personas vegetarianas es similar al de las personas omnívoras, o incluso superior. Pero como el hierro consumido por aquellas es mayoritariamente del tipo no hemo, con una biodisponibilidad mucho menor, sus reservas de ferritina (proteína de reserva del hierro en el organismo) están a menudo por debajo de las de los omnívoros (aunque en la mayoría de los casos se sitúan dentro de los márgenes de normalidad). Pero vamos a lo importante y trascendental: el hecho de que las reservas estén más bajas no significa una mayor prevalencia de anemia, seguramente debido a motivos de adaptación metabólica en las que el organismo, ante ingestas o reservas bajas o necesidades elevadas, responde con un aumento de la absorción. O sea, que si el cuerpo detecta que se está consumiendo poco hierro y que las reservas están en el intervalo bajo de la normalidad, se enciende una alarma que activa un mecanismo para que el hierro consumido se absorba en mayor cantidad y sea suficiente para mantener las funciones que este mineral realiza en el organismo. De ahí que en los análisis de sangre de muchos vegetarianos se detecte, de forma sistemática, una ferritina «bajita» pero una hemoglobina adecuada. Si no hay otro motivo que lo justifique, no hay síntomas y el resto de los parámetros están correctos, no dejes que os prescriban un suplemento de hierro solo porque la ferritina esté «justa». Esto no es como el coche, al que siempre llenamos el depósito antes de salir de viaje. Únicamente lo llenamos si nos quedamos sin gasolina.

La absorción de hierro no hemo también se ve afectada por la presencia, en la misma comida, de potenciadores o inhibidores de dicha absorción. Los ácidos orgánicos (ácido cítrico, ácido ascórbico, etc.), presentes en muchos vegetales frescos, mantienen el hierro en un medio y una forma química más solubles y más fácilmente absorbibles y, por lo tanto, pueden aumentar la absorción de este mineral más de un 25 %. Por eso es recomendable incluir en la comida alimentos ricos en hierro y vegetales frescos, por ejemplo, en forma de ensalada o de fruta de postre (vamos, que hay más opciones aparte de lo de la naranja de postre). Por el contrario, la presencia de inhibidores como los fitatos, los taninos y otros polifenoles puede llegar a reducir hasta en un 50 % la absorción de este mineral. Para inhibir la acción de estos compuestos, se aconseja el remojo, la cocción y/o la germinación de las legumbres y los cereales, así como tostar los frutos secos. También contribuye a aumentar la absorción del hierro el hecho de separar en el tiempo los alimentos ricos en taninos (como el vino, el café o el té) de las comidas ricas en hierro. Este último consejo no tiene ningún interés en niños, puesto que no los consumen, pero quizá sí en adolescentes (en cuanto al té y al café; lo del vino, ni soñarlo, por favor). Puede que hayas oído la recomendación de no mezclar alimentos ricos en calcio con alimentos ricos en hierro, evitando que estén en la misma comida, por el hecho de que los dos nutrientes «competían» entre sí y se reducía la absorción de ambos. Parece que esto no es así, y que solo puede tener sentido en el caso de que se consuman, en períodos cortos, grandes cantidades de calcio, algo que podría pasar en el caso de tomar suplementos.

Por último, con respecto al cinc, es cierto que, al igual que el hierro, su absorción se ve dificultada por la presencia de fitatos, oxalatos y polifenoles. En cambio, se puede mejorar si los alimentos ricos en este mineral están en presencia de ácidos, aminoácidos sulfurados (los que contienen azufre) o péptidos (partes de las proteínas) que contengan cisteína. Todo esto se traduce, a efectos prácticos, en que las mismas técnicas dietéticas y culinarias que permitían disminuir la presencia de inhibidores de la absorción del hierro son válidas para el cinc: garantizar la presencia de alimentos frescos en la misma comida (ricos en ácidos orgánicos), así como remojar y cocer las legumbres y los cereales integrales, incluir algunos fermentados como el tempeh y tostar los frutos secos y semillas que son, además, los alimentos con más contenido en cinc, junto a la levadura de cerveza y la levadura nutricional.

Como pasa con otros nutrientes clave, algunos estudios (no todos) muestran que el consumo de cinc en las personas vegetarianas puede ser menor que en las omnívoras, así como también los niveles sanguíneos, a pesar de que suelen estar dentro de los márgenes de normalidad. El déficit de cinc es muy poco habitual, también en población vegetariana. Sus síntomas son retraso en el crecimiento, disminución de la agudeza gustativa y aumento de las infecciones por trastornos en el sistema inmunitario en casos de déficits de largo plazo. Consumiendo una dieta vegetariana bien planificada, tal como hemos ido repitiendo a lo largo de todo el libro, la cobertura de las necesidades de cinc no supone ninguna dificultad.

En esta tabla puedes encontrar un resumen de las principales fuentes alimentarias de los nutrientes esenciales en la alimentación vegetariana:

Tabla 9

Nutriente	Fuente alimentaria
Proteínas	• Huevos (en ovo-vegetarianas) • Lácteos (en lacto-vegetarianas) • Legumbres y derivados • Cereales y pseudocereales y derivados (seitán, quinoa, etc.) • Frutos secos (almendras, avellanas, nueces, etc.) • Semillas (de girasol, calabaza, etc.)
Hierro	• Legumbres y derivados • Frutos secos (almendras, avellanas, nueces, etc.) • Cereales y derivados integrales • Hortalizas de hoja verde • Conjuntamente con hortalizas y frutas frescas
Calcio	• Lácteos (en lacto-vegetarianas) • Bebida de soja enriquecida en calcio • Tofu cuajado con sales de calcio • Brócoli, col rizada, col china, hojas de nabo • Alubias • Almendras • Sésamo molido o en crema
Vitamina D	• Exposición solar (10-15 minutos, 5-7 días a la semana)
Yodo	• Sal yodada (2-3 g/día)
Ácidos grasos omega-3	• Nueces • Lino molido • Aceite de lino, soja, nuez, cáñamo • Semillas de chía
Vitamina B_{12}	• Suplementos.

Respondiendo a la pregunta:

Si cocinas como enseña la cocina popular
y aplicas las normas de seguridad más recientes,
ni le va a pasar nada malo,
ni le van a faltar nutrientes.

Refranero

30. ¿Le faltarán vitaminas o algo?

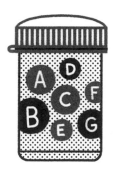

Antes de proseguir, y para no llevar a nadie a engaño:

- Si lo haces de forma adecuada, tal y como te venimos aconsejando en este libro, no le va a faltar de nada.
- Si esperas encontrar aquí la típica disertación sobre la vitamina B_{12}, eso está en la pregunta siguiente (has caído en la típica trampa del titular fácil).
- Lo mismo te decimos para otros nutrientes, que se tratan en las siguientes preguntas.

Dicho esto, y una vez captada tu atención, valga ese titular para hacer un repasito de lo que debemos tener en cuenta en el momento de planificar una dieta vegetariana para que esta no sea deficitaria en vitaminas. Nos lo empezamos a saber ya: la prevención de cualquier déficit empieza por una adecuada planificación. Como ya se ha dicho en alguna otra ocasión, esta planificación comprende el período que abarca desde que tomas papel y lápiz para hacer la lista de la compra hasta que ha finalizado la correspondiente comida. Sí, y tiene una explicación: si, por la causa que sea, han quedado alimentos en el plato, también será importante valorar cuáles son y en qué cantidad, en referencia a la proporción de energía y nutrientes que aportan, para tenerlo en cuenta, sin obsesionarse, en los siguientes ágapes (y, además, se puede empezar a pensar estrategias para reducir el despilfarro alimentario, cuestión nada despreciable). Una aclaración: si lo que ha quedado por comer son tres lentejas y una pizca de tofu, no tendremos que calentarnos la cabeza con eso.

«Niño, tómate el zumo rápido que se le van las vitaminas.» ¿Nos suena? Error: ni se deben emplear los zumos como fuente de vitaminas (siempre mejor dejar fruta pelada y cortada a trozos), ni por más que dejemos un zumo en la mesa va a perder una cantidad de vitaminas estimable.

Las vitaminas son unos nutrientes imprescindibles para mantener una vida saludable, y nuestro organismo es incapaz de sintetizarlas en la mayor parte de los casos; dicho de otro modo, debemos obtenerlas de aquello que comemos. Las vitaminas no dan más fuerza ni ayudan a los deportistas a conseguir medallas más fácilmente, ni (¡oh!, sorpresa) hacen que los niños crezcan más. Es tan sencillo como que las debemos consumir en su justa medida porque su déficit nos va a causar problemas, pero su exceso también. Históricamente, se han venido clasificando en liposolubles e hidrosolubles, es decir, aquellas que se disuelven en grasas (y, por lo tanto, las vamos a encontrar en grasas y alimentos grasos) y las que, obviamente, se disuelven en agua. Esta clasificación, que *a priori* nos podría parecer arbitraria y hasta cierto punto viejuna, tiene importantes connotaciones, especialmente en lo que a la alimentación se refiere, y más en el caso que nos ocupa. Veamos:

- Las vitaminas liposolubles las encontramos en la grasa y en los aceites (y los alimentos que las contienen), y debido a su capacidad de permanecer en ellos, se acumulan en el hígado y en los tejidos grasos del organismo. Eso lleva a que podamos tener reservas en nuestro cuerpo y a que no sea imprescindible tomarlas cada día. Por el mismo motivo, no se deben consumir en exceso, ya que su capacidad de reserva tiene un límite y el cuerpo no las elimina, sino que las pone siempre a funcionar. Estamos hablando de las vitaminas A, D, K y E; todas ellas son fáciles de obtener con una alimentación basada en las plantas, aunque la ruta fisiológica de obtención de la vitamina D es la exposición solar, debido a que se encuentra en poca cantidad y en pocos alimentos. La yema de huevo, el queso y el pescado azul son las mejores fuentes, aunque las cantidades que es preciso consumir para cubrir sus requerimientos implicarían desequilibrios en la dieta. Ante la duda razonable de una posible deficiencia de esa vitamina, la mejor respuesta es la consulta a un profesional. Un simple análisis de rutina puede dar una visión completa de cómo está funcionando su metabolismo y de si es necesario suplementarse.

La vitamina D se puede presentar en dos formas. La D_3, la más conocida y la que los animales sintetizamos en nuestra piel con la colaboración de los rayos ultravioleta B de la luz solar, es casi toda de origen animal. La denominada D_2 proviene de plantas, hongos y levaduras, su efectividad es similar a la de la D_3 en condiciones normales, pero no a grandes dosis (necesarias, por ejemplo, para revertir una situación de deficiencia). Por este motivo, si se diagnostica un déficit de vitamina D, el tratamiento se deberá hacer con la D_3, que incluso es la preferida para la suplementación habitual. Es importante saber que esto podría suponer un problema en los veganos, ya que son pocos (aunque cada vez más) los preparados de vitamina D_3 que tienen un origen vegetal. Existir existe, pero hay que buscarla y comunicarle al profesional prescriptor que es esa la que queremos tomar.

• Las vitaminas hidrosolubles son todas las pertenecientes al grupo B, más la vitamina C. Excepción hecha de la B_{12}, ninguna de ellas se acumula y debe ser ingerida a diario (más o menos) para obtener un buen rendimiento. Curiosamente, la B_{12}, capaz de almacenarse en el hígado creando una cierta reserva, es la única que la alimentación vegetariana no aporta adecuadamente en ninguna de sus variantes y que siempre hay que suplementar. No te quedes intranquilo, en las dos siguientes preguntas vamos a hablar largo y tendido de ella.

Las demás vitaminas del grupo B se encuentran con facilidad en los alimentos de procedencia vegetal y únicamente una alimentación muy desequilibrada o un problema de absorción intestinal podrían ser responsables de su déficit. Así pues, hallamos la vitamina B_9 o ácido fólico en las verduras de color verde y en los frutos secos oleaginosos. Recordemos que esta es crucial para prevenir defectos del tubo neural en los recién nacidos y debe ser suplementada desde antes del embarazo hasta bien avanzado este, seas o no vegetariana (pregunta 13). Tenlo en cuenta si el vegetariano de la casa es una mujer en edad de procrear. La B_1 está en multitud de alimentos vegetales, al igual que la B_5. Los cereales, especialmente los integrales, son ricos en B_2 y en B_6. La B_8 la tenemos, además, en legumbres y vegetales. La vitamina B_3 es la única que el organismo puede sintetizar a base de uno de los denominados aminoácidos esenciales, el triptófano, y podemos obtenerla por medio de la ingesta de cereales, legumbres, semillas y levadura, o bien por síntesis propia.

La pregunta es obvia: ¿y las vitaminas B_4, B_7, B_{10} y B_{11}? Vale, pues no existen, son otro tipo de moléculas que antaño fueron clasificadas como vitaminas del grupo B, pero que *a posteriori* se ha ido viendo que por su estructura, funciones y características no corresponden a este tipo de micronutrientes y se han ido excluyendo de su clasificación.

En el caso de los ovo-lacto-vegetarianos, el «problema» es mucho más sencillo de resolver, ya que tanto los huevos como la leche y sus derivados son ricos en muchas vitaminas.

La vitamina C es, en esencia, la preferida de buena parte de la población por su obsesión con los zumos de naranja. Hasta ahí todos de acuerdo. Aparte de eso, se encuentra en abundancia en otros cítricos, así como en los tomates, los pimientos y otras frutas y hortalizas frescas, y al igual que insistimos en que no se evapora por dejarla unos minutos (ni varias horas) al aire a temperatura ambiente, también lo hacemos en que su ingesta desproporcionadamente elevada no favorece el crecimiento ni previene los resfriados.

Las vitaminas pueden ser bastante estables frente al calor, aunque no en exceso. Por este motivo, la cocción de los alimentos determina en gran medida su presencia; elaboraciones a altas temperaturas y/o prolongadas son capaces de degradarlas, por eso siempre es más recomendable dejar las verduras *al dente*, ya que aparte de estar mucho más ricas y ser visualmente más apetitosas, sus propiedades se mantienen más estables. En todo caso, la asociación «5 al día» recomienda aumentar el consumo de frutas y hortalizas, y considera que la pérdida de nutrientes durante su manipulación doméstica no debe entenderse como una barrera para su consumo. Sabemos que después de lo que hemos pasado durante esta primavera-verano-otoño de 2020, tú y todos sois expertos maestros en el arte culinario, pero si queréis saber más sobre este tipo de cocción, no dejéis de visitar esta entrada del blog de El Comidista para obtener de ellas los mejores resultados nutricionales y de palatabilidad.

Recuerda también que esas vitaminas que desaparecen al cocinar los vegetales pasan, en muchas ocasiones, a incorporarse al agua que se ha empleado para cocerlas. De vez en cuando puedes hacer con ella un buen caldo o emplearla en un puré, ganarás en sabor y en vitaminas.

Una buena idea para saber si estamos dando la cantidad de vitaminas indispensable es conseguir que los platos tengan un buen colorido. La diversidad de colores es un equivalente (aproximado) a la diversidad de nutrientes, de vitaminas y de otros compuestos fitoquímicos muy interesantes: el naranja y el rojo significan que ahí hay betacarotenos (vitamina A), vitamina E y, cómo no, vitamina C; el verde, aparte de las dichas anteriormente, nos aporta B_2 y B_6, ácido fólico y vitamina K; los morados se traducen en una gran cantidad de las del grupo B, y los blancos, además de cantidades de todas las otras, son de las pocas que pueden proporcionar vitamina D como tal, aunque a todas luces insuficiente. Si consigues que tu plato sea lo más *LGTBI-friendly* posible, tendrás prácticamente la ingesta de vitaminas cubierta. Salvo la B_{12}, claro. En esta tabla puedes encontrar las principales fuentes de algunas vitaminas y minerales de interés en la alimentación vegetariana (citadas en orden de mayor a menor contenido):

Tabla 10. Fuentes alimentarias de vitaminas y minerales por ración estándar

Nutriente	Alimentos	
	Fuente excelente	Fuente buena
Hierro	Pipas de calabaza Tahini Anacardos Tofu Lentejas, judías, garbanzos Quinoa Tempeh Pipas de girasol Patata cocida	Almendras Fruta desecada: albaricoques, uvas pasas, higos y ciruelas Setas Cacahuetes Brócoli, judías verdes, col rizada, col china
Calcio	Lácteos Bebidas vegetales enriquecidas en calcio Tofu enriquecido en calcio Soja verde (judía mungo) Tahini Higos secos Col rizada, berza y otras coles chinas	Brócoli Tempeh Almendras Naranja Alubias Garbanzos
Cinc	Pipas de calabaza Cereales integrales Cacahuetes Nueces Tempeh Maíz Espinacas cocidas Champiñones cocidos Pan integral Miso Germen de trigo Brócoli cocido	Avena Tofu Levadura de cerveza Col rizada Anacardos Semillas de girasol Garbanzos Lentejas Almendras Edamame (judía tierna de soja) Alubias Guisantes Setas Lácteos Huevo

Vitamina A	Boniato	Zanahorias
		Espinacas
		Leche enriquecida
		Melón Cantaloupe
		Pimiento rojo
		Mango
		Huevo
		Alubias
		Albaricoques secos
		Brócoli
		Calabazas
		Pistachos
Vitamina C	Pimento rojo	Espinaca
	Pimiento verde	Grosella
	Naranja	Frambuesa
	Pomelo	Granada
	Limón	Nectarina
	Arándano	Mora
	Fresas	Berro
	Mango	Rábano
	Kiwi	
	Melón	
	Mandarina	

Respondiendo a la pregunta: no, no debería faltarle de nada si la alimentación está equilibrada. Aunque tienes que seguir pasando pantallas para acabar haciéndolo de una forma ideal.

31. ¿Es im-prezionante el mundo de la vitamina B₁₂?

31. ¿Es im-prezionante *el mundo de la vitamina B$_{12}$?*

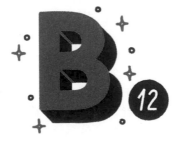

En dos palabras: *im-prezionante*. Hemos de reconocer que todo cuanto rodea a la vitamina B$_{12}$ nos despierta una especial atracción, y por más que nos documentemos sobre ella, siempre aparece algún detalle sorprendente que desconocíamos.

Siendo imprescindible para el desarrollo de muchas formas de vida, no puede ser sintetizada por ningún animal, planta u hongo. Tan solo algunas bacterias anaerobias son capaces de hacerlo, junto con algunas formas de vida aún más arcaicas. Es la única que contiene en su estructura un átomo de cobalto, metal que, para más inri, es de los pocos que se pueden obtener por vía inhalatoria, aspirando las partículas que hay en suspensión en el aire e incorporándose de inmediato al torrente sanguíneo. Debido a la presencia del cobalto es por lo que también se denomina «cianocobalamina».

Más cosas singulares: la vitamina B_{12} puede ser sintetizada en el colon (en la parte final del intestino grueso) de algunos mamíferos (entre ellos, nosotros), gracias a que en esa zona existen colonias de las susodichas bacterias capaces de producirla. Peeero: *a)* lo hacen en una cantidad insuficiente para cubrir las necesidades, y *b)* su absorción se lleva a cabo en el intestino delgado, parte inicial del tracto digestivo, por lo que toda esa vitamina B_{12} que nuestra microbiota fabrica en la zona final pasa a formar parte de las heces (cacas) sin que se pueda aprovechar nada de ella. Eso sí, alguien que esté pendiente de lo que cae podría aprovecharlo. (Detalle este aparentemente tan escatológico como intrascendente, pero que veremos que es de sumo interés.)

Más: la absorción de cobalto para otras funciones del organismo —que también las tiene— debe ser constante, ya que no dispone de una zona de depósito en el organismo, pero no puede ser excesiva debido a que su incremento es altamente tóxico. Y algún que otro detalle: en aleación se emplea para algunas prótesis de cadera, y en su estado radiactivo (¡toma ya!) se ha empleado con éxito en el tratamiento de algunos tipos de cáncer.

La vitamina B_{12} forma una estructura anular alrededor de ese cobalto que se denomina «corrina», pero que más adelante veremos que tiene su importancia.

¿Lo complicamos más? Venga. La vitamina B_{12} necesita, para ser correctamente absorbida, del denominado «factor intrínseco», que se une a ella para protegerla de la degradación de los ácidos del estómago y de las enzimas intestinales, formando un complejo que se absorbe de manera definitiva en el intestino delgado. Para ser procesada correctamente y poder ser utilizada de forma óptima, se estima que es necesario contar con una masticación adecuada, una buena calidad de la saliva, un estómago en forma, un páncreas ajustado, el factor intrínseco en condiciones y que la capacidad de absorción de la zona correspondiente del intestino se encuentre indemne.

Entre nosotros, ¿a qué ser creador se le ocurre inventar semejante molécula que, siendo imprescindible para gran cantidad de procesos vitales, necesite de tantos pasos para ser aprovechada y que además no la pueda sintetizar uno mismo? En nuestra opinión, no cabe duda de que el séptimo día lo dedicó a eso.

Las patologías más significativas que se ponen de manifiesto en un déficit de vitamina B_{12} son fundamentalmente tres:

- Alteraciones hematológicas: al ser imprescindible para la formación de las células sanguíneas, su ausencia da lugar a la denominada «anemia perniciosa» o «megaloblástica», que en una fase más avanzada puede afectar a todas las líneas celulares de la sangre.
- Alteraciones neurológicas: dado que la vitamina B_{12} es imprescindible para el correcto desarrollo de algunos tipos de neuronas, puede dar lugar a adormecimientos y pérdida de la sensibilidad en algunas partes del cuerpo, para ir dando paso a cuadros neurológicos mucho más severos a los que acompañan alteraciones mentales. En los más pequeños, un retraso en la adquisición de las habilidades propias de la edad también nos debería poner sobre aviso. Es importante tener en cuenta que algunas de estas alteraciones se producen de forma repentina, pueden ser irreversibles y no tienen que ir parejas al nivel de anemia que se pueda observar.
- Afectación de los parámetros antropométricos (medidas de peso y altura), con una alteración de la curva de crecimiento progresiva.

Entonces, si es de vital importancia para los animales, ¿de dónde la obtienen? Premisa importante: las plantas no la necesitan para nada, luego no han adquirido la capacidad de sintetizarla ni de incorporarla; por lo tanto, en los vegetales, cero vitamina B_{12}. En caso de que algún vegetal la contenga es porque está viviendo en simbiosis con los microorganismos que la sintetizan.

Los omnívoros lo tienen fácil: si todos los animales tienen vitamina B_{12} y esta está presente en la mayor parte de los tejidos, la carne de sus presas la contendrá. A partir de ahí se procesa de la forma que hemos visto y acaba por absorberse e incorporarse.

Caso curioso es el de los herbívoros. Hemos dicho que la vitamina B_{12} se sintetiza por la microbiota de la parte terminal del intestino y que se elimina con las heces, ¿verdad? Esas heces van a parar al suelo, donde precisamente crecen las plantas que comen esos herbívoros. Sí, muchos de esos animales obtienen su dosis correspondiente de esas plantas bañadas en esencia de B_{12}; es decir, la ganadería que pace en los prados donde sus propias heces han contribuido al crecimiento del pasto, o las aves de corral que picotean del suelo que se ha impregnado de sus desechos (los de los anuncios, porque eso, en la vida real, apenas existe). Otros, como cierto tipo de roedores, han desarrollado la cecotrofia, que consiste en —los lectores más sensibles con el tema podéis pasar directamente a dos o tres párrafos más abajo— defecar en dos tiempos. En el primero, las heces son blandas y contienen esa vitamina sintetizada por el intestino grueso; ni cortos ni perezosos, se las zampan. En un segundo tiempo, defecan heces duras que dejan donde les pilla, tal cual. Algo menos sofisticado que eso es lo que hacen algunos herbívoros como los gorilas, filogenéticamente bastante próximos a los humanos, que practican la coprofagia. A ver: *copro* = caca, y *fagia* = comer. Saca tus propias conclusiones.

Pero sin duda el caso más sorprendente es el de los rumiantes. Como sabemos desde primaria, estos animales tienen el estómago dividido en cuatro cavidades; la primera y más grande de ellas es el rumen. Pues bien, dentro de ella hay una variada microbiota que contiene, entre muchísimas otras, cantidades ingentes de bacterias capaces de sintetizar la vitamina B_{12}. Por así decirlo, esa capacidad que tenemos los humanos de sintetizar poca y en la zona final, ellos la han permutado por mucha y en la zona inicial, con lo que la síntesis ahí producida les basta para no tener que depender de fuentes externas. Eso sí, es preciso que tengan a su disposición el cobalto necesario, de lo contrario no hay vitamina que se sintetice, y han de haber comido, en alguna ocasión, pasto contaminado con microbios productores de B_{12} para que hayan entrado en su estómago a reproducirse.

Recapitulemos:

1. La vitamina B_{12} es fascinante.
2. Es necesaria para cualquier animal.
3. Los humanos omnívoros la obtienen básicamente de alimentos de origen animal, aunque otras especies tienen sistemas diversos para conseguirla, algunos no demasiado higiénicos.

Y ahora vamos a hacerte una pregunta crucial teniendo en cuenta que en casa tienes un pequeño que disfruta con su alimentación vegetariana y que, afortunadamente, su sistema digestivo no es el de los rumiantes. La cuestión es: ¿cómo prefieres que alcance sus necesidades diarias de vitamina B_{12}?

a) Por medio de suplementos.
b) Lo otro.

Si has respondido la *a)*, felicidades, es la correcta; si has respondido la *b)*, te rogamos que repases la forma en que los gorilas la consiguen.

Y dicen algunos: «Pero lo "natural" es no tener que tomar suplementos». A ver, lo natural es que te comas un hongo del género *Amanita phalloides* y lo pases fatal, lo natural es que te pique un mosquito del género *Anopheles*, Dios no lo quiera, enfermes de malaria y mueras, como les sucede a millones de niños cada año; eso es lo realmente natural. Tomar suplementos es algo que se hace en nuestra sociedad occidental desde el mismo momento en que sales del vientre materno, con la vitamina K, que se les administra a todos los recién nacidos, o lo que se hace con cualquier bebé al que se le recomienda vitamina D cuando toma lactancia materna, o a cualquier gestante a la que se le aconseja la ingesta de ácido fólico, o a cualquier persona de la mayoría de los países del mundo con la sal yodada, por poner ejemplos sobradamente conocidos por todos. En definitiva, suplementar cualquier alimentación no es más que el fruto del conocimiento científico aplicado en aras de obtener un beneficio nutricional, en un mundo donde nuestro estilo de vida ha experimentado cambios radicales en las últimas décadas. Por cierto, en la Antigua Grecia, los coetáneos de Hipócrates tenían una esperanza de vida no muy superior a los 30 años. A partir de entonces, y hasta algún milenio después, en que los sistemas de alcantarillado han alcanzado la mayor parte de las poblaciones del mundo occidental, toda la vitamina B_{12} de animales y humanos provenía de residuos fecales. La especie humana ha evolucionado gracias a tener una tremenda capacidad de adaptación al medio, lo que ha permitido, entre otras muchas cosas, complementar con suplementos aquellas deficiencias que el método científico ha puesto de manifiesto, en aras a mejorar la calidad de vida y la supervivencia.

Al fin y al cabo, la mayor parte del mundo occidental omnívoro está de manera directa o indirecta suplementado con vitamina B_{12}, porque esas lindas gallinas que ves revolotear por el campo, picoteando del suelo, ya no existen. La mayoría de las aves de corral se ceban en granjas de cría intensiva y deben tomar suplementos de vitamina B_{12} en sus piensos. Las hermosas vacas que pacen en inacabables praderas del Pirineo son actrices de película; la realidad es que su forma de producción tampoco les permite acceder a esos microorganismos capaces de generar la vitamina, y, en cualquier caso, si eso sucede, se les debe suplementar la alimentación con cobalto. Los lindos conejitos, que podrían ser cecotrofágicos, no tienen acceso a sus heces, y los cerdos, omnívoros ellos, también son suplementados con vitamina B_{12}. ¡Ooooh! Nuestro gozo en un pozo, después de lo preciosa que nos había quedado la cadena trófica de la vitamina en cuestión. Sí, todo el mundo que conoces obtiene su B_{12} de un suplemento. Es así.

Visto lo visto, y sabiendo que la fabricación industrial de la vitamina es fácil y segura, a base de granjas de microbios que la producen a destajo, lo que conlleva que su precio sea realmente asequible, la opción más sensata —la única opción, de hecho— es que todo vegetariano se suplemente con vitamina B_{12}.

¿Y si le doy productos fortificados con la vitamina? Pues no parece demasiada buena solución. En primer lugar, porque esos productos, que en nuestro entorno son pocos, suelen ser preparados comerciales altamente procesados y con dudosos niveles de calidad nutricional. En segundo lugar, porque es poco práctico y arriesgado tener que estar cada día pendiente de la ingesta de esos alimentos para cubrir las necesidades.

¿Y si es ovo-lacto-vegetariano? Tampoco deberías dejar de suplementarlo, y también por dos motivos. El primero, porque las últimas investigaciones al respecto han puesto de relieve que en ese grupo poblacional, en caso de no suplementarse, hay un cierto déficit que debería corregirse. El segundo es que, a pesar de que esos alimentos contienen cantidades no desdeñables de la vitamina, la ingesta necesaria para llegar a los requerimientos mínimos podría motivar que su consumo preferente desplazase a otros alimentos, con el consiguiente desequilibrio de la dieta. Una alimentación de ese tipo comporta que para obtener los 2,4 µg que necesita en promedio un adolescente (y hay que tener en cuenta que hay otras fuentes que duplican dichas ingestas recomendadas), debe tomar a diario tres vasos de leche o tres huevos y, aun con eso, quedan dudas de si sería suficiente. Se necesita muy poca cantidad al día de vitamina B_{12}, pero por el hecho de ser un bien escaso en la naturaleza, las fuentes de las que nos proveemos también la contienen en muy baja proporción.

¿Y si tomo algas? Mira, ya estaban tardando en salir. Algunas algas como la espirulina, de la que en ocasiones se ha dicho que la contiene, lo que tienen en realidad son corroides, es decir, análogos de ese anillo de cobalto de la vitamina que tiene nombre de princesa teutona, son similares en su estructura, pero no son funcionales, pudiendo competir con la vitamina en sus lugares de función y desplazarla, además de tener la capacidad de dar falsos resultados en los análisis de sangre que se practican para determinar sus niveles. Total, no.

Queda claro que la única recomendación sensata, fiable, viable y, por qué no decirlo, natural es hacer una suplementación de esa vitamina que no se puede obtener de la dieta. Hacerlo es sencillo, pero se deben tener en cuenta las necesidades en cada etapa de la vida:

- Los menores de 6 meses tomarán lactancia materna o, en su defecto, lactancia artificial, que está siempre suplementada. Es muy importante que si la madre que da el pecho es vegetariana tome su correspondiente suplemento.
- A partir de los 6 meses y hasta los 12 empezará con los suplementos en el momento en que haga menos de cinco tomas de pecho o tres de biberón.
- De los 12 meses en adelante debe suplementarse siempre según la siguiente tabla (que también puedes encontrar en la pregunta 33 y en el apartado «Sus primeras comidas» del capítulo 4):

Tabla 11. Suplementos

Edad	Suplemento dietético diario (en microgramos)	Suplemento dietético 2 veces/semana (en microgramos)
0-5 meses	0,4*	—
6-11 meses	5-20	200
1-3 años	10-40	375
4-8 años	13-50	500
9-13 años	20-75	750
14-64 años	25-100	1.000
≥ 65 años	500-1.000	Sin información
Embarazo	25-100	1.000
Lactancia	30-100	1.000

*No es necesario si el bebé toma leche artificial o la madre que amamanta toma suplementos.

Seguro que has reparado, avispado lector, que las cantidades que hay que tomar no guardan proporción entre sí, en caso de hacerlo de manera diaria o dos veces por semana. No, no está mal calculada la tabla; la cuestión es que el organismo tiene tal avidez por la vitamina que muy pequeñas dosis administradas una o dos veces al día son equivalentes a dosis mucho más altas tomadas una o dos veces por semana (es decir, a mayor dosis, menor cantidad final absorbida).

Para no llevarnos a equívoco: µg (microgramo) = 1/1.000 miligramos (mg).

Administrarla dos veces al día, pudiéndolo hacer una sola vez al día o dos veces por semana, podría ser más complejo y llevar con mayor facilidad al incumplimiento, por lo que nos parece de más sentido común hacer la toma cada 24 horas o en una o un par de ocasiones a lo largo de la semana.

Dependiendo de la edad del niño deberemos encontrar la presentación más adecuada para la posología escogida; así pues, tenemos:

- En formato gotas para los menores:
  - Marnys®, que aporta 5 µg en 1 ml de la presentación; está poco concentrada y sería más adecuada para los más pequeños, ya que para edades más mayores se necesitan varias pipetas diarias.
  - Veggunn B_{12} Family®, que contiene 2.000 µg/ml. Cada mililitro contiene 30 gotas, así que tres de esas gotas equivalen a 2.000 µg.
  - No optes por algunos complejos multivitamínicos (B_6, B_9, etc.) que incluyan la vitamina B_{12}, esa es la única que debes suplementar y no tiene sentido acompañarla de cualquier otra sustancia.
  - A partir de ahí, tú decides lo que te parezca mejor. Ten en cuenta que habitualmente, cuanto mayor es el formato, más económico resulta.
- En formato de comprimidos para los más mayores:
  - Hay disponibles múltiples presentaciones de vitamina B_{12}, pudiendo optar por tomar un mínimo de 20 a 25 µg a diario,

según la edad, o 1.000 µg dos veces por semana, que según algunos autores con 2.000 µg una sola vez sería suficiente.

- Si está tomando las gotas de Veggunn, con ir aumentando la cantidad sería suficiente, pero será más costoso que comprar pastillas.
- Para una buena absorción es importante la participación de la saliva, por lo que se recomienda que cuando se ingiera en comprimidos, estos sean masticados antes de su deglución.

Es poco probable que puedas sospechar una deficiencia de vitamina B_{12} en tu hijo por los síntomas, ya que estos aparecen cuando su carencia está en una fase avanzada y en muchas ocasiones son poco específicos en su inicio, pero no es raro que te plantees la situación en el caso de que no se suplemente o lo haga inadecuadamente. Es entonces cuando debes acudir a un profesional para que haga una valoración analítica de su estado. Y no es fácil.

Para su diagnóstico es preciso llevar a cabo un estudio completo de anemias para descartar cualquier otra causa. El análisis debe incluir los niveles en sangre de la vitamina B_{12}, y como de su acción deficitaria se deriva el cúmulo de homocisteína y de ácido metilmalónico al no poder cumplir con sus funciones metabólicas, es crucial para el diagnóstico las determinaciones de ambos. No olvidemos, sin pretender asustar, que los incrementos de la homocisteína se han señalado como causa de daño cardiovascular más allá del que puedan provocar las alteraciones de los lípidos; se ha encontrado una diferencia significativa, con niveles superiores de homocisteína, en los niños que presentaban antecedente familiar de enfermedad cardiovascular precoz.

El estudio debería incluir también una medida de los niveles de factor intrínseco, ya que al ser este imprescindible para la absorción de la vitamina, su déficit por cualquier causa nos daría los mismos resultados analíticos sin ser realmente la falta de vitamina B_{12} el motivo.

La toma durante varias semanas de unas dosis más elevadas (de choque) de la vitamina, seguida de una pauta correcta para proseguir, paliará sin más consecuencias cualquier déficit que no se haya diagnosticado con un excesivo retraso. Problemilla resuelto.

Respondiendo a la pregunta: sí, el mundo de la vitamina B$_{12}$ es *im-prezionante* porque parte del mundo gira a su alrededor.

31 bis. ¿Vitamina B$_{12}$ siempre?

SÍ

Para más información, repasa la cuestión 31 y sigue leyendo.

Respondiendo a la pregunta: sí.

(En noviembre de 2020, justo en el proceso final de edición del libro, se han publicado unas nuevas recomendaciones sobre la vitamina B$_{12}$ que creemos interesantes que conozcas. Para ello, puedes dirigirte al blog: <http:// www.veggiedudas.com/Nuevas recomendaciones sobre la vitamina B$_{12}$>.)

32. ¿Le faltará calcio si no toma leche?

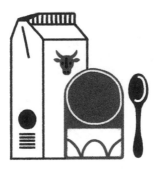

Si tu hijo es vegano, no tomará leche ni derivados de la leche, como el queso o el yogur, ni todos los productos que contengan ingredientes derivados de la leche, como lactosuero, caseína, lactosa, etc. Vaya, como media humanidad… La leche de las vacas y otros animales mamíferos es un alimento con un aporte interesante de nutrientes como las proteínas y el calcio, pero no es la única fuente ni de las proteínas ni del calcio (ni de otros nutrientes que contiene, como pueden ser las grasas o algunas vitaminas). Por lo tanto, la solución parece tan sencilla como buscar otros alimentos que contengan proteínas y calcio, que los hay. Con respecto a las proteínas, tal y como ya se ha explicado en la pregunta 29, cubrir sus requerimientos no supone una dificultad especial en las dietas vegetarianas ni veganas, mientras que la población omnívora (también la infantil) triplica las ingestas recomendadas. Con respecto al micronutriente estrella de la leche, el calcio (Ca), aunque a menudo se la sitúa como la mejor fuente con diferencia, los datos disponibles en relación con el contenido y la absorción de este mineral no parecen dejarla en una posición tan destacada en el podio, tal y como se puede observar en la gráfica siguiente:

Figura 30

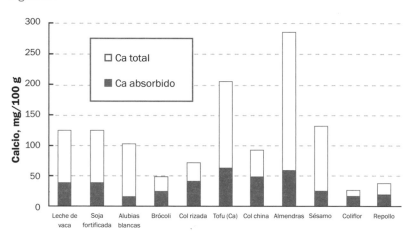

Fuente: Elaboración propia a partir de la publicación *Am J Clin Nutr.* 1999 Sep: 70 (3 Suppl): 543S-548S.

Tampoco el contenido en lactosa de la leche supone ninguna ventaja en relación con la absorción del calcio, tal y como declaró la Autoridad Europea de Seguridad Alimentaria (EFSA) hace ya varios años.

En definitiva, la leche (también) es una buena fuente de calcio, con un contenido parecido a la bebida de soja enriquecida en calcio, al sésamo, a las alubias y al tofu, y con una fracción absorbible (la cantidad que el cuerpo acaba absorbiendo) bastante menor que el brócoli o la col rizada y muy parecido a la bebida de soja o las almendras.

Para cubrir los requerimientos de calcio, algo importante para la salud ósea, como todo el mundo sabe (aunque no tanto como se ha venido insistiendo en las últimas décadas), y para el correcto funcionamiento del organismo (ya que interviene en numerosos procesos bioquímicos como la coagulación sanguínea, la excitabilidad neuromuscular, reacciones enzimáticas, etc.), hay que consumir alimentos con calcio. La leche es una más de las opciones posibles, que puedes descartar por motivos de salud (hablaremos de ello un poco más adelante) o por ética, por ejemplo. En este caso, puedes escoger otras fuentes, como las legumbres y sus derivados (bebida y yogures de soja, tofu, etc.), los frutos secos, las hortalizas de la familia de las crucíferas, etc. Y si alguien te dice que con estos alimentos es muy difícil cubrir los 1.000 mg de calcio necesarios diariamente (es la cantidad recomendada en España para niños y niñas mayores de 9 años), le puedes decir que en vuestra casa seguís las ingestas dietéticas de referencia de Inglaterra, donde la población infantil de 7 a 10 años resulta que solo necesita 550 mg al día.

La relación con la ingesta de leche y sus derivados y la salud es controvertida. No compartimos las posturas de quienes la demonizan y le atribuyen ser la causa de mocos, todo tipo de cánceres, migrañas y enfermedades inflamatorias varias, ni tampoco creemos que se trate de un alimento necesario e imprescindible, con superpoderes. Las publicaciones científicas tampoco arrojan datos muy concluyentes, y mientras hay estudios que encuentran beneficios cardiovasculares en el consumo regular de lácteos, otros alertan del posible riesgo de algunos tipos de cáncer con una ingesta excesiva.

Por lo tanto, alguien puede dejar de tomar leche y sus derivados por motivos de salud (más o menos fundamentados). Pero existen, además, otros motivos para no consumirla: se puede ser alérgico a la proteína de la leche de vaca, se puede padecer una intolerancia a la lactosa (el azúcar de la leche), te puede sentar mal sin saber muy bien por qué, o puedes no querer consumirla por motivos éticos (puedes consultar más información sobre activismo en defensa y liberación animal, veganismo, etc., en las preguntas 5 y 46).

Eso sí, quien decida tomar lácteos, es mejor que no sobrepase las dos raciones al día y que escoja leche sin azúcar ni cacao azucarado, yogur natural sin endulzar y quesos tiernos o con poca sal. Y quien esté preocupado por la salud ósea, además de consumir alimentos ricos en calcio (lácteos o no), es muy importante que realice actividad física a diario, y preferiblemente al aire libre (la piel, en contacto con el sol, sintetiza la vitamina D, imprescindible para el metabolismo óseo), lo que nos lleva a exigir y transformar pueblos y ciudades para que niños, niñas y adolescentes puedan jugar, correr, bailar, pasear, patinar, etc., por calles, parques, montes y plazas.

Respondiendo a la pregunta: no le faltará calcio si incluyes alimentos de origen vegetal que lo contengan.

33. ¿Tiene que tomar suplementos?

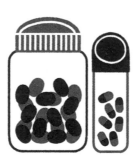

Sí, vitamina B$_{12}$. Pasapalabra.

Vale, vamos a explicarnos un poco más. Los nutrientes esenciales, es decir, aquellos que nuestro organismo no es capaz de fabricar y deben obtenerse de fuera (alimentos, sobre todo), pueden conseguirse de fuentes vegetales en cantidades suficientes y de forma segura, excepto para la vitamina B_{12}, también denominada «cobalamina». Esta vitamina realiza funciones muy importantes y vitales, interviniendo en el metabolismo de las proteínas, la formación de glóbulos rojos en la sangre y el mantenimiento del sistema nervioso. Ni los animales (humanos y no humanos), ni las plantas, ni los hongos son capaces de producirla, solo las bacterias y algún otro microorganismo. Y llegan a los alimentos y suplementos por diferentes vías. Empecemos por la respuesta más fácil: los suplementos contienen cianocobalamina (o metilcobalamina; para más información sobre estas palabrotas, ve a las preguntas 31 y 31 bis) sintetizada por bacterias. Y los alimentos también. Las pocas plantas que la pueden contener de forma bioactiva, o sea, que realiza las funciones de vitamina B_{12}, como las algas chlorella y nori, la tienen por el hecho de que las bacterias que la sintetizan viven en simbiosis con ellas. En cualquier caso, las algas chlorella y nori no son, hoy por hoy, una fuente segura de suplementación, puesto que no hay suficientes estudios que nos garanticen con seguridad qué dosis de algas es suficiente para mantener los niveles sanguíneos adecuados, qué cantidades habría que administrar para revertir una situación de deficiencia, si son seguras con relación al contenido de yodo y metales pesados y alguna que otra duda más. En el caso de los animales, estos la consiguen de los piensos, de los suplementos que les facilitan, de las bacterias de su aparato digestivo o de las bacterias del suelo al comer (válido para los casos anecdóticos en los que los animales destinados al consumo humano pastan o corren libres comiendo lo que encuentran en los prados).

Quien come animales y productos derivados de estos puede cubrir sus requerimientos de vitamina B_{12} a partir de estas fuentes. Una persona que no come carne ni pescado ni huevos ni leche debe obtener la vitamina B_{12} de los suplementos. Si una persona adulta no consume ni carne ni pescado, pero sí huevos y leche, a menos que la cantidad diaria que tome de estos sea muy elevada (algo así como tres huevos, tres vasos de leche o 150 g de queso semicurado, lo cual quizá sea poco recomendable desde otros puntos de vista, como, por ejemplo, el exceso de sal o el desplazamiento de otros alimentos saludables), también es necesario tomar suplementos. Los estudios evidencian que las personas ovo-lacto-vegetarianas también desarrollan disminución o déficit de vitamina B_{12}, a menos que tomen suplementos.

El organismo goza de unas reservas de vitamina B_{12} en el hígado, lo cual permite que, aunque no se tome ninguna fuente de B_{12}, el déficit pueda tardar un tiempo (algunos pocos años) a manifestarse. Ese período de reserva es variable para cada individuo, por lo que no es conveniente fiarse de la norma general. El problema puede llegar a ser más acuciante en los bebés. Cuando una mujer embarazada no toma fuentes fidedignas de esta vitamina (en el caso de las vegetarianas, las fuentes fiables serían a partir de suplementos), el feto no consigue llenar sus reservas. Cuando el bebé ha nacido y la madre lactante sigue sin tomar suplementos de B_{12}, el aporte continúa siendo deficitario y los primeros síntomas pueden aparecer a los meses: hablamos de cosas nada bonitas en bebés como anemia, hipotonía, letargia, retraso en el desarrollo, etc. Cuando se diagnostica en un bebé déficit de B_{12}, el tratamiento con dosis farmacológicas permite una mejora importante de los síntomas, aunque algunos casos pueden sufrir retraso cognitivo y del desarrollo a largo plazo. Sabemos que no son palabras agradables de leer, y menos aún casos clínicos de ver, os lo prometemos. Por eso insistimos hasta hacernos cansinas en que todas las personas vegetarianas deben tomar suplementos de B_{12}, pero mucho más en el caso de mujeres que quieran o puedan quedarse embarazadas y deseen dar de mamar a su hijo. La suplementación, como detallaremos en la siguiente pregunta, deberá realizarse de por vida. Pero centrándonos en el momento en el que estábamos, insistimos en garantizarla durante la lactancia, para que, a través de la leche materna, llegue al bebé. Si este se alimenta de leche artificial, la madre vegetariana debe tomar el suplemento para su propia salud, y el bebé recibirá la vitamina B_{12} de la leche artificial, que, lógicamente, está suplementada. ¿Cuándo debe empezar a tomar suplementos el bebé? En el caso de la lactancia artificial, en el momento en el que haga menos de cinco tomas, cosa que pasará entre los 6 meses y el año de edad. Para los bebés amamantados, la recomendación es que la suplementación empiece cuando se inicie la alimentación complementaria. Sí, lo sabemos, muchos bebés siguen básicamente con la teta a los 8 y 10 meses. En estos casos es posible que con la vitamina que le sigue llegando de la leche materna sea suficiente para cubrir sus requerimientos. Pero dado que los síntomas de déficit eran tan feos, ¿nos vamos a arriesgar? A partir de los 6 meses, momento en el que empiezan a comer otros alimentos aparte de leche materna, y que, en el caso de los bebés vegetarianos, estos alimentos no contendrán fuentes fiables de B_{12}, es aconsejable empezar la suplementación. Las dosis irán aumentando progresivamente, tal y como indica la siguiente tabla:

Tabla 12

Edad	Suplemento dietético diario (en microgramos)	Suplemento dietético 2 veces/semana (en microgramos)
0-5 meses	0,4*	—
6-11 meses	5-20	200
1-3 años	10-40	375
4-8 años	13-50	500
9-13 años	20-75	750
14-64 años	25-100	1.000
≥ 65 años	500-1.000	Sin información
Embarazo	25-100	1.000
Lactancia	30-100	1.000

*No es necesario si el bebé toma leche artificial o la madre que amamanta toma suplementos.

Es bueno saber que para los niños pequeños existen formatos líquidos que con una pipeta facilitan mucho la administración.

Puede que hayas leído que hay alimentos enriquecidos en vitamina B_{12} y te preguntes si esta es una buena solución para cubrir los requerimientos. Podría serlo si el consumo de estos alimentos fuera suficiente. No obstante, es algo difícil de conseguir en nuestro entorno, donde son muy pocos los alimentos enriquecidos en vitaminas, como los cereales del desayuno y algunas bebidas vegetales (y yogures de soja). Pretender cubrir los requerimientos de vitamina B_{12} a base de arroz inflado azucarado o de yogures de soja no es buena idea, por la cantidad de azúcar que suelen contener, y porque van a desplazar a alimentos mucho más interesantes desde el punto de vista nutricional.

Si vuestro hijo toma suplementos, nos podemos olvidar de la necesidad de hacer análisis de control. Si no toma suplementos, que los tome. Si hace tiempo que es vegetariano y no estaba tomando suplementos, que empiece a tomarlos desde ya, y puedes consultar a un/a dietista-nutricionista con conocimientos sobre vegetarianismo para individualizar la dosis, según la edad y el tiempo que haya estado sin tomar suplementos siendo vegetariano. En niños mayores y adolescentes es probable que tomar suplementos orales de 1.000 µg/día durante un mes, y luego seguir con las dosis de mantenimiento de 2.000 µg/semana, sea más que suficiente para garantizar un buen estado de B_{12}. Si tiene síntomas (trastornos visuales, pérdida de memoria, anomalías psiquiátricas, alteraciones de las sensaciones, el movimiento o la función de algunos órganos), la cosa se pone seria. Acudid a un centro sanitario donde, además de un estudio completo, que incluirá análisis de sangre para determinar la B_{12} sérica, la homocisteína, el ácido metilmalónico, la transcobalamina II, indicadores de anemia, etc., se le ofrecerá el tratamiento adecuado. Este pasará, muy probablemente, por la administración de dosis intramusculares de vitamina B_{12}, que al principio serán diarias y después semanales. Esto implica visitas repetidas, molestias y riesgos en relación con el uso de la vía parenteral, por lo que podéis pedir que la administración sea oral, ya que se sabe que la reposición de B_{12} puede llevarse a cabo eficazmente también por vía oral. Moraleja: si te quieres ahorrar problemas, sigue siempre las recomendaciones sobre la suplementación de vitamina B_{12}.

Además de la B_{12}, los bebés menores de 1 año, vegetarianos o no, tienen que tomar un suplemento de vitamina D. La forma fisiológica de obtención de la vitamina D es la síntesis cutánea. La exposición solar activa la síntesis de esta vitamina, que interviene en el metabolismo óseo, entre otras muchas funciones vitales del sistema nervioso, inmunitario y muscular. Por eso, en bebés mayores de 1 año, la exposición solar durante unos 10-15 minutos al día en cara, manos y brazos, la mayoría de los días de la semana y sin protección solar, es suficiente para cubrir los requerimientos de vitamina D (a la vez que se es prudente con los perjuicios de la exposición solar en la piel). Otro argumento más para que dejemos que nuestros niños jueguen al aire libre.

En bebés menores de 1 año, como no deberían estar expuestos al sol y la vitamina D es una vitamina que no está en suficiente cantidad en la leche materna, se recomienda suplementar a los niños que están con lactancia materna con 400 UL de vitamina D. Ojo, ¡problema! Los suplementos de vitamina D que circulan de forma mayoritaria por ambulatorios, hospitales y mentes de sanitarios provienen de aceite de pescado o de lanolina de la lana de oveja. Una persona ovo-lacto-vegetariana quizá no tenga problema con los suplementos derivados de lana de oveja, pero una vegana sí. Por eso, en estos casos, hay que recurrir a suplementos de vitamina D de origen vegetal (sintetizada por líquenes), que hoy en día están disponibles en farmacias, tiendas especializadas y sitios web.

Aparte de las vitaminas B_{12} y D, se puede recordar que, en el embarazo y la lactancia, a la mayoría de las madres se les recomienda un suplemento de yodo, sobre todo si no consumen tres raciones de lácteos al día (sí, se ve que los lácteos que no son ecológicos constituyen la principal fuente de yodo actualmente), junto a la utilización de sal yodada. A partir del año, si el niño toma media cucharadita de café de sal yodada al día, cubre sobradamente sus requerimientos de yodo. ¡Ah, importante! Ni se te ocurra incluir algas en los caldos o recetas con la finalidad de enriquecer en yodo la alimentación de tu hijo. Hasta los 8 años necesita 90 µg de yodo, y 1 g de alga kombu contiene 2.300 µg. Demasiado, ¿no crees? Antes del año no le ofrezcas ningún tipo de alga. Y después del año, tampoco deberían tomar arame, hiziki, kelp y kombu, que son de las que más yodo contienen. A partir del año, solo por motivos gastronómicos (o sea, si son imprescindibles en alguna receta que quieras hacer), puedes utilizar pequeñas cantidades (menos de 2 g en seco) de las algas que tienen menor contenido en yodo (wakame, lechuga y espagueti de mar, dulse), uno o dos días a la semana como máximo. El alga nori tiene menos yodo y podría aparecer algún día más.

Si se da el caso de que alguien no consume nada de sal (yodada), puede ser recomendable un suplemento de yodo. Las ingestas diarias recomendadas de yodo para niños de hasta 8 años son 90 µg al día, y para mayores y adultos, 150 µg/día.

Ah, y como el yodo desempeña un papel importante en el metabolismo de la hormona tiroidea y en su funcionamiento, si alguien de casa sufre problemas de esa índole debería consultar a su endocrinólogo la posibilidad, o no, de ingerir algas y de tomar suplementos.

Por último, puede que hayas escuchado algo sobre los archiconocidos omega-3, de los que el ácido eicosapentaenoico (EPA) y el ácido docosahexaenoico (DHA) son los más famosillos. Son un tipo de ácidos grasos que hay que incorporar a través de la dieta, y que se encuentran, básicamente, en el pescado. Habrás visto alimentos enriquecidos con omega-3, con relucientes etiquetas sobre sus beneficios. Sin duda, los omega-3 son importantes: se trata de un componente estructural esencial del tejido nervioso y la retina, y participan en el desarrollo normal del cerebro y la visión, a la vez que juegan un papel en la prevención de enfermedades cardiovasculares. Aun así, no se conoce muy bien cuál es el nivel por debajo del cual aparecen síntomas de déficit y, de hecho, las personas vegetarianas no presentan problemas neurológicos ni visuales asociados a este posible déficit, a la vez que gozan, según los estudios, de una mejor salud cardiovascular.

Por lo tanto, sí, son importantes. Pero quizá no sea justo cargar únicamente a las personas vegetarianas con el riesgo de no cubrir los requerimientos cuando hay tanta gente que no consume (o casi) pescado azul (es el que tiene grasa, omega o no) y cuando en las leches artificiales (las de los bebés que no toman leche materna durante el primer año de vida) no era obligatorio añadirlos hasta hace unos meses. ¿Cuántas generaciones crecieron alimentadas con leche de fórmula sin omega-3 y empezaron a probar el pescado azul al año (eso que se decía antes, que había que retrasar algunos alimentos potencialmente alergénicos en la alimentación complementaria)? Sin ánimo de aplicar el «amimefuncionismo», sí que es verdad que, sin ir más lejos, alguno de los autores de este libro no vio esos omega ni por asomo y... míralo, por aquí anda.

Bien, pues quien no tome pescado, vegetariano o no, puede conseguir los omega-3 de otras fuentes vegetales que, si bien no se encuentran como EPA y DHA propiamente, sí que están en formatos precursores. Nueces, lino, colza, chía, etc., contienen ácido alfa-linolénico, es decir, un compuesto que en el organismo se transforma en EPA y DHA (véase la pregunta 29 para saber las cantidades recomendadas que permitirán cubrir los requerimientos). Si estos alimentos no te convencen, ahora sí, llega la opción del suplemento. Existen suplementos de DHA a partir de algas, por lo tanto, aptos para personas vegetarianas. Según la Autoridad Europea de Seguridad Alimentaria (EFSA), los menores de 2 años deberían tomar 100 mg/día de DHA, y 250 mg/día a partir de esa edad.

Los suplementos de calcio y de hierro no deben prescribirse directamente a nadie sin analizar antes su ingesta y sus posibles síntomas de déficit, o sin tener un diagnóstico. En el caso del hierro, si no hay anemia, no estaría indicada la suplementación, tal y como se actuaría con un niño omnívoro (ya que la población omnívora tiene una prevalencia de anemia muy parecida a la de la población vegetariana). Si existe una anemia diagnosticada con análisis, entonces el procedimiento sería la suplementación, con las dosis, la duración, etc., que considere el pediatra. Para prevenir la anemia, siempre será de ayuda que la familia reciba consejo dietético para aumentar el aporte y la absorción del hierro de origen vegetal (véase la pregunta 29). Por último, en relación con el calcio, y partiendo de la base que las ingestas dietéticas recomendadas seguramente están sobredimensionadas, que la ingesta dietética de calcio no se asocia de forma clara con el riesgo de fractura ósea y que existen alimentos de origen vegetal que son una buena fuente de este mineral, el objetivo es garantizar su ingesta a partir de estos alimentos (para más información sobre el calcio, véase la pregunta 32). Si los alimentos vegetales ricos en calcio no aparecen en la dieta en absoluto, algo raro pero posible, la suplementación con calcio podría ser una opción para garantizar la cobertura de este mineral. Pero insistimos: que una persona vegetariana no tome (no pueda ni quiera) almendras, alubias, sésamo molido, bebidas y yogures vegetales enriquecidos con calcio, tofu, hortalizas crucíferas, etc., es poco habitual.

Queremos dejar claro que estas son las recomendaciones generales que sirven para la mayoría de las personas vegetarianas. Cada persona es un mundo (o un universo, o un agujero negro o…) y puede que haya niños y adultos vegetarianos que requieran de otros tipos de suplementación personalizada. Para eso estamos los profesionales de la salud, para individualizar el consejo en cada caso. Solo nos queda desear que estas líneas sirvan para evitar que haya niños vegetarianos que salgan de la consulta de pediatría sin un suplemento de B$_{12}$ o con un suplemento de hierro «por si acaso».

Respondiendo a tu pregunta: sí, estamos muy pesaditas con la vitamina B$_{12}$, pero no es para menos.

34. ¿Puede dejar de tomar suplementos?

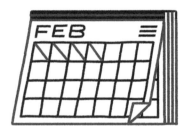

No puede dejar de tomar suplementos de B$_{12}$ mientras siga una pauta alimentaria vegetariana. Poco más que añadir. Puede cambiar la dosis y pasar de diaria a semanal o de semanal a diaria. Puede pasar de formato líquido a masticable, de pastilla para tragar a pastilla que se disuelve. Puede cambiar de marca X a marca Y. *Warning!* Cualquier cambio de presentación, formato o marca debería ser supervisado por un profesional para que las cantidades del producto que se abandona y las del que se va a iniciar sean equivalentes. Pero tiene que tomar suplementos de B$_{12}$ mientras sea vegetariano.

En cambio, el suplemento de vitamina D puede dejar de tomarlo al año de vida, siempre que esté garantizada la exposición solar. Si no la puedes asegurar, y a menos que tengas motivos de peso para taparte el cuerpo (religiosos o morales, médicos, etc.), quizá deberías replantearte tu modo de vida: en un país mediterráneo, que los niños pasen un mínimo de 10-15 minutos al día al aire libre debería ser un imperativo legal. Si, por el extraño motivo que sea, la exposición solar no puede ser una vía de obtención de vitamina D, tal vez hayas oído que se puede recurrir a alimentos enriquecidos. En nuestro entorno hay muy pocos alimentos vegetales enriquecidos en vitamina D: algunas leches (opción para lacto-vegetarianos) y algunas pocas bebidas vegetales, con las que solo cubrirías el 15 % de tus necesidades con 100 ml. En este caso, o se bebe mucha leche o bebidas vegetales (cosa que no recomendamos por el riesgo de desplazar el consumo de otros alimentos), o bien se puede recurrir a un suplemento de 600 UI/día. Debes estar al tanto de pedir un suplemento de D_3 de origen vegetal, porque, de entrada, te prescribirán el suplemento de D_3 procedente de pescado o de lanolina de oveja.

La sal yodada, que no es un suplemento pero sí un alimento, o mejor dicho, un condimento enriquecido o fortificado, tampoco deberías abandonarla, puesto que es la única fuente fidedigna de yodo (a no ser que tomes lácteos no ecológicos). Si no tomas sal yodada ni lácteos, entonces sí deberías mantener el suplemento de yodo.

El suplemento de omega-3 no es imprescindible, y mucho menos si se consumen nueces, o semillas de lino molidas, o alguna otra fuente de ácido alfa-linolénico (precursor del ácido eicosapentaenoico [EPA]) y el ácido docosahexaenoico (DHA).

La suplementación con hierro se debe abandonar cuando se haya revertido la anemia, o sea, cuando el equipo de pediatría lo indique.

Y el suplemento de calcio, en caso de tomarlo por el hecho de que no se esté consumiendo ningún alimento vegetal rico en este mineral, es aconsejable mantenerlo hasta que dicha ingesta pueda o quiera realizarse, y mantenerlo hasta pasada la adolescencia (hacia los 20 años se alcanza el pico de masa ósea).

Una recomendación final: la adolescencia es una época de rebeldía en la que a una imperiosa necesidad de ruptura con lo establecido se le añade una sensación de invulnerabilidad generalizada. En ese período de la vida, algunos adolescentes con diabetes dejan de pincharse su dosis diaria de insulina; deberías estar alerta a que tu adolescente vegetariano de casa no deje de tomar sus suplementos.

Respondiendo a la pregunta: no puede dejar de tomar suplementos de B$_{12}$ mientras siga una pauta alimentaria vegetariana. Del resto, seguramente sí, pero dependerá de la situación.

ALIMENTOS

35. ¿Son necesarios los alimentos especiales?

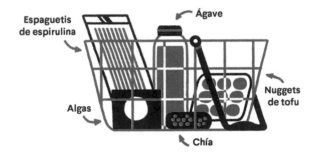

Prometo no contar una batallita en cada respuesta, y eso que las tengo para parar un tren. Pero es que esta me ha venido a la mente nada más leer el enunciado, y no puedo evitar explicarla, porque, además, viene al pelo. ¡Ahí va!: fui con mi pareja de Barcelona a Castellón para visitar a unos tíos suyos mayores, y quedamos en que llegaríamos sobre la hora de comer. Al tocar el timbre, nos sorprendió un «Ahora bajamos». Bien, nos llevaron a comer a un restaurante cerca de su casa. Pedimos lo que pudimos de una muy típica carta «normal». Vamos, todo entrantes: ensalada, verduras a la plancha, verdura con patatas y fruta de postre. Entonces salta su tía, y dice: «¡Vaya, si yo hubiera sabido que podíais comer estas cosas, hubiera hecho yo la comida. Como me habían dicho que los vegetarianos comen algas y un montón de cosas raras!». En fin, sin comentarios.

Si por «especiales» alguien entiende «raros», pues cabe decir que «depende», según en el entorno en que nos encontremos; por ejemplo, en clase de yoga con profe que sigue una dieta macrobiótica, oír hablar de algas es de lo más normal. Pero aquí nos referimos a los derivados de algunos alimentos, como el miso o el tempeh, a algunos alimentos más novedosos que en esta década han ido tomando posiciones en los estantes de los supermercados, como la chía y la col kale y, sobre todo, a los que en estos últimos años se les ha otorgado la categoría de «superalimentos». ¿Superalimentos? Productos que han dado mucho de sí y aún siguen generando réditos, o dicho de otro modo: con los que alguien sigue llenándose los bolsillos aconsejándolos, vendiéndolos enfrascados, como ingrediente en platos elaboradísimos en restaurantes *supertrendy*, en forma de batido, etc., y con un denominador común: que suelen ser bastante caros, suelen ser originarios de otro continente y son falsas la gran mayoría de las propiedades que se les otorgan. Del país vecino no cuela, tienen que ser algo exótico, de cuanto más lejos, mejor, no nos vayan a tomar por incultos o piensen que nos va cualquier cosa. Y si detrás de ellos se esconde una cultura milenaria que lo avala, entonces ya son el no va más. Todos ellos han tenido su momento de gloria, algunos han pasado a la historia y las listas son camaleónicas, pues van variando en función del momento. Actualmente entrarían en el repertorio, en el orden que sea, dependiendo del «profesional» de turno, los siguientes: cúrcuma, chía, kale, espirulina, arándanos, aceite y azúcar de coco, ajo negro, carbón activado, cacao puro, semillas de cáñamo, zumo de granada, açaí, aronia, baobab, bayas de goji, mangostán, matcha, kombucha, mesquite, moringa, camu-camu, chlorella, hierba de trigo, kuzu, lúcuma, maca, noni, sal rosa del Himalaya, etc. Por cierto, no deja de ser curioso que compres sales como esa, extraídas de minas de Pakistán y sin ninguna propiedad especial, formada hace cientos de millones de años, y que, una vez envasadas, tengan fecha de caducidad… Todos ellos tienen los días contados, es cuestión de tiempo. La mala noticia es que otros cogerán el relevo. Porque es lo que vende, los talismanes, los «curatodo», aquello externo a mí que consigue lo que yo no puedo o no está en mis manos alcanzar. Por ejemplo, el aloe vera, que en su época de esplendor lo curaba todo, ahora ya no triunfa tanto, a duras penas lo encuentras en la sección de plantas crasas en un *garden center*. Quizá porque con los años se ha visto que no acaba con todos los problemas cuya curación se le atribuía, y eso concediéndole el beneficio de la duda de que sea capaz de acabar con alguno. Vayamos al lío. A estas alturas sabes muy bien qué alimentos entran dentro de la dieta vegetariana. Lo hemos detallado en varios apartados: hortalizas y verduras, frutas, legumbres y derivados, cereales y derivados, tubérculos, semillas, frutos secos, y aceites y grasas vegetales, y que incluye, en mayor o menor grado, los alimentos de origen animal (lácteos, huevos, miel y derivados). No hay misterio, se trata de alimentos básicos y, siempre que sea posible, para consumir frescos o mínimamente procesados, de producción local, de venta de proximidad y de temporada. Dicho esto, quedarían excluidos un sinfín de alimentos y productos comestibles, que en estos últimos años han inundado los estantes de los comercios, los catálogos de venta online de muchas empresas o las cartas y pizarras de restaurantes. Muchos de estos se publicitan como casi indispensables, como necesarios para mantener un buen estado de salud o incluso como tratamiento para alguna patología. Podríamos poner muchos ejemplos, como es el caso de la soja (le dedicamos la pregunta 39), las algas, el aceite virgen de coco, etc. Pero pongámonos prácticas. ¿Son necesarios? ¡En absoluto! Se pueden cubrir los requerimientos nutricionales a partir de alimentos básicos (y suplemento de B_{12}), evitando los productos malsanos porque aportan muchas calorías, azúcar, grasas poco saludables y sal, pero muy pocos nutrientes y su ingesta desplaza el consumo de alimentos sanos. Brevemente, los malsanos son:

Figura 31. Alimentos malsanos (breve resumen)

Azúcar y todas sus denominaciones y presentaciones ocultas: blanco y moreno, panela, de coco, miel, fructosa pura, siropes, jarabes, néctar, concentrado de zumo de frutas, golosinas, chocolates, helados, postres lácteos
Bollería industrial o casera y magdalenas
Aperitivos salados, margarinas, mantequillas y salsas envasadas (la mayoría)
Chucheales® del desayuno
Zumos (incluso caseros), refrescos azucarados, bebidas alcohólicas, y las mal llamadas bebidas energéticas

No nos olvidemos de los productos con el sello «vegetariano» o «vegano», pero cuyos ingredientes no nos convencen: yogures de soja y postres de soja azucarados, *nuggets* y salchichas de Frankfurt de tofu, mortadela y otros embutidos vegetarianos y veganos, crema de cacahuete con sal y azúcar, pizzas con queso vegano, etc.

Aun tratándose de productos biológicos o ecológicos, siguen siendo superfluos, y se recomienda hacer un consumo ocasional, reservarlos para situaciones especiales, sin olvidar que ¡cuanto menos, mejor!

Sobre algunos derivados de alimentos saludables, es importante distinguir entre alimentos procesados y ultraprocesados (véanse las preguntas 10, 35 y 36); por ejemplo, entre tofu o los *nuggets* de tofu; entre avellanas y cacao puro, y crema de cacao tipo *Pocilla*; entre leche y batido de leche con frutas; entre aguacate y guacamole envasado, etc. Para ello te aconsejamos que leas bien la etiqueta para ver la lista de ingredientes. En este aspecto, puede ayudar el nuevo sistema Nutri-score, que aparece en la etiqueta de los alimentos envasados y que clasifica los alimentos en cinco colores, que evolucionan progresivamente desde el verde (más saludable) hasta el rojo (menos saludable) y se conoce como el nombre de «semáforo». Unos elementos son considerados como «desfavorables» desde el punto de vista nutricional: composición en calorías, azúcares simples, ácidos grasos saturados y sodio. Otros lo son como «favorables»: proteínas, fibras y porcentaje de frutas, verduras, leguminosas y frutos secos. Por ejemplo, las frutas, verduras y los alimentos basados en cereales están en las primeras clases de la puntuación (A, B, C), mientras que los *snacks*, dulces y salados se sitúan en las últimas (D, E). Ten en cuenta, para no llevarte sorpresas, que ese sistema de valoración nutricional únicamente te será de ayuda para comparar los alimentos del mismo grupo entre sí, y que hay algunos que no aparecen en el listado. Además, este sistema no está exento de errores y casos sorprendentes, como las calificaciones con la letra B para cereales del desayuno megaazucarados.

Entonces, ¿con qué llenamos la cesta? Fácil, para el día a día, para alimentarnos de forma habitual, con alimentos frescos o mínimamente procesados, como los de la tabla siguiente y que por lo general se pueden adquirir en el mercado local, en el que, por cierto, te recomendamos realizar la compra siempre que puedas:

Tabla 13

Fruta	Fruta fresca (naranja, manzana, pera, ciruelas, albaricoques, uva, melón, etc.), mejor local y de temporada. Entera, a trozos, en rodajas o triturada tipo batido (no exprimida) Fruta desecada: higos, orejones, ciruelas, pasas, etc. Fruta deshidratada o liofilizada
Hortalizas	Todas las hortalizas o verduras frescas (tomate, col, lechuga, espinacas, coliflor, alcachofas, calabacín, etc.). También congeladas y deshidratadas (para momentos de poca previsión, ya que tienen su coste energético de producción)
Lácteos	Yogur natural, leche, queso fresco, requesón, queso semicurado, cuajada o kéfir Sin azúcar, miel, jarabes ni edulcorantes acalóricos
Bebidas y yogures vegetales	De soja, preferiblemente, y enriquecida en calcio. Bebidas de arroz, no, y las de otros cereales, mejor que no sean de consumo habitual Sin azúcar, miel, jarabes ni edulcorantes acalóricos
Cereales y derivados	Pan, pasta y arroz, avena, mijo, maíz, trigo sarraceno, cereales integrales hinchados, copos de avena, copos de maíz u otro cereal, gofio, sémola, cuscús, palitos de pan, etc. Integrales, sin azúcar, miel, jarabes ni edulcorantes acalóricos
Tubérculos	Patata, boniato, yuca frescos o en copos
Alimentos proteicos	Huevos, legumbre seca (lentejas, garbanzos, alubias, soja, etc.) y derivados (tofu, tempeh, bebida de soja, soja texturizada, etc.), legumbre en conserva, frutos secos (nueces, avellanas, almendras, etc.), seitán
Alimentos grasos	Frutos secos y semillas (nueces, avellanas, almendras, pipas de calabaza, de girasol, semillas de sésamo, de lino, etc.), aceite de oliva virgen, aguacate, tahini, cremas de frutos secos (sin azúcar, miel, jarabes, edulcorantes acalóricos, ni grasa añadidos)
Agua	Del grifo

A ver, a modo de guía rápida —date cuenta de lo fácil que es colocar los alimentos durante todo el día— veamos los distintos grupos más empleados:

- Frutas y hortalizas deben estar presentes también en todas las comidas principales (comida y cena), y si lo están en picoteos, mejor aún; cuanta más variedad se ofrezca, mejor. La diversidad de colorido de las plantas suele corresponderse con la variedad de vitaminas y otros micronutrientes que contienen; así pues, cuanto más color, más de todo. Esta oferta variada, sin embargo, tiene que ir de la mano con la aceptación y las preferencias del niño o niña. Si no le gustan las hortalizas de la familia de las coles, no prepares sistemáticamente ensaladas de col lombarda o platos de brócoli hervido y coliflor rebozada. Los niños necesitan tiempo para ir familiarizándose con los sabores, colores y formas de las diferentes hortalizas. Si las coméis en familia, sin darle protagonismo a la hortaliza en sí en las conversaciones, respetando con tranquilidad y cariño el rechazo que se pueda dar, es muy probable que llegue un día en el que se anime a probarlas y que le acaben gustando. Puedes leer más información sobre el acompañamiento y el rol del adulto en las comidas en el capítulo 1. Cualquier fruta o verdura es apta para cualquier hora del día: ni el melón es indigesto por la noche, ni una colorida ensalada tiene por qué ser un mal desayuno. Recordemos las excepciones que hicimos en la pregunta 13: algunas verduras de hoja verde y grande no se deben ofrecer hasta pasado el año de vida. Y un par de puntualizaciones más: *a)* a la fruta no hay que añadirle nunca azúcar, ya lo lleva, por eso podemos edulcorar algunas comidas y alimentos con, por ejemplo, un plátano bien maduro, y *b)* el zumo de fruta sigue sin ser fruta.
- Cereales y tubérculos (patata, boniato, etc.) o similares posiblemente cubran una buena parte de la alimentación diaria. Es aconsejable que estén presentes en las comidas principales y en los tentempiés que tome el niño a lo largo del día, aunque esto

dependerá de la actividad física que realice y de la composición de estas comidas (para entendernos, si merienda una fruta y un puñado de frutos secos, no hace falta añadirle pan). La mejor elección es, por supuesto, la del cereal integral, para tomarlo como tal (arroz integral, avena, maíz, etc.) y también cuando lo hacemos en forma de pan, pasta, cuscús, etc. Los cereales integrales, además de aportar mayor cantidad de nutrientes y fibra que los refinados, contienen también parte de la proteína en su fracción integral. Las patatas y otros tubérculos se pueden servir hervidas, aunque de vez en cuando se pueden comer tranquilamente patatas bien fritas, es decir, en aceite de oliva virgen y hechas al punto, sin dorar demasiado y con poca sal (yodada siempre). Fíjate bien que en ninguna parte se hace mención de las patatas chips de bolsa... El arroz, sin pasarse, eso ya nos lo sabemos (pregunta 13), en especial en los más pequeños, y también integral.

Los «cereales del desayuno» solo son tales cuando los preparas tú, hirviéndolos, tostándolos o convirtiéndolos en *porridge*. Cuando vienen en una vistosa caja de colores, con muñecotes por todas partes y prometiéndote multitud de beneficios nutricionales añadidos, no son cereales, son Chucheales®*; si contienen más de 10 g de azúcar por cada 100 g de producto (sí, en la etiqueta), descártalos sin más.

- Como alternativa a los lácteos deberías garantizar el aporte de alimentos ricos en calcio (te remitimos a la pregunta 30). Solo recordarte que, como líquido blanco, la única alternativa equivalente a la leche es la bebida de soja enriquecida con calcio y sin edulcorar (o no mucho), por la cantidad de proteínas y calcio que contiene, así como por la energía que proporciona. Cualquier otra bebida vegetal no se debería tener en cuenta como producto a ingerir regularmente: tienen un perfil nutricional distinto (puedes ver más en la pregunta 37) y, en general,

---

* Término magistralmente acuñado por el prologuista de nuestro libro, Carlos Casabona.

peor; sí que pueden emplearse de manera puntual para elaborar comidas, postres o salsas. Los yogures de soja, mejor enriquecidos con calcio, son también una buena alternativa.

Respecto al queso, lo sentimos, tiene difícil remedio. Los quesos vegetarianos ni saben a queso, ni huelen a queso, ni funden como el queso, ni (salvo la forma y el color) son en casi nada como el queso. Eso podría ser un problema porque muchos niños son pequeños *cheese lovers* y se desengañan con facilidad cuando ven tales sucedáneos. No pasa nada, hay que intentar compensar esas porciones que tomaban hasta ahora con la presencia de alimentos ricos en calcio (bebida de soja y yogures enriquecidos con calcio, frutos secos, semillas, tofu, legumbres, etc.). Evidentemente, un ovo-lacto-vegetariano podrá seguir comiendo queso (ojo, que tiene muchísima sal, y también grasas), y en él tendrá una buena fuente de calcio y proteínas.

- Los alimentos con alto contenido en proteínas deberían estar presentes en dos o tres de las comidas principales (dos en vegetarianos y tres en veganos), aunque elaboradas en forma de patés, cremas o similares pueden ser agradables como relleno de cualquier bocadillo. Destacaremos las legumbres como lentejas, alubias y garbanzos, que en un inicio puedes comprar peladas o pelarlas, la soja y sus derivados como el tofu, el seitán, obtenido del gluten del trigo, los frutos secos y las semillas y sus correspondientes cremas. Cabe destacar que, aparte de su contenido proteico, muchos de esos alimentos son ricos también en hierro y cinc, así que un problemilla menos.
- ¿Y para aliñar y cocinar? ¡Venga! ¡Todos a una!: ¡aceite de oliva virgen!
- ¿Y para beber? ¡Venga! ¡Todos a una!: ¡agua!
- ¿Y suplementos? ¡Venga! ¡Todos a una!: ¡vitamina B_{12}! Y desde el primer momento. Nuestro organismo es lo suficientemente inteligente como para haber creado un depósito de dicha vitamina en el hígado a partir del cual se irá abasteciendo desde el primer momento en que esta sea deficitaria. El problema es que, una vez agotadas las reservas hepáticas, ese déficit no se pone de mani-

fiesto más que con alteraciones clínicas, algunas de las cuales afectan de gravedad al sistema nervioso central y son irreversibles. Por lo tanto, parece mucho más prudente empezar a tomar la B_{12} desde el primer momento y permitir que si la hay en exceso sea excretada por la orina o las heces antes que apurar las reservas sin tener el conocimiento exacto de cuánto pueden durar.

¿Qué pasa con alimentos frescos o mínimamente procesados más novedosos?

En la actualidad hay un generoso surtido de ellos, algunos frescos y otros algo procesados, que están ganando popularidad, y que son interesantes para ampliar el abanico de posibilidades gastronómicas en la alimentación vegetariana. Por ejemplo, las legumbres, que tienen mucha versatilidad alimentaria, gastronómica y tecnológica, con lo que existen múltiples derivados de interés (en la pregunta 37 comentamos algunos más):

1. Harinas de legumbres: tienen el mismo contenido nutricional que la legumbre seca de la que proceden.
2. Tofu: se elabora cuajando la bebida de soja; es rico en proteínas con un buen perfil aminoacídico (10-12 g/100 g), calcio (200 mg/100 g), cinc, etc. Su aspecto es similar al del queso fresco, aunque su sabor es neutro y su textura, algo gomosa. Desde el punto de vista gastronómico es muy versátil, ya que puede combinarse y cocinarse con infinidad de recetas.
3. Tempeh: procede de la fermentación por un hongo (*Rhizopus oligosporus*) del haba de soja, de los garbanzos o de los guisantes, gracias a la cual las proteínas se hacen más digeribles, y contiene más fibra y vitaminas que el tofu. El sabor es fuerte, y también se encuentra disponible macerado con tamari (salsa de soja), lo que aumenta su contenido en sodio.
4. Proteína de soja texturizada, y de otras legumbres, solas o combinadas con harinas de cereales. Se obtiene aislando la proteí-

na del haba de soja y se la somete a tratamientos físicos de altas temperaturas y presiones, con lo que se consiguen texturas esponjosas y filamentosas parecidas a la carne. Su composición es en un 50 % proteína, y ofrecen muchas posibilidades culinarias y gastronómicas. Están disponibles en varios tamaños y texturas, y normalmente se presentan deshidratados: harinas, granulados, tacos, filetes, escalopines, etc.

5. Natto: granos de soja fermentada, con un olor y un gusto intensos. Es poco común en nuestro entorno.

6. Miso: pasta de granos de soja, cebada o arroz fermentados. Se utiliza como condimento, sobre todo en sopas y patés vegetales, y es muy rico en sal.

7. Okara: producto residual al elaborar bebida de soja. Se utiliza en la industria alimentaria como emulsionante. Si preparas la bebida de soja en casa, puedes utilizar la okara para hacer hamburguesas, por ejemplo.

Otros sustitutos de la carne

1. Quorn®: se elabora con micoproteína, un tipo de proteína que se obtiene a partir de un hongo. Es rico en proteínas completas (11,5 g/100 g) y también aporta fibra. Existen versiones con albúmina de huevo (vegetarianas) y otras sin huevo (veganas), y también derivados procesados como *nuggets*, hamburguesas, etc.

2. Seitán: es una masa cocida de gluten y tamari, con lo que el contenido en sal puede ser elevado. Aporta un 20-25 % de proteína; sin embargo, al proceder del trigo, es una proteína menos completa que la que deriva de las legumbres. Por su textura y sabor, suele ser muy aceptada y permite preparaciones muy similares a las de los filetes de carne.

3. Heura®: los ingredientes principales son el concentrado de soja, agua, aceite de oliva, sal, especias diversas como pimentón, pimienta, jengibre, nuez moscada, macis o cardamomo. Su

aporte calórico es bastante reducido (136 cal/100 g), mientras que su contenido en proteína (19,70 g/100 g) y fibra (6,4 g/100 g) es considerable. Se comercializa en diferentes formatos (hamburguesas, albóndigas, tacos, etc.) y el más popular es el original: su apariencia es similar a la pechuga de pollo, tanto por la textura como por la forma, el aspecto y, especialmente, su sabor.

4. Otro producto proteico interesante para situaciones especiales, como en casos de alergia a las legumbres y/o frutos secos, o en casos en que sea necesario un aporte extra de proteína, son los preparados comerciales a base de proteína vegetal aislada (arroz, trigo, guisantes, cáñamo, etc.).

Veamos otros alimentos que merecen algo de atención

• Algas: las algas son hortalizas de mar, con bajo contenido calórico y un buen aporte de fibra y minerales, sobre todo yodo. Por ejemplo, un gramo de alga kombu aporta 2.330 µg de yodo; la dosis de yodo a partir de la cual empieza a ser peligroso es de 200 µg/día. Existen publicaciones que describen la contaminación con metales pesados (cadmio, arsénico, plomo). Las más consumidas son agar-agar, nori, wakame, hijiki, kelp y kombu. No hay evidencia científica que pruebe los efectos que se les suele atribuir. Algunas algas contienen pequeñas cantidades de vitamina B_{12}, aunque en realidad se trata de análogos que no son funcionales, que bloquean la verdadera B_{12} y que pueden falsear los análisis.

Por todo ello, habría que evitar el consumo del alga hijiki por su alto contenido en arsénico. La población adulta debería consumir el alga kombu solo de manera muy ocasional y las personas vulnerables al yodo deberían evitar el consumo de algas en general. Los grupos de edad menores de 10 años deberían consumir solo ocasionalmente algas. Puedes encontrar más información sobre estas recomendaciones en la pregunta 33.

- Quinoa (quínoa o quinua): es un grano originario de la región andina de América del Sur, siendo Perú y Bolivia los países que producen la gran mayoría de la quinoa del mundo. Contiene todos los aminoácidos esenciales, varios minerales y vitaminas, y es rica en ácido linoleico (LA). Es un pseudocereal por razones botánicas, pero también por su composición inusual y su equilibrio excepcional entre aceite, proteína y grasa. Al no contener gluten es apto para personas celíacas. Cualquier efecto de la quinoa sobre los lípidos séricos puede deberse a su contenido de fibra soluble e insoluble. La quinoa tiene una masticación agradablemente firme cuando se enfría, lo que la hace ideal para platos tanto fríos como calientes. Si priorizamos el consumo de alimentos de producción local, la quinoa no debería aparecer muy a menudo en nuestra cesta de la compra. Ah, y si te dicen que es sanadora, huye corriendo. Es saludable, pero tanto como puede serlo el arroz integral, sin milagro alguno.

- Chía: en nuestro entorno apareció hace unas décadas, pero la chía se conoce desde hace más de 5.500 años. Las semillas de chía fueron uno de los componentes más importantes de la dieta de los mayas y los aztecas. Las semillas se pueden comer tal cual o agregarse a una variedad de bebidas, alimentos o recetas. Su composición química y sus propiedades tecnológicas le confieren un alto potencial nutricional: es una buena fuente de ácidos grasos poliinsaturados (omega-3 y omega-6), fibra soluble y una apreciable cantidad de proteínas y fitoquímicos. No obstante, la evidencia sobre sus beneficios en relación con la glucemia o la presión arterial es baja. A pesar de su interés nutricional, tanto su elevado precio como su procedencia no la hacen muy recomendable.

- Aceite de coco y familia: oye, ¿qué pasa con la grasa, la leche, el aceite, el azúcar y demás cosas del coco? ¿Cómo sobrevivía antes la humanidad? Sobra decir que al ser un ultramarino de los de verdad (viene de la otra parte del mundo) peca por su poca sostenibilidad medioambiental, y por su precio, claro. En este sentido, nada recomendable. Gastronómicamente, sí, es muy versátil, muy sabroso y muy de todo. Nutricionalmente, lo que es el aceite, comparado con el aceite de oliva virgen, no tiene nada que rascar. Según un metaanálisis reciente, no ofrece beneficios comprobados para la salud en comparación con otros aceites para cocinar, y parece perjudicial para los lípidos sanguíneos (sube el colesterol LDL).

Respondiendo a la pregunta: para nada. Llenando la cesta y la despensa con alimentos frescos o mínimamente procesados y que por lo general se pueden adquirir en el mercado local, tienes más que suficiente.

36. ¿Existe comida basura vegetariana?

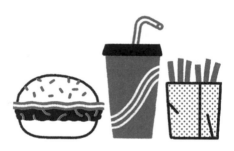

Llegados a este punto del libro debes saber ya sobradamente que el hecho de que una alimentación sea más o menos saludable no depende de si está basada en las plantas o es omnívora. Depende de su planificación y ejecución. Por lo tanto, que tu hijo sea vegetariano no es un salvoconducto que lo exima de tomar ese tipo de productos malsanos.

Pero vayamos al principio. ¿Qué es eso de la comida basura? Entendemos por comida basura (del inglés *junk food*), y según la traducción literal del *Diccionario de Cambridge*, aquella que «no es buena para tu salud por su alto contenido en grasas, azúcares y sustancias artificiales». Definición lingüista que poco se aleja de la realidad, ya que en términos de nutrición solo nos faltaría añadir que esas grasas suelen ser saturadas y/o trans, las directamente relacionadas con las patologías cardiovasculares, los azúcares son libres y/o añadidos, ajenos al producto principal que te vas a comer, y además de todo eso, le añaden demasiada sal. Las sustancias artificiales hacen referencia a potenciadores del sabor o a colorantes, espesantes, emulgentes o a cualquier otra cosa que las haga más apetitosas a la vista, al olfato o a cualquiera de los otros tres sentidos o a otras que alargan considerablemente su fecha de caducidad. Esas comidas, preparadas por potentes *lobbies* de la alimentación, están tomando cada vez más preponderancia en la cesta de la compra a cualquier nivel, afectando sobre todo a los menores y siendo uno de los responsables claros de la epidemia de sobrepeso y obesidad infantil existente a nivel mundial. Son los también denominados «ultraprocesados».

Una batallita: no hace demasiado, y a pesar de que nos pudiera parecer mentira, en el mundo occidental uno de los grandes problemas era la escasez de alimentos. Seguramente tu abuela o tu bisabuela te lo habrá contado más de una vez mientras tú ponías cara de escéptica. En paralelo, la actividad física de la gente era bastante mayor que la de ahora y los menores colaboraban la mayor parte de las veces en las tareas domésticas y en el oficio de la familia. Con el final de la Segunda Guerra Mundial, los avances tecnológicos en la producción de alimentos nos trasladaron a una nueva era caracterizada por la superabundancia de comida barata y por la relativamente poca actividad física. En las décadas que siguieron, otros cambios socioculturales contribuyeron a cambiar el modo en que comemos. Las mujeres, que antes habían controlado la preparación de los alimentos de la familia, entraron en ese momento en el mundo laboral remunerado en un número significativo. Y la industria de los alimentos procesados comenzó a capitalizar nuestra necesidad de comida rápida. En nuestro país, eso empezó a suceder en los años sesenta, una vez superadas las secuelas de la contienda. A partir de ahí, cada vez se empezó a cocinar menos en las casas, y esos precocinados se incorporaron en la dieta diaria como fruto de una mala elección en el momento de elaborar la cesta de la compra, y en algunas esferas llegaron a verlos como un símbolo de un estatus social privilegiado. Esas comidas, con mayor densidad calórica, han sido un elemento clave en el incremento de peso progresivo de la población.

¿Hay más? Sí, lo hay. En esa misma época empezó a popularizarse la televisión, que fue llegando a la mayoría de los hogares, y, con ella, la publicidad, sin límites ni escrúpulos, y las grandes empresas de alimentación empezaron a utilizarla para mandar mensajes a toda la población, por ejemplo, de que era imprescindible tomar leche para estar sano y fuerte o de que las vitaminas que ellos añadían a sus productos eran imprescindibles para un desarrollo adecuado, generando consignas intencionadamente equívocas a la ciudadanía y que han causado mella en varias generaciones. No sabemos con exactitud cuál es el mecanismo que lo genera, pero parece estar claro que los medios de comunicación, entre los que incluimos la publicidad, ejercen una gran influencia en los hábitos de alimentación de menores y adolescentes. Evidentemente, las agencias que se dedican a esto lo saben. En franca alusión a Miguel Ángel Lurueña, doctor en Ciencia y Tecnología de los Alimentos e ingeniero técnico agrícola, y autor del blog «Gominolas de petróleo», debemos evitar que «la publicidad alimente a nuestros hijos». Y no es solo la televisión; dedicar grandes ratos a contemplar pantallas acarrea situaciones que contribuyen a incrementar las tasas de obesidad en nuestra población infantil y juvenil:

- Aumentan las horas de sedentarismo, desplazando a un segundo plano las que deberían dedicarse a practicar una actividad física.
- El visionado tanto de anuncios como de la propia programación induce fácilmente a hábitos alimentarios poco saludables en edades muy vulnerables a influencias externas. Cada vez se incluyen más mensajes publicitarios subliminales en películas y series en las que sus protagonistas consumen productos determinados. A lo mejor creías que era fruto de la casualidad que algunas latas de refrescos se muestren siempre de forma que se vea claramente cuál es su marca o que siempre se coman un tipo de productos y no otros... Ummm... Qué casualidad, ¿verdad? Casualidad, ninguna: es el arte del *product placement*, o cómo colocar las cosas en la película de moda para que ese escaso segundo que aparece en pantalla no se escape a los ojos de nadie.

- Favorece la mala costumbre de picotear cualquier cosa cuando se está visionando una pantalla.

- Por último, interfiere en los hábitos del sueño fisiológico, creando patrones anómalos de este que además se han demostrado como factores predisponentes para la obesidad.

La cantidad de anuncios que ve a diario un menor es tremenda. Se estima que puede llegar a recibir unos 7.500 impactos anuales, y la gran mayoría, si no todos, contienen mensajes tergiversados sobre propiedades saludables inexistentes, estableciendo relaciones entre productos e hitos falsos (zumos = fuerza, Chucheales® = energía) e incitando a su compra con atractivos envases en los que aparecen los ídolos de esos menores o con seductores regalos meticulosamente estudiados.

Por otro lado, el cambio en los hábitos de compra de la ciudadanía, cada vez más dirigidos en sus inicios a los supermercados, y hoy en día a las grandes superficies, no ha hecho más que empeorar la situación. En estos establecimientos, a diferencia de lo que sucede con el pequeño comercio de proximidad y los mercados, es donde esa comida malsana encuentra el terreno abonado para ponerse con mayor facilidad en las manos del consumidor, por su diversidad, su cantidad, su precio, su fácil disponibilidad y, sobre todo, por las impresionantes campañas de marketing de las que son objeto, tanto en anuncios constantes en todos los medios como en la forma en que están estratégicamente distribuidos en los lineales de esas grandes superficies para atraparnos sin muchas dificultades. Parafraseando a Michael Pollan, profesor de Periodismo en las universidades de Harvard y de Berkeley y experto en la relación entre alimentos y salud, «cuanto más deleguemos en nuestra alimentación, peor comeremos y más cantidad de grasas, sal y azúcar estaremos tomando».

En la segunda mitad del siglo XX se ha dado un cambio radical en el modelo alimentario, probablemente debido a la difusión generalizada de la cultura occidental y de la globalización de la producción y del consumo de alimentos.

Estos cambios en nuestros patrones de consumo de alimentos nos han llevado a un punto de la historia en el que nuestra adaptación fisiológica, nuestra capacidad de almacenar energía en forma de grasa, se ha alterado, posiblemente alcanzando un límite. El equilibrio entre la disponibilidad de alimentos y el gasto de energía se ha alterado, y nos ha dejado con un aumento exponencial de la incidencia de la obesidad durante los últimos años, una epidemia que la Organización Mundial de la Salud (OMS) ha calificado como una de las peores crisis de salud pública en todo el mundo.

Añádele a todo esto que la gran mayoría de los fabricantes han conseguido productos cada vez más refinados y procesados, y, con ello, un sabor y un aspecto mejores, lo mismo que una mayor durabilidad y facilidad de conservación. Pero no pierdas de vista que su principal objetivo es cuidar el negocio, su negocio, y esto comporta que sus procesados vayan también encaminados a obtener los máximos rendimientos para sus accionistas, lo cual, en demasiadas ocasiones, no pasa por emplear productos de primera calidad. Al final, el alimento resultante tiene una densidad calórica alta, es pobre en densidad nutricional, con añadidos poco deseables (azúcar, sal y grasa) y al que le han extraído algunas de sus partes más saludables, como puede ser la fibra.

Con el gran impulso que está adquiriendo el vegetarianismo de un tiempo a esta parte, todo ese conglomerado de empresas fabricantes de ultraprocesados ha visto ahí una brecha de mercado considerable que no está dispuesto a desaprovechar: grandes cadenas de comida rápida sirven hamburguesas vegetarianas, empresas tradicionales de embutidos ponen a disposición del consumidor sus versiones aptas para veganos...

Pasemos a explicar una breve guía para reconocer un ultraprocesado.

La primera norma es básica: si está en un envase o una caja, es posible que lo sea. A mayor cantidad de colorido del empaquetado, más posibilidades hay de que estés comprando algo ultraprocesado, y si ese envase hace mención de propiedades especiales del producto y/o de vitaminas o minerales añadidos, ten cuidado, estás a punto de caer en la trampa.

En segundo lugar, y como siempre, el secreto está en el etiquetado; ten en cuenta que el listado de ingredientes, de obligada presencia, sigue un orden en proporción a la cantidad de producto que contiene; así pues, si compras crema de cacahuete, el primer (y único) ingrediente de la lista deberá ser el cacahuete; si tiene sal, azúcares y otros ingredientes, descártalo. En caso de que sea un producto que inevitablemente contiene sal o azúcares, puedes revisar la cantidad de estos componentes en la información nutricional. Obviamente, escoge los que menos cantidad contengan.

En tercer lugar, si esa lista contiene más de cinco ingredientes, desconfía; es muy probable que sea un ultraprocesado. Es posible que el fabricante se vea en la necesidad de añadir algunas cosas para mejorarlo, sobre todo su conservación, y serán esos pocos ingredientes de más que veas; en cambio, si son más de cinco, ya empieza a oler a chamusquina. Ahí radica la diferencia entre un procesado, que puede ser saludable, como unas lentejas hervidas envasadas o un yogur de vaca o de soja, y otro al que se le han añadido esos cientos de cosas para hacerlo más apetitoso. Sea como sea, esta norma no es inquebrantable: un yogur al que el fabricante le ha añadido grandes cantidades de azúcar puede tener solo tres ingredientes: la leche, los fermentos lácticos y el azúcar. Por eso te conviene seguir leyendo.

¿Es lo mismo comida rápida que comida basura?

Comida rápida puede ser pasar por el frigorífico de tu casa y prepararte una ensalada en menos de tres minutos; eso siempre es saludable. Si por *fast-food* nos referimos a la que se vende en grandes cadenas de bocadillos u otro tipo de comidas, valora que sus fabricantes siguen los mismos principios de productividad que los de los ultraprocesados y que lo que meten entre dos trozos de pan (de dudosa calidad) sea precisamente eso; así que es muy probable que no sea saludable, por más vegetariana que te digan que es.

¿Toda comida preparada es un ultraprocesado?

Al igual que en la respuesta anterior, cuando esa comida depende de un fabricante especialmente dedicado a eso, es muy probable que lo sea. Cuando estemos hablando de un hummus que contiene garbanzos, aceite de oliva, tahini, sal, limón o algún otro ácido y algún que otro ingrediente más, seguramente entrará en el rango de un alimento saludable, aunque siempre lo será más si lo preparas tú en casa (puedes escoger aceite de oliva virgen, puedes poner poca o nada de sal, etc.). Lo mismo pasa con la repostería. En el supermercado puedes encontrar galletas veganas, que no incluyan ni huevo ni leche ni derivados, pero sí aceite de palma y toneladas de azúcar, porque ambos son ingredientes vegetales. Si haces las galletas en casa, seguirán siendo galletas, pero puedes sustituir el azúcar por plátano maduro o por pasas, y el aceite de palma por aceite de oliva suave. No, no dejan de ser alimentos de consumo ocasional, pero son mejores que los que puedas encontrar en cajitas de colores con la «V-label» (sello conforme el producto es apto para veganos).

La mayoría de los alimentos destinados específicamente a personas vegetarianas que puedes comprar en un supermercado son poco saludables (con excepciones claras como el tofu, el seitán o el tempeh), más cuando su pretensión es la de imitar alimentos de origen animal, ya que el fabricante se ve en la tesitura de modificar el producto base hasta conferirle un aspecto, una textura y un sabor lo más similares posible a los del original, añadiéndole, sin concesiones, lo que sea necesario. Vamos al ejemplo de la hamburguesa vegetal (véase la pregunta 38): si la preparas tú en casa, eres consciente de lo que lleva y lo incorporas a la dieta de ese día; sabes, además, que no debes añadirle sal en exceso, ni azúcar, que debes escoger un buen aceite, que el ingrediente base debe ser la legumbre (y no la harina o la patata), etc. Si la compras prefabricada, su valor nutricional es mucho menor y la lista de aditivos, mucho más extensa. En su base hay, posiblemente, productos que tú jamás emplearías e incluso de los que desconozcas su existencia. Por eso, y por mucho más, es por lo que las opciones de ultraprocesados no son recomendables, tampoco, para seguir una buena alimentación basada en las plantas, ni para tu salud ni para la de los tuyos.

Por consiguiente, sí, existe comida basura vegetariana; puede llegar a ser nutricionalmente equivalente a la que consumen los omnívoros y alcanzar un poder de adicción incluso mayor entre los más jóvenes, como Joséphine Gehring y sus colaboradores demostraron no hace mucho en su estudio sobre hábitos de consumo de ultraprocesados en vegetarianos.

Ten por seguro que la única salud que va a mejorar considerablemente es la de las cuentas corrientes de los que han invertido su dinero en las empresas que fabrican este tipo de ultraprocesados, ya que se estima que el incremento de su producción y sus beneficios están constantemente al alza, año tras año.

Respondiendo a la pregunta: sí, sin duda alguna. Cada vez más y cada vez más basura.

37. ¿Cuáles son las mejores bebidas vegetales?

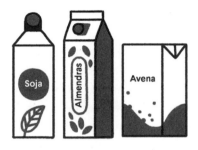

En nuestro entorno, expresiones como «¿Te has tomado la leche?», «¡No me ha dado tiempo ni de tomarme el café con leche!», «¿Con qué te tomas la leche?» o «Yo me ducho antes de tomarme la leche» son de lo más habitual para hacer referencia al desayuno. El consumo de leche para desayunar está muy arraigado en nuestra sociedad. Por una parte, la leche materna es el único alimento (o debería serlo) que tomamos los primeros 6 meses de vida, sigue siendo la principal fuente de energía y nutrientes durante el primer año de vida y se recomienda mantenerla hasta los primeros 2 años, o hasta que madre e hijo decidan. Para niños alimentados con leche artificial, la leche es su único alimento durante los primeros 6 meses, y el principal hasta el año, y a partir de los 12 meses ya se puede dar leche vegetal adecuada. Por otra parte, la capacidad de tolerar la leche más allá del período de lactancia es una adaptación al medio que ha tenido consecuencias beneficiosas y que no podemos menospreciar.

Cuesta desprendernos de esa costumbre casi innata. Más aún cuando nos bombardean por doquier con lo importante que es beber leche, lo imprescindible que es para crecer, lo esencial que es para fortalecer los huesos, ayudar a los músculos a contraerse, a transmitir los impulsos nerviosos, etc. Lo llevamos incrustado en la médula: ese líquido blanco que hay que tomar cada día en el desayuno.

De acuerdo, la leche, además de calcio, también es una buena fuente de proteínas (cada taza proporciona aproximadamente 8 g) y contiene otros nutrientes esenciales, como vitamina D y potasio. Ahora bien, como ya sabes (lo hemos explicado en las preguntas 29, 30, 32 y 33), es posible satisfacer todos los días las necesidades de dichos nutrientes y otros a partir de alimentos y de la exposición a la luz solar.

Si bien la leche es uno de los alimentos preferidos por la mayoría de los niños y niñas, su consumo se está dejando de lado cada vez más y, al mismo tiempo, despierta reacciones contradictorias. Muchos padres se sienten ansiosos cuando su hijo no quiere (o no puede) beber leche, y otros prefieren que no la tomen aludiendo a supuestas intolerancias, trastornos o efectos perjudiciales, muchos de ellos por demostrar y, por supuesto, por diagnosticar.

En caso de no tomar lácteos, hay una deliciosa variedad de alimentos entre los que elegir para aumentar la ingesta de calcio (hemos incluido una tabla en la pregunta 32 del presente capítulo y en el apartado «A falta de lácteos... ¡hay opciones!» del siguiente). Por ejemplo, las opciones van desde tomar alimentos enriquecidos con calcio, a utilizar verduras de hojas oscuras como la col rizada a modo de guarnición o mezclada en guisos o sopas, o bien agregar higos a ensaladas, desayunos, batidos, añadir frutos secos triturados o en pasta a bocadillos, cremas de verduras, etc. Pero, ¡ojo!, que además están las «leches vegetales».

Como lo de la terminología es crucial para entendernos, aprovechamos la oportunidad para aclarar que estos líquidos no pueden etiquetarse como «leche» (a excepción de la de almendras y la de coco, por su uso tradicional), ya que el *Codex Alimentarius* define «leche» como «[...] la secreción mamaria normal de animales lecheros obtenida mediante uno o más ordeños sin ningún tipo de adición o extracción, destinada al consumo en forma de leche líquida o elaboración ulterior». Hoy por hoy no hay una definición establecida, y se entiende por bebidas vegetales las obtenidas a partir de legumbres, cereales, semillas o frutos secos, que por su color blanco, y su forma de presentación líquida, se suelen utilizar como alternativa a la leche, a pesar de que la composición nutricional no sea equivalente.

En la última década, la variedad y la popularidad de las bebidas vegetales no paran de crecer, aunque su consumo no es nuevo. ¿Sabías que la bebida de soja se consume desde hace más de 2.000 años? Las marcas y tipos de estas bebidas disponibles en establecimientos comerciales han proliferado. No hace más de dos décadas se vendían solo en tiendas de dietética, y ahora las puedes encontrar en el comercio más minúsculo de tu barrio. La variedad abruma: las hay de soja, de avena, de nueces, de arroz, de kamut, de almendra, de coco, de quinoa, de sésamo, de avellana, de cáñamo o de trigo sarraceno (en la actualidad, rara es la planta que no se precie de tener su propia bebida), y luego están las combinadas, como las de arroz y coco, de arroz y avellana, de avena y almendras, etc. Luego añade las diferentes marcas. Hay de todo y para todos los gustos. A la hora de seleccionar, ante tantos tipos nos invade la duda: ¿cuál es la mejor para mi niña?, ¿cuál puedo elegir como sustituto de la leche?, ¿cuál es la mejor para hacer una salsa bechamel?

Pues vamos al grano y hablemos de ello. Desde el punto de vista gastronómico, lo tratamos de forma extensiva en el segundo apartado del capítulo 4. Económicamente, nos reservamos la opinión, pues no es el objetivo de este tema. Solo decir que los precios suelen oscilar entre los 0,80 céntimos y los 4 euros el litro, dependiendo, sobre todo, de la marca. Desde el punto de vista medioambiental, bueno, aquí sí que hay tema. Si te fijas en la figura 32, verás que la alternativa con menor emisión de gases es la de almendra; sin embargo, requiere la mayor cantidad de agua. Cuando se trata de impacto ambiental, la bebida de soja y la de avena son las ganadoras en esta comparación. Para ambas se utilizan la menor cantidad de agua si las comparamos con las otras, con emisiones solo ligeramente más altas que la de almendras.

Figura 32. Comparación del impacto medioambiental de un vaso (200 ml) de leche o bebida vegetal

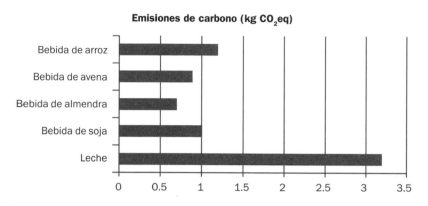

Emisiones de carbono (kg CO$_2$eq)

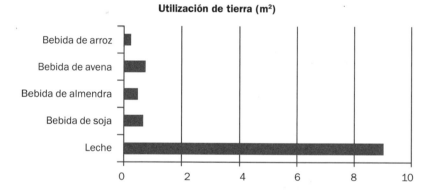

Utilización de tierra (m²)

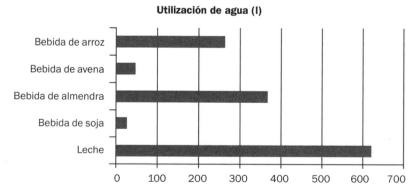

Utilización de agua (l)

Fuente: Elaboración propia adaptado de Poore y Nemecek, 2018.

A todo esto hay que añadir que todas las bebidas vegetales, al igual que la mayoría de las leches, se presentan en envases de tetrabrik, tetrabrik Aseptic Bio-based, tetrabrik Aseptic Edge y similares, lo que nos tendría que hacer reflexionar sobre su consumo debido al impacto medioambiental que supone su uso. Seguro que estás pensando: «¡Pues me las hago yo en casa!». Bueno, siempre es una opción. Coger un puñado de almendras, por ejemplo, y triturarlas con agua y alguna fruta seguro que es más barato y sostenible, y otra forma de tomar frutos secos e hidratarse a la vez. Ahora bien, al no estar pasteurizadas ni esterilizadas, se deben consumir al momento o conservar en refrigeración, no dejarlas más de dos horas fuera de la nevera y consumirlas antes de dos días para evitar la proliferación de bacterias. Además, al no estar homogeneizadas, se forma un sedimento en el fondo del vaso y hay que ir removiendo constantemente. Ten presente que esas leches que elabores en casa jamás pueden ser sustitutos de la leche infantil adaptada para bebés, por más amor que pongas en ello.

Desde el punto de vista nutricional, las bebidas vegetales presentan composiciones nutricionales heterogéneas. Por eso es muy importante leer tanto la composición nutricional, que figura en el envase (cantidad de azúcares, proteínas, calcio y vitamina D), como la lista de ingredientes (que, como ya hemos comentado, están ordenados de mayor a menor cantidad, lo que nos sirve de guía en plan rápido). En general, no son muy nutritivas ya que, básicamente, están compuestas de agua y de una pequeña cantidad de materia prima: suelen contener entre un 2 y un 17 % de soja, almendras, avena, arroz, etc., y el resto es agua, azúcar, estabilizantes, emulgentes, sal, aceite de girasol y otros ingredientes utilizados para mejorar la textura, el aroma y el sabor. Las bebidas que provienen de cereales (avena, kamut, arroz) y frutos secos (nueces, almendras) son más pobres en proteínas que las que provienen de legumbres (soja, ahora también de guisantes). El contenido de proteínas puede variar entre 0,1 g/100 ml para las primeras y 3,8 g/100 ml para las derivadas de legumbres, por lo que estas últimas serían una buena opción. Debido a que han sido muy tratadas (por ejemplo, cocción, licuado, filtración, etc.), acaban teniendo un porcentaje muy elevado de hidratos de carbono simples (azúcares), aunque no hayan sido añadidos, y a estas alturas ya sabemos que eso no es lo ideal. Además, pueden llevar azúcares o edulcorantes añadidos (azúcar blanco, azúcar moreno, jarabe de agave, concentrado de frutas, melazas, panela, o con cualquier otra sustancia con la que se camufla el nombre del azúcar en el etiquetado). En este caso no son aconsejables. El contenido total de azúcar puede variar de 0,1 a 13 g/100 ml. Por otra parte, si no están enriquecidas con calcio, el contenido de este mineral es insuficiente, por lo que es preferible que estén enriquecidas con él (120 mg/100 ml), y mejor si lo están también con vitamina D. En este sentido, cualquier bebida con calcio y vitamina D puede ser una buena fuente de estos nutrientes. Ten en cuenta que la absorción de calcio de la mayoría de las bebidas vegetales enriquecidas es similar a la de la leche de vaca. En cuanto a la grasa, algunas bebidas llevan aceite de girasol en pequeñas cantidades para vehicular las vitaminas liposolubles y mejorar la textura en boca, lo cual no supone un gran problema.

Independientemente del motivo de tu elección, ya sea porque en casa os gusta tomar ese líquido blanco por la mañana con el café, o poner una nube en el té, o hacer un batido fresquito con frutas una tarde de verano, o para añadir a la *vichyssoise*, o porque es lo que le gusta desayunar a tu hijo, ¡perfecto!, pero recuerda que no se trata de bebidas imprescindibles en la alimentación, y que hay que leer siempre la información nutricional que se presenta en el envase para escoger la que aporte menos azúcar y más proteínas y calcio. En caso de elaborarlas en casa, ten en cuenta que no estarán enriquecidas en calcio ni en ningún otro nutriente.

Para los bebés con alergia a la proteína de la leche de vaca, la única opción para su primer año de vida son las fórmulas extensamente hidrolizadas o bien fórmulas de soja o arroz (tienes toda la información al respecto en la pregunta 17). En ningún caso, las bebidas vegetales comerciales o las fórmulas caseras se deben utilizar para sustituir la leche materna o la fórmula comercial para bebés durante el primer año de vida. Estos alimentos no contienen la proporción adecuada de proteínas, grasas e hidratos de carbono, ni tienen suficiente cantidad de vitaminas y minerales. En los pocos casos en que un niño de más de 1 año no pueda beber leche de vaca o en el caso de que no quiera, se recomienda optar por una bebida de soja, sin azúcar añadido y enriquecida con calcio. Hay que recordar que el consumo de bebidas de soja en niños de cualquier edad no perjudica ni el crecimiento ni el desarrollo ni la salud ósea, metabólica, reproductiva, endocrina o neurológica. En cuanto a las bebidas de arroz, el Comité de Nutrición de la Sociedad Europea de Gastroenterología, Hepatología y Nutrición Pediátrica, la Agencia de Seguridad Alimentaria de Suecia y la Agencia de Seguridad Alimentaria del Reino Unido desaconsejan su consumo en niños de menos de 6 años por su contenido de arsénico.

Cuando los lácteos no son la opción, debido a alergias alimentarias, recuerda comparar la información nutricional de las etiquetas de las bebidas vegetales y seleccionar las que aporten calcio y vitamina D, y que no contengan azúcares añadidos (azúcar blanco o moreno, miel, fructosa, sacarosa, jarabe de maíz, jarabe de arce, néctar o jarabe de agave, jarabe de arroz, etc.). En cualquier caso, te recomiendo consultar con un alergólogo y un/a dietista-nutricionista sobre qué alimentos y alternativas a la leche son las mejores según las necesidades de tu hijo.

Si quieres informarte más sobre las bebidas en general y las vegetales en particular, te recomendamos encarecidamente la lectura de *Beber sin sed*, de Carlos Casabona y Julio Basulto.

Respondiendo a la pregunta: tienes a tu alcance diversas opciones; la elección final dependerá de vuestras preferencias y, sobre todo, del aporte nutricional que quieras obtener de ellas.

38. ¿Son saludables las «carnes» vegetales?

¿Ya las has probado? ¡Seguro que al menos has oído hablar de ellas! En este apartado no nos referimos a las hamburguesas o albóndigas preparadas en casa a base de judías, garbanzos o proteína de soja texturizada, que son un recurso proteico importante y una opción muy sólida y muy recomendable en la alimentación vegetariana, pero que no se podrán comparar con una hamburguesa de verdad. Aquí hablamos de «carnes vegetales», que en cuanto a textura, sabor, color y aroma se pueden confundir fácilmente con su homónimo de origen animal. Hay que reconocerlo, a nivel organoléptico* están muy bien conseguidas.

Las hamburguesas a base de plantas no son un concepto novedoso. Pero los nuevos productos diseñados para tener sabor a carne ahora se están comercializando tanto para vegetarianos como para consumidores de carne. Quorn®, Impossible Burger®, Next Level® Burger, Beyond Meat's® Beyond Burger, Moving Mountains® Burger, The vegetarian butcher® o Heura® son algunas de las más de veinte marcas que ofrecen esta opción. La marca pionera es, sin duda, Quorn®, que nació en los años ochenta en Inglaterra y ahora es la marca líder del producto alimenticio a base de micoproteína (que se extrae del hongo *Fusarium venenatum*y que se produce en grandes tanques de fermentación en laboratorios).

---

* «Que puede ser percibido por los órganos de los sentidos» (RAE); en este caso, vista, gusto, olfato, tacto y, por qué no, oído.

En general, estos productos se promocionan como una estrategia para salvar el planeta, ofreciéndolos como alternativas nutritivas a la proteína animal. Por supuesto, algunos de los ingredientes de las carnes vegetales no han brotado de la tierra, sino que son el resultado de varios grados de procesamiento. Cierto, y por eso la mayoría de estos productos no deben contemplarse como un alimento de consumo diario, sino como algo ocasional, y que permite a las personas que no quieren comer carne, pero les gusta, disfrutar de una sensación similar, o que ayuda a otras a hacerse vegetarianas o a mantenerse en el vegetarianismo. Si te encanta el sabor de una hamburguesa, pero te resulta difícil digerir la sostenibilidad de la cría de ganado o la muerte del ternero, vale la pena probar las alternativas sin carne que imitan a la auténtica. Producir «carne vegetal» requiere mucha menos agua y genera sustancialmente menos emisiones de gases de efecto invernadero en comparación con las tradicionales. Sin duda, esta es una consideración importante para el bienestar de nuestro planeta, pero puede que no siempre sea la mejor opción para nuestra salud.

La industria alimentaria ofrece opciones que son cada vez mejores y más diversas. Los quesos y las carnes vegetales son mucho mejores hoy que hace diez años, tanto en sabor como en composición nutricional. También es más fácil encontrar opciones veganas en los restaurantes convencionales, y esto es algo que muchas personas vegetarianas agradecen, ya que amplía su abanico de posibilidades alimentarias (con el paso del tiempo, pedir siempre falafel o hummus puede resultar algo cansino...) y permite compartir experiencias gastronómicas, como cenar una hamburguesa con tu gente de vez en cuando, por ejemplo.

Pero ¿cómo las valoramos nutricionalmente?

El contenido de proteínas de estas carnes a base de plantas se ha creado para competir con la carne de vacuno, de cerdo y de ave gramo a gramo. No las vamos a analizar todas, solo las hamburguesas de algunas marcas a modo de ejemplo (en la tabla 14 puedes ver los ingredientes y en la tabla 15, la composición nutricional).

Tabla 14. Ingredientes de seis tipos de hamburguesas vegetales

Marca	Ingredientes
Quorn Burger®	Micoproteína (37 %), clara de huevo, harina de trigo, cebolla, aceite de palma, aceite de canola, concentrado de proteína de leche, 2 % o menos de: extracto de malta de cebada tostada, sal, maltodextrina, dextrosa, cloruro de calcio, acetato de calcio, cloruro de potasio, ácido cítrico, azúcar, dextrina de patata, levadura, aceite de coco, pimienta negra
Quorn Vegan Burger®	Micoproteína (38 %), proteína de trigo texturizada (harina de trigo, color: caramelo natural; estabilizador: alginato de sodio), agua, cebollas, aceites vegetales (palma, colza), proteína de patata, aromas (contienen aromas de humo), gluten de trigo, almidón de patata, agente reafirmante: cloruro de calcio; extracto de malta de cebada tostada, estabilizador: carragenina; fibra de guisante
Impossible Burger®	Agua, concentrado de proteína de soja, aceite de coco, aceite de girasol, sabores naturales, 2 % o menos de: proteína de patata, metilcelulosa, extracto de levadura, dextrosa cultivada, almidón de alimentos modificado, leghemoglobina de soja, sal, tocoferoles mixtos (antioxidante), aislado de proteína de soja, vitaminas y minerales (gluconato de cinc, clorhidrato de tiamina, niacina, clorhidrato de piridoxina, riboflavina, vitamina B_{12}
Beyond Burger®	Agua, proteína de guisante, aceite de canola prensado con expulsor, aceite de coco refinado, proteína de arroz, sabores naturales, manteca de cacao, proteína de frijol mungo, metilcelulosa, almidón de patata, extracto de manzana, extracto de granada, sal, cloruro de potasio, vinagre, concentrado de jugo de limón, lecitina de girasol, extracto de jugo de remolacha (para dar color)
Next Level Burger®	Agua, champiñones en conserva (champiñones, agua, acidulante: ácido cítrico, antioxidante; ácido ascórbico), 12 % proteína de soja, grasa de coco, 7,4 % proteína de trigo, aceite de nabina, 2,7 % proteína de guisantes, emulgente: metilcelulosa; especias, extracto de levadura, aromas, almidón de guisante, sal, zumo de remolacha roja concentrado, fibra de bambú, conservantes: sorbato potásico, acetatos de sodio; extracto de especias, aroma de humo
Heura Burger®	Agua, proteína de soja rehidratada 17,81 %, aceite de girasol 10,21 %, harina de arroz, 2 % o menos de: cebolla, maltodextrina, azúcar, extracto de remolacha, fibra vegetal, metilcelulosa, sal, pimienta negra, aroma natural, hierro y vitamina B_{12}

Fuente: Elaboración propia a partir de la información disponible en las webs de los productos.

Tabla 15. Comparación nutricional de seis tipos de hamburguesas vegetales

Marca	Peso unidad (g)	Calorías	Proteína (g)	Grasa (g)	Grasas saturadas (g)	Sal (g)	Hidratos de carbono (g)	Fibra (g)
Quorn Burger®	80	130	10	7	2,5	1,2	8	3
Quorn Vegan Burger®	80	169	8,9	7	1,7	0,7	16,2	2,7
Impossible Burger®	113	240	19	14	8	0,9	9	3
Beyond Burger®	113	250	20	18	5	0,8	5	2
Next Level Burger®	113,5	256	20,3	16,1	10,4	1,5	5,5	–
Heura Burger®	113	204	12	11	1,3	1,3	11	6,6

Fuente: Elaboración propia a partir de la información disponible en las webs de los productos.

Como puedes ver, la lista de ingredientes es sorprendente, por decirlo suavemente. La buena noticia es que las carnes vegetales son una buena fuente de proteínas, vitaminas y minerales: la Impossible®, Next Level® y Heura® derivan de proteínas de soja; la Quorn® de micoproteína y albúmina de huevo; la Quorn Vegan® de micoproteína y gluten de trigo, y la Beyond® de guisantes y judía mungo. La mala noticia es que las carnes vegetales están muy procesadas y la mayoría suele tener un contenido no despreciable de grasas y sal (especialmente, la Quorn®, la Next Level® y la Heura®). Recuerda que se considera que un alimento tiene mucha sal cuando contiene más de 1,25 g más de sal por 100 g en el propio alimento en el caso de sólidos.

De los ejemplos que hemos seleccionado, la que presentaría un mejor perfil nutricional sería la de Heura®: menos grasa saturada, más fibra y un contenido decente en proteína, aunque se excede en el contenido en sal.

Además de estas opciones *burger*, muchas de estas marcas comercializan otros productos similares, pero presentados en formatos y sabores muy variados (tiras sabor pollo, «carne» picada sabor ternera, albóndigas sabor ternera, filetes, salchichas, etc.), cuya composición nutricional es parecida a la de estas hamburguesas, a excepción de la Heura, que, afortunadamente, para el resto de sus productos utiliza aceite de oliva.

En resumen, el consumo de carnes vegetales en lugar de carne puede que sea bueno para el planeta, pero no es la mejor opción para nuestra salud (sobre todo si lo comparamos con una hamburguesa de alubias rojas hechas en casa). Aunque, en principio, la recomendación, al tratarse de productos procesados o ultraprocesados sería evitarlos, no hay evidencia de que alguna ración de «carne vegetal» a la semana perjudique la salud. De lo que sí hay mucha evidencia es de la asociación de un bajo consumo de fruta y hortalizas o legumbres con un mayor riesgo de enfermedades crónicas no transmisibles (obesidad, diabetes, enfermedades cardiovasculares, etc.), o de que los vegetarianos son más propensos a enfermar cuando se niegan a suplementarse con vitamina B_{12}. Es decir, al hablar de estos productos, no se trata solo de valorar la conveniencia a nivel nutricional (aunque eso es una gran parte del beneficio que aportan las dietas vegetarianas); igual de importante es el hecho que este tipo de productos pueden hacer que el vegetarianismo sea más cómodo social y psicológicamente para algunas personas. Tal vez sea casi la única razón de peso.

Respondiendo la pregunta: no son un ejemplo de salubridad dentro del mundo de la alimentación, pero son aptas para su consumo de forma ocasional, tienen un menor impacto ambiental que sus homólogas de origen animal y a algunas personas vegetarianas les aportan cierta comodidad social.

39. ¿Las hormonas de la soja son perjudiciales?

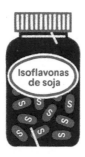

Lo de la soja y sus pros y contras sí que tiene miga, ¿eh? Los hemos oído de todos los colores y para todos los gustos. Recuerdo que hace unos años me llamaron para dar una charla a favor de la soja, y al cabo de unas semanas me llamó otra entidad para hacerlo en contra de la soja. En fin, *do not worry!* Intentemos aclararnos revisando la evidencia científica actual sobre el tema, como tenemos por costumbre.

La soja como superalimento también ha tenido su momento de gloria. ¿Te acuerdas de cuando se podía encontrar soja como ingrediente rollo «supersano y milagroso para la salud» tanto en un champú como en galletas, leches, yogures de leche de vaca, etc.? Por cierto, creo que lo más *heavy* que he visto en el mundo «cosas enriquecidas» es el papel higiénico enriquecido con aloe vera y vitamina E. ¡Es que me parto!

Vayamos por partes y empecemos por aclarar a qué nos referimos cuando hablamos de las «hormonas» de la soja. Nos referimos a las famosas isoflavonas: genisteína y daidzeína. Las isoflavonas son estrógenos vegetales, también conocidos como «fitoestrógenos», pero no son lo mismo que la hormona estrógeno. Como recordarás, los estrógenos son hormonas producidas por los ovarios y, en menor medida, por las glándulas suprarrenales, y son las hormonas responsables del desarrollo de los caracteres sexuales secundarios en las mujeres, como el crecimiento mamario, el inicio de la menstruación o el ensanchamiento de las caderas. En algunas partes del cuerpo las isoflavonas actúan como estrógenos (efecto estrogénico), mientras que en otras partes su efecto es el opuesto a los estrógenos (efecto antiestrogénico), es decir, inhibiéndolos.

La soja se ha venido consumiendo en China desde hace por lo menos 2.000 años y en Japón desde hace más de un milenio. En el país nipón la gente consume 1-1,5 raciones de soja al día, una ración equivale a unos 100-125 g de tofu o tempeh o una taza de bebida de soja. En el marco de una alimentación vegetariana, su interés reside, sobre todo, en su aporte proteico, superior al de la carne y el pescado en cantidad, y absolutamente comparable en cuanto a la calidad. La soja tiene un alto contenido en proteína (con un perfil aminoacídico completo, al igual que los garbanzos y muchas variedades de alubias), y la digestibilidad de sus derivados, como el tofu, la proteína texturizada, el tempeh o la bebida de soja, por ejemplo, es mayor que la de la legumbre consumida como tal. Tiene un alto contenido de grasas poliinsaturadas, fibra, vitaminas y minerales, y un bajo contenido de grasas saturadas.

¿De qué cantidades de isoflavonas estamos hablando? Solo para tener una idea (y no para que vayas memorizando valores para analizar a la hora de meter la cuchara en un plato de potaje), puedes echar un vistazo a la tabla 16, donde hemos incluido la soja y algunos derivados, y también los garbanzos, por si quieres comparar:

Tabla 16. Comparación del contenido en proteínas e isoflavonas de la soja, derivados de la soja y los garbanzos

Alimento (100 g)	Proteína (g)	Isoflavonas (mg)
Soja en grano cocida	14	65,1
Tofu	12,7	22,7
Tempeh	20	60,6
Bebida de soja	2,6	7,8
Yogur de soja	3,5	33,2
Proteína de soja texturizada	51,5	172,5
Proteína de soja aislada	88,3	91
Garbanzos cocidos	8,9	0,02

Fuente: USDA Database for the Isoflavone Content of Selected Foods. USDA National Nutrient Database for Standard Reference.

¿Qué dice la ciencia al respecto? Se han realizado muchas investigaciones sobre los posibles beneficios y la seguridad del consumo de soja para la salud. Hay dos áreas en las que se ha demostrado que la soja tiene efectos beneficiosos en este aspecto:

- Salud del corazón: se ha visto que reemplazar algunos alimentos de origen animal con soja y otros de origen vegetal puede ser saludable para el corazón. Por ejemplo, consumir al menos 30 g de proteína de soja al día puede ayudar a disminuir levemente el colesterol LDL (colesterol «malo»), o la presión arterial en mujeres posmenopáusicas.
- Cáncer de mama: existe cierta evidencia que sugiere que la terapia con estrógenos puede aumentar el riesgo de cáncer de mama en mujeres mayores. Sin embargo, la mayoría de las investigaciones demuestran que las isoflavonas de soja no tienen este efecto. De hecho, comer alimentos de soja, y no los suplementos, como las cápsulas de isoflavonas, está relacionado con un mejor pronóstico en las mujeres que tienen cáncer de mama. Según el Instituto Americano para la Investigación del Cáncer, el consumo de una cantidad moderada (1-3 raciones/día) de soja y derivados no aumenta el riesgo de cáncer de mama ni de cualquier otro tipo, tanto en mujeres sin cáncer como en mujeres que lo han sufrido. Es más, podría prevenirlo. Una vez superado el cáncer de mama, es seguro consumir, aproximadamente, dos raciones de soja al día.

Por otra parte, se ha visto que los alimentos de soja no tienen efectos sobre la función tiroidea ni la función cognitiva en personas adultas sanas, incluso cuando se consume durante varios años. Además, según el resultado de la evaluación científica de Nutrimedia (web de información científica sobre alimentación y nutrición), los estrógenos vegetales, incluyendo los de la soja (sí, las isoflavonas), no producen ningún efecto apreciable sobre los sofocos, o este es mínimo. Y algo similar ocurre con la evidencia científica sobre los síntomas vaginales (sequedad e irritación) y cognitivos (deterioro de la memoria, dificultad para concentrarse, etc.).

En resumen, la soja es una fuente de proteína rica en otros nutrientes que se puede consumir de manera segura, y es probable que proporcione beneficios para la salud, al igual que consumir otras legumbres, como garbanzos, lentejas, alubias, etc., especialmente cuando constituyen una alternativa a la carne roja y procesada. No hay evidencia de que ingerir más de cuatro raciones de soja suponga algún problema, pero hacerlo pondría demasiado énfasis en un tipo de alimento, desplazando el consumo de otros.

Pero… ¿y qué pasa con los niños? Tampoco hay evidencias de que la soja pueda perjudicar su crecimiento y desarrollo, así como su salud ósea, metabólica, reproductiva, endocrina, inmunológica y neurológica. Por lo tanto, los niños pueden consumir leche de fórmula de soja (prescrita por el pediatra) desde el nacimiento, lo mismo que soja y alimentos derivados de esta a partir de los 6 meses de edad, como las otras legumbres. Obviamente, y aquí debemos insistir, la bebida de soja casera o la comprada en la tienda nunca puede ser la fuente de leche de los bebés menores de 1 año: leche materna o de fórmula (de vaca, soja o arroz) hasta los 12 meses.

Respondiendo a la pregunta: pues lo dicho, la soja como una legumbre más, si te gusta y sin miedo, pero con mesura.

40. Pero un poco de pescado sí, ¿verdad?

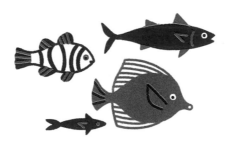

Se ha planteado en otras partes de este libro, pero no está de más repetirlo: la alimentación vegetariana, y más aún el estilo de vida vegetariano, basa su existencia, en la mayor parte de las ocasiones, en el bienestar animal y en evitar su cría y muerte destinada a nuestro consumo. ¿Es acaso el pescado o el marisco menos animal que el resto de los que ingerimos en la dieta occidental? ¿Existen diversas categorías de animales? Y, de ser así, ¿cuál es la línea que divide una categoría de las otras?

Reconozcamos que a algunos les puede resultar difícil ser empáticos con los peces, mirarlos frente a frente, directamente a los ojos, cuando muchos de ellos los tienen ambos en el mismo lado de la cara; ni que decir tiene con los mejillones o las almejas, que no tienen ojos. Estaremos de acuerdo en que no es lo mismo que hacerlo con un tierno corderito o con una ternera.

Por cierto, quede claro, y según define la RAE, «pescado» no es más que un eufemismo para que resulte más benévolo identificar que eso que nos llevamos a la boca es un pez muerto.

Al lío. Abordando los hechos de manera cruda, parece sobradamente demostrado que los peces tienen la capacidad de sufrir, tanto cuando se encuentran enganchados a un anzuelo como cuando son atrapados por las redes de pesca. Científicos de la Universidad de Tromsø, en Noruega, han sido capaces de inducir y demostrar estímulos adversos en los peces sometidos a electrocución debido a la organización general de su sistema nervioso. Aunque eso, está claro, no deja de ser una sesgada visión antropocéntrica del asunto. El hecho de no poder gritar no significa que sean insensibles al dolor o al sufrimiento. Independientemente de la forma en que sean capturados, su muerte se produce casi siempre por asfixia. Los peces de aguas más profundas en su arrastre a la superficie son víctimas de la despresurización, algunos de sus órganos son seccionados por ese fenómeno y los aboca a una muerte no menos dolorosa que la asfixia. Los que se libran de eso morirán víctimas de un golpe en cubierta o de una rápida congelación en alta mar.

En pocas décadas, la cantidad de pescado extraído cada día de los océanos, ríos y lagos del mundo se triplicó. Sobre la recomendación de consumo de pescado, tal y como se ha comentado en esta pregunta, no se puede obviar que los niveles de captura biológicamente sostenibles han disminuido un 23 % en los últimos 40 años.

Hay evidencias también sobre la amenaza ambiental que supone alguno de los tipos de pesca. Varias especies están en franco declive, no podemos olvidarnos de los bancos de bacalao que han sido arrasados de las costas de Terranova, ocupando su lugar otras especies, con el consiguiente deterioro del equilibrio ecológico. Tengamos en cuenta, asimismo, que en algunas zonas del mundo la alimentación de sus habitantes está basada en la pesca, de modo que la desaparición de la pesca autóctona puede abocarlas a una hambruna.

La industria pesquera no distingue entre las especies en el momento de subir sus redes, matando gran cantidad de animales marinos que no son el objetivo de su pesca y que denominan «captura secundaria». La captura de un kilo de alguna especie para consumo humano puede derivar, en ocasiones, en seis kilos de captura secundaria. Tortugas marinas, delfines, esponjas o poblaciones de posidonia mueren atrapados entre los miles de kilómetros de redes que se extienden en cualquier parte de los océanos a diario.

El auge de la piscicultura, de la que ya se tiene referencia en el año 3.500 a.C. en China, ha desembocado en las relativamente modernas piscifactorías con técnicas en las que el hacinamiento o el bienestar animal están al nivel de cualquier granja industrial de mamíferos. El denominado «engrase» del atún rojo, práctica cada vez más en boga, comporta que esos grandes peces sean capturados, transportados y metidos en jaulas, en ocasiones en tierra firme, donde son prácticamente cebados, para su posterior venta, sobre todo al mercado japonés. Este «arte» de pesca dista considerablemente de la bucólica imagen que tenemos todos de la almadraba o de esos intrépidos pescadores de alta mar que nos muestran las campañas publicitarias. Se han documentado los costes sociales y ambientales de la acuicultura, e incluyen un consumo de agua y de fuentes alimenticias naturales insostenible, la pérdida de la biodiversidad, la generación elevada de residuos, efectos adversos sobre las especies autóctonas, etc. De la producción pesquera mundial, la acuicultura representa un 47 % del total (y un 53 % si se excluyen los usos no alimentarios, como la preparación de harina y aceite de pescado).

Si no era poco todo esto, sumémosle el empleo de antibióticos en todos esos productos de acuicultura que, si bien han estado cada vez más restringidos y controlados, no dejan de estar presentes creando microorganismos multirresistentes que pueden acabar por forzar una presión a los tratamientos convencionales en otros animales y en la especie humana.

Llegados a este punto, parece claro que comer pescado va contra todo principio de una dieta vegetariana. Todo ello dejando de lado que las potenciales ventajas de la ingesta de animales marinos puede compensarse al cien por cien con una dieta vegetariana bien planificada y evitando la ingesta de cantidades ingentes de mercurio que los grandes peces acumulan en su interior, al ser el último eslabón de la cadena trófica, y por cuyo motivo su ingesta ha sido restringida a mayores de 10 años y altamente desaconsejada en embarazadas.

El pescado es una excelente fuente de ácidos grasos omega-3, ácido docosahexaenoico (DHA) y ácido eicosapentaenoico (EPA), sustancias relacionadas con un desarrollo cerebral óptimo, una función visual normal y una reducción del riesgo cardiovascular. Afortunadamente, y como se ha visto en páginas anteriores de este capítulo (preguntas 29, 30 y 32), la dieta vegetariana es capaz de aportar esos nutrientes, que además, en caso de necesidad, pueden suplementarse con productos de origen vegetal sin demasiado problema. Por otro lado, debido a la extraordinaria globalización de la industria alimentaria, algunas de las especies con más amplia distribución a nivel mundial, por el hecho de ser baratas a causa de su sobreexplotación, como pueden ser el panga o la perca del Nilo, tienen un escaso interés nutricional, lo cual contradice la idea generalizada de que cualquier pescado es carne de excelente calidad. Su pesca se practica a miles de kilómetros de nosotros a manos de pescadores autóctonos con un nivel de pobreza tan extremo que ni siquiera pueden permitirse comer de lo que capturan ellos mismos. Parte de lo que vemos en la pescadería es más de «kilómetro 6.000» que de proximidad.

El panga se produce en el delta del río Mekong, uno de los más contaminados del mundo (gracias, entre otras cosas, a las heces de millones de peces hacinados) y donde las condiciones de los trabajadores dedicados a su pesca no son un ejemplo de ética. Nutricionalmente, sus cantidades de omega-3 son insignificantes y bajas las de proteínas, en comparación con otros pescados. Añádele a esto el impacto que causa en su amplia zona de cría como especie invasora. Pero no nos relajemos pensando en que, al evitar estos pescados, el riesgo desaparece. Las aguas del río Mekong no son las únicas contaminadas. Mares y océanos de todo el planeta contienen cantidades excesivas de metales pesados y otros contaminantes. Prueba de ello es el contenido de mercurio en pescados azules de gran tamaño (pez espada, emperador, tiburón —cazón, marrajo, mielgas, pintarroja y tintorera—, atún rojo —*Thunnus thynnus*— y lucio) y de cadmio de algunos crustáceos.

La perca del Nilo vendría a ser prima hermana del anterior, introducida como especie invasora en el lago Victoria en Tanzania, ha arrasado con la mayor parte de la diversidad animal acuífera que allí existía, contaminándolo y llevando a los pobladores de la zona que subsistían de él a la hambruna. Su sabor es muy parecido al del panga: inexistente, y su aporte de omega-3 también es testimonial. La perca del Nilo y el panga comparten también niveles similares de contaminantes, como el mercurio, aunque, en el marco de un consumo dentro de las recomendaciones, no alcanzan niveles que comprometan la salud. Ambos son ejemplos de hasta dónde puede llevar la codicia de algunos arrasando con el más básico principio ético.

Si la ingesta de peces no nos puede despertar ninguna duda, con el consumo de marisco la cosa cambia en algún momento y dentro de algunos círculos. ¿Qué pasa con los bivalvos? Almejas, mejillones, coquinas... ¿Tienen también igual categoría que los peces? En gran medida, la responsabilidad sobre esta discusión recae en David Cascio, afamado animalista. Ante la perspectiva sobre si la cuestión vegana está basada en evitar el dolor a especies animales sensibles y en acabar con las granjas de sobreexplotación animal, Cascio plantea el conflicto que ello le representa cuando nos encontramos con algunas especies de mariscos que carecen de sensibilidad y dolor (de sobra demostrado, pues poseen un sistema nervioso extremadamente rudimentario), la proliferación de su cría es beneficiosa·para el entorno y su ingesta es saludable, aportando nutrientes de calidad, entre ellos la preciada vitamina B_{12}. ¿Seguimos sin comerlo porque pertenece al reino animal o lo incorporamos a la alimentación porque su consumo y cría son beneficiosos para la salud y el medio ambiente? La conclusión de Cascio es clara: la restricción de bivalvos en las dietas vegetarianas, basadas en la moralidad, la salud o el impacto ambiental, es poco justificable e incluso contraproducente. Impedir la muerte animal, bajo su punto de vista, es prácticamente imposible; por lo tanto, favorecer la ingesta, de forma puntual, de dichos animales en favor de una mejora medioambiental podría ser una postura más, válida y lícita en un ámbito vegetariano. Ahí queda, aunque no deja de volver a ser otro punto de vista antropocéntrico al que se le pueden dar muchas vueltas filosóficas, biológicas y estratégicas.

Por otro lado, tenemos aquellos que defienden la vida animal como uno de los pilares del veganismo y achacan a ese «sentidismo» o «sensocentrismo» (diferenciar entre los animales que sienten y los que no) una tendencia a la simplificación que puede conllevar una complejidad difícil de entender por el público en general, al que, en su gran mayoría, no olvidemos, ya le cuesta comprender la verdadera esencia de ser vegano. Flaco favor nos hacemos si después de haber dedicado diez Navidades consecutivas a explicarle al cuñado de qué va el tema, nos pedimos unos mejillones para picotear.

Una última apreciación: la dieta vegetariana es aquella basada en las plantas. El más básico de los tratados de medio natural de educación primaria nos reseñará que ni pescado ni crustáceos ni moluscos ni equinodermos (gastronómicamente incluidos en el término «marisco») pertenecen al reino vegetal. Si se tenía que decir, dicho está.

Así pues, los vegetarianos no comen pescado de ningún tipo ya que, de hacerlo, se alejan mucho de los principios básicos. Si comes pescado en el entorno de una dieta vegetariana, puedes llamarte pescetariano, flexitariano o «como vegetales con pescado», pero no serás vegetariano, aunque no está de más comentar que ese estadio intermedio lo usan algunos para hacer el camino de transición de la dieta omnívora a la vegetariana. Si lo que quieres es comer marisco, denomínate «mariscoriano», por ejemplo.

Si tanta morriña tienes de los productos derivados del mar, siempre puedes ir a buscar los sucedáneos vegetarianos que se hacen de ellos (como ocurre con la carne). Tienes salmón, atún e incluso calamares y gambas. Puedes acabar tu visita a IFEA pasándote por su tienda de alimentación y adquiriendo un bote de su caviar Sjörapport®, negro o rojo, absolutamente *plant-based*, del que confirmamos que está hecho a base de algas y que en su etiqueta nutricional constan nueve ingredientes. Con estos dos últimos datos y a estas alturas del libro ya deberías saber si te conviene comprarlo o no.

Respondiendo a la pregunta, seremos breves: no.

HERRAMIENTAS DIETÉTICAS

41. ¿No se aburre de comer siempre lo mismo?

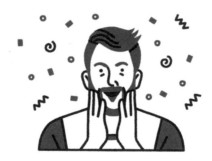

Permíteme que te hable como pediatra sensibilizado con el tema de la alimentación infantil y al que le divierte, a la par que le ayuda, la práctica de la encuesta dietética, es decir, intentar averiguar qué es lo que come la gente y, en mi caso, los menores, en su día a día: los niños, todos, son lo más aburrido que existe comiendo. Es más fácil conseguir que se pasen del Barça al Real Madrid que lograr que varíen sus hábitos, por ejemplo, del desayuno. Siempre me provoca cierta risilla cáustica cuando veo esos artículos en revistas destinadas a padres con titulares como «Ciento cincuenta y tres desayunos saludables para que tu pequeñín no se aburra». ¿En serio? ¿De verdad que son necesarios ciento cincuenta y tres? Posiblemente con que consigamos que se habitúe a uno y que este sea saludable, podemos dar la cuestión por zanjada. Le va a encantar durante años, lo va a reclamar sin descanso y aunque de vez en cuando le ofrezcamos alguna cosa distinta y, con mayor o menor agrado, la tome, querrá volver a lo mismo. Y de eso estoy seguro que podéis dar fe los que tenéis más de uno en casa.

A los pequeños, especialmente a ciertas edades, la monotonía les encanta, no solo eso, sino que les ofrece seguridad. ¿Acaso piensas que es casual haber contado 75 veces la historia del pez arco iris, o haberte chupado 128 veces *Frozen* y 92 *El Rey León*? No es fortuito que eso sea una conducta habitual y persistente. Hay algo de ciencia detrás de todo eso. Cualquier niño en su proceso de desarrollo ha aprendido que cuando las cosas suceden siempre de la misma manera acaba por no pasar nada que pueda perturbarle. Sigamos con el ejemplo del celuloide porque es bastante ilustrativo. Visionar cientos de veces la misma película hace que sepan exactamente qué va a pasar en cada momento, convierte ese filme en un «viejo amigo» en quien confiar y les ayuda a sumirse en una zona de confort. Convierte el mundo en un lugar predecible y eso les da seguridad. Y, a fin de cuentas, las personas adultas no somos mucho más que la evolución de todo eso, sino ¿cómo se explica que cada vez que ponen *Pretty Woman* en televisión se superen las cifras de audiencia de las veinte anteriores? Por si no te hemos convencido, te vamos a contar un secreto: de cada hora de audición musical que haces, 54 minutos los dedicas a oír piezas que ya has escuchado con anterioridad...

De ahí nuestro empeño, el de los profesionales, en que, si quieres que tu retoño esté lo más tranquilo posible desde la más tierna infancia, lo mejor es que cada día sea una y otra vez igual al anterior. Si quieres que se duerma profundamente porque tienes un compromiso en casa por la noche, no intentes cansarlo durante la tarde y llevarlo a la cama lo más tarde posible, porque no se va a dormir hasta las tantas; sigue la rutina de cada día y dormirá como un angelito.* Si quieres que coma de manera saludable, planifica bien la dieta y los horarios de las comidas y sé consecuente con ese proyecto.

* En el momento de la publicación de este texto nos ha sido imposible determinar de manera científica la calidad del sueño de los ángeles, incluso su propia existencia.

Por otra parte, los pequeños son fieles seguidores de la neofobia, es decir, el miedo a cualquier cosa nueva y desconocida; en este caso, los alimentos. Es un fenómeno que se repite en todos los cachorros del mundo animal como una sabia medida para perpetuar la especie. La confianza, la seducción, la perseverancia y la contención de sus progenitores es, en suma, lo que los lleva a ir probando nuevos alimentos y a ir descubriendo texturas y sabores.

Por todo lo expuesto, ese pretendido aburrimiento en la diversidad de las comidas, sobre todo en la edad escolar, es más una sensación de sus mayores que una vivencia real de los menores. Suele ser tarea de los progenitores el encargarse de perseverar, tranquila y respetuosamente, y de hacer los nuevos platos atractivos y sabrosos para que los peques se decidan a probarlos, comerlos, repetirlos y demandarlos.

Dicho todo esto, ya solo queda por aclarar que la alimentación vegetariana ni es (ni tiene por qué serlo) más o menos aburrida que la omnívora. ¿O es que no resulta más atractivo un plato de verduras de vivos colores debidamente especiadas y con un suculento aliño que unas croquetas Windus® de «pollo»?

La comida vegetariana cuenta con la presencia de las protagonistas más coloridas del mundo de la alimentación que, a su vez, se presentan con las formas más caprichosas, y eso, en su esencia, induce a hacer sabias combinaciones. Buscar cualquiera de esos vegetales en el kilómetro cero y en las tiendas de proximidad, combinar una buena paleta de colores en cada comida tal y como se ha apuntado previamente, cocinarlas de formas variadas y acabar por añadirles distintos tipos de aderezos y/o especias abre un mar de posibilidades que, a buen seguro, hasta que no estás inmerso en el mundo vegetariano, es posible que desconozcas.

Si a pesar de todo ello puedes tener la duda, poco razonable a estas alturas, de que alguien de la casa, los pequeños entre ellos, se aburra siguiendo una alimentación vegetariana, no tienes más que armarte de un poco de paciencia y esperar a que llegue el capítulo 4, donde, con todos los recursos gastronómico-culinarios que te facilitamos, se te hará la boca agua en pocos minutos.

Respondiendo a la pregunta: no, y es más: una alimentación basada en las plantas es muy posible que tenga mejor aspecto, textura y olor que una omnívora, y que sea cuando menos igual de apetitosa. Y si sabes cocinar, ni te cuento.

42. ¿Cuántas veces debe comer al día? ¿Deberá comer más a menudo?

Aunque el «conocimiento popular» que circula entre la población es que el número idóneo de comidas al día es cinco, existe mucha controversia al respecto en el ámbito científico. Con toda seguridad, y como es lógico, no todas las personas, independientemente de la edad, van a necesitar comer con la misma frecuencia. Lo cierto es que el estómago de los niños y niñas es pequeño, sobre todo durante los primeros años, por lo que es lógico que necesiten comer a menudo y en cantidades no demasiado grandes. Vamos, que como el estómago se llena rápido, es habitual que coman más veces que las personas adultas.

Hay otro elemento que puede hacer variar la sensación de saciedad, y, por lo tanto, las veces que se acaba comiendo, y es la densidad energética de lo que se consume, es decir, la cantidad de energía que proporciona según su peso. Hay alimentos muy densos energéticamente, porque tienen poca agua, o mucha grasa, y aportan una cantidad elevada de energía por el mismo peso, por lo que suelen proporcionar una sensación de saciedad mayor y más duradera. Los alimentos de origen vegetal, en especial los que son frescos o mínimamente procesados, no acostumbran a contener mucha energía. Por este motivo, puede que un niño vegetariano que meriende un plátano y un yogur natural tenga necesidad de cenar más pronto que una niña que se haya tomado un bocadillo de chorizo. Pero si en lugar de un plátano y un yogur se come un bocadillo de pan integral con crema de almendras y rodajas de plátano, es probable que la sensación de saciedad que le produce se asemeje a la de la niña del bocadillo de chorizo. Y esto sin contar que, además de lo variables que sean las comidas, nuestras necesidades nutricionales y energéticas son diferentes, lo mismo que los ritmos de vida y la actividad física.

En general, la bollería, las galletas, los embutidos, etc. (todos ellos, veganos o no) son productos ricos en azúcares, sal y grasas malsanas, y aportan una cantidad importante de energía. También los frutos secos son densos energéticamente por el hecho de ser ricos en grasas (en este caso, grasas muy saludables) y fibra. Por el contrario, las frutas frescas, las hortalizas, el yogur (de bebida de soja o de leche de vaca), los farináceos integrales como la avena, el pan integral, las tortitas de maíz o de arroz, etc., suelen ser más ligeros, y aunque aporten más fibra, que contribuye a proporcionar la sensación de saciedad, esta no es tan duradera.

Además de la edad, las diferencias interindividuales y la composición de la comida (composición nutricional, digestibilidad, densidad energética, textura, etc.), hay otros aspectos que afectan a la sensación de saciedad: velocidad a la que se come y su duración, grado de masticación, influencias cognitivas, condicionantes biológicos como las señales hormonales, etc.

En definitiva, son tantos los factores que contribuyen (e influyen) a la saciedad, que es imposible fijar un número de comidas universal idóneo; obviamente, tampoco en los niños y las niñas vegetarianos. Puede que necesiten comer más a menudo de lo que suponíamos que es «normal», sobre todo si les ofrecemos alimentos saludables y no muy densos energéticamente. Si necesitamos que aguanten más tiempo entre una comida y la otra, se pueden seleccionar alimentos y preparaciones que a la vez sean saludables, pero más saciantes, como por ejemplo los frutos secos (enteros si tienen más de 4 años o en forma de crema o triturados), el pan integral o tortitas de cereales con grasas saludables (aceite de oliva virgen, aguacate, crema de cacahuete o de avellana, tahini o crema de sésamo, etc.) o las frutas desecadas (orejones, pasas, uvas pasas, etc.).

Así que difícilmente te podamos responder a cuántas comidas tiene que hacer tu hijo vegetariano. Aceptémoslo: es mejor que dejemos de dar vueltas buscando el número mágico y nos centremos en hacer una buena elección de alimentos saludables, en respetar la sensación de apetito y saciedad y en integrar estas comidas en la cotidianidad, el estilo de vida y los horarios familiares.

Respondiendo a la pregunta: debe comer tantas veces como marque su sensación de apetito y saciedad, intentando adaptar su alimentación para que pueda coincidir con la de la familia y su estilo de vida.

43. ¿Debe combinar muchos tipos de alimentos?

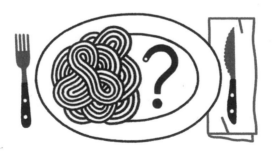

Me atrevería a decir que esta es una de las preguntas que más veces me han formulado tanto en consulta como en charlas o cursos sobre alimentación y, sobre todo, cuando se trata de alimentación vegetariana. Como si fuera imposible subsistir o vivir de manera sana sin dejarse antes la mitad de las neuronas intentando casar a la perfección, ya no solo grupos de alimentos, sino tipos de frutas, tipos de hortalizas, tipos de legumbres, tipos de lácteos y sus derivados, con el fin de conseguir mejores digestiones, mejorar la fertilidad, combatir la alopecia, adelgazar, alcanzar un adecuado aporte proteico o quemar grasa, entre otros muchos objetivos. Los principios de la combinación de alimentos, a veces presentados en complicados algoritmos, y publicados en infografías, pósteres, tutoriales, libros o donde y como haga falta, pueden hacernos sentir muy mal, ante la dificultad que se percibe al intentar incorporarlos a la alimentación diaria. ¡En serio! ¡Es para salir corriendo! Eso roza la ortorexia, de la que tienes más información en la pregunta 25.

Parece ser que el origen de las pautas para combinar de modo correcto los alimentos data del siglo XX, fruto del movimiento higienista creado por William Howard. Posteriormente, a finales del siglo XIX, el doctor y naturópata Herbert Shelton siguió difundiendo las llamadas «dietas higienistas». Estas se basan en la teoría de que los diferentes grupos de alimentos, al ser ingeridos, necesitan tiempos y enzimas distintos para poder ser digeridos de forma adecuada. De lo contrario, se pueden originar fermentaciones de azúcares y putrefacción de proteínas en el estómago que pueden provocar gases, inflamación, hinchazón y otros malestares que son síntomas de indigestión. De este tipo de dietas derivó la conocida dieta disociada de Hay, a la que han seguido otras muchas (la antidieta, la de Montignac, etc.). No te quedes con esto, sigue leyendo.

Dada su popularidad, la European Food Information Council (EUFIC, por sus siglas en inglés) se pronunció al respecto, postulando que «no existe ningún indicio científico de que el cuerpo necesite separar las proteínas y los hidratos de carbono en diferentes comidas porque sea incapaz de digerirlos juntos. Este concepto de "combinar alimentos" tiene su origen en los trabajos realizados por el doctor William Hay a finales del siglo XIX y se ha popularizado en los últimos años gracias a varios libros de dietas de combinación de alimentos publicados en esta década. Los humanos poseemos un estómago y un intestino de longitud media que nos convierten en omnívoros y somos perfectamente capaces de digerir al mismo tiempo, por ejemplo, un filete (proteínas y grasas) y patatas (hidratos de carbono)».

Generalmente, y con toda naturalidad, mezclamos macronutrientes (proteínas, hidratos de carbono y grasas) y micronutrientes (vitaminas y minerales) en nuestro estómago e intestinos, ya que hay muy pocos alimentos que contengan un único nutriente en su composición, como por ejemplo el aceite o la mantequilla, que contienen sobre todo lípidos. Casi todos los alimentos incluyen muchos nutrientes, lo que varía es la proporción de cada uno de estos. ¿Y qué pasa con el problema de la fermentación de la fruta? Vale, ¡sí!, la fruta y muchos otros alimentos de origen vegetal fermentan en el tramo final del intestino grueso, que es donde se encuentran las bacterias capaces de procesar la fibra que estos contienen. Y, de hecho, se trata de una acción muy beneficiosa para el organismo y a la que se atribuyen gran parte de los beneficios de las dietas basadas en vegetales. Los alimentos, después de pasar por el estómago, donde se mezclan con el ácido clorhídrico, pasan por el intestino delgado y tardan entre seis y diez horas en llegar al colon, por lo que es irrelevante el orden con que se ingieran en una comida. Matemáticas de la EGB (ups, qué viejas somos): el orden de los factores no altera el producto. Es obvio que, cada persona es un mundo, y si nos sienta mal la cebolla cruda o la naranja después del potaje de garbanzos, la evitamos y no pasa nada. Se puede subsistir excluyendo alimentos concretos.

Para el tema que nos ocupa, el vegetarianismo en la infancia y la adolescencia, trataremos la cuestión de la combinación de alimentos desde el interés gastronómico y nutricional. Sobra decir que, a lo largo de la historia y a lo largo y ancho del mundo, se han cocinado, servido y degustado una infinidad de platos basados en recetas que combinan proteína con hidratos de carbono, frutas dulces con hidratos de carbono o proteína, hortalizas o frutas ácidas con hidratos de carbono (dale las vueltas que quieras a las posibilidades). Muchas de estas combinaciones son vegetarianas: desde el simple pan con queso hasta los garbanzos con cuscús, las tortillas de maíz con frijoles, los fideos de arroz con tofu, las lentejas con arroz, la leche con tostadas, la tortilla de patata, la coca de albaricoques, los espaguetis con tomate y queso, las quesadillas de flor de calabaza, el salmorejo con *topping* de huevo duro, las galletas de almendras y un largo etcétera. Bien, están ahí y nos gustan, y no hay ningún motivo por el que debamos renunciar a esta sabrosísima herencia culinaria. Ahora bien, en la alimentación vegetariana, al hablar de proteínas surge recurrentemente el topicazo —mejor dicho, el mito— de que hay que combinar legumbres con cereales. ¿Es así? ¿Debemos esmerarnos en combinar legumbres y cereales en cada comida?

Tengamos presente que todas las proteínas, excepto algunas fibrosas, contienen todos los aminoácidos esenciales. Es posible que lo hayas leído antes, pero nos interesa que quede claro. Existen alimentos de origen vegetal con un perfil aminoacídico completo, como los garbanzos, la soja, las alubias o los pistachos, pero hay otros alimentos vegetales con un menor contenido en algunos aminoácidos esenciales; por ejemplo, el trigo tiene menos lisina y las lentejas rojas tienen menos metionina que otros alimentos. Por lo tanto, comerlos juntos resulta en un patrón de aminoácidos «completo», es decir, un patrón que imita aquel que se encuentra en las proteínas del cuerpo humano. Históricamente, es la forma en que la mayoría de la gente ha comido: frijoles negros con arroz, sopa de lentejas con pan, frijoles pintos con tortillas de maíz, hummus con pan de pita. Sin embargo, la combinación de legumbre y cereal en la misma comida es innecesaria, en especial en un entorno de superabundancia y variedad alimentaria como el nuestro. Al revés de lo que se creía hace unas décadas, el organismo mantiene una reserva de aminoácidos disponible para la síntesis proteica, lo que le permite «complementar» con los aminoácidos de cada comida. Es más, dicha complementación proteica para compensar el déficit de determinados aminoácidos de las proteínas vegetales se puede hacer a lo largo del día (por ejemplo, comiendo ensalada de alubias en el almuerzo y sopa de arroz en la cena). En la actualidad, la combinación de proteínas se considera una idea pasada de moda que no es relevante en las dietas vegetarianas para la población adulta. No obstante, en la población infantil sí es aconsejable que se suministren combinaciones de distintas proteínas vegetales (legumbres, cereales, frutos secos, semillas, etc.), en la misma comida o en un intervalo de tiempo máximo de seis horas, junto con un aporte energético adecuado, para promover un estado nutricional correcto, ya que no se conoce tan bien cómo funciona esta capacidad de fabricar proteínas a partir de las reservas de aminoácidos.

Otras combinaciones interesantes, y muy recomendables, tanto en población adulta como infantil, son las que favorecen la biodisponibilidad de hierro y cinc. Como recordarás de la pregunta 29, los ácidos orgánicos (ácido cítrico, ácido ascórbico, ácido málico, ácido tartárico, etc.) presentes en frutas y hortalizas frescas facilitan su absorción. ¿Cómo se traduce en la práctica? No te agobies para nada, es muy sencillo y no hay que andar consultando tablas de composición de alimentos ni fórmulas matemáticas. Se trata de:

1. Combinar en la misma comida legumbres, hortalizas y/o cereales integrales que son ricos en hierro y cinc (especialmente en el almuerzo y la cena, que es cuando solemos consumir estos alimentos) con hortalizas y/o frutas frescas. Lo ideal y fácil sería que la comida y/o la cena se acompañaran de una ensalada, o se estructuraran en forma de plato único como ensalada. Otra opción es comer fruta de postre (más fácil imposible, ¿no?).

2. Añadir algún condimento ácido: para el aliño, utilizar aceite de oliva virgen y unas gotas de limón o un chorrito de vinagre, según los ingredientes del plato y el gusto personal. Huelga decir que esto no es nada nuevo: los populares y tradicionales *pickles* o encurtidos en vinagre, que se usan en todas las culturas del mundo como entrantes o para acompañar las comidas, tienen, entre otras, esta función.

Aquí tienes algunos ejemplos de combinación «pro hierro» y «pro cinc», por si no tienes tiempo, te faltan ingredientes o no te apetece preparar una ensalada:

- Aliñar el plato de acelgas con patata con aceite de oliva virgen o virgen extra,* sal yodada y vinagre o limón.
- Acompañar la paella con unas tiras de pimiento rojo asado (sí, ¡a falta de gambas!).
- Acompañar el guiso de hortalizas, boniato y seitán con tiras de pimiento verde aliñado con sal y aceite de oliva virgen, servido en el centro de la mesa para compartir.
- Añadir un chorrito de vinagre al plato de lentejas justo antes de consumir.
- Acompañar las migas con hortalizas con un plato en el centro para compartir de tiras de cebolla tierna aliñada con vinagre.
- Acompañar el hummus con *crudités* (rodajas de zanahoria aliñada con limón, tiras de pimientos de colores, rodajas de pepino, etc.).
- Cubrir el pastel de lentejas rojas con perejil o cilantro picado.
- Añadir rodajitas de guindilla o chile fresco a tus platos (si te va el picante, ¡claro!).
- Acompañar la comida (ocasionalmente) con encurtidos en vinagre (alcaparras, cebolletas, coliflor, zanahoria, pepinillos, etc.).

Y la opción más rápida y fácil para el postre consiste en servir fruta fresca, que además de aportar ácidos orgánicos (cítrico, málico y tartárico), aporta fibra, vitaminas y minerales y, lo mejor, desplaza el consumo de otros postres no tan saludables (helados, galletas, natillas, flanes, etc.).

Respondiendo a la pregunta: no te quejarás, ¿eh? Cada vez te lo estamos poniendo más fácil.

---

* Salvo mínimas diferencias organolépticas prácticamente imperceptibles, el perfil nutricional del aceite de oliva virgen y del virgen extra es similar.

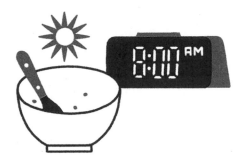

¿En una frase?: cualquier alimento saludable según el hambre y la apetencia que tenga. Venga, a otra cosa, mariposa.

Desayunar se desayuna, porque, independientemente de la hora a la que nos levantemos, en algún momento del día rompemos el ayuno nocturno (o diurno, para la gente que trabaja de noche), y es cuando se desayuna. Aunque no es aquello que comemos lo que determina si es el desayuno o la cena; más bien, y coincidiendo con la definición de la RAE, suele ser la primera comida del día, por lo general ligera, y que se toma por la mañana. No abundaremos en la importancia del desayuno, pues todas las comidas del día son igual de importantes. De nada sirve tomar un desayuno superequilibrado si el resto del día ingresamos en nuestro organismo cantidades excesivas de alimentos malsanos y a nuestras células les llegan componentes nocivos. Nos interesa, sin embargo, destacar aspectos importantes del desayuno: los alimentos que lo componen, dónde se toma o prepara y el tiempo que le dedicamos.

Los alimentos que componen el desayuno:

¿Has preguntado alguna vez a tu abuelo o a tu madre qué desayunaban cuando eran pequeños? Te invitamos a que lo hagas. La gente desayunaba lo que tenía a mano, propio del lugar, como fruta, pan, leche, queso, yogur, algún embutido casero… Sí, hubo un tiempo en que no había cereales azucarados (Chucheales®), cacao azucarado, galletas dinosaurio, magdalenas envasadas en varias capas de celofán, *muffins* de chocolate recién hechos en la panadería de al lado de casa, bebida de arroz y coco, sirope de fresa, zumos de fruta multivitamínicos y batidos azucarados en tetrabrik o quesitos con vacas que ríen. ¿Te parece mentira? Vuelve a preguntarle a tu abuelo por el tema. Pero llegó el día en que se empezaron a fabricar, publicitar y comercializar estos productos, y desde entonces, en el imaginario colectivo, se asocia desayunar con tomar estas «apetitosas delicias».* Por ejemplo, el clásico desayuno «continental», que se sirve en bares y hoteles, y que mucha gente reproduce en casa a modo de desayuno ideal, está compuesto habitualmente de zumo, café, pan blanco de molde tostado, mermelada, mantequilla y bollería. Al desayuno «americano» se le añaden huevos, embutidos, etc. Son los típicos desayunos que salen en la mesa de las familias sonrientes en las películas y en los envases de cereales, en los anuncios de muebles de cocina, y que se nos han incrustado en la mente como paradigma de desayuno perfecto. ¡Ni mucho menos!

Por desgracia, los desayunos y las meriendas han sido, y siguen siendo, la gran oportunidad de la industria alimentaria para hacer su agosto. Luchar contra ello es un arduo trabajo, y no es suficiente la voluntad o la iniciativa individual, como tampoco lo es el consejo de los profesionales sanitarios (aunque es una labor imprescindible y valiosísima), sino que son necesarias políticas alimentarias contundentes que regulen la publicidad de alimentos y bebidas malsanos, que prohíban los patrocinios de congresos, eventos deportivos, avales de asociaciones científicas o profesionales de la salud y que graven con impuestos la comercialización de estos productos, entre otras cosas. Hasta entonces será una pelea desigual y con un claro ganador en la mayoría de los casos.

¿Qué pasa con los cruasanes de toda la vida? Cada cultura tiene sus propios desayunos, algunos más saludables que otros. Por cierto,

* Lo ponemos entrecomillado porque nos parece totalmente lo contrario de lo que la grafía expresa.

en YouTube hay algunos vídeos muy amenos sobre desayunos del mundo que ilustran muy bien esta riquísima variedad gastronómica. Los desayunos típicos de cada lugar, compuestos por bollería (cruasanes, ensaimadas, blinis, churros), embutidos y/o zumos de frutas, pueden ser válidos para tomarlos de vez en cuando, los domingos, o un día especial, pero no de forma habitual (aunque sean integrales, ecológicos o elaborados en casa). El problema es que en nuestra sociedad es fácil convertir en «especiales» varios días de la misma semana. Por poner un ejemplo:

Carlitos, 7 años. Niño sano:

- Los lunes va a natación, lo recoge la abuelita y como se ha cansado mucho, le lleva una merienda especial: chocolate bebible y ensaimada.
- Los martes al salir de clase de chino mandarín tiene un hambre que se muere: Zumoluna con vitaminas y *cupcakes* (las magdalenas de toda la vida).
- Los miércoles va al súper con su padre, y después de pasar por delante de 538 tentaciones con sus correspondientes pataletas, el pobre hombre sucumbe a unas galletas y unos yogures bebibles de fresa de los Minions.
- Los jueves mamá llega tarde del trabajo: cena rápida con *nuggets* de pollo.
- Los viernes, pizza de Pizza Fut,¡claro! Son las normas de casa.
- Los domingos, comida con los amigotes fuera de casa. Para los niños, el «delicioso»* menú infantil: pasta blanca refinada con salsa de tomate de bote, «loquesea» empanado con patatas fritas en aceite de dudoso origen y helado de Frozen.
- A todo eso, añádele los 25 cumpleaños de los niños de la clase con sus correspondientes desayunos de aniversario en la escuela y las merendolas en el parque y alguna que otra fiesta infantil, más algún que otro evento que pueda salir.

* Lo ponemos entrecomillado porque nos parece totalmente lo contrario de lo que la grafía expresa.

Resumen: cerca de 320 días al año se convierten en un «día especial». Así, a ojo de buen cubero.

Entonces, ¿qué opciones tenemos para el día a día? ¡Aquí no tiramos la toalla! Podríamos volver a la pregunta 35, donde detallamos los alimentos con los que deberíamos llenar la cesta para alimentarnos de forma habitual. Cualquier alimento de estos sirve, da igual que sea un trozo de tortilla de patata que sobró de la cena de ayer, un bol de crema de calabaza o unos tallarines con verduras y tofu; si tenemos hambre y nos apetece, siempre son preferibles a la bollería, las leches azucaradas o los embutidos.

En esta tabla te facilitamos una lista de alimentos para desayunar, a modo de ejemplo:

Tabla 17

Grupos de alimentos	Alimentos
Fruta fresca	Entera, a rodajas, en macedonia. No en forma de zumo
Lácteos o sustitutos	Leche, yogur natural (sin azúcares añadidos) y, de manera más ocasional, queso tierno o fresco Bebidas vegetales (preferiblemente de soja) enriquecidas con calcio y sin azúcares añadidos o yogures vegetales
Farináceos integrales	Pan, tostadas, tortitas de maíz, cereales de desayuno sin azúcar (copos de maíz, arroz inflado, muesli, etc.
Frutos secos	Nueces, almendras, avellanas, etc., enteros, picados o en crema Crudos o tostados, sin sal ni azúcar En menores de 4 años, triturados o en forma de crema
Fruta desecada	Pasas, orejones, ciruelas secas, etc. En menores de 4 años, picados o en forma de pasta
Hortalizas	Tomate, canónigos, palitos de zanahoria, pepino, berenjena a la plancha, pimiento asado, etc. En menores de 4 años, en la textura y el tamaño adecuados
Alimentos proteicos	Huevos, queso, hummus y otros patés de legumbres, tofu, etc.
Alimentos grasos	Preferentemente, aceite de oliva virgen, aguacate, crema de almendras, de cacahuete, de sésamo (tahini), de avellanas u otros frutos secos, etc.
Agua	Sin embotellar

En esta otra tabla te facilitamos algunas ideas para desayunar, también a modo de ejemplo y en tres versiones, con la esperanza de que estimulen tu imaginación y puedas añadir más opciones en tus desayunos:

Tabla 18

Versión vegetariana	Versión vegana	Versión menores de 4 años
Plátano y un puñado de avellanas	Plátano y un puñado de avellanas	Rodajas o tiras de plátano untado con pasta de avellanas
Bol de yogur con dados de manzana y muesli	Bol de yogur de soja con dados de manzana y muesli	Bol de yogur/de soja con manzana rallada y copos de avena o mijo
Huevos revueltos con tostadas con tomate untado	Revuelto de tofu con tostadas con tomate untado	Revuelto de huevo/tofu con pan con tomate untado
Bebida de soja o leche con copos de avena, manzana rallada y pipas de calabaza tostadas	Bebida de soja con copos de avena, manzana rallada y pipas de calabaza tostadas	Bebida de soja o leche con copos de avena, manzana rallada y pipas de calabaza tostadas
Macedonia de fruta fresca con frutos secos picados (almendras, avellanas, nueces, etc.)	Macedonia de fruta fresca con frutos secos picados (almendras, avellanas, nueces, etc.)	Macedonia de fruta fresca con frutos secos picados (almendras, avellanas, nueces, etc.)
Yogur natural con fresas	Yogur de soja con fresas	Yogur natural/de soja con trocitos de fresas
Dados de pera y dados de queso fresco sin sal	Dados de pera y almendras tostadas sin sal	Dados de pera y dados de queso fresco o almendras trituradas sin sal
Bocadillo de hummus con tiras de pimiento asado	Bocadillo de hummus con tiras de pimiento asado	Bocadillo de hummus con daditos de pimiento asado
Dados de melón con almendras sin sal tostadas laminadas	Dados de melón con almendras sin sal tostadas laminadas	Dados de melón con almendras sin sal tostadas laminadas o trituradas sin sal
Pan integral con tahini y rodajas de higo fresco	Pan integral con tahini y rodajas de higo fresco	Pan integral con tahini e higo fresco chafado
Pan integral de nueces con tomate, aguacate y queso tierno	Pan integral de nueces con tomate, aguacate y tofu	Pan integral de nueces picadas con tomate, aguacate y queso tierno/tofu

En cuanto al lugar donde se toma o se prepara el desayuno, impera la pura y simple cuestión táctica. Si no desayunamos en casa, o no nos llevamos el desayuno preparado en casa, es muy pero que muy probable que acabemos tomando alimentos que acostumbran a ser habituales en los desayunos y que son poco saludables, adquiridos a toda prisa en la tienda de al lado de la escuela o consumidos en bares o cantinas, como batido de leche o de bebida vegetal con cacao en polvo con azúcar, galletas, bikini de queso, napolitanas o cruasanes, magdalenas, bocadillos a base de quesos muy grasos, tostadas con mantequilla o margarina y mermeladas o siropes, zumos de fruta bio, batidos de leche o de bebida de soja y chocolate azucarados, batidos de leche o de soja y zumo de frutas, yogures azucarados y otros postres azucarados, bollería, cereales de desayuno azucarados, bebidas de arroz, avena y otros cereales en envase individual, patatas chips y similares. En cambio, si preparamos el desayuno en casa, tenemos la opción de poder elegir los alimentos, la cantidad y la calidad de los ingredientes que utilizamos, y disfrutar así de un desayuno más saludable.

Especialmente en la población infantil y juvenil es recomendable desayunar en casa antes de ir a la escuela o al instituto. Si algún día no hay mucho tiempo, o no se tiene hambre, no pasa nada, se puede tomar algo ligero en casa y algo más saciante en el almuerzo a la hora del recreo, tal y como se hace por regla general. El famoso desayuno diferido tiene que ser igual de sano que el de primera hora del día. Pero, como decíamos más arriba, es muy importante salir de casa con el desayuno de media mañana preparado, para evitar «tener que» comprar alimentos malsanos en cualquier establecimiento de camino a la escuela o en la cantina del mismo instituto. Para ello, una buena estrategia es organizarse y planificar el desayuno con antelación:

- Disponer de alimentos saludables (al menos, algunos de la primera tabla).
- Preparar la mesa, las fiambreras y cantimploras el día antes.
- Preparar bocadillos y congelarlos para toda la semana.
- Congelar pan ya rebanado o partido, y sacarlo a primera hora de la mañana o la noche anterior.

Una cosa más en favor de la sostenibilidad ambiental: es preferible utilizar materiales de embalaje reutilizables (fiambreras, bolsas de tela o cantimploras) y evitar los de un solo uso (papel de aluminio, bolsas o botellas de plástico, servilletas de papel o briks). El planeta y tus hijos te lo agradecerán.

¿Y qué hay del tiempo que le dedicamos? En efecto, el tiempo que usemos para preparar y consumir el desayuno condiciona enormemente esta ingesta. Es obvio que si disponemos de cinco minutos para desayunar, no nos vamos a entretener a preparar unas tostadas de pan integral con nueces acompañado de rodajas de manzana y queso fresco, por ejemplo, ya que no nos quedaría ni tiempo para sentarnos a la mesa, y aún menos para masticar de forma adecuada. Recuerda que una masticación correcta influye en la digestión, en la sensación de saciedad, en la cantidad de alimentos que se ingieren y, a la larga, en el control de peso.

Una alimentación saludable pasa por darle valor, y darle valor pasa por procurarle tiempo: a la planificación, la compra, la preparación y, por supuesto, a la ingesta en sí. Las comidas son momentos de un valor incalculable, para compartir con nuestros hijos mucho más que unos simples bocados. Empezar el día sentados a una mesa conversando y comiendo cosas ricas es un muy buen comienzo de día. Para poder desayunar de forma decente, sin prisas, sentados a la mesa y masticando despacio, es imprescindible organizarnos bien el tiempo. Para ello, una estrategia que puede ayudar es cenar pronto para poder ir a dormir a una hora que nos permita descansar las horas necesarias, y levantarnos con tiempo suficiente. Esto conlleva, entre otras medidas, reducir el tiempo dedicado a visualizar pantallas, ya sea la del televisor, la del ordenador, la de la Play, la del móvil, la de la tableta o la que sea. Ten en cuenta que muchas veces mejorar tu salud y la de los que te rodean pasa por aplicar el sentido común.

Respondiendo a la pregunta: cualquier alimento saludable según el hambre y la apetencia que tenga (tal y como hemos empezado, vamos).

45. ¿Y si se queda a comer en la escuela?

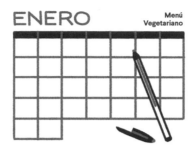

Aunque parece increíble, y es algo fundamental e injustificable no hacerlo, actualmente, en la mayoría de los centros escolares del país, no se ofrece la posibilidad de servir menús vegetarianos. En los que se hace, a excepción del País Vasco (donde estos están recogidos en una circular del Departamento de Educación), se debe a la buena voluntad y el esfuerzo de las personas que trabajan en el ámbito del comedor escolar. España, 2020, para dejar constancia.

Por su parte, la pediatra Miriam Martínez, miembro del Comité Asesor del Grupo de Médicos Veganos del Reino Unido y autora del blog «Mi pediatra vegetariano», ha elaborado un detallado informe sobre los centros escolares españoles que ofrecen menús vegetarianos y/o veganos a sus alumnos. Es alentador ver que cada vez hay más centros (públicos, concertados o privados; con cocina propia, con catering; de gestión directa o indirecta) que ofrecen esta opción.

¿Cuáles son las recomendaciones que se dan tanto a nivel del Estado español como en las Comunidades Autónomas cuando se reclaman menús vegetarianos en los centros escolares?

En la Ley 17/2011, de 5 de julio, de seguridad alimentaria y nutrición no se contempla la obligación del centro a servir menús vegetarianos. No obstante, en el documento de referencia en el ámbito de la alimentación en los centros educativos «Documento de Consenso sobre la Alimentación en los Centros Educativos», publicado en 2010 por el Ministerio de Sanidad, Política Social e Igualdad junto con el Ministerio de Educación, recomienda lo siguiente:

En casos de alumnado que por aspectos culturales o religiosos se motive la exclusión de un tipo de alimento, se dispondrá, siempre que las condiciones de organización e instalaciones lo permitan y sea asumible económicamente, de un menú alternativo considerado suficiente para cubrir las necesidades nutricionales de los escolares.

Desde el año 2012, todas las escuelas públicas del País Vasco ofrecen la opción vegetariana en sus comedores escolares, gracias a la lucha de una familia de Vitoria que no paró hasta conseguir que se respetara el derecho de su hija a no comer animales. Según la instrucción del Gobierno vasco para la gestión de los comedores públicos, el menú ovo-lacto-vegetariano

> además de incluir cereales (pasta, arroz, pan…), legumbres, patatas, frutas frescas, frutos secos y aceite, permite la inclusión en la dieta de algunos alimentos de origen animal como los huevos y lácteos (leche y sus derivados). Este menú no incluye carne, ni pescado o marisco, ni productos que los contengan. En términos generales, se trata de ofrecer un plato ligero (cremas, ensaladas, arroces, pastas, sopa, verduras, etc.) y un plato que represente el principal aporte proteico de la comida (legumbre, huevos, productos fermentados de cereales y soja…) acompañados de un postre (lácteo o fruta) y pan.

En la actualidad hay una campaña en marcha de recogida de firmas a través de la plataforma Change.org para solicitar la aprobación, por parte de la administración competente, de una norma legislativa que regule la obligación de disponer en los comedores de todos los centros educativos, y en todos los niveles educativos, al menos de una opción diaria de menú vegano, nutricionalmente completo, saludable, adecuado a la edad del alumnado y disponible para todos(as) aquellos(as) que lo soliciten. Si aún no la has firmado, todavía estás a tiempo.

En Cataluña, en la guía «Recomanacions per a l'alimentació en la primera infància (de 0 a 3 anys)» publicada por la Agència de Salut Pública de Catalunya (ASPCAT) en 2016, se incluye un apartado sobre alimentación vegetariana, que dice:

[...] En el período de incorporación de alimentos ricos en proteína, como la carne o el pescado, los niños vegetarianos pueden tomar —además de huevo, yogures y queso fresco o tierno, legumbres y frutos secos triturados— tofu (requesón de soja), bebida de soja fermentada (yogur de soja), otros preparados a base de soja y seitán (gluten de trigo), entre otros.

En la guía «La alimentación saludable en la etapa escolar», publicada por la ASPCAT en 2017, en relación con este tema se argumentaba:

> El número creciente de niños procedentes de otros países, culturas y religiones, así como de familias partidarias de opciones alimentarias alternativas (vegetarianas), justifica la conveniencia de disponer de una opción de menú paralelo que englobe las diferentes variante de propuestas alimentarias alternativas. Una programación de menús vegetariana puede cubrir las necesidades nutricionales de niños y jóvenes, al tiempo de satisfacer diferentes opciones religiosas y personales, además de evitar la complejidad que puede representar dar cobertura a demandas muy diversas, que muchas veces las cocinas no pueden asumir.

En la nueva guía «La alimentación saludable en la etapa escolar» de 2020 de la ASPCAT se ha dado un paso más, y se dice:

> [...] la Agència de Salut Pública de Catalunya, de acuerdo con las evidencias actuales, prevé la posibilidad de que se ofrezca un menú vegetariano o vegano para aquellas familias que así lo soliciten en las escuelas públicas y concertadas de Cataluña. En caso de que las condiciones de organización y las instalaciones no permitan dar respuesta a los menús especiales (entre ellos, los menús vegetarianos y veganos) se deberán facilitar los medios de refrigeración y calentamiento adecuados a fin de que se pueda conservar y consumir el menú proporcionado por la familia.
>
> Además, una programación de menús vegetarianos puede cubrir las necesidades nutricionales de niños y jóvenes, y al mismo

tiempo satisfacer diferentes opciones religiosas, personales y culturales, además de evitar la complejidad que pueda representar dar cobertura a demandas muy diversas, que muchas veces las cocinas no pueden asumir. Es recomendable adaptar la programación del menú vegetariano al menú estándar, y hacer solo las modificaciones necesarias, con el fin de evitar que el niño se pueda sentir diferente al grupo y favorecer la interacción y la relación social en el momento de comer. Así, para adaptar las recetas y preparaciones culinarias de la planificación de menús estándar omnívora a la vegetariana solo hay que sustituir los alimentos de origen animal (pescado, carne y derivados) por otros que se puedan equiparar desde el punto de vista nutricional y gastronómico, intentando hacer las mínimas variaciones sobre el menú estándar. Por su riqueza y densidad nutricionales, las legumbres son la base de la alimentación vegetariana, y una ración de legumbres se puede utilizar como una alternativa a una ración de carne o de pescado. Además, al ser ricas en hidratos de carbono y proteínas, las legumbres pueden constituir un plato único.

Como alimentos proteicos, en la dieta ovo-lacto-vegetariana se incluyen las legumbres (lentejas, garbanzos, alubias blancas, rojas y negras...) y sus derivados (tofu, tempeh, proteína de soja texturizada, harina de garbanzo, etc.); los huevos; el seitán; los frutos secos picados (nueces, almendras...) o en forma de pasta (tahina, crema de cacahuete, de avellana...) y los lácteos (leche, yogur y queso).

En la dieta vegetariana estricta o vegana los alimentos proteicos se limitan a las legumbres y derivados, al seitán y a los frutos secos.

En la alimentación vegetariana, y tanto en el entorno escolar como en el hogar, también se tienen que evitar los ultraprocesados de origen vegetal como las hamburguesas, salchichas, *nuggets* de tofu, etc.

En el caso del comedor escolar, el único suplemento que hay que tener en cuenta es el de la sal yodada, que también se recomienda para el resto de los comensales, es decir, en los menús con presencia de carne y pescado. El suplemento de vitamina B_{12} que requiere la alimentación vegetariana se debe tomar en el entorno familiar.

En caso de que una familia siga una alimentación vegetariana o vegana es recomendable que busque asesoramiento de un profesional sanitario experto en alimentación vegetariana, con el fin de garantizar la correcta planificación de la alimentación y la cobertura de nutrientes.

En Cataluña, hoy por hoy, no se dispone de un posicionamiento oficial con rango de obligado cumplimiento sobre este aspecto, aunque el Departamento de Salud está trabajando, junto con el Departamento de Educación, en un futuro decreto sobre esta materia. Sin embargo, además de la guía mencionada más arriba, se ha publicado el «Informe y posicionamiento sobre la dieta vegetariana y vegana en el contexto del servicio de comedor escolar», y el documento «Criterios alimentarios para la contratación de la gestión del comedor de los centros educativos» (puedes consultar ambos documentos en la web de la ASPCAT). En este último se estipula:

Además del menú genérico, las empresas adjudicatarias deben ofrecer un menú adaptado a estos casos (menús sin carne de cerdo, vegetarianos o veganos) para aquellas familias que así lo soliciten. Cuando las condiciones organizativas, o las instalaciones y los locales de cocina no permitan cumplir las garantías exigidas para elaborar menús especiales, o el coste adicional de estas elaboraciones resulte inalcanzable, se facilitarán a los alumnos los medios de refrigeración y calentamiento adecuados, para que se pueda conservar y consumir el menú especial proporcionado por la familia.

Como es de lógica elemental, y por algún que otro conflicto de interés (las autoras colaboran desde hace años con la ASPCAT), estamos totalmente de acuerdo con estas recomendaciones y son las que sugerimos aplicar en relación con los menús vegetarianos en los comedores escolares. Debemos tener en cuenta que la opción vegana es la más inclusiva, ya que del menú vegano se pueden beneficiar, no solo los niños y adolescentes que siguen una dieta vegana, sino también los que han optado por el vegetarianismo, o los que presentan alguna alergia o intolerancia a algún alimento de origen animal.

Por lo tanto, a pesar de que actualmente no existe un imperativo legal en España que obligue a los centros a servir menús vegetarianos o veganos, sí es una recomendación incluida en varios documentos del ámbito, por lo que entendemos que, siempre que se pueda, es una demanda que las cocinas y las empresas de restauración deberían procurar satisfacer, tanto si son centros públicos, concertados o privados; tanto si disponen de cocina propia como si utilizan un servicio de catering.

Por último, recordar que cuando el niño realice alguna comida en la escuela infantil, es preciso que los centros faciliten a las familias las programaciones alimentarias de cuatro semanas, especificando el tipo de preparación y los ingredientes que componen los platos, para así poder complementarlos con el resto de las ingestas del día.

Tabla 19. Ejemplo de programación vegetariana para niños de aproximadamente 8 meses

	Lunes	Martes	Miércoles	Jueves	Viernes
1.ª semana	Patata, zanahoria y judías verdes con trocitos de tortilla	Puré de puerro y sémola de trigo con garbanzos	Patata, calabacín y cebolla con trocitos de tofu	Puré de alubias blancas, calabaza y sémola de arroz	Guisantes, coliflor y zanahoria con trocitos de huevo duro
2.ª semana	Lentejas y arroz con puerro, cebolla y zanahoria	Puré de calabacín y sémola de maíz con huevo revuelto	Patata, judía verde, calabaza y garbanzos	Sopa espesa de estrellas de pasta con tortilla y trozos de tomate	Puré de patata y corazón de alcachofa con tofu
3.ª semana	Puré de brócoli, puerro, arroz y huevo	Patata y garbanzos con zanahoria rallada	Puré de judías verdes y sémola de maíz con tiras de tofu	Pistones y guisantes con huevo duro rallado	Dados de calabaza y patata con alubias rojas

Adaptado de: «Recomanacions per a l'alimentació en la primera infància (de 0 a 3 anys). Exemples de menús vegetarians», Barcelona, ASPCAT, 2019.

Tabla 20. Ejemplo de programación vegana para niños de aproximadamente 8 meses

	Lunes	Martes	Miércoles	Jueves	Viernes
1.ª semana	Patata, zanahoria y judías verdes con trocitos de tortilla de harina de garbanzo	Puré de puerro y sémola de trigo con garbanzos	Patata, calabacín y cebolla con trocitos de tofu	Puré de alubias blancas, calabaza y sémola de arroz	Guisantes, coliflor y zanahoria con trocitos de tempeh
2.ª semana	Lentejas y arroz con puerro, cebolla y zanahoria	Puré de calabacín y sémola de maíz con tofu rallado	Patata, judía verde, calabaza y garbanzos	Sopa espesa de estrellas de pasta con tortilla de harina de garbanzo y trocitos de tomate	Puré de patata y corazón de alcachofa con alubias blancas
3.ª semana	Puré de brócoli, puerro, arroz y garbanzos	Patata y garbanzos con zanahoria rallada	Puré de judías verdes y sémola de maíz con tiras de tofu	Pistones con zanahoria y proteína de soja texturizada	Dados de calabaza y patata con alubias rojas

Adaptado de: «Recomanacions per a l'alimentació en la primera infància (de 0 a 3 anys). Exemples de menús vegetarians», Barcelona, ASPCAT, 2019.

Tabla 21. Ejemplo de programaciones equiparables de menús estándar y menús vegetarianos

	Estándar	Ovo-lacto-vegetariano	Vegano
Lunes	Menestra (zanahoria, coliflor, alcachofa y patata) Pollo al ajillo con ensalada de lechuga Pera	Menestra (zanahoria, coliflor, alcachofa y patata) Seitán al ajillo con ensalada de lechuga Pera	Menestra (zanahoria, coliflor, alcachofa y patata) Seitán al ajillo con ensalada de lechuga Pera

Martes	Crema de alubias e hinojo con picatostes de pan integral	Crema de alubias e hinojo con picatostes de pan integral	Crema de alubias e hinojo con picatostes de pan integral
	Tortilla de cebolla con ensalada de escarola	Tortilla de cebolla con ensalada de escarola	Tortilla [2] de cebolla con ensalada de escarola
	Macedonia de fruta fresca	Macedonia de fruta fresca	Macedonia de fruta fresca
Miércoles	Ensalada de lechuga, zanahoria rallada, cebolla y aceitunas	Ensalada de lechuga, zanahoria rallada, cebolla y aceitunas	Ensalada de lechuga, zanahoria rallada, cebolla y aceitunas
	Lentejas guisadas con hortalizas	Lentejas guisadas con hortalizas	Lentejas guisadas con hortalizas
	Mandarinas	Mandarinas	Mandarinas
Jueves	Macarrones con salsa de setas y queso	Macarrones con salsa de setas y queso	Macarrones con salsa de setas
	Dados de palometa fritos (enharinados) con ensalada de lechuga, naranja y remolacha	Dados de tofu fritos (enharinados) con ensalada de lechuga, naranja y remolacha	Dados de tofu fritos (enharinados) con ensalada de lechuga, naranja y remolacha
	Yogur natural	Yogur natural	«Yogur» de soja natural
Viernes	Sopa de caldo vegetal con arroz	Sopa de caldo vegetal con arroz	Sopa de caldo vegetal con arroz
	Hamburguesa de garbanzos con ensalada de lechuga, col tierna, manzana, pasas y nueces	Hamburguesa de garbanzos con ensalada de lechuga, col tierna, manzana, pasas y nueces	Hamburguesa de garbanzos con ensalada de lechuga, col tierna, manzana, pasas y nueces
	Naranja	Naranja	Naranja

Adaptado de: «La alimentación saludable en la etapa escolar. Guía para familias y escuelas», Barcelona, ASPCAT; 2020.

Respondiendo a la pregunta: tú y tus hijos o hijas tenéis vuestros derechos; reclamarlos, preservarlos y luchar por ampliarlos está en manos de todos.

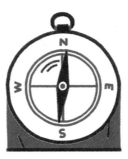

Siglo XXI, en pleno auge de las tecnologías de la comunicación, a un clic de aquello que nos interese... Muy posiblemente, la cuestión no es si existen guías, que es obvio que las hay, sino cómo reconocer y poner a nuestro alcance, de entre todas ellas, la o las que nos convienen; discernir, de entre una vasta oferta, aquello que pueda resultarnos de interés.

Una buena forma de hacerlo podría ser una pirámide de escalado de confianza, a imagen, semejanza y flagrante copia de lo publicado en *The British Medical Journal* en 2016 al respecto, de tal manera que en la cúspide colocaríamos las fuentes de información con mayor credibilidad, y de ahí hacia abajo podría seguir un orden decreciente en verosimilitud:

1. Entidades expertas oficiales (por ejemplo, la IVU) y entidades oficiales no especializadas en alimentación vegetariana, pero que tengan guías o directrices dictadas al respecto y basadas en una buena colección de estudios científicos adecuadamente interpretados (como, por ejemplo, la Academy of Nutrition and Dietetics de Estados Unidos).
2. Libros de expertos en la materia, que basen sus argumentos en una buena colección de estudios, y que señalen tanto fortalezas como flaquezas de la alimentación vegetariana (o que no solo señalen fortalezas). Unas líneas más abajo encontrarás títulos de expertas en la materia como Lucía Martínez, Vesanto Melina o Virginia Messina. Publicaciones de expertos en foros

científicos. Somos conscientes de que esta categoría, en un documento dedicado en exclusiva a profesionales, debería ascender algún peldaño en la pirámide, pero el hecho de ser este texto de nivel divulgativo les confiere seguramente una importancia y una prioridad menores.

3. Publicaciones de expertos en artículos de opinión, noticias, posts o blogs.

4. Profesionales de ámbito sanitario no especializados en vegetarianismo. Aunque, ¡cuidado!, no es raro ver que colegas del ámbito sanitario (entre los que yo, Pepe Serrano, me encontraba, debo reconocerlo) denostan con excesiva facilidad la alimentación vegetariana, aun pudiendo ser auténticos gurús de la alimentación infantil o de la gastroenterología pediátrica.

Figura 33

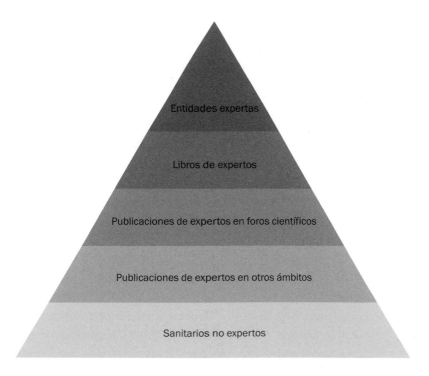

Entidades expertas

Libros de expertos

Publicaciones de expertos en foros científicos

Publicaciones de expertos en otros ámbitos

Sanitarios no expertos

Debería ser condición imprescindible conocer la metodología que se ha empleado en la elaboración de los documentos, la identidad de los autores, su nivel particular de verosimilitud, los sesgos a los que puedan estar sometidos y sus conflictos de intereses, entre otros condicionantes. Entendemos, paciente lector, que no te vas a poner a revisar todo eso cada vez que le des un vistazo a cualquier texto; sin embargo, tenlo en cuenta. Más fácil aún:

- Rechaza aseveraciones contundentes con afirmaciones o negaciones tajantes del tipo «demostrado al cien por cien» o «no se necesitan más estudios».
- Ándate con mucho ojito cuando veas comparaciones sospechosas o cuando haya descripciones demasiado enrevesadas.
- Sé prudente en el momento de tomar decisiones, valora las dos caras de la moneda, que siempre las hay, y no te centres en buscar únicamente aquello que confirma tu idea preconcebida.

De igual manera, y atendiendo a aquellas guías o indicaciones a las que no deberíamos hacer excesivo caso, y, en especial, si contradicen a alguna de las anteriores, tendríamos una pirámide inversa en la que rechazar opiniones:

1. Otros profesionales: es frecuente ver con asombro cómo afamados personajes de diversos ámbitos del conocimiento, sea la abogacía o la ingeniería industrial, por citar unos ejemplos, sacan ese tertuliano que tienen dentro para verter opiniones sobre campos en los que son absolutamente ignorantes. No olvidemos que, al fin y al cabo, todos llevamos en nuestro interior un entrenador y un sanitario.
2. Cocineros: el arte de la cocina no deja de ser una ciencia, pero eso no da licencia para que se extienda a otros campos del conocimiento.
3. Periodistas: encomiable la labor de todos esos reporteros que intentan plasmar en sus tabloides el conocimiento de expertos, y, al mismo tiempo, muy peligrosa la interpretación que a título

personal se le da en ocasiones. Vaya desde aquí nuestro más ferviente aplauso a cocineros y cronistas que con el esfuerzo de su quehacer diario nos mantienen al día de conocimientos varios.

4. Cuñados, vecinos y grupos de WhatsApp: no los vamos a comentar; para aquel que pueda pensar que está en el último estrato de esta pirámide inversa, le reservamos una «agradable sorpresa».

5. *Influencers*: vaya por delante un ruego: no te creas nada que pueda sonar a científico de esa variopinta especie sin contrastarlo antes entre diez y doce veces. Opinan de cualquier cosa con tal de que sus seguidores les hagan caso sin la más mínima base de conocimiento, y, curiosamente, la tendencia es a manifestarse en contra del conocimiento. Una buena mentira siempre es mucho más divertida que la realidad. Sus opiniones están basadas, la mayoría de las veces, en gustos personales más que en lo que dice la ciencia al respecto, y el interés que demuestran en los productos puede no ir más allá de la mera publicidad.

Figura 34

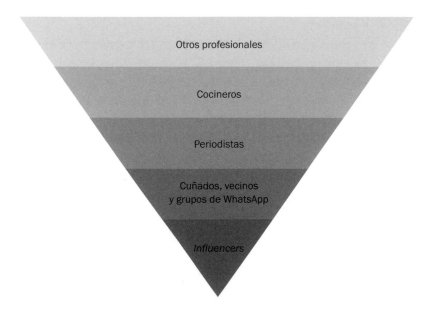

Otros profesionales

Cocineros

Periodistas

Cuñados, vecinos y grupos de WhatsApp

Influencers

Si nos permites un consejo, esos dos poliedros piramidales podrían serte de utilidad para contrastar cualquier tipo de información que se te ofrezca en el día a día.

Una vez hechas las aclaraciones pertinentes, vamos al meollo de la cuestión: guías, libros y otros recursos sobre vegetarianismo útiles, veraces, fidedignos y actualizados.

1. Entidades expertas oficiales:
   a) Unión Vegetariana Internacional (<https://ivu.org/spanish/about.html>).
   b) American Vegan Society (<https://americanvegan.org/>).
   c) The Vegan Society (<https://www.vegansociety.com/>).
   d) The Vegetarian Resource Group (<http://www.vrg.org>).
   e) The Vegetarian Society of the United Kingdom (<http://www.vegsoc.org/health>).
   f) Vegetarian Nutrition (<http://vegetariannutrition.net>).

2. Entidades expertas no oficiales:
   a) Vegan Health (<https://veganhealth.org/>): organización de cuya misión destacaríamos las revisiones de la bibliografía científica en todo lo que concierne a la alimentación vegetariana.
   b) International Vegan Union (<https://ivu.org/>): red global de organizaciones independientes que promocionan el veganismo en todo el mundo. Importante: celebran una reunión anual en distintos lugares del mundo en la que la diversión está asegurada.
   c) Plant-Based Health Professionals UK (<https://plantbasedhealthprofessionals.com/>): organización de profesionales sanitarios dedicada a estudiar y difundir los beneficios de las dietas vegetales en la salud humana.

3. Entidades oficiales no específicamente expertas:
   a) Academy of Nutrition and Dietetics Americana (<https://www.eatright.org/>).
   b) British Dietetics Association (<https://www.bda.uk.com/resource/plant-based-diet.html>).

c) The Nutrition Source–Harvard School of Public Health (<https://www.hsph.harvard.edu/nutritionsource/heal thy-eating-plate/>).

d) National Institutes of Health–Office of Dietary Supplements (<https://ods.od.nih.gov/>).

e) Base de datos de nutrientes del Departamento de Agricultura de Estados Unidos (<https://ndb.nal.usda.gov/ndb/search>).

f) Asociación Española de Pediatría (<https://www.aeped.es/>).

g) Asociación Española de Pediatría de Atención Primaria (<https://www.aepap.org/>).

h) Agència de Salut Pública de Catalunya (<http://salutpublica.gencat.cat/ca/inici>).

i) First Step Nutrition Trust (<https://www.firststepsnutrition.org/>).

4. Otros sitios web de interés:

a) www.vndpg.org: los soportes de los miembros del Grupo de Práctica Dietética de Nutrición Vegetariana (VNDPG, por sus siglas en inglés) incluyen información profesional sobre nutrición vegetariana, recursos para dietistas-nutricionistas y boletines trimestrales.

b) www.vegetariannutrition.net: el sitio web de consumidores del VNDPG ofrece un blog con nutrición vegetariana basada en la evidencia y recursos de dietistas-nutricionistas para los consumidores.

c) www.vrg.org:el Vegetarian Resource Group proporciona información nutricional, recetas, planes de comidas y lecturas recomendadas de nutrición vegetariana.

d) www.PCRM.org: el Comité de Médicos para una Medicina Responsable promueve la medicina preventiva a través de programas innovadores y ofrece materiales educativos gratuitos para el paciente.

e) www.veganhealth.org:este sitio web ofrece recomendaciones sustentadas en la evidencia que cubren las características nutricionales de las dietas basadas en vegetales.

f) www.nutritionfacts.org: este sitio web ofrece vídeos y artículos breves referenciados sobre numerosos aspectos de la nutrición vegetariana.

g) www.vegweb.com: VegWeb ofrece recetas vegetarianas, un foro de discusión y un blog.

h) www.vegetarian-nutrition.info: Vegetarian Nutricion Info proporciona artículos temáticos, recursos y noticias.

5. Libros de expertos en la materia:

a) *Más vegetales, menos animales*: Julio Basulto y Juanjo Cáceres muestran por qué, de acuerdo con el conocimiento científico disponible, el patrón dietético que se relaciona con una mejor calidad de vida y, también, con una mayor esperanza de vida puede sintetizarse en la siguiente máxima: «Más vegetales, menos animales y nada o casi nada de carnes procesadas y alimentos superfluos».

b) *Vegetarianos con ciencia* y *Vegetarianos concienciados*: alimentarnos es más que nutrirnos, y lo que hacemos como consumidores, como ciudadanos, tiene una repercusión vital (o letal, según se mire) en nuestro modelo de sociedad. Esto lo transmite genialmente Lucía Martínez, avisando de antemano que esto va mucho más allá de una dieta. Bienvenidos al mundo donde comer es más que masticar y deglutir.

c) *Mi familia vegana*: en este libro de Miriam Martínez Biarge el lector encontrará la información adecuada sobre qué grupos de alimentos debemos incluir en nuestra alimentación diaria y en qué proporción, y las necesidades específicas para toda la familia, en todos los períodos de la vida: desde la madre gestante hasta la adolescencia. Así como para situaciones especiales como la diabetes, la celiaquía, la obesidad y el sobrepeso, y los bebés que nacieron prematuros.

d) Libros en inglés: algunos de tipo divulgativo, otros más especializados, son de cita obligada en el ámbito de la alimentación vegetariana:

   – J. Norris y V. Messina, *Vegan Life*, Boston, Ediciones Da Capo Press, 2011.

- V. Messina, *Vegan for Her*, Boston, Ediciones Da Capo Press, 2013.
- Virginia Messina, Reed Mangels y Mark Messina, *The Dietitian's Guide to Vegetarian Diets: Issues and Applications*, Jones & Bartlett Learning, 3.ª ed., 2011.
- Vesanto Melina y Brenda Davis, *The New Becoming Vegetarian: The Essential Guide to a Healthy Vegetarian Diet*, Healthy Living Publications, 2003.
- Vesanto Melina y Brenda Davis, *Becoming Vegan: The Complete Guide to Adopting a Healthy Plant-based Diet*, John Wiley & Sons, ed. rev., 2003.
- Joanne Stepaniak y Vesanto Melina, *Raising Vegetarian Children: A Guide to Good Health and Family Harmoni*, McGraw-Hill, 1.ª ed., 2002.
- J. Sabaté, *et al.*, *Vegetarian Nutrition*, CRC Press, 2001.
- S. Walsh, *Plant-based Nutrition and Health*, Vegan Society Ltd, 2003.

6. Buscador de publicaciones de expertos en el tema, disponibles en bases de datos científicas o en metabuscadores:
   a) Guidelines International Network library of guidelines (<https://guidelines.ebmportal.com/>): fuente de guías.
   b) Cochrane Library (<https://www.cochranelibrary.com/>): fuente de revisiones sistemáticas de alta calidad.
   c) Epistemonikos (<https://www.epistemonikos.org/es>): fuente de revisiones sistemáticas de diez bases de datos a la vez.
   d) NICE Evidence Search (<https://www.evidence.nhs.uk/>): fuente de guías NICE, revisiones sistemáticas preseleccionadas para sistemas sanitarios y estudios económicos.
   e) PubMed (<https://www.ncbi.nlm.nih.gov/pubmed/>): fuente de estudios científicos aislados.
   f) SciELO (<https://scielo.org/es/>): fuente de estudios científicos aislados.

7. Artículos de opinión, posts o blogs de expertos:
   a) «Mi pediatra vegetariano» (<https://mipediatravegetariano.com/>): blog de Miriam Martínez Biarge, médica pedia-

tra, miembro del Comité Asesor del Grupo de Profesionales Sanitarios Veganos del Reino Unido.

b) «Dime qué comes» (<https://www.dimequecomes.com/>): blog de Lucía Martínez, graduada en Nutrición Humana y Dietética, una de las voces más autorizadas sobre dieta vegetariana en nuestro país.

c) «Equilibra't» (<https://equilibratnutricio.wordpress.com/>): Sílvia Romero es una dietista-nutricionista especializada, entre otras, en alimentación vegetariana.

d) «The Vegan RD» (<http://www.theveganrd.com/>): blog de una de las dietistas más reputadas en el mundo del vegetarianismo.

e) «The Vegan Nutricionist» (<https://www.thevegannutritionist.co.uk/>): interesante blog de Rose Wyles con abundantes consejos, ideas y recetas.

f) «Mi dieta cojea» (<https://www.midietacojea.com/>): blog de Aitor Sánchez, dietista-nutricionista, divulgador y *scout*. No hay nada sobre alimentación que le sobrepase.

8. Profesionales sanitarios expertos en alimentación infantil:

a) «Tú eliges lo que comes» (<https://www.tueligesloquecomes.com>).

b) Julio Basulto (<https://juliobasulto.com/>).

c) «El blog del pediatra» (<https://pediatragabiruiz.com/>).

d) Gloria Colli (<https://www.gloriacolli-pediatra.com/>).

e) Boticaria García (<https://boticariagarcia.com/>).

f) «Dos pediatras en casa» (<https://dospediatrasencasa.org/>).

Podemos añadir algunos documentos a modo de *extra point* que nos servirían para complementar toda esta documentación:

• Libros de recetas y cocina vegana:
  − *Cocina vegana*, de Virginia García y Lucía Martínez.
  − *Veganomicon*, de Isa Chandra Moskowitz y Terry Hope Romero.
  − *Recetas veganas fáciles*, de Gloria Carrión.

- *Cocina vegetariana para Dummies (Dummies Cocina)*, de Emilie Laraison y Ester Quirós Damiá.
- *Apples, bean dip, & carrot cake: Kids! Teach Yourself to Cook*, de Anne y Freya Dinshah.
- *Mis recetas vegetarianas*, de Alba Juanola.
- *Cocina vegana mediterránea*, de Laura Kohan.
- *The Gluten-Free Vegan: 150 Delicious Gluten-Free, Animal-Free Recipes*, de Susan O'Brien.
- *Gluten-Free & Vegan for the Whole Family: Nutritious Plant-Based Meals and Snacks Everyone Will Love*, de Jennifer Katzinger.

- Webs de recetas de cocina vegetarianas:
  - Creativegan, cocina vegana creativa (www.creativegan. net/).
  - Gastronomía vegana (www.gastronomiavegana.org).
  - Mi vega blog (www.mivegablog.com).
  - Delantal de alces (www.delantaldealces.com).
  - Hazte veg (www.haztevegetariano.com).
  - Green Kitchen stories (www.greenkitchenstories.com).
  - Dimensión vegana (www.dimensionvegana.com/todas-las-recetas-veganas/).
  - Happy veggie kitchen (www.happyveggiekitchen.com).

- Libros sobre ética en el trato animal:
  - *Liberación animal*, de Peter Singer.
  - *En defensa de los derechos animales*, de Tom Regan.
  - *Por qué amamos a los perros, nos comemos a los cerdos y nos vestimos con las vacas*, de Melanie Joy.
  - *Comer animales*, de Jonathan Safran Foer.
  - *Compassion: The Ultimate Ethic: An Exploration of Veganism*, de Victoria Moran.
  - *Come con conciencia. Un análisis sobre la moralidad del consumo de animales*, de Gary L. Francione y Anna Charlton.
  - *Cambio en el corazón*, de Nick Cooney.
  - *Los verdes somos los nuevos rojos*, de Will Potter.
  - *Animales, la revolución pendiente*, de Silvia Barquero.

- *Manifiesto animalista*, de Corine Pelluchon.
- *Vive vegano*, de Jenny Rodríguez.

Respondiendo a la pregunta: ya ves, haberlas, haylas, pero de no haber sido por la inestimable colaboración de Edu Baladia, habrían quedado un pelín desordenadas.

4

Recursos gastronómicos y recetas vegetarianas

Maria Blanquer

La cocina y la gastronomía están en auge. Nunca como ahora había habido tantos programas, libros, revistas, cursos o blogs dedicados a temas culinarios, y aunque existe una asociación entre mantener una dieta saludable y la frecuencia con la que se cocina en casa, actualmente se dedica menos tiempo a cocinar o a aprender a hacerlo, en comparación con décadas anteriores, y este es un fenómeno a nivel mundial. Uno de los mayores obstáculos para conseguir comer de forma saludable es el hecho de no cocinar. Saber cocinar puede influir de forma relevante en la calidad de vida. Si no cocinamos, corremos el riesgo de acabar comiendo con demasiada frecuencia fuera de casa o alimentándonos de platos precocinados y de alimentos ultraprocesados, que por lo general son menos saludables, con las consecuencias que ello conlleva a medio y largo plazo para la salud.

Debido a la mayor disponibilidad y variedad de alimentos listos para comer o ultraprocesados, cocinar no se percibe como necesario para satisfacer las necesidades dietéticas diarias. Nadie nace sabiendo cocinar, se aprende poco a poco, o muy rápido, dependiendo de la afición y del talento de cada cual. No se aprende a cocinar mirando *reality-shows* en la televisión; se aprende mirando cómo cocinan en casa papá o mamá, la abuela o el abuelo, la tía… Se aprende cocinando, practicando, ensuciándose las manos, equivocándose, pasándose de agua o de ajo, oliendo los diferentes aromas que salen de la cazuela a medida que se va rehogando la cebolla y, de repente, llega un día que solo con el aroma ya sabes en qué punto está.

369

Para alimentarse correctamente no hace falta ser una gran chef. No vamos a engañarnos, la imaginación y las ganas también ayudan, pero con algunos conceptos básicos, los alimentos adecuados, unas recetas y algo de tiempo, cómo no, es suficiente. Aquí es donde suele fallar el plan: la falta de tiempo. Pero vamos a ver, ¿qué pasa con el tiempo? «No tengo tiempo para caminar», «No tengo tiempo para cocinar» o «No tengo tiempo para cuidarme» son expresiones que se oyen con demasiada frecuencia en las consultas de atención primaria y en las de dietistas-nutricionistas. Siempre hay un «no tengo tiempo» para algo que, a la larga, va a ser un determinante en nuestra salud. El día tiene 24 horas para todo el mundo. Es cuestión de organizarse y de priorizar, de revisar a qué actividades prescindibles dedicamos más tiempo, y destinar parte de ese tiempo a actividades realmente útiles para hacer salud y vivir mejor. Se trata de convertir la gestión de la alimentación (comprar, distribuir las comidas, diseñar el menú, cocinar y preparar la mesa) en una actividad familiar y de ocio, repartiendo las tareas en función de la edad y la capacidad de cada miembro de la familia.

Con el aluvión de alimentos vegetarianos *ready to eat*, procesados y ultraprocesados que han llegado a los establecimientos de nuestro entorno en esta última década, la gente vegetariana que no es muy amante de la cocina, o «no tiene tiempo», puede caer en la costumbre de consumir en exceso estos productos. He aquí el *leitmotiv* de este capítulo: ofrecer una selección de recetas y trucos sencillos para que los tengas a mano y puedas poner en tu mesa lo que tú has cocinado. Como es obvio, hay una infinidad más de recetas, que no pretendemos abarcar (no es nuestro objetivo), y además en la pregunta 46 del capítulo anterior te hemos facilitado una selección de enlaces a páginas web, a blogs y de títulos de libros de cocina vegana y vegetariana que podrás consultar. Deseamos que los recursos que ponemos a tu disposición en este capítulo te sean de mucha utilidad, te animen a iniciarte en la cocina o a mejorar tus habilidades entre los fogones y, en definitiva, que te ayuden a poner en práctica algunas de las recomendaciones y consejos que hemos ido ofreciendo a lo largo del libro.

Los apartados de este capítulo se presentan ordenados por temática y siguiendo una lógica de posible uso de la información que en ellos se facilita. Por ejemplo, en los primeros apartados se explica cómo sustituir algunos alimentos, que luego se utilizarán para recetas o ideas en apartados posteriores.

Los utensilios de cocina que hemos incluido en la siguiente tabla son los básicos de una cocina doméstica, a los que se pueden dar muchos usos, por lo que no es necesaria mucha inversión.

Tabla 22

Utensilios básicos para cocinar:
• Varios cuchillos de cocina de acero: uno de sierra, un pelador y uno grande (25-30 cm)
• Una tabla de corte. Recuerda que las de madera son muy bonitas, pero pueden llegar a ser un nido de bacterias de todo tipo
• Un cazo pequeño de acero inoxidable
• Dos o tres ollas de fondo grueso y de acero inoxidable: una pequeña, una alta y una tipo cazuela
• Una sartén pequeña y una mediana, preferiblemente de hierro
• Un bol grande y algunos pequeños
• Una o dos fuentes para servir
• Un molde desmontable (unos 20-25 cm de diámetro)
• Un rallador de varios tipos de corte, de acero inoxidable
• Dos coladores: uno grande y uno pequeño
• Cucharas, espátula, batidora manual, tijeras, pelador y pinzas
• Batidora eléctrica, con picadora
• Báscula de cocina
• Olla a presión (aunque no es indispensable, es muy útil para cocer las legumbres)

Indicaciones prácticas sobre nomenclatura:
cs= cucharada sopera cp= cucharadita de postre cc= cucharadita de café sal = sal yodada aceite = aceite de oliva virgen o virgen extra

Una muy buena manera de enseñar a los niños a comer de forma saludable es meterse en la cocina para preparar platos con ellos. Ayudar a cocinar puede hacer que tu hijo o tu hija sienta más curiosidad por los diferentes tipos de alimentos, puede despertar su entusiasmo por comer alimentos nuevos y, al final, contribuir a que coma mejor. La clave del éxito es elegir tareas sencillas, motivadoras y que le apetezca hacer. El regalo que se lleva es insuperable: cocinar supone una valiosa habilidad para toda la vida.

Sin embargo, antes de ponerse con las manos en la masa, es importante que tengas presentes los siguientes consejos básicos de seguridad alimentaria:

- Lavarse las manos con agua tibia y jabón antes y después de manipular alimentos.
- Recogerse el pelo, en caso de llevarlo largo.
- Mantener limpias las encimeras y las superficies de trabajo.
- Esperar hasta que la comida esté cocida antes de probarla. Evitar que se lleven las manos a la boca.
- No poner las cucharas en la comida después de usarlas para probar.
- Seguir las cuatro normas básicas de higiene: limpiar, separar, cocinar y enfriar, que ayudan a evitar las toxiinfecciones alimentarias:
  - Limpiar las manos, las superficies y los utensilios de cocina, así como las frutas y las hortalizas.
  - Separar los alimentos crudos de los alimentos cocidos y otros alimentos listos para comer.
  - Cocinar a las temperaturas adecuadas. Cocer los alimentos que contengan huevo a una temperatura superior a los 75 °C en el centro del producto. Cuajar bien las tortillas.
  - Enfriar rápidamente. Refrigerar lo antes posible (antes de dos horas) los alimentos cocinados.

Estos conceptos básicos son pautas útiles para niños y adultos de todas las edades.

En la tabla 23 se indican las tareas apropiadas para realizar en la cocina, con supervisión de un adulto:

Tabla 23

Edad	Tareas
3-5 años: Les encanta ayudar, pero necesitan una supervisión muy cercana ya que sus habilidades motoras aún se están desarrollando Enséñales a usar utensilios y electrodomésticos limpios.	• Lavarse las manos con agua tibia y jabón durante al menos 20 segundos. Se puede cantar una canción que dure este tiempo • Lavar las frutas y hortalizas en el fregadero con agua fría del grifo • Mezclar ingredientes • Con la ayuda de una brocha, untar con aceite bandejas de horno o alimentos • Cortar masas con cortadores o moldes con formas divertidas • Cascar y batir huevos en un bol (y lavarse las manos después) • Exprimir cítricos • Partir judías verdes • Desgranar habas y guisantes • Dar forma a albóndigas, croquetas y hamburguesas • Poner y retirar los platos de la mesa • Tirar los restos de comida a la basura
6-7 años La mayoría de los niños de 6 a 7 años han desarrollado habilidades motoras finas, por lo que pueden realizar trabajos más precisos, pero aún necesitarán que les recordemos las normas de higiene en la manipulación de alimentos.	• Utilizar un pelador para pelar patatas, boniatos, frutas y hortalizas lavadas • Sacar la pulpa de los aguacates una vez tú los hayas partido • Quitar las semillas de los tomates y pimientos • Cortar tofu, seitán, frutas y hortalizas blandas (tomate, champiñones, berenjena, melón etc.) • Llenar el lavaplatos • Limpiar la mesa y las superficies • Enjuagar y cortar hierbas aromáticas frescas con unas tijeras de cocina limpias y sin filo • Pelar hortalizas asadas (pimientos, berenjenas, tomates) • Preparar yogures caseros • Separar las claras de las yemas de los huevos • Servir la comida en los platos • Ayudar a colocar la compra en la nevera y en la despensa

8-9 años En este grupo se da una amplia gama de habilidades, así que hay que adaptar las tareas a su nivel de madurez. Enséñale la importancia de limpiar todas las superficies y refrigerar los alimentos perecederos, como los huevos y la leche, de inmediato	• Abrir latas con un abrelatas • Calentar o cocinar alimentos en el microondas • Colocar las sobras en recipientes y refrigerarlos • Preparar tortilla francesa y tortitas • Preparar bizcochos • Comprobar la temperatura de la tortilla o la quiche con un termómetro para alimentos: ¡es como un experimento científico!
10-12 años Pueden trabajar de forma independiente en la cocina, pero aun así deben tener la supervisión de un adulto Valorar si pueden seguir las normas básicas de cocina, como ajustar las asas de las sartenes sobre los mostradores para evitar chocar con ellas, desenchufar aparatos eléctricos, usar cuchillos y usar el horno o microondas de manera segura	• Hervir la pasta • Seguir una receta, que incluya leer cada paso en orden y medir los ingredientes con precisión • Hornear alimentos en el horno • Cocinar a fuego lento • Cortar o picar hortalizas (excepto una calabaza entera)

Fuente: Adaptado de <https://www.eatright.org/homefoodsafety/four-steps/cook/teaching-kids-to-cook>.

Llévate a los niños a la cocina para que aprendan a cocinar de forma divertida y saludable. No es perder el tiempo, todo lo contrario. Adquirir habilidades culinarias en la infancia que les permitirán cocinar sus alimentos y no tener que depender de alimentos precocinados es una inversión en salud para toda la vida. ¡Comienza con tareas apropiadas para su edad y disfrutad pasando tiempo juntos!

Por ideas no va a haber problema. Además de la miniselección de trucos, ideas y recetas del presente capítulo, hay una gran cantidad de recursos más online; todo lo que necesitas hacer es *googlear* (en la pregunta 46 del capítulo anterior te facilitamos algunos enlaces muy útiles).

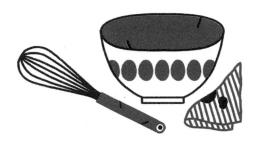

El huevo es uno de los alimentos más completos, por la equilibrada proporción de proteínas, grasas, minerales y vitaminas que contiene. Por la buena relación calidad-precio, las grandes posibilidades culinarias que ofrece y su contenido nutricional; se trata de un alimento que goza de una amplia aceptación. Cocinar sin huevos puede parecer difícil, ya que los vemos en todo tipo de horneados: crepes, magdalenas, pasteles, tartas y púdines. Sin embargo, a pesar de su ubicuidad, los huevos son muy fáciles de sustituir. En realidad, hay dos maneras principales de usarlos: como ingrediente principal, en alimentos como huevos revueltos, tortillas y suflés, o bien, en cantidades relativamente pequeñas, para ligar, humedecer o glasear. Lo veremos ahora.

Para elaborar una tortilla francesa:

Mezclar 1 taza de agua con ½ taza de harina de garbanzo y 1 cc de bicarbonato sódico o 1cp de levadura de cerveza o germen de trigo. Batir bien, verter en la sartén untada con aceite y cocer a fuego suave unos minutos por cada lado.

Para elaborar tortillas de patata u hortalizas:

Para una tortilla de ½ kg de patatas y una cebolla, mezclar 1 taza de agua por ½ de harina de garbanzo y 1 cp de vinagre. Batir bien, mezclar con las hortalizas previamente cocidas (fritas, salteadas, al vapor...), verter en la sartén untada con aceite y cocer a fuego suave unos 5 minutos por cada lado.

Para elaborar mayonesa:

Para 150 ml de aceite, 50 ml de bebida de soja o leche (sin edulcorantes y a temperatura ambiente), zumo de medio limón y sal. Batir lentamente hasta conseguir homogeneizar la textura.

Para elaborar alioli:

250 g de zanahoria cocida, el zumo de un limón, dos dientes de ajo crudos, 2 cs de aceite y sal. Batir añadiendo agua poco a poco, si es necesario, hasta conseguir homogeneizar la textura.

Para elaborar revueltos:

- Por un bloque de tofu blando triturado, 1 cp de almidón de maíz (tipo Maizena), ½ cc de cúrcuma, sal y 2 cs de aceite.
- Por un bloque de tofu firme desmenuzado, 2 cs de levadura de cerveza, ½ cc de cúrcuma, ½ cc de ajo en polvo, 2 cs de bebida vegetal, 2 cs de aceite.

Para elaborar rellenos de quiche:

Para una quiche de unos 30 cm: un bloque de tofu blando (silken) triturado con 2 cs de almidón de maíz (tipo Maizena), o harina de garbanzo o de soja. Un huevo equivale a 50 g de tofu blando triturado.

Para ligar salsas, albóndigas, rellenos, etc.:

Mezclar los ingredientes principales con:

- Miga de pan remojada en caldo, leche o bebida vegetal.
- Harina de soja o de garbanzo disuelta en agua, en proporción 1 a 3.
- Pan rallado o copos de puré de patata.
- Copos de cereales remojados en agua.

Para rebozar:

1. Pasar el alimento por harina, o sea, enharinar con harina de trigo, de centeno, de arroz, de maíz, de garbanzo, etc.
2. Seguidamente, pasar por una mezcla de una de las siguientes opciones:
   a) Agua (1 parte) y harina (1 parte).
   b) Agua (3 partes) y harina de garbanzo (1 parte), en proporción 1 a 3.

c) Agua (2 partes) y harina de soja (1 parte).
d) Agua con gas y harina.
e) Triturado de semillas de linaza remojadas unos 15 minutos (1 parte) en agua (2 partes).
3. Y, por último, por pan rallado o copos de puré de patata.

Para elaborar bizcochos:

- Ten en cuenta que UN huevo equivale a una de estas opciones:
  - 2 cs de harina + 2 cs de agua, leche, bebida vegetal o zumo + ½ cp de levadura en polvo + 2 cp de aceite.
  - ½ plátano triturado con 1 cc de levadura en polvo.
  - 50 g de tofu blando triturado con 1 cc de levadura en polvo.
  - 2 cs de agua + 1 cs aceite + 2 cs levadura.
  - 1 cs de semillas de linaza o de chía remojadas durante 15 minutos en 3 cs de agua y trituradas.
- Y DOS huevos equivalen a una de estas opciones:
  - 1 plátano grande muy maduro.
  - 2 cs de semillas de linaza o de chía remojadas durante 15 minutos en 100 ml de agua y trituradas.

Para elaborar flanes o natillas:

- Un huevo equivale a: 1 cs de almidón de arroz, maíz o tapioca disuelta en 3 cs de agua fría.

Para elaborar quiches:

- Un huevo equivale a: 50 g de tofu blando triturado.

Para decorar:

- Abrillantar horneados salados:
  - Pincelar antes de hornear con aceite de oliva.

- Pincelar al sacar del horno con una mezcla de 1 cs de agar-agar en polvo + 3 cs de agua.
- Pincelar con una mezcla de 50 ml de bebida de soja + 1 cp de melaza.
• Abrillantar horneados dulces:
  - Pincelar con melaza.
  - Pincelar con una mezcla de 1 cs de margarina + 2 cs de azúcar + agua.
• Una clara de huevo equivale a: 1 cs de agar-agar en polvo disuelta en 1 cs de agua batida, enfriada y batida de nuevo.

Para elaborar merengues:

• A base de semillas de linaza y agua batidas.
• A base del líquido de gobierno de los garbanzos en conserva: «aquafaba».

En la pregunta 46 del capítulo 3 puedes consultar títulos recomendados de libros, enlaces a blogs y a páginas web sobre recetas sin huevo.

A FALTA DE LÁCTEOS... ¡HAY OPCIONES!

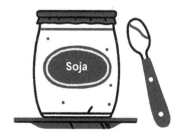

La leche y sus derivados son ingredientes básicos para la elaboración de múltiples recetas, tanto de repostería y pastelería como de platos salados. No obstante, la mayoría de las preparaciones en las que se utilizan ingredientes lácteos también pueden cocinarse con otros ingredientes. En este apartado vemos algunos interesantes para platos veganos u ovo-vegetarianos.

Como sustituto de la leche se puede utilizar: bebidas vegetales (soja, avena, almendras u otras), preferiblemente enriquecidas en calcio y con menos de 5 g de azúcares por 100 ml, sobre todo para preparaciones saladas (y para tu salud en general). Por ejemplo, para la salsa bechamel, que combina muy bien con hortalizas y gratinados, es preferible escoger una bebida con poco sabor y que no sea muy dulce, como la de soja o almendras. Las proporciones de grasa y de harina siempre son iguales entre sí, pero varían con respecto a la cantidad de líquido, según qué tipo de salsa queramos elaborar:

- Bechamel salsa: 40 g de mantequilla, margarina o aceite y 40 g de harina por litro de bebida vegetal.
- Bechamel para croquetas: 110 g de mantequilla, margarina o aceite y 110 g de harina por litro de bebida vegetal.

Como sustituto de los yogures: yogures de soja, de avena, de soja y coco, etc., sin azúcares añadidos. Es importante verificar que en la composición (lista de ingredientes) se incluyen fermentos lácticos.

Como sustituto de los quesos: «quesos» veganos elaborados a base de frutos secos, a base de yogur de soja o tofu. Los quesos veganos hechos a base de frutos secos o legumbres son los únicos con un perfil nutricional interesante. Aun así, hay que revisar el etiquetado para comprobar que no tienen grasas hidrogenadas, ni aceite de palma, de coco refinado o de palmiste. Una buena opción es elaborarlos en casa. Por ejemplo:

- Para elaborar queso fresco crema: se vacían 3 «yogures» naturales de soja en un colador de algodón y se guardan en el frigorífico durante 12 horas. Se vierte en un bol y se añade un yogur y se mezcla bien.
- Si en lugar de 12 horas, dejas pasar 48 horas, obtienes una crema más densa a la que se le puede añadir sal y hierbas aromáticas y dar forma de bolitas. Estas se maceran cubiertas de aceite

en un bote de cristal durante una semana o más en la nevera. Se pueden servir con ensalada y pan o en tostadas, bocadillos, etc.

- Para queso tipo «Quark»: se baten 150-200 g de tofu con 2 cs de aceite y 2-3 cs de zumo de limón.

Como sustituto de la mantequilla o margarina: aguacate, cremas de frutos secos y, ocasionalmente, margarinas vegetales.

Como sustituto de la nata: puré de frutos secos con agua, «natas» vegetales (de avena, de arroz, de soja, etc.), «yogures» vegetales naturales (sin sabores) o tofu batido con aceite y agua. Por ejemplo, para salsas, se pueden utilizar 2 «yogures» naturales de soja batidos con 50 ml de aceite.

Para pasteles o tartas se puede utilizar:

- Tofu batido (100 g) con aceite suave (2 cs) y agua o leche de coco (2-3 cs).
- 1 lata de leche de coco (400 ml) con un 50-60 % mínimo de extracto de coco, muy fría + 4 cs de azúcar + 1 cc de extracto de vainilla. Batir con varillas durante unos minutos.

En la pregunta 46 del capítulo 3 puedes consultar títulos recomendados de libros, enlaces a blogs y a páginas web sobre recetas sin lácteos.

LEGUMBRES EN CUCHARA

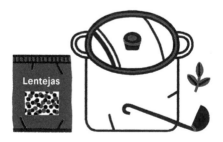

En este espacio nos referimos a los potajes, a las sopas y a las cremas elaboradas a base de legumbres. Según la consistencia que tengan, más o menos líquida, y la cantidad de legumbres que incluyan, pueden constituir un plato único al que bastaría acompañar de una ensalada o alguna hortaliza cruda para picar (revisa la pregunta 43 del capítulo 3) y/o fruta de postre.

Todas las culturas del mundo tienen sus potajes, con una estructura y una composición muy similares y sencillas: se suelen cocer todos los ingredientes juntos, un sofrito (que se puede hacer aparte mientras se van cociendo las legumbres), al que se añaden algunas hortalizas, las legumbres remojadas o ya cocidas, hierbas aromáticas, especias y agua. Hay infinidad de combinaciones posibles dependiendo del tipo de ingredientes citados, y de otros que se puedan añadir, como farináceos (arroz, patata, boniato, pasta, mijo, etc.), por ejemplo, y otros típicos de las recetas tradicionales que las veganas no tendrán: carne y derivados (chorizo, morcilla, panceta, etc.), pescado y marisco (bacalao, calamares, almejas, etc.) y huevo, entre otros.

Se pueden elaborar exquisitos y contundentes platos de cuchara, exclusivamente a base de ingredientes vegetales. La clave: las legumbres como protagonistas. A ver si te atreves con estas sencillas recetas, y a mejorarlas dejándote llevar por tu imaginación:

Crema de judías blancas, calabaza y romero	
Ingredientes:	*Elaboración:*
400 g de judías blancas cocidas	1. Se pela y corta la calabaza en dados.
500 g de calabaza	2. Se pone a sofreír la cebolla cortada fina con los ajos pelados y enteros en una olla con el aceite hasta que empiecen a tomar color.
1 cebolla	
2 ajos	
Caldo vegetal o agua	3. Se añade la calabaza, sal y pimienta y se deja cocer unos minutos más.
1 rama de romero fresco	4. Se añade el caldo o el agua hasta cubrirlo todo. Se tapa y se deja cocer unos 10-15 minutos.
2 cs de aceite	
Sal (y pimienta)	5. Se vierten las judías y las hojas del romero picadas, se deja cocer unos minutos más.
	6. Se tritura, procurando que quede una crema fina.

Crema de lentejas y limón

Ingredientes:	Elaboración:
300 g de lenteja pelada Zumo de 1 limón 2 cs de aceite Sal (y pimienta)	1. Se ponen a cocer las lentejas con la hoja de laurel en agua fría (el triple de volumen de agua) hasta que estén tiernas. 2. Se añade el aceite, la sal y el zumo de limón al gusto y se tritura, procurando que quede una crema fina.

Se puede acompañar de picatostes de pan tostado.

Sopa de garbanzos y apio

Ingredientes:	Elaboración:
200 g de garbanzos (puestos en remojo la noche anterior) 1 cebolla mediana 4 troncos de apio 1 hoja de laurel 2 cs de perejil fresco picado 2-3 cs de aceite Sal (y pimienta)	1. Se ponen a cocer los garbanzos en agua hirviendo durante 1-1 ½ hora. 2. Se hace un sofrito con la cebolla, el apio y el laurel. 3. Cuando los garbanzos están casi cocidos, se vierte el sofrito y se acaba de cocer. 4. Se sirve con perejil picado por encima.

Se puede acompañar de unas tostadas de pan untado con aceitunas negras.

Sopa de lentejas y tomillo

Ingredientes:	Elaboración:
200 g de lentejas (puestas en remojo la noche anterior) 1 cebolla grande 1 diente de ajo 500 g de tomates maduros ½ limón 2 cs de tomillo fresco picado 3 cs de aceite Sal (y pimienta)	1. Se sofríen la cebolla pelada y cortada fina y el ajo pelado y picado, en una cazuela grande con el aceite sin que cojan color. 2. Se añaden las lentejas, los tomates rallados, ¾ partes del tomillo y el doble de volumen de agua fría, y se cuece durante unos 30 minutos a partir de que empieza a hervir. 3. A media cocción se salpimienta. 4. Una vez cocidas, se añade el zumo del limón, se rectifica de sal y pimienta y se sirve con el resto del tomillo por encima.

El zumo de limón se puede sustituir por 1 cp de vinagre por persona.

Sopa de lentejas rojas

Ingredientes:
150 g de lentejas rojas peladas
1 cebolla
1 puerro
3 zanahorias
2 tallos de apio
2 dientes de ajo
1 ½ l de caldo vegetal o agua
4 cs de aceite
Sal (y pimienta)

Elaboración:
1. En la olla donde se hará la sopa se empiezan a sofreír con el aceite la cebolla pelada y cortada fina y las zanahorias peladas y cortadas en rodajas.
2. Cuando la cebolla comienza a tomar color se añade el puerro limpio y cortado en rodajas y el apio limpio y cortado fino, y se deja cocer unos 5 minutos.
3. Se añade la mitad del caldo, se rectifica de sal y se cuece unos 15 minutos.
4. Pasado este tiempo, se tritura.
5. Se añade el resto del caldo y las lentejas, y se deja cocer unos 20 minutos hasta que las lentejas estén cocidas.

Si gusta el picante, se puede poner guindilla o pimentón picante al sofrito.
También se puede decorar cada plato con perejil o cilantro picado.

Sopa de garbanzos y espinacas

Ingredientes:
200 g de garbanzos (puestos en remojo la noche anterior)
2 cebollas medianas
2 tomates maduros
200 g de espinacas frescas
100 g de albaricoques secos
2 dientes de ajo
Ralladura de ½ limón
4 cs de zumo de limón
3 cs de aceite
1 cp de canela en polvo
Sal (y pimienta)

Elaboración:
1. Se ponen a cocer los garbanzos en agua hirviendo con sal durante 1-1 ½ hora.
2. Se sofríe la cebolla picada en el aceite unos 5 minutos. Se añade el ajo y la canela y se le da unas vueltas. Se añade el tomate rallado y se deja 3 minutos más.
3. Cuando los garbanzos están casi cocidos se añaden el sofrito, los albaricoques, la ralladura y el zumo de limón y se deja cocer unos 20 minutos más o hasta que los garbanzos estén tiernos.
4. Se tritura todo.
5. Se añaden las espinacas, se tapa y se deja cocer unos 5 minutos.

Se puede acompañar con 2 cs de yogur natural o «yogur» vegetal en cada plato.

Sopa de guisantes y puerro

Ingredientes:
200 g de guisantes secos pelados (puestos en remojo la noche anterior)
1 cebolla mediana
2 puerros
1 ½ l de caldo vegetal o agua
Sal (y pimienta)

Elaboración:
1. En la olla donde se hará la sopa, se empiezan a sofreír con el aceite la cebolla y los puerros cortados finos, hasta que se ablanden un poco.
2. Se añaden los guisantes escurridos y el caldo o agua, y se deja cocer a fuego suave y con la olla tapada durante unos 40 minutos, o hasta que los guisantes estén tiernos.

Se puede triturar y servir como una crema, acompañada con unos dados de pan tostado.

Gazpacho de garbanzos

Ingredientes:
600 g de garbanzos cocidos
1 pepino grande
1 tomate maduro mediano
1 diente de ajo picado
1 limón
4 cs de aceite
Sal
Agua fría

Elaboración:
1. Se limpia y pela el pepino. Se corta en dados, se sala y se deja escurrir dentro de un colador durante unos 10 minutos.
2. Se limpia y pela el tomate.
3. En un recipiente hondo, se trituran los garbanzos con el pepino, el tomate, el ajo, la sal, el zumo de limón y un vaso de agua fría.
4. Se añaden el aceite y el agua fría hasta obtener la consistencia adecuada

Se pueden sustituir los garbanzos con otras legumbres cocidas, y variar las hortalizas y los condimentos.

Sopa fría de alubias y pepino

Ingredientes:
400 g de alubias blancas cocidas
1 pepino grande
½ l de agua o caldo vegetal frío
1 yogur natural de soja
1 cs de menta fresca picada
3 cs de aceite
Sal (y pimienta)

Elaboración:
1. Se limpia el pepino, se pela y se corta en trozos, se sala y se deja en un colador unos 30 minutos.
2. Pasado este tiempo, se trituran los trozos con las alubias escurridas y el caldo.
3. Se añaden el aceite, la sal, la pimienta, el yogur y una cucharada de la menta, y se vuelve a triturar hasta que quede una crema.
4. Se pone en la nevera un mínimo de 1 hora.
5. Se sirve en cuencos con la menta restante por encima.

Se pueden sustituir las alubias por garbanzos o lentejas.
Opción vegetariana: sustituir el yogur de soja por yogur natural.

Potaje de garbanzos y acelgas

Ingredientes:	Elaboración:
400 g de garbanzos cocidos 500 g de acelgas 1 cebolla 2 dientes de ajo 1 tomate maduro 1 puñado de almendras tostadas 1 vaso de caldo de verduras o agua 3 cs de aceite Sal, pimentón y comino	1.En una sartén con aceite se sofríe la cebolla picada bien fina. 2. Se aplastan los ajos, se corta el tomate a cuartos y se añade todo a la sartén junto con el comino. 3. Una vez reducido el tomate, se añaden el pimentón y las acelgas limpias y troceadas. 4. Se le da un par de vueltas y se añade el caldo. 5. Cuando hierva, se añaden los garbanzos y se deja cocer unos 15 minutos más. 6. Se sala y se añaden las almendras picadas.

Opción vegetariana: sustituir las almendras por ¼ de huevo duro por persona.

Lentejas estofadas

Ingredientes:	Elaboración:
250 g de lentejas pardina o verdina (puestas en remojo la noche anterior) 1 puerro 1 zanahoria 1 cebolla 1 hoja de laurel 1 cabeza de ajos 2 cs de aceite ½ o ¾ l de agua o caldo vegetal Sal (y pimienta)	1. Se pelan y cortan el puerro, la cebolla y la zanahoria en dados. 2. Se saltean en una cazuela con el aceite durante unos minutos. 3. Se añaden las lentejas, la cabeza de ajos, el laurel y el agua. 4. Se cuece a fuego suave durante unos 30-40 minutos. 5. Se condimenta con sal y pimlenta.

Se puede añadir una patata cortada en dados, al añadir las lentejas.

Potaje de judía mungo

Ingredientes:	Elaboración:
200 g de judía mungo (soja verde) (puesta en remojo la noche anterior) 250 g de acelgas 1 zanahoria 1 cebolla 1 boniato pequeño 2 dientes de ajo 1 hoja de laurel 2 cs de aceite Sal	1. Se escurren las judías y se ponen a cocer con los ajos y el laurel, en una olla con 1 l de agua. 2. Se pelan, lavan y trocean todas las hortalizas. 3. Cuando las judías hayan cocido unos 10 minutos, se añaden las hortalizas y el aceite y se deja cocer el conjunto hasta que las judías estén tiernas. A mitad de cocción se salpimienta.

Se puede sustituir el boniato por patata.

Potaje de alubias blancas

Ingredientes:
300 g de alubias blancas (puestas en remojo la noche anterior)
1 cebolla
1 pimiento rojo
1 tomate
500 g de calabaza
300 g de espinacas
1 hoja de laurel
4 cs de aceite
Sal y pimentón

Elaboración:
1. Se rehoga la cebolla picada en una sartén con un poco de aceite. Cuando está transparente, se añaden el pimiento y el tomate cortados en trozos y un poco de pimentón dulce.
2. Una vez cocido todo, se tritura.
3. En una olla con agua y la hoja de laurel, se ponen a cocer las alubias y, a mitad de la cocción, se vierte el sofrito.
4. Cuando falten 20 minutos para terminar la cocción, se añaden la calabaza cortada a dados y las espinacas limpias y cortadas junto con la sal.

Se pueden sustituir las alubias blancas por otro tipo de alubias.

Potaje de alubias pintas

Ingredientes:
300 g de alubias pintas (puestas en remojo la noche anterior)
1 cabeza de ajos pequeña
1 pimiento morrón seco o 1 ñora
2 hojas de laurel
1 cp pimentón dulce
1 cp de comino molido
3 cs de aceite
Sal

Elaboración:
1. Se escurren las alublas y se ponen a cocer con todos los ingredientes, excepto la sal, en una olla con agua (3 partes de agua por 1 de alubias), y a fuego vivo.
2. Cuando rompa a hervir se baja el fuego al mínimo y se cuece hasta que las alubias estén tiernas añadiendo agua si es necesario.
3. Se sazonan antes de acabar la cocción.

Como en el caso anterior, se pueden sustituir las alubias pintas por otra variedad.

Lentejas con arroz y setas

Ingredientes:
200 g de lentejas (puestas en remojo la noche anterior)
50 g de arroz integral redondo
1 rama de apio
1 puerro
1 hoja de laurel
1 diente de ajo
30 g de setas secas
3 cs de aceite
Sal

Elaboración:
1. Se cuecen las lentejas en una olla con agua fría, con el apio, el puerro y la zanahoria cortados a rodajas, las setas, el ajo entero y el laurel.
2. Se cuece el arroz, en 2 ½ veces su volumen de agua fría en una olla tapada y con una pizca de sal.
3. Se añade el arroz a las lentejas, se mezcla y se sirve bien caliente.

Si no se van a consumir al momento, para que el arroz no se pase, es mejor reservarlo aparte.

Lentejas con escalivada	
Ingredientes: 200 g de lentejas pardinas (puestas en remojo la noche anterior) 2 pimientos rojos 1 berenjena 2 tomates medianos y maduros 1 cebolla 2 dientes de ajo 1 hoja de laurel 1 cs de perejil picado 4 cs de aceite Sal (y pimienta)	*Elaboración:* 1. Se limpian los pimientos, las berenjenas y los tomates. 2. Se untan con aceite y se ponen en una bandeja que pueda ir al horno, junto con la cebolla pelada y cortada por la mitad. 3. Se cuecen al horno con la parte del gratinador muy cerca, para que la cocción sea rápida. Se deben girar a menudo. 4. En una olla se ponen las lentejas con el doble de agua fría y el laurel, y se cuecen a fuego lento unos 30-35 minutos a partir de que empieza a hervir. A media cocción, se salpimientan. 5. Una vez se hayan asado las hortalizas, se dejan enfriar y se pelan. 6. Los pimientos y las berenjenas se cortan en tiras, y la cebolla y los tomates en gajos. 7. Se mezclan con las lentejas, el aceite, la sal y la pimienta, y se remueve bien todo. 8. Se reparte el perejil por encima justo antes de servir.
Se pueden consumir calientes, tibias o frías.	

En todos estos platos de legumbres, las raciones son para 4-6 personas. Recuerda que, si sobra, se puede congelar o refrigerar para consumir otro día, mezcladas, por ejemplo, con arroz u otro cereal para que cunda más. Es mejor dejarlas reposar una hora o más antes de servir con la olla a medio tapar; ganan en textura y sabor.

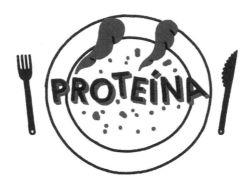

A menudo, al pensar en platos ricos en proteínas, y en el contexto de la alimentación vegetariana, acuden a nuestra mente imágenes de hamburguesas de soja, salchichas de tofu o similares y, en el mejor de los casos, el socorrido plato de lentejas. Sin embargo, hay muchas posibilidades y formas de aportar proteínas a nuestra dieta sin recurrir a las legumbres de plato o a las típicas «carnes vegetales». Es por ello que, para este apartado, he seleccionado una serie de preparaciones y platos que te puedan servir de inspiración al planificar tus menús. Ya verás que muchos de estos admiten variaciones sustituyendo el ingrediente principal o solo algunos condimentos.

Ensalada de judías de la granja	
Ingredientes: 400 g de judías de la granja cocidas 100 g de hojas de canónigo y/o rúcula 2 tomates maduros y duros 1 pimiento asado 1 cebolla morada pequeña 1 diente de ajo 1 cs de vinagre balsámico 3 cs de aceite Sal (y pimienta)	*Elaboración:* 1. Se limpian las hojas de canónigo y se escurren bien. 2. Se limpian y cortan los tomates en forma de gajos. 3. Se pela y corta la cebolla en aros. 4. Se corta el pimiento a cuadraditos o a tiras. 5. Se colocan los canónigos, los tomates y las judías en un bol. 6. Se prepara el aliño mezclando en una taza el ajo picado, el vinagre, la sal, la pimienta y el aceite, y se aliña justo antes de servir.
Opción vegetariana: añadir 200 g de queso feta desmenuzado.	

Puré de garbanzos con hierbas

Ingredientes:	Elaboración:
800 g de garbanzos cocidos 2 cs de hierbas frescas picadas (hinojo, perejil, albahaca) 6 cs de aceite Agua o caldo vegetal Sal (y pimienta blanca)	Se trituran todos los ingredientes juntos y se va añadiendo agua o caldo según la consistencia deseada.

Este puré va bien para acompañar platos de hortalizas a la plancha, al vapor, al horno, rebozadas, etc.
Se pueden sustituir las hierbas por especias (curri, comino, nuez moscada, etc.).
Se puede hacer espeso y servir en forma de flan o darle forma con un aro.

Gratinado de legumbres

Ingredientes:	Elaboración:
400 g de legumbre cocida (garbanzos, judías rojas, judías blancas, etc.) 500 g de tomates maduros 1 calabacín 1 berenjena 1 pimiento rojo 2 cebollas rojas 2-3 dientes de ajo 50 g de almendra picada o pan rallado 2 cs de comino 1 cp de orégano 5 cs de aceite Sal (y pimienta)	1. Se corta la berenjena a dados, se deja con agua y sal unos 10 minutos, se escurre y se seca. 2. Se limpia el pimiento, se sacan las semillas y se corta en tiras pequeñas. 3. Se cuece la cebolla pelada y cortada fina en una cazuela con 4 cs de aceite durante 5 minutos. 4. Se añaden el pimiento y los ajos picados, y se deja cocer tapado unos 5 minutos. 5. Se rallan unos 200 g de tomates y se añaden a la cazuela junto con la berenjena, el orégano, el comino, la sal y la pimienta, y se deja cocer destapado unos 10 minutos más. 6. Se calienta el horno a 190 ºC. 7. Se añaden las legumbres a la cazuela y se vierte toda la mezcla en una bandeja que pueda ir al horno. 8. Se cortan el calabacín y los tomates restantes en rodajas y se colocan por encima. Se salpimienta y se unta con el aceite restante. 9. Se cuece al horno, a 180 ºC, durante 40-45 minutos. 10. Se espolvorea con la almendra o el pan rallado y se vuelve a poner en el horno unos 10 minutos más.

Se pueden servir con una ensalada como primer plato.
Opción vegetariana: sustituir las almendras por queso seco o semicurado rallado.

Tortilla de patata y cebolla	
Ingredientes: 500 g de patatas 1 cebolla mediana 1 vaso (250 ml) de agua ½-¾ (50-90 g) de harina de garbanzo 1 cp de vinagre Aceite Sal	*Elaboración:* 1. Se pelan y cortan las patatas y la cebolla para la tortilla. 2. Se fríen y se escurren bien. 3. En un bol, se mezcla el agua con la harina de garbanzo y el vinagre, y se añaden la patata y la cebolla fritas y la sal. 4. En una sartén se ponen 1-2 cs de aceite y, cuando esté caliente, se echa la mezcla anterior. Se cuece a fuego suave unos 5 minutos por cada lado. 5. Se dejar reposar unos 10 minutos antes de cortar.
Se puede servir con una ensalada.	

Falafel (croquetas de garbanzo)	
Ingredientes: 250 g de garbanzos (puestos en remojo la noche anterior) 1 cebolla grande 2-3 dientes de ajo 2 cp de comino en polvo 1 cs de perejil y/o cilantro Sal (y pimienta)	*Elaboración:* 1. Se trituran los garbanzos, junto con la cebolla y el ajo, hasta que se forme una pasta homogénea. 2. Se añaden las hierbas picadas finamente, la sal y la pimienta. 3. Se forman pequeñas albóndigas. Se fríen en aceite bien caliente o al horno.
Se suelen servir con pan de pita, tomate fresco, col lombarda, col blanca, cebolla, pepinillo y perejil. Aliñados con una salsa de yogur y tahini (pasta de sésamo). *Otra versión* más rápida: se pueden utilizar lentejas rojas que necesitan solo 2 horas de remojo.	

Albóndigas de garbanzos	
Ingredientes: 400 g de garbanzos cocidos y triturados 2 huevos 100 ml leche 1 ajo picado 1 cs de perejil fresco picado Pan rallado Sésamo Aceite Sal	*Elaboración:* 1. Se mezclan los huevos batidos con la leche, el ajo, la sal y los garbanzos triturados. 2. Se añade el pan rallado poco a poco y dejando reposar la masa unos minutos antes de añadir más, hasta conseguir una consistencia adecuada para hacer bolas. 3. Se hacen las albóndigas y se rebozan con sésamo. Se pueden cocer al horno sobre papel de horno untado con aceite, a 190 °C hasta que estén doradas.
Se pueden acompañar de una ensalada o de una salsa de hortalizas. *Opción vegana:* sustituir la leche por bebida vegetal sin endulzar, y los huevos por una mezcla de unos 25 g de harina de garbanzo y 75 ml de agua.	

Hummus (el clásico) y similares

Ingredientes:	Elaboración:
400 g de garbanzos cocidos 1 cp comino molido 1 diente de ajo picado 1 cs de tahini 4 cs de zumo de limón 2-3 cs de aceite Sal	Se trituran todos los ingredientes juntos.

Otras variedades:

De garbanzos y tomates secos (no añadir sal).
De garbanzos y pimientos del piquillo o pimientos asados.
De garbanzos y aceitunas negras (no añadir sal).
De guisantes hervidos, albahaca o menta fresca.
De alubias blancas y cúrcuma fresca o en polvo.
De alubias blancas y un bulbo de remolacha cocida.
De alubias blancas y pipas de calabaza tostadas.
De alubias blancas y aceitunas verdes (no añadir sal).
De alubias rojas y menta fresca.
De lentejas y nueces.

Se puede utilizar tofu en lugar de legumbres.
Se pueden servir con pan, *regañás*, palitos de pan y palitos de hortalizas, o en un plato con una ensalada.

Revuelto de champiñones

Ingredientes:	Elaboración:
400 g de tofu 250 g de champiñones a láminas 1 cs de harina 1 cp de cúrcuma 100 ml de bebida de soja u otra 2 dientes de ajo picado 2 ramas de perejil fresco picado 3-4 cs de aceite Sal (y pimienta)	1. Se desmenuza el tofu. 2. En una sartén con aceite se saltean los champiñones. 3. Se añade el tofu, la harina, el ajo, el perejil y la sal y pimienta al gusto. 4. Se remueve bien, mientras se va añadiendo la bebida de soja caliente.

Se puede servir sobre rebanadas de pan tostado untado con tomate y aceite, y acompañado de una ensalada.
Se pueden sustituir los champiñones por otras setas o por pimientos de colores cortados a daditos, y el perejil por orégano u otras hierbas aromáticas.

Quiche de espárragos

Ingredientes:
300 g de espárragos verdes
3 cebollas blancas grandes
200 g de harina integral
200 g de tofu
250 ml de crema vegetal (nata líquida vegetal)
100 ml de bebida de soja
Unos 150 ml de aceite
4 cs de salsa de soja o tamari
2 cs de tahini
2 cs de levadura de cerveza o germen de trigo
1 puñado de garbanzos secos
Sal

Elaboración:
1. En un bol se mezcla una taza de café de bebida de soja, una taza de café de aceite, la levadura de cerveza o germen de trigo, un poco de sal y la harina que coja. Se amasa bien y se forma una bola. Se tapa con un trapo limpio (envuelta en film) y se deja reposar mientras se prepara el relleno.
2. Se cortan las cebollas en juliana. Se reservan las puntas de los espárragos y se corta el resto a trozos de unos 2 cm.
3. En una sartén con 2 cs de aceite se cuecen la cebolla y los troncos de los espárragos.
4. Se baten el resto de los ingredientes.
5. Se extiende la masa y se forra un molde desmontable (o forrado con papel de horno si no es desmontable). Se pincha la masa con un tenedor, se cubre con papel de hornear y encima de este se reparten los garbanzos.
6. Se cuecen durante unos 8 minutos a 180 ºC.
7. Se retiran los garbanzos y el papel.
8. Se incorpora el sofrito a la mezcla de ingredientes, se remueve y se rellena la masa. Se decora con las puntas de los espárragos y se cuece en el horno a 180 ºC durante unos 30 minutos (hasta que la superficie esté un poco dorada).

Se puede acompañar de una ensalada.
Se pueden sustituir los espárragos por otra hortaliza, o combinar varias.

Pakoras

Ingredientes:
Hortalizas variadas: 1 cebolla morada mediana, 2 zanahorias grandes y 300 g de patatas
100 g de harina de garbanzo
150 ml de agua
1 cp de garam masala
1 cp de curri
2 dientes de ajo picados
2 cs de cilantro picado
1 cc de pimienta de Cayena (opcional)
Sal

Elaboración:
1. Se cortan las hortalizas y la patata muy finas. Se van colocando las hortalizas cortadas en un bol y se mezclan con las especias y la sal.
2. En un bol aparte se mezcla la harina de garbanzos y el agua, y se vierte sobre las verduras hasta cubrirlas. Si es necesario, se prepara más masa.
3. Se calienta el aceite en una sartén grande y se agregan las verduras con la masa a cucharadas, una por una, y se cocinan durante 2-3 minutos por cada lado. A medida que se fríen se colocan sobre un papel absorbente.

Se pueden elaborar con una única hortaliza: col, col china, col kale, brócoli, coliflor, cebolla, rodajas de berenjena, etc.
Quedan muy bien si las acompañamos de una salsa de yogur y hierbas.

Salsa de garbanzos

Ingredientes:	*Elaboración:*
250 g de garbanzos cocidos 1 pimiento rojo asado 1 cebolla morada pequeña 1 cs de aceite 3 cs de hierbas aromáticas frescas Zumo de ½ limón Sal	Se trituran juntos todos los ingredientes y se añade agua o caldo vegetal según la consistencia deseada.

Es ideal para acompañar platos de hortalizas a la plancha, al vapor, al horno, rebozadas, etc., o de farináceos (arroz, mijo, quinoa, etc.).
Se pueden sustituir las hierbas por especias (curri, comino, nuez moscada, etc.).
Se puede hacer espeso y servir en forma de flan o darle forma con un aro.

Tortitas (panqueque) de garbanzo

Ingredientes:	*Elaboración:*
300 g de harina de garbanzo 1 l de agua 2 ramitas de tomillo o romero fresco Aceite de oliva Sal y pimienta	1. Se mezcla la harina de garbanzo con el agua, la sal y la pimienta, y se deja reposar durante 2 horas. 2. Se pican las hojas de romero o tomillo. 3. Se calienta el horno a 200 °C. 4. Se añaden 100 ml de aceite a la masa y se vierte dentro de un molde untado con aceite. 5. Se esparce el romero por encima y se cuece durante unos 10 minutos.

Se puede preparar en raciones individuales.
Son ideales acompañadas de guacamole, ensalada de aguacate, ensalada de tomate, tomates cherry salteados y queso, etc.

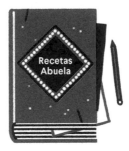

La única dificultad en la adaptación de recetas y preparaciones culinarias de la dieta omnívora a la vegetariana radica en reemplazar los alimentos de origen animal (pescado, carne y derivados, lácteos o huevos) por otros que puedan equipararse a nivel nutricional y gastronómico.

Como la mayor dificultad reside en la sustitución de alimentos o ingredientes para la elaboración de platos o preparaciones aptas para la alimentación vegana, en este apartado la mayoría de los platos son veganos, y en algunos de estos se indica si se pueden incluir huevos o lácteos.

Como ya hemos visto en anteriores secciones, hay muchos alimentos o ingredientes que sirven como sustitutos para carnes y derivados, huevos y lácteos para diferentes preparaciones. Por ejemplo, para sustituir la carne picada para elaborar albóndigas, hamburguesas, salchichas, salsa boloñesa, etc., se puede optar, entre otros, por:

- Proteína de soja texturizada.
- Seitán o tofu rallado.
- Copos de cereales + frutos secos.
- Setas + copos de cereales + frutos secos.

Para sustituir filetes o trozos grandes, se pueden utilizar filetes de seitán, de tofu, de tempeh o de soja texturizada deshidratados. Además, hay marcas comerciales de productos sustitutos de la carne y sus derivados (Heura®, Beyond Meat®, Quorn®, etc.), que se pueden encontrar en tiendas especializadas de dietética, de alimentación vegana y, cada vez más, en establecimientos convencionales.

Veamos, pues, cómo se pueden conseguir algunos platos veganos a partir de recetas clásicas de platos elaborados a base de ingredientes de origen animal utilizando ingredientes «no animales»:

Calabacines rellenos	
Ingredientes: 4 calabacines medios 400 g de tofu 1 cebolla 300 g de tomates maduros 60 g de pasas 30 g de piñones o nueces picadas 1 cs de estragón picado 3 cs de aceite Sal (y pimienta)	*Elaboración:* 1. Se pone agua abundante en una cazuela con un poco de sal. 2. Cuando empieza a hervir, se añaden los calabacines enteros y se dejan cocer 5 minutos. Se escurren y se dejan enfriar. 3. Se pela la cebolla y se pica. 4. Se limpian los tomates y se rallan. 5. Se limpian los calabacines y se cortan a lo largo. Se saca la pulpa con la ayuda de una cucharilla y se pica con un cuchillo. 6. Se pone a cocer la cebolla en una sartén con el aceite hasta que se ablande. Se añaden el tomate, el estragón, la pulpa de los calabacines, el tofu desmenuzado, la sal y la pimienta. 7. Se deja cocer unos 10 minutos y se añaden los piñones y las pasas. 8. Se llenan los calabacines con esta mezcla y se reparte la almendra picada por encima. 9. Se colocan en una bandeja que pueda ir al horno y se gratinan.
Se pueden servir con una ensalada. *Opción vegetariana:* sustituir el tofu y las almendras por queso fresco y queso semicurado rallado.	

Seitán con pisto	
Ingredientes: 300 g de seitán 1 berenjena 2 pimientos rojos 2 tomates maduros gordos 3 dientes de ajo 1 hoja de laurel 5 cs de aceite Sal (y pimienta blanca)	*Elaboración:* 1. Se corta el seitán a dados grandes. 2. Se limpian los pimientos y la berenjena y se cortan en dados. 3. Se pelan los ajos y se cortan en láminas. 4. Se ponen a cocer los ajos en una cazuela de barro con el aceite y, cuando empiezan a tomar color, se añaden los pimientos y el laurel y se cuecen 2 minutos. 5. Se añaden la berenjena, el seitán, los tomates rallados, la sal y la pimienta. 6. Se cuece destapado y removiendo de vez en cuando hasta que la berenjena esté tierna.

Pastel de «carne vegetal»

Ingredientes:
400 g de proteína de soja texturizada remojada
650 g de patatas
2 zanahorias grandes
1 cebolla
1 puerro
2 dientes de ajo
1 tomate maduro
1 rama de apio
4 ramitas de perejil
1 cs de harina
3 cs de bebida vegetal (soja o almendra)
4 cs de aceite
300 ml de caldo vegetal
Sal y pimienta

Elaboración:
1. Se pelan y cortan las patatas en dados.
2. Se pelan y cortan las zanahorias en rodajas finas.
3. Se pelan y cortan finos la cebolla y el puerro, y se ponen a cocer en una sartén con 2 cs de aceite, junto con ajos pelados y picados, y se cuece unos 5 minutos tapado y a fuego suave.
4. Se echa la harina y se cuece durante 1 minuto.
5. Sin parar de remover, se añade la soja, el caldo, el tomate rallado, el apio limpio y cortado, la mitad del perejil, la sal y la pimienta, y se cuece todo junto durante unos 20 minutos.
6. Mientras tanto, se cuecen las patatas con las zanahorias en un cazo con agua hirviendo y salada durante unos 10 minutos.
7. Se trituran y se mezclan bien con la bebida vegetal, 2 cs de aceite, sal, pimienta y el perejil restante.
8. En una fuente honda que pueda ir al horno se coloca el sofrito y se cubre con el puré de patata y zanahoria.
9. Se cuece al horno, precalentado a 190 °C, durante unos 20 minutos.

Se pueden servir con una ensalada.
Opción lacto-vegetariana: sustituir la bebida vegetal por leche.

Filete de seitán en cebolla pochada

Ingredientes:
4 raciones (unos 100 g por persona) de filetes de seitán, de soja texturizada remojada o de tofu
4 cebollas blancas grandes
1 guindilla (opcional)
1 hoja de laurel
4 cs de aceite
Sal, pimienta y pimentón dulce

Elaboración:
1. Se pela y corta la cebolla en láminas finas y se cuece a fuego lento en una cazuela de barro o de fondo grueso, con el aceite, el laurel, la guindilla, la sal y la pimienta.
2. Cuando la cebolla está reblandecida, se añade el pimentón dulce y se da unas vueltas.
3. Se añaden los filetes y se sigue cociendo hasta que estén tiernos, unos 5-10 minutos.

Albóndigas de lenteja caviar (beluga)

Ingredientes:	Elaboración:
250 g de lentejas cocidas o de frijoles negros 70 g de copos de avena 1 cp de ajo picado 2 cs de salsa de soja 8-10 hojas de albahaca fresca 3-4 tomates secos picados 1 cebolla mediana picada 1 cp de mostaza 100 g de aceitunas negras deshuesadas y picadas Sal y pimienta	1. Se precalienta el horno a 190 °C. 2. Se trituran las lentejas, la avena, el ajo, la salsa de soja, la albahaca, los tomates, la cebolla y la mostaza hasta que la mezcla forme una masa espesa y con trozos. 3. Se agregan las aceitunas y se sazona al gusto. 4. Se forman unas 12 albóndigas y se van colocando en una bandeja para hornear untada con aceite. 5. Se cuecen durante unos 20 minutos, girándolas a mitad de la cocción.

Se pueden acompañar con una ensalada y pan integral, o con una salsa a base de zanahoria, puerro y tomillo.

Albóndigas de tofu con salsa de zanahoria

Ingredientes:	Elaboración:
250 g de tofu 1 cebolla pequeña 3-4 cs de harina de garbanzo 1 diente de ajo 1 cs de aceite 1 plato con harina integral 2 ramas de perejil fresco Sal Para la salsa de zanahoria: 1 cebolleta 4 zanahorias 100 g de tomate rallado 1 pimiento verde 2 dientes de ajo 2 cs de aceite Orégano Sal	1. Se tritura el tofu con la cebolla, la harina de garbanzo, el ajo y el perejil. 2. Se da forma de albóndigas y se enharinan. 3. Se cuecen al horno sobre una placa untada con el aceite hasta que estén doradas. 4. Mientras tanto, en un cazo con el aceite se sofríen la cebolla, la zanahoria, los ajos y el pimiento cortados finos, durante unos 5 minutos. 5. Se añade el tomate y después agua que lo cubra y 1 cm más. Una vez cocido, se tritura, se añade el orégano y se cuece unos minutos más. 6. Se colocan las albóndigas en una fuente y se cubren con la salsa.

Se puede acompañar con arroz, cuscús, patatas al vapor, etc.

Hamburguesas de judías rojas

Ingredientes:	Elaboración:
700 g de judías rojas cocidas 2 cebolletas pequeñas 2 zanahorias medianas 2 dientes de ajo 2 cs de perejil picado 50 g de nueces picadas 4-6 cs de harina de garbanzo 3 cs de aceite Pan rallado o sémola de maíz Sal, pimienta negra y comino al gusto	1. Se rallan finas las zanahorias, se pican los ajos y se corta la cebolla bien fina. 2. Se trituran 2/3 partes de las judías y se mezclan con las judías restantes y los otros ingredientes. 3. Se deja reposar 10 minutos, se forman unas 12 hamburguesas (se puede añadir más harina según la consistencia) y se rebozan con el pan rallado o la sémola de maíz. 4. Se doran en una sartén antiadherente, o en el horno.

Se pueden cocer en el horno sobre una placa untada con aceite, y dándoles la vuelta a mitad de la cocción.
Se pueden servir con una ensalada y pan.

Canelones de tofu y espinacas

Ingredientes:	Elaboración:
12 canelones 400 g de tofu 2 manojos de espinacas 40 g de almendra picada ½ l de bechamel clarita 4 dientes de ajo 1 cp de nuez moscada 2 cs de aceite Sal y pimienta	1. Se limpian y se hierven las espinacas con poca agua durante 4 o 5 minutos. Se escurren bien y se pican. 2. Se cortan los ajos y se doran con un poco de aceite. 3. Se mezclan las espinacas, los ajos, el tofu rallado, sal, pimienta y la nuez moscada. 4. Se hierven o remojan las placas de los canelones y se extienden sobre una tela. 5. Se hacen los canelones y se colocan en una fuente para horno. 6. Se cubren con la bechamel y la almendra picada, y se gratinan.

Se pueden servir con una ensalada.
Opción vegetariana: sustituir el tofu y las almendras por queso fresco y queso semicurado rallado, y elaborar la bechamel con leche.

Lasaña de lentejas

Ingredientes:	Elaboración:
500 g de lentejas cocidas 300 g de sofrito de hortalizas (puerro, cebolla, tomate, zanahoria rallada, etc.) 200 g de bechamel o salsa de tomate o puré de coliflor Placas de lasaña precocidas Queso vegano o almendra picada para gratinar	1. Se hidrata la pasta de lasaña en agua caliente siguiendo las instrucciones del envase. 2. Se mezclan las hortalizas con las lentejas escurridas. 3. Se monta la lasaña intercalando la pasta con el relleno, y se termina cubriendo con la salsa. 4. Se cubre con el queso rallado o la almendra, y se cuece unos 20 minutos a 180 °C, o hasta que quede ligeramente dorada.

Se pueden sustituir las lentejas por 400 g de proteína de soja hidratada, y cocida con el sofrito.
Se puede utilizar el mismo relleno de lentejas o de soja para preparar canelones u otro tipo de pasta.
Se pueden servir con una ensalada.
Opción vegetariana: elaborar la bechamel con leche y gratinar con queso.

Espaguetis «a la carbonara»

Ingredientes:	Elaboración:
250 g de espaguetis 200 g de tempeh 1 cebolla mediana picada 100 g de anacardos crudos 200 ml de bebida vegetal sin azúcar (almendras, soja o avena) 1 cp de miso blanco 2 cs de levadura de cerveza 1 cs de perejil fresco picado 1 diente de ajo picado 1 cs de salsa de soja 1 cp de pimentón 1 cc de sal ahumada 1 cs de aceite Sal y pimienta	1. Se corta el tempeh en dados pequeños y se sofríe en una sartén mediana, con el aceite a fuego medio, durante unos 2 minutos. 2. Se añade la cebolla picada y se cuece 2 minutos más. 3. Se añaden la salsa de soja y el pimentón, y se cuece hasta que el tempeh esté dorado y crujiente. 4. Se trituran los anacardos, la bebida vegetal, la pasta de miso, la levadura, el ajo, la sal y la pimienta hasta que el conjunto quede suave. 5. Se vierte en una sartén grande y se cuece durante unos 2-3 minutos. Si espesa demasiado, se añade más bebida vegetal. 6. Se hierven los espaguetis según las instrucciones del paquete y se mezclan con la salsa, el tempeh y el perejil, luego se sazonan con sal y pimienta.

Se pueden servir con una ensalada.
Opción vegetariana: seguir la receta clásica, sustituyendo el bacon por tempeh.

Estofado vegetal

Ingredientes:
4 raciones (unos 100 g por persona) de dados grandes de seitán o de soja texturizada remojada
250 g de setas limpias
300 g de patatas a dados
1 puerro a rodajas
1 tomate maduro
2 dientes de ajo
1 hoja de laurel
1 brote de romero fresco
4 cs de aceite
Sal

Elaboración:
1. Se rehoga el puerro en una cazuela con el aceite y, cuando se ablande, se añaden las setas y una pizca de sal.
2. Se añade el seitán o la soja y se le da unas vueltas.
3. Se añaden el tomate rallado, las patatas, la sal, los ajos, el laurel y el romero. Se le da unas vueltas y se añade agua, justo para cubrir el guiso.
4. Se cuece hasta que las patatas estén tiernas, y se sirve caliente.

Se pueden acompañar con una ensalada.

Asado de nueces

Ingredientes:
300 g de nueces picadas
200 g de castañas peladas y picadas
75 g de uvas pasas sin pepitas
50 g de copos de avena
1 cebolla picada fina
2 ramas de apio picado
1 puerro cortado y en rodajas finas
2 zanahorias ralladas
2 dientes de ajo picados
4 cs de tahini
2 cs de perejil fresco picado
4 cs de bebida vegetal (soja o almendra)
3 cs de aceite
Sal (y pimienta)

Elaboración:
1. En una sartén grande se sofríen la cebolla, el apio, el puerro y las zanahorias con 2 cs de aceite, durante 5 minutos, o hasta que se ablanden. Se añade el ajo y se cocina durante unos segundos más.
2. Se precalienta el horno a 180 °C y se engrasa con 1 cs de aceite la base de un molde para pan cubierta con papel de hornear.
3. Se vierte el sofrito en un bol y se añaden el tahini, las nueces picadas, las castañas, las pasas, el perejil, la bebida vegetal, la avena y la sal. Se sazona y se mezcla bien.
4. Se vierte la mezcla en el molde, presionando con una cuchara para compactar la mezcla, y se hornea unos 50 minutos, o hasta que esté ligeramente dorado.
5. Se deja enfriar 10 minutos y se vuelca sobre una tabla o fuente. Se corta en rodajas gruesas y se sirve caliente.

Se puede acompañar de una salsa de guisantes con menta.
Se puede servir con una ensalada como primer plato.

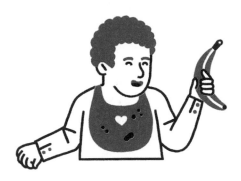

Y llegó otro gran día. Ya han pasado 6 meses y hemos observado que nuestro peque se puede mantener sentado con apoyo y con la cabeza erguida. El otro día vimos cómo cogía un garbanzo y, después de jugar un rato, se lo ponía en la boca, lo aplastaba con las encías y el paladar y se lo tragaba. Sabemos que son las tres características que muestran que un bebé está listo para empezar a ingerir comida, algo que suele pasar alrededor del sexto mes.

En diferentes apartados de este libro hemos visto que a partir de aproximadamente los 6 meses de edad podemos ofrecerle alimentos diferentes a la leche materna (o de fórmula), manteniéndola, eso sí, como la principal fuente de energía y calorías hasta el año de edad. Estamos en el período de alimentación complementaria, que abarca de los 6 meses al año de edad, y aunque lo esperábamos con mucha ilusión, nos invaden algunas dudas: ¿con qué alimentos empezamos?, ¿con qué cantidad?, ¿en qué orden?, ¿*baby-led weaning* o forma convencional? A todas ellas ya se ha dado respuesta en los capítulos anteriores. Recordemos que lo «único» que debemos hacer es ofrecerle los alimentos saludables con las texturas adecuadas, y respetar su sensación de hambre: los bebés ya saben cuánto deben comer. Eso sí, le ofreceremos una cantidad prudente, ya que su estómago es muy pequeño y, a fin de evitar el desperdicio alimentario, no le vamos a ir dando kilos de patatas para jugar, ¿no? Sobre las dos principales formas que hoy por hoy están sobre la mesa (¡nunca mejor dicho!) para ofrecer los alimentos al bebé, es decir, el *baby-led weaning* (alimentos que puede coger con las manos y masticar) o alimentos en forma de puré o chafados (necesitan muy poca masticación), las dos son válidas, tienen sus ventajas y sus desventajas, y no es necesario elegir una u otra, ya que, si se desea, se pueden combinar. Su capacidad y sus gustos deberían determinar la elección, tanto del método como de la textura o el orden de los alimentos que le ofrezcas.

Así pues, en este apartado vamos a centrarnos solo en cómo (en cuanto a texturas, tamaño de los trozos, presentaciones, tipos de preparaciones, etc.) y qué alimentos le ofrecemos. Recordemos que los alimentos más adecuados son los frescos o mínimamente procesados, evitando, en todos los casos, añadir sal, azúcar o edulcorantes artificiales. Empecemos recordando qué alimentos le podemos ofrecer. Sí, los de la tabla 3 del capítulo 2 del calendario de incorporación de nuevos alimentos sólidos para bebés vegetarianos. Prometo no incluir de nuevo la tabla, solo la parte que nos interesa ahora (a partir de 6 meses), para tener claro por dónde empezar:

Tabla 24

A partir de los 6 meses:
• Cereales con o sin gluten (pan, pasta, arroz, maíz, mijo, avena, etc.)
• Tubérculos (patata, boniato)
• Frutas frescas
• Hortalizas
• Legumbres y derivados de legumbres (tofu, tempeh, soja texturizada, harina de garbanzos, yogur de soja, etc.)
• Seitán
• Huevos
• Aceite de oliva virgen
• Semillas y frutos secos chafados o molidos
• Frutas desecadas trituradas
• Agua
Algunos matices importantes:
• Hortalizas: a partir de los 6 meses, pueden tomar cualquier tipo de hortaliza, excepto las acelgas y las espinacas, que tienen un contenido elevado de nitratos. Hasta el año, es mejor que no tomen o, como máximo, coman 35 g al día. Las borrajas no se deberían incluir hasta los 3 años. Si el niño sufre una infección bacteriana gastrointestinal, hay que evitarlas.

Dichas hortalizas, una vez cocinadas (enteras o en puré), como el resto de los alimentos, se tienen que conservar en la nevera, o en el congelador si no se consumen el mismo día. También es necesario evitar la zanahoria, la remolacha, los rábanos crudos, que por su dureza pueden suponer un riesgo de ahogamiento.

- Frutas: no en forma de zumos caseros ni comerciales. Hay que ofrecerla fresca en forma de «palitos», chafadas o en purés. También hay que evitar la manzana cruda entera o en trozos demasiado grandes. Se puede ofrecer rallada o a gajos finos.
- Frutos secos: ni enteros ni a trozos (por la alta probabilidad de ahogo que presentan). Se pueden triturar y añadir a las preparaciones, yogures de soja, cremas de verduras, etc., y también se pueden tomar en forma de cremas (crema de almendras, crema de avellanas, crema de cacahuete, etc.) sin azúcar ni sal, untadas en el pan o con bastoncitos de hortalizas, por ejemplo.
- Bebidas vegetales: podemos emplear bebida de soja enriquecida con calcio y sin edulcorar, preferentemente, u otra bebida de origen vegetal (avena, almendras, etc.) para cocinar o para ofrecérsela de forma puntual. Nunca deben sustituir la leche materna o, en su defecto, la artificial.
- Arroz: se puede ofrecer arroz en grano; en cambio, las bebidas y tortitas de arroz hay que evitarlas por el alto contenido en arsénico.

A partir de los 9 meses:

Se pueden ofrecer pequeñas cantidades de yogur de vaca sin azucarar y queso tierno sin sal.

Algunos matices importantes:
- En caso de ofrecer triturados, a partir de los 8-9 meses los alimentos ya no deberían ser purés de textura homogénea, sino, al menos, alimentos chafados o desmenuzados, para ir estimulando la masticación y la autonomía.

A partir de los 12 meses:

Se puede ofrecer leche entera (en caso de que el niño no tome leche materna) o bebida de soja enriquecida con calcio y sin edulcorar, yogur y queso tierno en más cantidad.

Algunos matices importantes:
- Hortalizas: pueden aumentar la cantidad de acelgas y espinacas hasta los 45 g diarios. Las borrajas no se deberían incluir hasta los 3 años
- La mayoría de los bebés pueden comer muchos alimentos de las comidas familiares, por lo que no deberías necesitar cocinar alimentos especiales.
- Se pueden ir diversificando las técnicas y preparaciones culinarias, utilizando el hervido, la plancha, el guisado, el estofado, el vapor, el asado, el horno, la fritura, etc.

A partir de los 4 años:

Se pueden ofrecer sólidos, que antes estaban contraindicados por el riesgo de atragantamiento, como frutos secos enteros, granos de uva enteros, palomitas, manzana o zanahoria cruda, etc.

Seguimos con las texturas y el tamaño de los alimentos. La siguiente tabla resume algunos consejos e ideas sobre la presentación y preparación de los alimentos:

Tabla 25

Presentación	Preparación	En general...
Puré	• Cocinar los alimentos, excepto la fruta • Usar batidora, un colador o pasapurés • Mezclar con leche materna o bebida de soja enriquecida en calcio y sin edulcorar • Añadir patata, boniato, sémola de trigo o de maíz, o copos de cereales (sin azúcar) para espesar	• No añadir sal ni azúcar, ni ningún otro edulcorante (miel, siropes, jarabes, etc.) • Se puede añadir aceite de oliva virgen en crudo y antes de servir • Comprobar siempre la temperatura antes de servir • Ofrecer el agua en un vaso • Nunca dejarle solo mientras está comiendo. Siempre que sea posible, hay que comer con él • Ofrecerle varias comidas al día, según su apetito, intentando que coincidan con las de la familia • No forzarle nunca a comer
Chafado o desmenuzado	• Crudos o cocinados • Mezclar con leche materna o bebida de soja enriquecida en calcio y sin edulcorar • Añadir patata, boniato, sémola de trigo o de maíz, o copos de cereales (sin azúcar) para espesar	
Trozos	• Elegir alimentos blandos y fáciles de masticar (que se pueden machacar con el paladar y las encías) • Evitar uvas, cerezas y frutos secos enteros, palomitas, así como zanahoria y manzana crudas • Eliminar pieles, pepitas, huesos y partes fibrosas • El tamaño ideal es un poco más largo que el puño del bebé, por ejemplo, en forma de palitos que sobresalgan de la mano cerrada	

Fuente: Adaptado de «Under-fives. The Vegan Society».

Preparar la comida para los bebés en casa tiene muchas ventajas, entre ellas, permite ofrecer alimentos de temporada, de producción local y de venta de proximidad; puede resultar más económico, se puede ofrecer más variedad de alimentos y de platos (se exponen a más sabores y texturas) y permite controlar todos los ingredientes que se utilizan, como el tipo y la cantidad de aceite, de sal, etc. No obstante, la preparación de comida casera para bebés requiere un cuidado especial para garantizar una alimentación segura y mantener el máximo de nutrientes de los alimentos frescos. Es muy importante mantener la higiene en la manipulación de los alimentos, aplicando las cuatro normas básicas de higiene: limpiar, separar, cocinar y enfriar, que ayudan a evitar las toxiinfecciones alimentarias. Antes de empezar es necesario lavarse las manos y limpiar las superficies y los utensilios de cocina. También es importante tener en cuenta las siguientes consideraciones:

- Lavar y/o pelar las frutas y las hortalizas y eliminar las semillas o los huesos.
- Cocinar los alimentos hasta que estén muy tiernos. Tanto hervir como cocinar al vapor o en el microondas (utilizando la mínima cantidad de agua) son buenos métodos.
- Los alimentos que se cuecen o se recalientan deben alcanzar, como mínimo, la temperatura de 65 °C, lo que a nivel práctico implica comprobar que la preparación hierve, humea o el alimento cambia de color en todo el interior.
- Asegurar que la textura y la temperatura sean las adecuadas. Después de cocer o calentar los alimentos, hay que mezclarlos bien y volver a controlar la temperatura para que no quemen.
- Cocinar bien los huevos. Hay que cocer los huevos y los alimentos que contienen huevo a una temperatura que alcance los 75 °C en el centro del producto. Es preciso cuajar bien las tortillas.

- Para mayor comodidad, se puede congelar la comida preparada para su uso posterior. Recuerda marcar o poner una etiqueta con la fecha. En el congelador se mantiene uno o dos meses, dependiendo siempre de la categoría del aparato (habitualmente indicado en estrellas). Se puede optar por:
  - congelar pequeñas porciones en una bandeja para cubitos de hielo y, una vez congelados, colocarlos en bolsas o recipientes para porciones individuales, o bien
  - colocar porciones de comida en una bandeja para hornear galletas, y congelar. Una vez congeladas, se pueden transferir a otro recipiente para guardar en el congelador.
- Al cocinar para el resto de la familia, se puede retirar la porción del bebé antes de agregar sal y condimentos.
- Una vez preparada la comida, hay que servirla, o bien refrigerarla de inmediato para consumir el mismo día. Si no se va a consumir el mismo día, es preferible congelarla.

Los alimentos comerciales para bebés (potitos) pueden ser una opción válida para situaciones ocasionales. El agua, el caldo y las vitaminas (por ejemplo, ácido ascórbico o vitamina C) se añaden para que tengan la consistencia adecuada para el bebé y para mejorar la conservación. Sin embargo, estos alimentos suelen ser caros, menos nutritivos, más dulces y demasiado triturados en comparación con los alimentos preparados en casa. Se deben evitar los que tengan sodio (sal), grasas vegetales que no sean aceite de oliva virgen y/o azúcares añadidos, como los concentrados de fruta o los jarabes (siropes). Es esencial leer la información nutricional de la etiqueta que acompaña al producto y deberían emplearse únicamente como solución a alguna situación puntual (un viaje, una comida fuera de casa…).

A continuación, vemos unos ejemplos de planificaciones diarias de menús para bebés vegetarianos y veganos (adaptados de «Propostes de menús vegetarians i vegans per a infants de 0 a 3 anys», ASP-CAT, 2020):

Tabla 26

Planificación diaria para bebés vegetarianos de 10-12 meses:	
Leche materna a demanda (o, si no es posible, leche adaptada)	
Desayuno	Pan integral con tomate y aceite, y queso tierno
Almuerzo	Judías verdes, zanahoria, patata y cebolla, y tortilla francesa. Melón
Merienda	Plátano, yogur natural y palito de pan
Cena	Sopa de arroz, calabaza y garbanzos
Planificación diaria para bebés veganos de 10-12 meses:	
Leche materna a demanda (o, si no es posible, leche adaptada)	
Desayuno	Pan integral con tomate y aceite, y tofu
Almuerzo	Judías verdes, zanahoria, patata y cebolla, y tortilla (con harina de garbanzos). Melón
Merienda	Plátano, «yogur» natural de soja y palito de pan
Cena	Sopa de arroz, calabaza y alubias blancas
Planificación diaria para bebés vegetarianos de 18 meses-3 años:	
Leche materna a demanda (o, si no es posible, leche adaptada)	
Desayuno	Leche y tostadas de pan integral con aceite
Media mañana	Plátano
Almuerzo	Estofado de patatas, zanahoria, calabacín, guisantes y huevo duro Fresas
Merienda	Yogur natural con muesli
Cena	Caldo vegetal con fideos y hamburguesa de garbanzos con hortalizas en papillote. Pera
Planificación diaria para bebés veganos de 18 meses-3 años:	
Leche materna a demanda (o, si no es posible, leche adaptada)	
Desayuno	Bebida de soja (con calcio y sin azúcar) y tostadas de pan integral con aceite
Media mañana	Plátano
Almuerzo	Estofado de patatas, zanahoria, calabacín, guisantes y dados de tofu. Fresas
Merienda	«Yogur» natural de soja con copos de avena
Cena	Caldo vegetal con fideos y hamburguesa de garbanzos con hortalizas en papillote. Pera

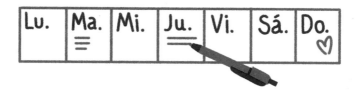

La improvisación en la alimentación suele conducir a la repetición de determinados alimentos y al consumo de alimentos listos para comer o precocinados. Planificar los menús también ayuda a hacer una compra más inteligente, pues adquirimos los alimentos y los productos necesarios y útiles y, por lo tanto, a evitar el despilfarro, lo que a largo plazo nos ayuda a ahorrar. Por todo ello es importante planificar los menús, en especial las ingestas principales, como son la comida y la cena.

Con demasiada frecuencia los menús familiares se basan, únicamente, en las preferencias alimentarias de los niños, para garantizar que comen a gusto y tranquilitos. Craso error. Los niños se acostumbrarán a lo que come su familia, y no al revés. En otras ocasiones se planean en función del gusto de los adultos, del precio, de la comodidad en su preparación y, cómo no, del tiempo disponible. Sin embargo, no hay que olvidar que la presencia de los diferentes grupos básicos de alimentos, en distintas proporciones, y distribuidos a lo largo del día, ayudará a mantener una alimentación saludable.

Además de esa distribución de los grupos de alimentos a lo largo del día y las frecuencias de su consumo a lo largo de la semana, es importante ofrecer una variedad de alimentos saludables para facilitar la cobertura de las ingestas recomendadas de nutrientes. También es importante para evitar la monotonía, descubrir sabores y texturas, nuevos platos, etc., y para fomentar el aprendizaje de unos buenos hábitos alimentarios que, a la larga, van a contribuir a conformar un patrón alimentario saludable y, por lo tanto, a mantener la salud. En esto vas a necesitar tres herramientas también muy útiles en la cocina: paciencia, perseverancia y capacidad para aceptar las críticas.

Al objeto de mejorar la aceptación de los menús es importante que cuando vayas a planificarlos tengas en cuenta a todos los miembros de la familia, el grado de aprobación de los alimentos, las combinaciones de platos (ni muy densas, como lasaña de lentejas y tortilla de patata, ni muy ligeras, como ensalada y wok de verduras), y, cómo no, la presentación del plato (colores, textura, temperatura, decoración, etc.).

En la siguiente tabla puedes consultar a modo orientativo las frecuencias de consumo de los diferentes grupos de alimentos:

Tabla 27

Grupo de alimentos	Frecuencia de consumo
Hortalizas	Como mínimo, en la comida y la cena
Farináceos[1] integrales	En algunas comidas del día
Frutas frescas	Como mínimo, tres al día
Frutos secos (crudos o tostados)	Cada día
Leche, yogur y queso (o bebidas vegetales enriquecidas con calcio y sin azúcares añadidos)	1-2 veces al día
Legumbres[2] y derivados, seitán, huevos	2-3 veces al día
Agua[3]	En función de la sed
Aceite de oliva virgen	Para aliñar y para cocinar
Alimentos malsanos: bebidas azucaradas y zumos, embutidos, patatas chips y *snacks* salados, golosinas, bollería, postres lácteos, galletas, etc.	Cuanto menos, mejor

1. Se consideran farináceos el pan, la pasta, el arroz, el cuscús, etc. (que conviene que sean integrales) y también la patata y otros tubérculos.
2. Las legumbres, por su composición nutricional rica en hidratos de carbono y en proteínas, se pueden considerar en el grupo de alimentos farináceos y también en el de proteicos (carne, pescado, huevos y legumbres), y pueden constituir un plato único.
3. El agua del grifo, proveniente de una red de distribución pública, es apta y saludable para el consumo y evita utilizar envases de un solo uso.

Adaptado de: «La alimentación saludable en la etapa escolar. Guía para familias y escuelas», Barcelona, ASPCAT, 2020.

Aunque la comida suele ser la ingesta más importante del día en cuanto a la cantidad y la variedad de alimentos que incluye, es igualmente importante una planificación de la cena equilibrada, y que se complemente con la comida. La imagen del plato saludable sirve de guía para planificar una comida equilibrada, y sugiere proporciones aproximadas de cada uno de los grupos de alimentos a incluir; la mayor parte del plato la ocupan las hortalizas, y deja una cuarta parte para los alimentos proteicos y la otra cuarta parte para los cereales integrales y los tubérculos, el aceite de oliva para aliñar, la fruta de postre y el agua para beber.

Tanto la comida como la cena se pueden estructurar en primer plato, segundo plato y postre, o como un plato único. Una propuesta de estructura de la comida y de la cena sería la siguiente:

- Primer plato: hortalizas, farináceos integrales, legumbres o tubérculos.
- Segundo plato: alimento proteico (legumbres y derivados, seitán, huevos o frutos secos).
- Guarnición: hortalizas y/o farináceos integrales, legumbres o tubérculos (según el primer plato).
- Postres: fruta fresca.
- Pan integral y agua.
- Aceite de oliva virgen para cocinar y aliñar.
- Sal yodada en su justa medida.

Hay infinitas combinaciones posibles. En la siguiente tabla vemos solo un ejemplo de planificación semanal de menús de las comidas principales:

Tabla 28

	Lunes	Martes	Miércoles	Jueves	Viernes	Sábado	Domingo
Comida	Hortalizas Legumbres	Hortalizas Patata Tofu	Hortalizas Cereal Queso	Hortalizas Arroz Frutos secos	Hortalizas Legumbres	Hortalizas Pasta y soja	Hortalizas Legumbres Arroz
Cena	Hortalizas Farináceo Frutos secos	Hortalizas Farináceo Legumbres	Hortalizas Legumbres	Hortalizas Tempeh Farináceo	Hortalizas Seitán Farináceo	Hortalizas Legumbres Farináceo	Hortalizas Tofu Farináceo

En esta otra vemos algunos ejemplos de menús de las comidas principales, siguiendo la propuesta de planificación anterior:

Tabla 29

	Lunes	Martes	Miércoles	Jueves	Viernes	Sábado	Domingo
Comida	Ensalada de lentejas	Salchichas de tofu y ensalada de patata	Macarrones con espinacas y queso de anacardos	Ensalada de arroz con hortalizas y nueces	Ensalada de garbanzos, hortalizas y cuscús	Ensalada Espaguetis con boloñesa de soja	Gazpacho Paella de hortalizas, guisantes y habas
Cena	Quinoa con hortalizas y frutos secos	Salteado de guisantes, hortalizas, bulgur y almendras	Hamburguesa de alubias y nueces con cebolla y tomate	Hortalizas y tempeh a la plancha con boniato	Estofado de seitán, hortalizas, patata y almendras	Tortilla de patata y cebolla con ensalada	Ensalada Pizza de hortalizas y tofu

Recuerda que las cantidades varían según la edad y los requerimientos individuales, y es conveniente adecuarlas a la sensación de hambre expresada por cada niño.

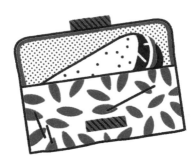

«¿Qué le pongo en el bocadillo?» tal vez sea una de las preguntas más recurrentes que oímos los/las dietistas-nutricionistas cuando cargamos contra los embutidos, «Mocilla» y similares de los bocatas. Ya verás que hay otras opciones, haberlas haylas. Por eso en este apartado incluimos algunas ideas, a modo de ejemplo, para que te sirvan de base y para que puedas engrosar la lista en función de vuestro gusto e imaginación. Sobra decir que también sirven para el desayuno en casa, y que las recomendaciones son, básicamente, las mismas (véase la pregunta 44).

La ingesta a media mañana en la escuela o el instituto, que suele coincidir con el momento de recreo o de descanso a mitad de la jornada escolar, permite complementar el desayuno de casa, sirve de tentempié si pasa demasiado tiempo entre el desayuno de casa y la comida, o no se ha desayunado en casa.

Recuerda que es importante adaptar las raciones de los alimentos a la edad y no sobrevalorar las necesidades individuales. Por esta razón, solo facilitamos ideas a nivel cualitativo, ya que las cantidades deben prepararse en función de cada caso. Algunas son para llevar en fiambrera y otras se pueden llevar en portabocadillos. No nos cansamos de insistir en que si los recipientes donde los colocas son reutilizables, aparte de contribuir a la guerra contra los plásticos, les estás dando un buen ejemplo a tus hijos.

Para la preparación de los desayunos, recuerda:

- Utilizar los cereales integrales (pan, pan de cereales, pan de semillas, pan de pipas, pan de nueces, cereales, palitos, etc.).
- Utilizar aceite de oliva virgen.
- Utilizar sal yodada, y con moderación.
- Si utilizas quesos, elígelos frescos o tiernos y, ocasionalmente, los semicurados y curados, evitando quesos en lonchas, queso crema, quesitos, brie, camembert, etc. Y fíjate bien que sea queso de verdad. En más de un envase de apetitoso queso se puede ver que no es más que un «derivado lácteo» con una larga lista de ingredientes; vamos, un ultraprocesado de escasa calidad nutricional.
- Cocer las hortalizas al vapor, a la plancha, al microondas o salteadas.
- Elige las cremas de frutos secos (cacahuete, nueces, almendras, avellanas) sin endulzar (ni azúcar, ni miel, ni sirope, ni estevia, ni…), sin aceite de palma, grasas vegetales o grasas vegetales hidrogenadas. Las puedes hacer en casa triturando los frutos secos muy poco tostados con un poco de aceite. Guárdalo en un frasco herméticamente cerrado y en el frigorífico.
- Adaptar las texturas y los tamaños de los alimentos en caso de menores de 4 años.
- Utilizar materiales de embalaje reutilizables (fiambreras, bolsas de tela, cantimploras, etc.) y evitar los de un solo uso (papel de aluminio, bolsas o botellas de plástico, briks, etc.).

Propuestas para desayunos veganos

Desayunos veganos
Opciones dulzonas
- Manzana y nueces - Plátano y almendras - Pera y avellanas - Palitos de pan, anacardos y pera - Palitos de pan, nueces y manzana - Frutos secos (nueces, almendras, avellanas...) y fruta desecada variada (pasas, orejones, ciruelas, dátiles...) - Pan con crema de avellanas, rodajas de plátano y virutas de chocolate negro (>85 %) - Pan con tahini, rebanadas finas de manzana y canela en polvo - Pan con crema de cacahuete, rodajas de plátano y cacao puro espolvoreado - Pan con crema de nueces y rodajas de higo fresco - Pan con crema de almendras, rodajas finas de pera y canela en polvo - Pan con crema de cacahuete, rodajas finas de manzana y uvas pasas - Boniato al horno con castañas asadas peladas - Pan con aceite, rodajas de plátano y virutas de chocolate negro (>85 %) - Pan con aceite, rodajas de pera y almendra laminada tostada
Opciones no dulces
- Pan tostado con aceite y gomasio - Pan con tomate y aceite - Pan con tomate, aguacate y sésamo tostado - Pan con hummus (paté de garbanzos) - Pan con crema de cacahuete - Pan con crema de cacahuete y aguacate - Pan con crema de cacahuete y rodajas de pepinillo en vinagre - Pan con crema de cacahuete y rodajas de pepino fresco - Pan con tomate, aguacate y queso vegano o tofu rallado - Pan con olivada y aguacate - *Crudités* con paté vegetal (hummus, babaganush, paté de lentejas...) - Tomates cherry con dados de queso vegano y dados de pan
Bocadillos de...
- tofu, tempeh, seitán o queso vegano, rodajas de tomate y orégano - tofu, tempeh, seitán o queso vegano, rodajas de tomate y trozos de aceitunas negras - tofu, tempeh, seitán o queso vegano y hortalizas (berenjena, calabacín, cebolla...) y hierbas - tofu, tempeh, seitán o queso vegano con lechuga, pepino, zanahoria rallada y mostaza - tofu, tempeh, seitán o queso vegano con tomate untado y hojas de espinacas - tofu, tempeh, seitán o queso vegano y ensalada de col (repollo, zanahoria, cebolla, yogur y mostaza) - tofu, tempeh, seitán, queso vegano, cebolla caramelizada, aceitunas negras sin hueso y orégano

- tofu, tempeh, seitán o queso vegano rodajas de tomate y aguacate
- tofu, tempeh, seitán o queso vegano, rodajas de tomate y pesto
- tofu, tempeh, seitán, setas a la plancha con ajo y perejil
- tofu, seitán o tempeh, espárragos y romesco
- tofu ahumado, rodajas de tomate, pepino y pasta de aceitunas negras
- tofu ahumado o tempeh, tomate y cebolla a la plancha y orégano
- tofu al curri, tahini, manzana a la plancha y canónigos
- crema de nueces, manzana y canónigos o rúcula
- crema de cacahuete y espinacas tiernas o canónigos
- hummus (paté de garbanzos) y tiras de pimiento asado
- hummus con pipas de calabaza y tiras de tomate seco
- hummus rojo (de pimiento del piquillo) y canónigos
- paté de lentejas y nueces con rodajas de pepino y de zanahoria
- seitán y escalivada (tiras de pimiento y berenjena asados)
- escalivada, tofu finas hierbas y aceitunas negras sin hueso
- revuelto de tofu con setas
- tortilla de harina de garbanzos, rodajas de tomate y rúcula
- tortilla de harina de garbanzos (con aguacate, alcachofas, cebolla, espárragos, espinacas, setas, patata, etc.)
- tortilla de harina de garbanzos y hierbas aromáticas frescas (perejil, albahaca, orégano, etc.)

Propuestas para desayunos vegetarianos

Desayunos vegetarianos
Opciones dulzonas
- Palitos de pan, trozos de queso y pera - Pan con queso, rebanadas de manzana y rúcula o canónigos - Dados de queso, dados de pan integral y uva blanca - Dados de pera con tacos de queso y avellanas
Opciones no dulces
- Pan con tomate, aguacate y queso - Tomates cherry con dados de queso fresco y dados de pan - Pan con tomate untado, aceite, queso y rúcula o canónigos - Pan con revuelto de huevo y perejil - Pan con aceite, rodajas de tomate y rodajas de huevo duro
Bocadillos de...
- queso, rodajas de tomate y orégano - queso, rodajas de tomate y trozos de aceitunas negras - queso, rodajas de tomate y aguacate - queso, lechuga, pepino, zanahoria rallada y mostaza

- queso, tomate a la plancha, cebolla a la plancha y orégano
- queso, hortalizas a la plancha (aguacate, alcachofa, espárragos, espinacas, setas, etc.) y hierbas aromáticas secas (tomillo, albahaca, orégano, etc.)
- queso, cebolla caramelizada, trozos de aceitunas negras y orégano
- queso, rodajas de tomate y pesto
- queso, rodajas de tomate, pepino y pasta de aceitunas negras
- queso y ensalada de col (repollo, zanahoria, cebolla y mostaza)
- rodajas de huevo duro, escalivada y aceitunas negras
- rodajas de huevo duro y rodajas de tomate
- rodajas de huevo duro, lechugas variadas y pan untado con tomate
- revuelto de huevo con setas
- tortilla francesa
- tortilla con hierbas aromáticas secas o frescas (perejil, tomillo, albahaca, etc.)
- tortilla de hortalizas
- tortilla de hortalizas y rodajas de tomate o el pan untado con tomate

Y no olvides la pregunta 41, que, en resumen, dice: tu peque antes cambia su equipo de fútbol favorito que su desayuno predilecto.

COMPLEMENTANDO LA COMIDA DE LA ESCUELA

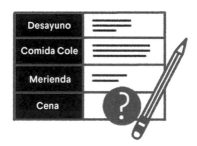

Para poder complementar adecuadamente los menús de la escuela, es imprescindible disponer de la programación de menús del comedor escolar, y lo ideal sería tenerla con una semana de antelación. Para que nos sea de utilidad, dicha programación debería proporcionarnos la información necesaria, como la fecha completa (mes, día del mes y de la semana) y la especificación del tipo de preparación y de ingredientes de todos los platos, incluidas las guarniciones (ensaladas, salsas, etc.). Además, debería ser comprensible y fácil de leer, es decir, con una fuente y un tamaño de letra legibles, y que los dibujos y las imágenes que pueda incluir no dificulten la lectura del menú. Y aquí nuestra experiencia es un grado: no valen los menús de octubre con hojas de árboles que caen y no dejan ver las letras del menú; no aceptamos denominaciones rocambolescas que impiden saber qué se come («potaje de la abuela» y «pastel de carne a la italiana») ni palabras escuetas y genéricas que aportan muy poca información («arroz» y «pescado»).

Para preparar una planificación de cenas equilibrada y que se complemente con la comida, hay que tener en cuenta las recomendaciones comentadas en el apartado anterior sobre la estructura de la comida, la variedad en los diferentes alimentos que constituyen cada grupo, así como las frecuencias recomendadas de consumo, tanto diarias como semanales. A partir de aquí solo es necesario tener en cuenta la disponibilidad de tiempo, de utensilios, de alimentos y los gustos de los miembros de la familia. Y no olvides que la responsabilidad sobre la alimentación de los pequeños de la casa recae en sus mayores. Delegar en el comedor escolar no puede acarrear más que problemas.

En la siguiente tabla facilitamos un ejemplo de complementación de varios días de la comida del comedor escolar con la cena en casa:

Tabla 30

Menú escolar	Cena en casa
Vegano	Vegana
Gazpacho Paella con judía garrafón Sandía	Ensalada de patata Seitán a la plancha con tomate aliñado Cerezas
Ensalada variada con frutos secos picados Garbanzos con cuscús Mandarinas	Sopa de cebolla, avena y tomillo Tortilla de alcachofas y cebolla (harina de garbanzo) Manzana
Crema de calabaza y boniato Quiche de tofu y espinacas Macedonia de fruta del tiempo	Hummus con *crudités* y pan integral con nueces Pera

Vegetariano	Vegetariana
Ensalada variada con huevo duro Lasaña de puerros y champiñones Rodajas de caqui	Crema de calabacín e hinojo Pizza de tomate cherry, mozzarella y albahaca Ciruelas
Ensalada de tomate y maíz Tortilla de patata y cebolla Uvas	Crema fría de garbanzos Libritos de berenjena y queso con tomate aliñado Albaricoques
Verduras salteadas Seitán con salsa de queso y puré de patata Melocotón	Ensalada de espinacas, piñones y parmesano Hamburguesa de judías rojas con pan de nueces Compota de pera

DE FIAMBRERAS Y OTROS RECIPIENTES

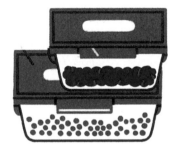

A la hora de organizar la comida para llevar en fiambrera, puede resultar más práctico preparar platos únicos que incluyan hortalizas, farináceos integrales (arroz, pan, pasta, etc.) o tubérculos (patata, boniato, etc.) y un alimento proteico, como son las legumbres y sus derivados (lentejas, garbanzos, judías, guisantes, tofu, soja texturizada, etc.), seitán, frutos secos, queso o huevos, en la proporción que hemos explicado en el apartado «Legumbres en cuchara». Para garantizar la variedad y el cumplimiento de las frecuencias semanales recomendadas de alimentos, es aconsejable hacer una planificación semanal (véase «Planificar para la semana: papel y lápiz, lo primero»). En cualquier caso, se recomienda:

- Utilizar aceite de oliva virgen para cocinar y aliñar.
- Para las ensaladas, llevar el aliño aparte y aliñar en el momento de consumir. En caso de no poderlo llevar aparte, se pueden colocar los alimentos más pesados con el aliño en el fondo (legumbres, pasta, arroz, frutos secos, etc.), seguidamente las hortalizas (pimiento, cebolla, tomate, pepino, etc.) y dejar las hojas (lechuga, rúcula, canónigos, etc.) en la parte superior (y no mezclarlo hasta el momento justo de consumir).
- Complementar la comida con fruta fresca para el postre.
- Beber agua durante la comida.
- Adaptar las cantidades de la fiambrera a las necesidades y sensación de hambre expresada por tus hijos.

Las cantidades de los ingredientes de las siguientes recetas corresponden a una ración estándar y se citan con el fin de conseguir un buen resultado de la receta. Sin embargo, la cantidad final con la que llenar la fiambrera dependerá del apetito de tu hijo y de la cantidad que suela comer:

Garbanzos con tomate y salsa pesto	
Ingredientes:	*Elaboración:*
200 g de garbanzos hervidos	1. Se corta el tomate a trozos.
1 tomate grande	2. Se mezcla con los garbanzos y se aliña con
2-3 cs de salsa pesto	la salsa pesto.

Alubias con judías tiernas	
Ingredientes:	*Elaboración:*
200 g de alubias rojas o blancas	1. Se hierven las judías verdes y se reservan.
hervidas	2. En una sartén se dora el ajo cortado a
200 g de judías verdes	láminas y se añade el comino.
2-3 cp de aceite	3. Se añaden las judías y las alubias, y se
1-2 dientes de ajo	remueve bien.
Comino, sal (y pimienta)	

Alubias blancas con pimientos asados

Ingredientes:	Elaboración:
150 g de pimientos frescos 200 g de alubias blancas hervidas 2-3 cs de aceite 1 diente de ajo pequeño Albahaca fresca Sal	1. Se asan los pimientos, se pelan y se cortan a tiras. 2. Se mezclan con las alubias y se aliña con el aceite, la sal y la albahaca picada. 3. Antes de llenar la fiambrera, se frota el interior con el diente de ajo.

En caso de utilizar pimientos asados en conserva, se mezclan directamente con las alubias.

Ensalada de guisantes y tofu ahumado

Ingredientes:	Elaboración:
100 g de tofu ahumado 200 g de guisantes Tomates cherry Canónigos Rúcula 2-3 cs de aceite 1 cp de vinagre Sal	1. Se hierven los guisantes. 2. Se corta el tofu a tacos y se saltea con un poco de aceite. 3. Se mezclan todos los ingredientes y se aliña al gusto.

Ensalada de guisantes y maíz

Ingredientes:	Elaboración:
200 g de guisantes 100 g de maíz Tomate Albahaca fresca o seca 2-3 cs de aceite 1 cp de vinagre Ajo picado Aceitunas negras tipo Aragón Sal (y pimienta)	1. Se hierven los guisantes. 2. Se corta el tomate a dados. 3. Se mezclan todos los ingredientes y se aliña al gusto.

Macarrones con tempeh

Ingredientes:	Elaboración:
100 g de macarrones 100 g de salsa de tomate ½ pimiento rojo 1 diente de ajo 100 g de tempeh 1 cs de aceite Sal, orégano (y pimienta)	1. Se hierven los macarrones. 2. Se marca el tempeh en la sartén y se reserva. 3. Se dora el ajo cortado a láminas y se añade el pimiento a dados o a tiras. Se saltea unos minutos y se incorpora la salsa de tomate, la sal (pimienta) y el orégano. 4. Se mezclan la salsa y el tempeh con la pasta.

Ensalada de arroz con nueces

Ingredientes:	Elaboración:
80-100 g de arroz 40 g de nueces peladas Zanahoria Berros Rúcula Pimiento rojo Cebolla morada o de Figueras 2-3 cs de aceite 1 cp de vinagre Sal	1. Se hierve el arroz. 2. Se cortan y lavan las hortalizas. 3. Se mezclan todos los ingredientes y se aliña al gusto.

Arroz con espinacas y tofu

Ingredientes:	Elaboración:
80-100 g de arroz 200 g de espinacas 100 g de tofu ahumado 1 puerro 2 dientes de ajo 2-3 cs de aceite Sal (y pimienta)	1. Se hierven el arroz y las espinacas lavadas y cortadas. 2. Se doran el ajo y el puerro en una sartén. 3. Se añade el arroz, el tofu a dados y las espinacas hervidas. 4. Se condimenta y se remueve bien.

Ensalada de patata hervida y tempeh

Ingredientes:	Elaboración:
200-300 g de patatas 100 g de tempeh Lechugas variadas Tomate Aceitunas negras 2-3 cs de aceite 1 cp de vinagre Sal	1. Se hierve la patata y se corta a rodajas. 2. Se dora el tempeh y se corta a tiras. 3. Se lavan y cortan las hortalizas. 4. Se mezclan todos los ingredientes y se aliña al gusto.

Pasta con pimientos asados y garbanzos

Ingredientes:	Elaboración:
80 g de pasta 100 g de garbanzos cocidos 100 g de pimientos asados Alcaparras 2 cs de aceite Sal (y pimienta)	1. Se hierve la pasta. 2. Se mezclan todos los ingredientes y se aliña al gusto.

Garbanzos estofados

Ingredientes:	Elaboración:
200 g de garbanzos cocidos 100 g de setas 1 tomate maduro 1 pimiento verde ½ pimiento rojo 1 cebolla 1 berenjena mediana 2 cs de aceite Sal (y pimienta)	1. Se corta la berenjena a dados y se deja en un bol con agua y sal unos 20 minutos. 2. En una cazuela con un poco de aceite se sofríe la cebolla picada y, cuando se haya ablandado, se añaden los pimientos cortados a dados, la berenjena y las setas troceadas, así como el tomate pelado y troceado. 3. Pasados unos 10 minutos, se añaden los garbanzos y se cubre con un poco de agua. 4. Se condimenta y se cuece hasta que las hortalizas estén tiernas.

Ensalada de quinoa y nueces

Ingredientes:	Elaboración:
60 g de quinoa 1 puñado de nueces picadas 1 cs de pasas 1 manzana pequeña Canónigos Pimiento rojo Queso fresco a dados (opcional) 1 cs de aceite 1 cp de vinagre o limón Sal	1. Se hierve la quinoa (1 parte de quínoa por 3 de agua fría). 2. Se cortan y se lavan las hortalizas. 3. Se mezclan todos los ingredientes y se aliña al gusto.

Ensalada de patata y huevo

Ingredientes:	Elaboración:
200 g de patatas 1 huevo duro Lechuga Tomate 1 cs de aceite 1 cp de vinagre Sal	1. Se hierven las patatas y el huevo 2. Se cortan las patatas a rodajas o a dados. 3. Se pela el huevo y se corta a gajos o a rodajas. 4. Se lavan y se cortan las hortalizas. 5. Se mezclan todos los ingredientes y se aliña al gusto.

Pasta con champiñones

Ingredientes:	Elaboración:
60 g de pasta 100 g de champiñones 100 g de tofu o queso fresco 1 diente de ajo 1 cs de aceite Perejil fresco Sal	1. Se doran los champiñones y el ajo picado en una sartén. 2. Se añade el tofu o queso a dados, y el perejil picado. 3. Se hierve la pasta y se mezcla con el resto de los ingredientes.

Ensalada de garbanzos

Ingredientes:	Elaboración:
200 g de garbanzos hervidos 2-3 tomates maduros 1 pimiento verde 1 cebolla pequeña Aceitunas negras tipo Aragón 2 cs de aceite Sal	1. Se cortan la cebolla, el tomate pelado y el pimiento a trozos muy pequeños. 2. Se mezclan con el resto de los ingredientes y se aliña al gusto.

Ensalada de cuscús

Ingredientes:	Elaboración:
30 g de cuscús 100 g de garbanzos cocidos Tomate Pimiento verde y rojo Pepino Cebolla tierna 1 cs de aceite 1 cs de vinagre Hierbabuena y perejil fresco picados Sal (y pimienta)	1. Se escalda el cuscús con el mismo volumen de agua hirviendo, se tapa durante 10 minutos y se remueve con un tenedor. Se deja enfriar. 2. Se pelan y se cortan muy finas las hortalizas. 3. Se mezclan con el cuscús y los garbanzos y se aliña al gusto.

Garbanzos salteados con espinacas

Ingredientes:	Elaboración:
150 g de espinacas hervidas 200 g de garbanzos cocidos 1 cs de piñones 1 cs de aceite 1-2 dientes de ajo Sal (y pimenta)	1. Se doran el ajo y los piñones en una sartén a fuego lento con el aceite. 2. Se añaden las espinacas y los garbanzos. 3. Se salpimienta al gusto.

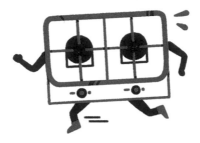

Llegamos a casa con el cansancio acumulado de todo el día y no hay nada preparado para cenar, hay hambre y tenemos poco tiempo... Una situación demasiado frecuente en muchos hogares. Además de los horarios laborales y escolares, están los recados, la visita a la abuela, el paseo con el perro, las actividades extraescolares, los deberes, jugar con los amigos, etc. Todo este ajetreo nos deja poco tiempo para pensar en la cena, hacer la compra y cocinar, y es fácil caer en el hábito de adquirir alimentos listos para comer o precocinados para calentar en el microondas.

No desistas, vale la pena hacer el esfuerzo de recuperar las cenas saludables en familia, ya que a la larga nos harán sentir mejor (física y emocionalmente). Por fortuna, hay varias estrategias sencillas que te pueden ayudar a preparar y servir una cena sabrosa en la mesa de forma fácil y rápida. Todo comienza con un poco de planificación y organización (ya hemos tratado este tema en el apartado «Complementando la comida de la escuela»). Si, además, todos los miembros de la familia participan en la preparación, todo fluirá mejor y el tiempo no será un problema. Veamos algunas tácticas fáciles y efectivas para evitar el conflicto de la hora de la cena:

1. Tener a mano los menús de una semana, ya sea escritos en esa hoja que pende de la nevera, en una pizarra o grabados en la mente. Tener cuatro o cinco cenas pensadas para la semana nos puede facilitar mucho la tarea. Si, además, eliges opciones fáciles de elaborar y que gusten a la mayoría, mucho mejor. Lo

ideal es tener un plato principal pensado, como legumbres, pasta, estofado, etc., y lo único que habrá que decidir son las hortalizas, la salsa, los ingredientes minoritarios de la ensalada, el tipo de fruta o el pan para completar el menú.

2. Tener preparadas varias fiambreras con ingredientes y preparaciones básicas. Cocer 250 g de garbanzos comporta el mismo trabajo que cocer un kilo. Al cocinar legumbres, arroz, estofados, salsa boloñesa vegetal, hamburguesas de legumbres, sofrito de hortalizas, salteado de setas, etc., puedes preparar el doble o el triple de lo que vais a consumir ese mismo día, y así podrás guardar el resto en el frigorífico (recuerda que la capacidad de conservación del frigorífico depende de la temperatura que sea capaz de alcanzar) o en el congelador para utilizar en otra ocasión. Por ejemplo, si prevés que el martes andarás muy liado, y nadie podrá preparar la cena, el lunes por la noche o el mismo martes por la mañana puedes sacar del congelador los garbanzos y el pisto y guardarlos en el frigorífico para que estén descongelados a la hora de cenar. Siempre debes descongelar los alimentos pasándolos al frigorífico.

3. Disponer de alimentos rápidos de preparar. Se trata de tener reservas de alimentos básicos en la despensa y en el refrigerador. Sí, hasta para la simple y socorrida sopa de ajo hacen falta ajos y pan seco. Además de frutas y hortalizas frescas de temporada, conviene disponer de arroz, pasta, cuscús, sémola de maíz, mijo, avena, legumbres cocidas, tofu, proteína de soja texturizada, harina de garbanzos, huevos, patatas, hortalizas duraderas (zanahoria, cebollas, ajos, etc.), conservas de salsa de tomate, de pimientos, etc.

4. Implicar a toda la familia en el proceso. La responsabilidad de preparar la cena no tiene por qué recaer en una sola persona. Asigna las tareas apropiadas para la edad y la capacidad de cada cual, como limpiar la fruta para el postre, mezclar hortalizas precortadas en una ensalada, poner la mesa, recogerla, etc. Incluso los niños más pequeños disfrutan de participar en la planificación y preparación de las comidas.

En la mayoría de los apartados de este capítulo hay recetas sencillas y rápidas que puedes utilizar para preparar o planificar la cena. Aun así, a continuación puedes consultar algunas más:

Tallarines con salsa de nueces

Ingredientes:	Elaboración:
300 g de tallarines	1. Se pone a cocer la pasta con abundante agua salada hirviendo y un poco de aceite.
100 g de nueces peladas	
250 g de tofu o queso fresco (requesón, ricota, etc.)	2. Se doran los ajos pelados y cortados en láminas en un cazo con un poco de aceite. Se sacan del fuego y se dejan enfriar.
100 ml de bebida vegetal o leche	
2 dientes de ajo	
4 ramitas de perejil	3. Se mezclan los ajos con las nueces, el tofu o queso, la bebida vegetal o leche, el perejil limpio y sin troncos, el aceite, sal (y pimienta), y se tritura bien.
2 cs de aceite	
Sal (y pimienta)	
	4. Cuando la pasta está cocida, se escurre rápidamente y se mezcla con la salsa.
	5. Se sirve al momento.

Se puede espolvorear con levadura de cerveza o queso seco rallado, y acompañar de una ensalada.
Otra receta más fácil: mientras se cuece la pasta, se machacan en el mortero: 150 g de nueces peladas con una pizca de canela, una pizca de nuez moscada, sal (y pimienta). Se mezcla con la pasta y 3-4 cs de aceite. Se espolvorea con perejil fresco picado.

Revuelto de hortalizas

Ingredientes:	Elaboración:
4 huevos	1. Se limpian y centrifugan las hojas de espinacas.
100 g de setas	2. Se limpian las setas y se cortan en tiras.
100 g de espinacas	3. Se limpia y corta en dados pequeños el calabacín.
1 calabacín	4. Se pelan los ajos y se cortan pequeños.
4 ajos tiernos	5. Se limpia y pica el perejil.
2 ramas de perejil	6. Se saltean las espinacas, las setas, el calabacín y los ajos en una sartén con el aceite durante unos 5 minutos.
2 cs de aceite	
Sal (y pimienta)	
	7. Se añade el huevo batido con sal, pimienta y el perejil, y se cuece sin dejar de remover hasta que está cuajado.

Versión vegana: sustituir los huevos por un bloque de tofu blando triturado, 1 cp de almidón de maíz (tipo Maizena), ½ cc de cúrcuma, sal y 2 cs de aceite, o bien por 1 bloque de tofu firme desmenuzado, 2 cs de levadura de cerveza, ½ cc de cúrcuma, ½ cc ajo en polvo, 2 cs de bebida vegetal y 2 cs de aceite.

Garbanzos al curri	
Ingredientes: 800 g de garbanzos cocidos 5-6 tallos de apio 1 cebolla ¼ l de caldo vegetal 60 g de aceitunas negras 4 ramitas de perejil o de cilantro 1 cs de curri 3 cs de aceite Sal	**Elaboración:** 1. Se pone a cocer la cebolla, pelada y cortada fina, en una cazuela con el aceite, hasta que está reblandecida. 2. Se añade el apio limpio y cortado fino. 3. Se deja cocer unos 8 minutos. Se añaden el curri y la sal y se da unas vueltas. 4. Se añaden los garbanzos, el caldo y las aceitunas, y se cuece unos 10 minutos más. 5. Se decora con el perejil o cilantro picado.

Si se prefiere tomar como potaje, se puede añadir más caldo.

Ensalada de patata y queso	
Ingredientes: 8 patatas medianas del mismo tamaño 200 g de queso feta 1 cebolla roja o de Figueras 2 cebolletas 1 cs de perejil picado 1 cs de miel ½ cs de mostaza en grano 2 cs de vinagre de vino blanco 6 cs de aceite Sal (y pimienta)	**Elaboración:** 1. Se ponen a cocer las patatas enteras cubiertas en agua fría. 2. Cuando empieza a hervir, se dejan cocer 20 minutos y se escurren. 3. Se dejan enfriar. 4. Se pelan las cebollas, se limpian y se cortan muy pequeñas. 5. Se mezclan con el perejil, la miel, la mostaza, el vinagre, el aceite, sal y pimienta. 6. Se pelan las patatas y se cortan en rodajas de 1 cm de espesor. 7. Se colocan en una bandeja con el aliño por encima y se reparte el queso desmenuzado.

Versión vegana: en lugar de queso feta, utilizar tofu ahumado, y en lugar de miel, melaza.

Judías blancas gratinadas

Ingredientes:
800 g de judías blancas cocidas
2 nabos
2 chirivías muy tiernas
1 cebolla
500 g de tomates maduros
5 ramas de perejil
3 dientes de ajo
½ vaso de pan rallado
1 cs de comino molido
5 cs de aceite
Sal (y pimienta)

Elaboración:
1. Se pelan los nabos y las chirivías y se cortan en dados pequeños.
2. Se ponen 2 cs de aceite en una olla y se sofríe la cebolla pelada y picada pequeña hasta que se reblandezca.
3. Se añaden los nabos, las chirivías y el comino y se cuece removiendo durante unos 2 minutos.
4. Se añaden los tomates rallados, sal y pimienta.
5. Se deja cocer unos 15 minutos.
6. Se hace una picada con el ajo, el perejil, la sal, la pimienta, y se añade el aceite restante y el pan rallado.
7. Se echan las judías a la cazuela y se mezcla bien.
8. Se vierte todo en una cazuela de barro y se cubre con la picadura.
9. Se pone a gratinar en el horno, precalentado, hasta que quede dorado.

Se puede tener el sofrito hecho con anterioridad, y bastará mezclarlo con las judías y gratinar.
Se puede acompañar de una ensalada.

Verduras salteadas con tempeh y ajo

Ingredientes:
600-800 g de hortalizas variadas (judía verde, zanahoria, col, coliflor, etc.)
300 g de tempeh
4 dientes de ajo
3-4 cs de aceite
Sal

Elaboración:
1. Se lavan, pelan y cortan lar hortalizas y se cuecen *al dente*.
2. Se pela el ajo y se corta en láminas. Se corta el tempeh a tiras o dados. Se doran en una sartén con el aceite.
3. Se añade la verdura y saltea.

Ideal para servir con algún cereal.
Se puede sustituir el tempeh por tofu, Huera o Quorn, etc.

Brócoli con almendras

Ingredientes:
600-800 g de brócoli
1 pimento rojo
8 cs de almendras laminadas
2 dientes de ajo
3-4 cs de aceite
Sal

Elaboración:
1. Se lava el brócoli, se corta en ramilletes y se cuece *al dente.*
2. Se pelan los ajos y se cortan en láminas.
3. Se lava el pimiento y se corta en tiras.
4. Se saltea con las almendras y los ajos en una sartén con el aceite hasta que tomen color.
5. Se añade el brócoli y la sal.

Ideal para acompañar pasta, arroz, polenta, quinoa, mijo, etc.

Polenta con hortalizas y tofu

Ingredientes:
Hortalizas al gusto: pimiento rojo, calabacín, puerro, etc.
250 g de polenta
1 l de agua
200 g de tofu
4 cs de aceite
Hierbas aromáticas picadas
Sal

Elaboración:
1. Se lavan, pelan y cortan a rodajas o dados las hortalizas.
2. Se corta el tofu a dados.
3. Se saltean en una sartén con 3 cs de aceite.
4. Se pone 1 l de agua en una cacerola y cuando hierva se le añade la sal con 1 cs de aceite. Cuando se haya disuelto, se va añadiendo la polenta en forma de lluvia y poco a poco, sin dejar de remover constantemente hasta que haya cuajado.
5. Se vierte la polenta en cada plato formando una especie de nido o base de pizza.
6. Se reparte el salteado de verduras y tofu por encima y se espolvorea con las hierbas aromáticas.

Se puede acompañar de una ensalada.
En lugar de tofu se pude utilizar cualquier legumbre cocida o derivado.

429

¿Algunas ideas de menús rápidos? A partir de estas recetas y de otras de los apartados anteriores, entre las infinitas combinaciones posibles, veamos algunos ejemplos de menús:

Cenas vegetarianas	Cenas veganas
Ensalada de tomate y maíz Tortilla de patata y cebolla Fruta	Ensalada de tomate y maíz Tortilla de patata y cebolla (harina de garbanzo) Fruta
Sopa de cebolla, avena y tomillo Revuelto de huevo y hortalizas Fruta	Sopa de cebolla, avena y tomillo Revuelto de hortalizas (con tofu) Fruta
Ensalada de espinacas, naranja y piñones Hamburguesa de judías rojas con pan de nueces Compota de frutas	Ensalada de espinacas, naranja y piñones Hamburguesa de judías rojas con pan de nueces Compota de frutas
Ensalada de patata y hortalizas Seitán a la plancha Fruta	Ensalada de patata Seitán a la plancha Fruta
Ensalada de lechugas variadas y frutos secos Polenta con hortalizas y queso Fruta	Ensalada de lechugas variadas y frutos secos Polenta con hortalizas y tempeh Fruta
Hummus con *crudités* y pan integral con nueces Fruta	Hummus con *crudités* y pan integral con nueces Fruta
Crema de calabacín e hinojo Pizza (o rebanada de pan) de tomate cherry, mozzarella y albahaca Fruta	Crema de calabacín e hinojo Pizza (o rebanada de pan) de tomate cherry, tofu rallado y albahaca Fruta
Rodajas de rabanitos Lentejas con arroz Fruta	Rodajas de rabanitos Lentejas con arroz Fruta
Rodajas de zanahoria al limón Brócoli con almendras y quinoa Fruta	Rodajas de zanahoria al limón Brócoli con almendras y quinoa Fruta
Ensalada de remolacha y col lombarda Tallarines con salsa de nueces Fruta	Ensalada de remolacha y col lombarda Tallarines con salsa de nueces Fruta

Las fiestas infantiles, ya sean aniversarios o demás celebraciones, no suelen estar exentos de polémica, entre otros motivos, por el tipo de alimentos y bebidas que se suelen ofrecer. Hay madres y padres muy concienciados sobre la importancia de la alimentación, y lo llevan todo a rajatabla aplicando las recomendaciones sobre alimentación saludable hasta en el más mínimo detalle; también los hay en el extremo opuesto: los que disfrutan ofreciendo todo tipo de sustancias comestibles de colores, y cuantas más, mejor. Estos no se cortan a la hora de poner en la mesa «de todo»: golosinas (chuches), zumos y bebidas azucaradas, patatas chips y otros aperitivos salados y fritos de todos los colores, embutidos, bollería (bizcochos, galletas, magdalenas, cruasanes, etc.), helados y, por supuesto, el pastel. Es más, hasta los hay que se mosquean si asoma alguna fruta fresca, pan integral con hummus, o se ofrece agua para beber. Frases del tipo «Pero ¿esto no era una fiesta?», «¿Hay alguien a dieta o qué?», «¡Por favor, que un día es un día!», etc., los delatan. A ver, no estamos diciendo que en una fiesta de cumpleaños se soplen las velas en una naranja. Obviamente, si estamos en una celebración de cumpleaños no es de recibo negarle un trozo de tarta a nadie (a no ser que contenga algún alérgeno al que es alérgico).

Olvídalo, no se «enseña a comer» de forma saludable en una fiesta, no es el lugar ni el momento. Se aprende a comer bien: *a)* viendo a los referentes principales (a mamá, a papá, a los hermanitos, a la abuela…) comer comida de verdad; *b)* teniendo acceso fácil a alimentos saludables (hay que tener la oportunidad de cogerlos, probarlos y consumirlos), y *c)* no tener a mano ni a la vista alimentos malsanos. Pero lo que no hay que hacer, y menos en una fiesta, es prohibirlos o quitarlos de las manos o de la boca (a no ser que haya riesgo de atragantamiento, alergia, etc.). Prohibir o restringir el consumo de determinados alimentos despierta su deseo, y es muy probable que a la mínima oportunidad que el niño tenga de acceder a ellos, lo consuma de forma exagerada. Lo ideal es evitar tener que negar este tipo de productos, procurando que no estén muy presentes, y si lo están, que sea en poca cantidad. Recuerda que, tanto si son biológicos, ecológicos, de comercio justo o de kilómetro cero, los alimentos malsanos siguen siendo malsanos, y se recomienda hacer un consumo muy ocasional.

En ocasiones festivas (sí, es mucho más fácil si hay buen rollo con el resto de las familias) existen alternativas, por ejemplo:

- Sugerir que en las fiestas haya menos dulces y más fruta (macedonias, pinchos de frutas, etc.), frutos secos, bocadillos o sándwiches de pan integral y con un relleno decente, agua para beber, etc.
- Retirar los dulces cuando ya hayan comido unos cuantos.
- Juntar las celebraciones de varios niños que cumplen el mismo mes, por ejemplo.
- Dar más énfasis a los juegos, actuaciones y música que a la comida (música en directo, juegos, teatro, escenografías o coreografías preparadas por un grupo de amigos, etc.).

Una de las pocas ocasiones en que podemos tomar parte en este asunto, y decidir qué hacer y cómo, es cuando se trata del cumple de nuestro hijo y está en nuestras manos la organización. En este espacio vas a disponer de algunas ideas, y es posible que unas cuantas las conozcas. Además de las estrategias mencionadas más arriba, en cuanto a alimentos y bebidas, hay muchas opciones. Pueden servir algunos de los ejemplos de desayunos, platos proteicos y entrantes de la pregunta 44 del capítulo 3, y de los apartados «Ya no le hará falta ni una proteína» y «Entrantes para una comida especial» del presente capítulo, respectivamente. De este modo, se pueden ofrecer:

Para beber
• Agua
• Aguas aromatizadas (véase «Entrantes para una comida especial»)
• Batidos de frutas (*smoothies*, para los modernos)
• Batidos de frutas y hortalizas con leche o bebida vegetal
• Gazpachos: gazpacho clásico; gazpacho de sandía y tomate, de cereza, de remolacha, etc.
• Leche o bebidas vegetales
• Leche batida (con canela y piel de limón)
• Leche con cacao

Para comer
• Fruta fresca entera, a rodajas, cortada en boles, en brochetas, macedonia en vasitos
• Brochetas de hortalizas, de hortalizas y queso, de frutas y queso...
• Frutos secos (almendras, avellanas, nueces...)
• Fruta desecada (pasas, albaricoques, ciruelas...)
• Minibocatas, sándwiches y canapés con rellenos y *toppings* saludables
• Patés vegetales (tipo hummus), guacamole, de queso fresco con palitos de pan, tostadas, galletas o *crudités* de hortalizas (zanahoria, pepino, pimiento, apio...)
• Tortillas: de patata, de patata y cebolla, de calabacín, etc.
• Pizza y cocas caseras
• Empanadillas y empanadas caseras (la masa y el relleno)
• Croquetas de setas, de queso, de tofu y zanahoria, falafels...
• Aceitunas
• Dados de queso
• Palomitas

Algunas ideas dulces
• Compotas de frutas: de manzana y pera, de manzana y arándanos, de pera y vainilla...
• Helados de fruta madura triturada
• Sorbetes de fruta fresca
• Granizados de fruta fresca o de frutos secos y leche o bebida vegetal
• Cubitos de zumo natural de frutas
• Galletas y tortitas
• Bizcocho casero
• Pastel casero

Se pueden decorar todos los platos y alimentos dando un toque personal para que resulten originales y divertidos:

- Decorando con canela en polvo, cacao en polvo, hojas de menta, láminas de almendras, nueces, pasas, tiras de albaricoque seco, virutas de chocolate, gajos de fruta, con rodajas de plátano, frutas secas trituradas, frutas del bosque (moras, fresas, frambuesas, etc.).
- Dando formas diferentes a los sándwiches, frutas y hortalizas (se pueden utilizar cortadores ondulados y moldes de formas variadas).

Es preferible elaborar la repostería en casa, para poder escoger los ingredientes y cantidades más saludables:

- Utilizar aceite en lugar de mantequilla.
- Utilizar harina integral o mezcla en lugar de blanca.
- Sustituir la mitad del aceite, margarinas, mantequilla, etc., de las recetas por agua, leche desnatada, bebida vegetal, yogur desnatado o fruta triturada (según la receta).
- Menos cantidad de azúcar: reducir a un tercio el azúcar de las recetas dulces. Por ejemplo, si la receta indica «150 g de azúcar», utilizar solo 50 g.
- Utilizar hierbas y especias para resaltar el sabor de los platos (vainilla, canela, anís, ralladura de naranja o limón, jengibre, cardamomo, etc.).

¿Algunas ideas más? Aquí tienes unas recetas básicas que admiten infinitas variaciones:

Crema de nueces y pasas

Ingredientes:	Elaboración:
100 g de nueces 100 g de pasas remojadas en agua 150 ml de nata vegetal o 100 ml de bebida vegetal	1. Se trituran las nueces y las pasas en la picadora. 2. Se baten con el líquido añadiendo la cantidad según la consistencia que se desee (mojar palitos o untar en pan, en tostadas, etc.).

Se puede añadir 1 o 2 cs de cacao en polvo para obtener una crema con sabor a cacao.
Para obtener otra variedad de crema de cacao, utiliza avellanas y dátiles.

Coca de cebolla y aceitunas negras

Ingredientes:	Elaboración:
Para la masa: 150 ml de aceite 150 ml de agua con gas 400 g aprox. de harina integral Para la cobertura: 1 kg de cebollas peladas (unas 4 o 5 cebollas) 70 g de aceitunas negras 1 cs de aceite Sal (y pimienta)	1. Se pelan y cortan las cebollas en juliana. 2. Se pochan tapadas en una sartén con 1 cs de aceite, sal (y pimienta). 3. Se prepara la pasta con el aceite, el agua y la harina. 4. Se extiende encima de la bandeja del horno forrada con papel de horno o untada con un poco de aceite. 5. Se reparten la cebolla y las aceitunas negras por encima de la pasta. 6. Se hornea en el horno ya caliente a 190 ºC durante unos 40 minutos.

Algunas variaciones:
Cebolla y romero fresco picado muy fino.
Cebolla e higos frescos a trozos.
Pimientos y berenjena asados y aliñados con ajo y aceite.
Pimento verde, cebolla y tomate.
Champiñones, cebolla, ajo y perejil

Galletas de garbanzos

Ingredientes:	Elaboración:
400 g de garbanzos cocidos 2 cs de tahini o crema de cacahuete u otro fruto seco 1 cs de aceite	1. Se escurren los garbanzos y se trituran hasta obtener una pasta. 2. Se añaden el tahini y el aceite y se mezcla. 3. Se forman bolitas con las manos y se colocan aplastadas en una bandeja con papel de horno. 4. Se hornean durante unos 25 minutos a 200 ºC o hasta que se doren.

Se puede añadir 1 cp de cacao en polvo para darles sabor a cacao.
Para obtener otra variedad se puede añadir sésamo.

Pastel vegano de yogur (el básico y clásico)	
Ingredientes: 1 yogur de soja 3 medidas del vaso de yogur de harina de trigo ½ o ¾ de medida del vaso del yogur de azúcar 1 medida de aceite de oliva suave 1 sobre de levadura (tipo Royal o El Canario) ½ vaso de bebida de soja o agua 1 cp de vinagre 1 pizca de sal	*Elaboración:* 1. Untar un molde desmontable con aceite o forrarlo con papel de horno. 2. Poner todos los ingredientes en un bol y batir hasta que quede la masa bien homogénea. 3. Verter en el molde. 4. Hornear durante aproximadamente 30 minutos a 200 ºC.
Dejar enfriar antes de desmoldar. *Para un pastel de aniversario:* hacer dos bizcochos, dividir cada bizcocho por la mitad y rellenar las tres capas con mermelada, compota de frutas o crema de cacao, y cubrir con chocolate fundido o mermelada. Decorar con fruta fresca, fruta desecada, frutos secos en láminas o triturados, etc.	

Pastel de pera y chocolate	
Ingredientes: 1 yogur de soja 3 medidas del vaso de yogur de harina de trigo ½ o ¾ de medida del vaso del yogur de azúcar 1 medida de aceite de oliva suave 1 sobre de levadura (tipo Royal o El Canario) ½ vaso de bebida de soja o agua 1 cs de vainilla azucarada o unas gotas de esencia de vainilla 1 cp de vinagre 1 pizca de sal 3 peras maduras ½ tableta de chocolate negro Cacao puro para espolvorear Aceite para untar el molde	*Elaboración:* 1. Pelar las peras y cortarlas a trocitos pequeños. 2. Cortar el chocolate a trocitos. 3. Untar un molde desmontable con aceite o forrarlo con papel de horno. 4. Poner todos los ingredientes en un bol (excepto la pera, el chocolate y el cacao) y batir hasta que quede la masa bien homogénea. 5. Verter en el molde y repartir por encima trocitos de chocolate y trocitos de pera. 6. Hornear durante aproximadamente 30 minutos a 200 ºC.
Otras variedades: Plátano y canela (sin vainilla). Manzana a daditos o láminas, pasas y nueces. Zanahoria cruda rallada, pasas y canela. Especias: canela, clavo, jengibre, cardamomo y piel de naranja rallada.	

Pastel de zanahoria

Ingredientes:	Elaboración:
400 g de harina integral 1 sobre (20 g) de levadura en polvo 300 g de zanahoria rallada muy fina 6-8 dátiles al natural 150 ml de aceite 100 ml de bebida de soja o leche 2 cp de canela en polvo 100 g de nueces picadas	1. Untar un molde desmontable con aceite o forrarlo con papel de horno. 2. Triturar los dátiles con la bebida de soja o leche. 3. Poner todos los ingredientes en un bol y batir hasta que quede la masa bien mezclada. 4. Verter en el molde. 5. Hornear durante aproximadamente unos 50 minutos a 170 ºC. 6. Enfriar y decorar.

Decoración:
a) tofu batido (100 g) con aceite suave (2 cs) y agua o leche de coco (2-3 cs), o bien
b) 1 bote de leche de coco (60 % extracto de coco) montada con unas gotas de esencia de vainilla. Antes de abrir el envase, se debe refrigerar el día anterior y poner el bol o el vaso de la batidora también en frío.

Compota de manzana

Ingredientes:	Elaboración:
4 manzanas peladas y cortadas a trozos Piel de 1 limón 1 rama de canela	1. Se cuecen las manzanas peladas en un cazo con un poco de agua y un trozo de rama de canela. 2. Cuando las manzanas están cocidas, se saca la canela, se tritura y se deja enfriar.

Para tomar tal cual o con yogur, en tostadas, con crema de frutos secos o para decorar pasteles.
Variaciones:
Manzana y melocotón.
Manzana y arándanos.

Compota de pera

Ingredientes:	Elaboración:
4 peras maduras 1 rama de vainilla o unas gotas de esencia 2-3 cs de agua	1. Se limpian las peras. 2. Se cuecen las peras peladas en un poco de agua y un trozo de vainilla. 3. Cuando las peras están cocidas, se saca la vainilla, se tritura y se deja enfriar.

Para tomar tal cual o con yogur, en tostadas, con crema de frutos secos, o para decorar pasteles.

Tortitas básicas	
Ingredientes:	*Elaboración:*
1 ½ vaso de harina	1. En un bol se mezcla la harina, la
1 cs de levadura en polvo	levadura, la sal y el azúcar.
1 cc de sal	2. Se añade la leche, el agua y el aceite,
1 cs de azúcar	y se bate hasta mezclar los ingredientes.
1 vaso de leche o de bebida vegetal	3. Se calienta una sartén grande a fuego
½ vaso de agua	medio-alto. Se engrasa con un algodón
2 cs de aceite	o papel de cocina empapado en aceite.
	4. Se van vertiendo en la sartén
	cucharadas de masa y se cocinan de una
	en una hasta que se formen burbujas,
	luego se les da la vuelta y se cuecen
	hasta que estén doradas por el otro lado
	(1-2 minutos).
	5. Se repite el proceso con toda la masa
	restante.
Para tomar tal cual o con compota de frutas, con crema de frutos secos, etc. En lugar de azúcar se puede utilizar un trozo de plátano maduro chafado. Si no se añade ningún ingrediente dulce, sirven para comer con patés salados, queso fresco, guacamole, etc.	

Recuerda que es preferible utilizar una vajilla y unos utensilios reutilizables (evitar los desechables)e intentar reducir el desperdicio de alimentos ajustando las raciones a las cantidades según el número de personas invitadas.

Mi mochila vegetariana: un día de picnic

Salir a comer al aire libre, ya sea con la familia, la escuela o los amigos, es genial. Para los más peques, sentirse libres de las limitaciones de una mesa y unas sillas les ayuda a estar más relajados y flexibles, ¡y a los más mayores también! Veamos cómo hacerlo de forma segura y con estilo.

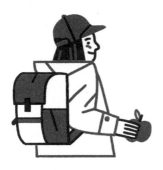

Respecto al lugar, si podemos escoger, no es necesario irse muy lejos. Un largo viaje en coche no suele compensar, y puede poner a los peques de mal humor. Así que no es necesario meter a toda la familia en el coche y salir a la carretera. Una excursión andando, un jardín o parque cerca de casa o ir en transporte público a un lugar tranquilo puede ser un buen plan para hacer un picnic.

Los picnics no se basan solo en comida, también se trata de divertirse, pasar momentos especiales juntos. Ofrecen una gran oportunidad para estar físicamente activos en familia o con amigos. Además de caminar y/o correr, está bien organizar juegos para mantenernos felices y activos. Es un buen momento para enseñarles algunos aspectos de la naturaleza que desconocen: como que las naranjas no crecen en cajas o que las hormigas se pasan el día de un lado a otro.

Asimismo, es importante tomar ciertas precauciones. Debemos asegurarnos de que los más peques permanezcan sentados mientras comen y evitar que tengan acceso a alimentos que puedan representar un riesgo de atragantamiento.

En cuanto a la higiene, como la comida puede echarse a perder rápidamente en un día caluroso (hablamos de proliferación bacteriana), mantenerla fría es clave, especialmente si el viaje o la excursión dura más de una hora. Hay que llevar todos los alimentos perecederos en una nevera o en una bolsa aislante térmica con placas de frío. Durante el transporte (en el coche, en el autocar, en el tren, etc.) conviene dejar las mochilas o neveras en el lugar más fresco del vehículo y evitar los radiadores o que les toque el sol. Las manos sucias también pueden contaminar alimentos que de otra manera serían seguros, así que, además del lavado de manos antes de salir de casa, si no se tiene acceso a jabón y agua limpia, hay que llevar suficiente gel antibacteriano y toallitas para una limpieza rápida antes de comer.

Atención, no nos olvidemos del agua. Dejemos de lado las bebidas azucaradas y los zumos, que aportan calorías vacías y arruinan el apetito. En su lugar, hay otras opciones, como puedes ver en el apartado siguiente.

Veamos ahora unos consejos para hacer del picnic una comida divertida, sabrosa y saludable:

- La clave: si vamos con mochila y lejos, hay que llevar el mínimo peso y volumen con la máxima densidad nutricional. O sea, no vale una sandía. Tampoco hay que exagerar y meter en la mochila solo frutos secos. Si vamos cerca de casa o en coche y podemos llevar una nevera portátil, ni el peso ni el volumen son un condicionante. En ambos casos hay muchas opciones:
  - Fruta fresca no muy madura para que aguante el viaje, como manzanas, plátanos, peras, naranjas, mandarinas o melocotones.
  - Fruta desecada: orejones, uvas pasas, ciruelas secas, etc.
  - Frutos secos: almendras, nueces, avellanas, etc.
  - Bocatas o sándwiches de pan integral: de trigo, de semillas, de cereales, etc., y con un relleno *healthy*.
  - Fiambreras con legumbres, pasta, arroz, etc. (cocinadas con hortalizas), croquetas, tortillas, empanadillas, etc.
  - Palitos de pan, tortitas.
  - Empanadas o empanadillas.
  - Galletas o bizcocho caseros: ya sabes, de los elaborados con harina integral; con fruta madura y/o desecada, en lugar de azúcar; aceite de oliva en lugar de otras grasas; frutos secos (avellanas, almendras, etc.), y especias (canela, vainilla, clavo, etc.).
- Un poco de creatividad no va mal. Si hay prisa o te pilla con la nevera medio vacía, el bocadillo de toda la vida, alguna pieza

de fruta y agua pueden servir. Ahora bien, un poco de imaginación añadida con las ideas de «Bocatas y otros desayunos de lujo para el cole» y «¡Estamos de fiesta!…», o incluso de «Entrantes para una comida especial», puede contribuir a que el «momento comida» sea más placentero.

- De tenedor, mejor que de cuchara. Es de lógica pura que no convine cargar fiambreras que contengan líquido, salsas o aliños, ya que es muy fácil que estos se puedan derramar en la mochila. No es necesario entrar en detalles, ¿a quién no le ha pasado? ¡Ay, esos *tuppers* que no cierren herméticamente! Por cierto, ¿existen los *tuppers* que de verdad cierran herméticamente? Por eso, si te apetece comer de tenedor, es mejor que te decantes por los platos más «secos», como alguno de los del apartado «De fiambreras y otros recipientes», por ejemplo.

Ya solo queda disfrutar comiendo, aplicando las medidas de higiene y seguridad, y, cómo no, al final, dejando el espacio limpio y recogido.

ENTRANTES PARA UNA COMIDA ESPECIAL

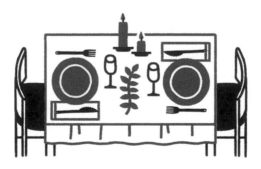

En general, en los entrantes, en los pica-pica, en los aperitivos, en el vermú… de una comida «especial» pasa como en el caso de las fiestas, o incluso como en los desayunos y las meriendas: abundan las opciones muy poco saludables, como son los *snacks* salados (patatas chips, nachos y similares, frutos secos camuflados en crujientes rebozados, golosinas, de las que también hay versiones veganas y eco) y las bebidas azucaradas. Lo peor es que normalmente son la única opción y se sirven a granel (cada cual coge la cantidad que quiere). El hambre de los instantes previos a la comida y su aspecto goloso causan estragos. Su diseñada palatabilidad y estudiada variedad hacen el resto.

Por un lado, ofrecer este tipo de productos de forma habitual, siempre que haya algo que celebrar, es una estrategia del todo desaconsejable, ya que los niños acaban asociando las emociones positivas de su vida con productos malsanos, y es muy probable que en el futuro busquen estas mismas sensaciones consumiendo este tipo de productos. Por otro lado, como estos productos se suelen servir en plan bufé, y podemos comer toda la cantidad que nos apetezca, suele pasar que, en lugar de ser aperitivos, como son tan calóricos y saciantes, quitan el hambre. La gente se llena el estómago con fruslerías multicolores comestibles y se queda la «comida de verdad» sin acabar (o se acaba sin tener nada de apetito, que cualquiera sabe qué es peor). Y el problema es doble: por un lado, el despilfarro que se genera, ya que lo que queda en el plato no suele aprovecharse de nuevo, y, por otro, si te ha tocado cocinar, te sienta fatal que no se disfrute la comida que con cariño y esfuerzo has elaborado. Sí, personalmente, ¡me da mucha rabia!

Dicho esto, y para que no sea por falta de ideas, hemos incluido algunas propuestas que esperamos tengan éxito en tu entorno. Recuerda que el primer paso para que los niños coman de forma saludable es ofrecerles alimentos saludables. Se merecen la oportunidad.

Ideas para aperitivos y entrantes	
En lugar de...	*Puedes ofrecer...*
Aceitunas muy saladas	Aceitunas* bajas en sal, y servir poca cantidad Pepinillos en vinagre* Cebolletas en vinagre*
Frutos secos o maíz salados y/o fritos	Frutos secos* crudos o ligeramente tostados y sin sal
Patatas chips, ganchitos, palomitas con sal o azúcar, nachos, etc.	Chips caseras de hortalizas Rodajas y/o palitos de hortalizas* Palitos de pan *Regañás* o galletas tipo Quely (con aceite de oliva) Minipanqueques (tortitas) de garbanzos Tortitas de cereales Galletas caseras: de romero, de garbanzos, de sésamo... Palomitas sin sal ni azúcar*
Patés con «grasa vegetal» o a base de patata	Hummus y otros patés vegetales caseros Babaganush Paté de setas Tzatziki
Queso fundido	Guacamole casero Queso fresco batido con hierbas o especias Queso crema vegano
Bebidas azucaradas: refresco de cola, limonada, gaseosa, zumos, etc.	Agua aromatizada casera

* Fuera del alcance de menores de 4 años y de sus hermanitos, o bajo la supervisión de personas adultas.

Otras opciones que suelen triunfar (si no compiten con *snacks* de bolsa):

- Minipinchitos de hortalizas:
  - Tomate cherry y aceitunas.
  - Tomate cherry de colores.
  - Tomate cherry y dados de queso.
  - Champiñones al ajillo.
  - Alcachofas en escabeche.
  - Berenjena a la plancha.

- Minipinchitos de fruta fresca:
  - Uvas rojas y blancas.
  - Uvas y dados de queso.
  - Dados de melón y sandía.
  - Dados de pepino y de melón.
  - Fresas con vinagre.

Aquí tienes unas recetas básicas, fáciles y muy versátiles:

Babaganush (paté de berenjena)	
Ingredientes: 3 berenjenas grandes 1 yogur natural 2 dientes de ajo 2 cs de perejil picado 2 cs de zumo de limón 4 cs de aceite Sal y pimienta	*Elaboración:* 1. Se limpian las berenjenas y se untan con aceite. 2. Se cuecen al horno, previamente calentado a 190 °C, durante unos 25 minutos. 3. Una vez frías, se pelan y se trituran con los ajos pelados, el zumo de limón, el aceite, la sal y la pimienta. 4. Se mezclan con el yogur y el perejil.
Se sirve acompañado de palitos de zanahoria, pepino, pimiento rojo, hojas de cogollo de lechuga y pan tostado. *Opción vegana*: sustituir el yogur por 1 cs de tahini.	

Tzatziki	
Ingredientes: 1 pepino grande 4 yogures de soja naturales 3-4 cs de zumo de limón 3-4 cs de aceite 1 cs de eneldo 1 diente de ajo pequeño Sal (y pimienta)	*Elaboración:* 1. Se dejan los yogures en un colador de tela unas 2 horas en la nevera para eliminar el agua 2. Se pela el pepino y se corta a daditos. Se sala y se deja en un colador unos 30 minutos para eliminar el agua. 3. Se tritura el pepino con el eneldo, el ajo y el zumo de limón, y se mezclan con los yogures, la sal, la pimienta y el aceite..
Opción lacto-vegetariana: sustituir el «yogur» de soja por 2 yogures griegos naturales.	

Chips de hortalizas

Ingredientes:	Elaboración:
1 boniato rojo grande 2 patatas medianas 2 remolachas crudas 2 chirivías muy tiernas 2 cs de aceite Sal	1. Se lavan las hortalizas, se pelan y se cortan en láminas muy finas (aprox. 2 mm de ancho), y se mezclan con sal y aceite. 2. Se precalienta el horno a 200 °C. 3. Se colocan las hortalizas, sin que se toquen, en una bandeja para horno encima de papel de horno. Se cuecen durante unos 15-20 minutos. 4. Cuando ya estén deshidratadas y crujientes, se sacan del horno y se dejan templar.

Es mejor hacer varias tandas que todas a la vez.

Guacamole

Ingredientes:	Elaboración:
3 aguacates maduros 1 tomate mediano 1 cebolla pequeña picada 1 cs de zumo de limón Sal y pimienta	1. Se saca la pulpa a los aguacates con una cuchara. 2. Se lava y se pela el tomate y se corta en concassé (sin semillas y en cubos pequeños de unos 0,5 cm de lado) 3. Se mezclan todos los ingredientes en un bol y se condimenta al gusto.

Se puede decorar con hojas de cilantro.

Paté de champiñones

Ingredientes:	Elaboración:
250 g de champiñones 100 g de queso fresco 1 cebolla pequeña 1 diente de ajo 2 cs de aceite Sal y pimienta	1. Se sofríe la cebolla picada. 2. Se limpian y cortan a láminas los champiñones. 3. Cuando la cebolla está medio cocida, se añaden las setas y el ajo picado, la sal y la pimienta. 4. Se cuece destapado y se va removiendo. 5. Una vez cocido, se deja enfriar y se tritura con el queso fresco.

Se pueden utilizar otro tipo de setas: shiitake, robellón, etc.
Opción vegana: sustituir el queso fresco por tofu blando.

Galletas de romero	
Ingredientes: 1 vaso de aceite 1 vaso de agua Harina integral 1 cs de levadura de cerveza 1 cs de romero fresco picado fino Sal	*Elaboración:* 1. Se mezclan los ingredientes, con la harina necesaria para poder formar una bola, y se amasan bien. 2. Se extiende la masa con un grosor igual o inferior a 0,5 cm y se da forma a las galletas (rectangulares, redondas o cuadradas). 3. Se van colocando, separadas unas de otras, en la bandeja del horno y encima de papel de horno. 4. Se hornean durante unos 10-12 minutos a 170-180 °C. Una vez doradas, se sacan del horno y se dejan reposar en la bandeja unos 5 minutos.
Se puede sustituir el romero por orégano, especias o sésamo.	

Agua aromatizada	
Ingredientes: Por una jarra de agua unos 100-200 g de fruta fresca u hortalizas, hierbas aromáticas frescas o secas, especias o infusiones (té, menta...), etc.	*Elaboración:* 1. Se limpia bien la fruta y las hierbas. 2. Se cortan en rodajas o gajos, si es necesario, y se ponen dentro de una jarra grande junto con las especias. 3. Se añade agua y se deja reposar, si todos los ingredientes son frescos, unos 20-30 minutos. En caso de hierbas secas o especias, se deja reposar unas horas.
Se conservan en refrigeración y hay que consumirlas antes de 2 días. No hay que dejarlas más de 2 horas fuera de la nevera.	

Ejemplos de combinaciones:
Fresa y naranja • Manzana ácida y limón • Hinojo y naranja o limón • Pepino y jengibre • Limón, pomelo y naranja • Limón y pepino • Melocotón y vainilla en rama • Piel de limón, piel de naranja y melocotón • Melón y limón • Melocotón, limón y tomillo • Fresas, limón y albahaca • Pepino y mejorana • Mandarina y albahaca • Naranja, clavo y canela en rama • Moras y salvia • Sandía y romero • Naranja y vainilla •

Bibliografía

Abbasi J., «Medical students around the world poorly trained in nutrition». *JAMA*. 2019;322(19):1852. doi: 10.1001/jama.2019.17297.

«Adventist Health Study-2». Loma Linda University. [Internet.] 2020. [Citado 10 de octubre de 2020.] Disponible en: <https://adventisthealthstudy. org/studies/AHS-2>.

<https://www.aepap.org/sites/default/files/documento/archivos-adjuntos/ congreso2020/123-136_Ni%C3%B1os%20vegetarianos.pdf>

Agència Catalana de Consum, Implica't, «Recomanacions per a famílies amb infants de 0 a 12 anys per prevenir els trastorns de la conducta alimentària», 2019. Disponible en: <https://salutpublica.gencat.cat/ca/detalls/ Article/20190318-Implicat> [Consultado: 26 de octubre de 2020.]

Agencia Catalana de Seguridad Alimentaria (ACSA), «Cuatro normas para preparar alimentos seguros» [internet] 2020. [Citado 13 de octubre de 2020.] Disponible en: <http://acsa.gencat.cat/es/Publicacions/consells_ recomanacions/consells_generals/quatre-normes-per-preparar-aliments- segurs/triptic-de-les-quatre-normes-en-7-llenguees/>.

Agència de Salut Pública de Catalunya (ASPCAT), «Acompañar las comidas de los niños. Consejos para los comedores escolares y para las familias», 2015. Disponible en: <http://salutpublica.gencat.cat/web/.content/ minisite/aspcat/promocio_salut/alimentacio_saludable/02Publicacions/ pub_alim_inf/acompanyar_apats_infants/acompanyar_apats_infants_ castella.pdf>. [Consultado: 26 de octubre de 2020.]

—, «L'alimentació saludable en l'etapa escolar. Guia per a famílies i escoles», Barcelona, 2020. Disponible en: <http://salutweb.gencat.cat/web/

.content/home/ambits_tematics/per_perfils/centres_educatius/me
nus_escolars/programa_revisio_programacions_menus_escolars_cata
lunya_preme/documents/arxius/guialimentacio.pdf>.

—, «La alimentación saludable en la etapa escolar», 2017. Disponible en:
<http://salutpublica.gencat.cat/web/.content/minisite/aspcat/promo
cio_salut/alimentacio_saludable/02Publicacions/pub_alim_inf/guia_ali
mentacio_saludable_etapa_escolar/guia_alimentacion_etapa_escolar.pdf>.
[Consultado: 26 de octubre de 2020.]

—, «Pequeños cambios para comer mejor», Barcelona, 2019. Disponible en:
<https://salutpublica.gencat.cat/web/.content/minisite/aspcat/pro
mocio_salut/alimentacio_saludable/02Publicacions/pub_alim_salu_
tothom/Petits-canvis/La-guia-peq-cambios-castella.pdf>. [Consultado:
26 de octubre de 2020.]

—, «Recomendaciones para la alimentación en la primera infancia (de 0 a 3
años)», abril de 2016. Disponible en: <http://salutpublica.gencat.cat/
web/.content/minisite/aspcat/promocio_salut/alimentacio_saluda
ble/02Publicacions/pub_alim_inf/recomanacions_0_3/0_3_guia_reco
manacions/guia_recomendaciones_alimentacion_primera_infancia.
pdf>. [Consultado: 26 de octubre de 2020.]

Agencia Española de Seguridad Alimentaria y Nutrición (AESAN), «La
AESAN actualiza sus recomendaciones para la población infantil sobre
el consumo de hortalizas de hoja por la presencia de nitratos» [internet]
2020. [Citado 21 de octubre de 2020.] Disponible en: <https://www.
aesan.gob.es/AECOSAN/web/noticias_y_actualizaciones/noticias/
2020/consumo_hortalizas.htm.>

—, Ministerio de Sanidad, Servicios Sociales e Igualdad. «Estudio ALA-
DINO 2019», Madrid, 2020. Disponible en: <https://www.aesan.
gob.es/AECOSAN/docs/documentos/nutricion/observatorio/In
forme_Breve_ALADINO2019_NAOS.pdf>. [Consultado: 26 de octubre de 2020.]

—, «Recomendaciones de consumo de pescado por presencia de mercurio
de la Agencia Española de Seguridad Alimentaria y Nutrición», 29 de
octubre de 2020. Disponible en: <https://www.aesan.gob.es/AECSAN/
web/seguridad_alimentaria/ampliacion/mercurio.htm>. [Consultado:
26 de octubre de 2020.]

Agnoli C., Baroni L., Bertini I., Ciappellano S., Fabbri A., Papa M., *et al.*, «Position paper on vegetarian diets from the working group of the Italian Society of Human Nutrition». *Nutr Metab Cardiovasc Dis.* 2017;27(12):1037-1052.

Agostoni C., Decsi T., Fewtrell M., Goulet O., Kolacek S., Koletzko B., *et al.*, «Complementary Feeding: A commentary by the ESPGHAN Committee on Nutrition». *J Pediatr Gastroenterol Nutr.* 2008;46(1):99-110. Disponible en: <http://journals.lww.com/00005176-200801000-00021>.

Aguirre J.A., Donato M.L., Buscio M., Ceballos V., Armeno M., Aizpurúa L., *et al.*, «Compromiso neurológico grave por déficit de vitamina B_{12} en lactantes hijos de madres veganas y vegetarianas». *Arch Argent Pediatr.* 2019;117(4):e420-e424.

Aleksandrowicz L., Green R., Joy E.J., Smith P., Haines A., «The impacts of dietary change on greenhouse gas emissions, land use, water use, and health: a systematic review». *PLoS One.* 2016;11:e0165797.

Allen L.H., «Vitamin B-12». Adv Nutr. 2012;3(1): 54-55.

Allen P., «Is a vegan diet better for the environment?». [Internet.] Disponible en: <https://www.bbcgoodfood.com/howto/guide/vegan-diet-better-environment>.

Alper B.S., Haynes R.B., «EBHC pyramid 5.0 for accessing preappraised evidence and guidance». [Internet.] *Evid Based Med.* 2016;21(4): 123-125. Disponible en: <http://ebm.bmj.com/>.

Amaya M.J., Colino E., López-Capapé M., Alonso M., Barrio R., «Diabetes mellitus tipo 2 en la edad pediátrica». *An Pediatr.* 2005 [internet];62(2):174-177. Disponible en: <https://www.analesdepediatria.org/es-diabetes-mellitus-tipo-2-edad-articulo-13071318>.

American Academy of Pediatrics, *Committee on Nutrition* (2013). *Pediatric Nutrition* (7.ª ed.). Elk Grove Village: American Academy of Pediatrics.

Amit M., «Canadian Paediatric Society; Community Paediatrics Committee. Vegetarian diets in children and adolescents». *Paediatr Child Health.* 2010;15(5):303-314.

Antón S., Potts R., Aiello L., «Evolution of early homo: An integrated biological perspective». *Science* (NY). 2014;345.10.1126/science.1236828.

Aparicio A., Rodríguez-Rodríguez E., Cuadrado-Soto E., Navia B., López-Sobaler A.M., Ortega R.M., «Estimation of salt intake assessed by urinary excretion of sodium over 24 h in Spanish subjects aged 7-11 years». *Eur J*

Nutr. 2017;56(1):171-178. doi: 10.1007/s00394-015-1067-y. Epub 2015 Oct 19. PMID: 26482149; PMCID: PMC5290043.

Appleby P.N., Key T.J., «The long-term health of vegetarians and vegans». *Proc Nutr Soc.* 2016;75:287-293. Cambridge University Press. Disponible en: <https://www.cambridge.org/core/product/identifierS0029665 115004334/type/journal_article>.

Appleby P.N., Roddam A., Allen N., Key T.J., «Comparative fracture risk in vegetarians and nonvegetarians in EPIC-Oxford». *Eur J Clin Nutr.* 2007;61(12):1400-1406. doi: 10.1038/sj.ejcn.1602659.

Armas L.A.G., Hollis B.W., Heaney R.P., «Vitamin D2 is much less effective than vitamin D3 in humans». *J Clin Endocrinol Metab.* 2004;89(11): 5387-5391.

Asociación Española de Pediatría (AEP), «Alimentación complementaria dirigida por el bebé», 24 de noviembre de 2017. Disponible en: <https://enfamilia.aeped.es/vida-sana/alimentacion-complementaria-dirigida-por-bebe>. [Consultado: 26 de octubre de 2020.]

—, «Preparando el biberón», 30 de mayo de 2019. Disponible en: <https://enfamilia.aeped.es/vida-sana/preparando-biberon>. [Consultado: 26 de octubre de 2020.]

—, «Recomendaciones sobre lactancia materna del Comité de Lactancia Materna de la Asociación Española de Pediatría», 2012. Disponible en: <https://www.aeped.es/comite-nutricion-y-lactancia-materna/lactancia-materna/documentos/recomendaciones-sobre-lactancia-materna>. [Consultado: 26 de octubre de 2020.]

Bagci Bosi A.T., Eriksen K.G., Sobko T., Wijnhoven T.M., Breda J., «Breastfeeding practices and policies in WHO European Region Member States». *Public Health Nutr.* 2016;19(4):753-764. doi: 10.1017S1368980015001767. Epub 2015 Jun 22. PMID: 26096540; PMCID: PMC4754616.

Bajželj B., Richards K.S., Allwood J.M., Smith P., Dennis J.S., Curmi E., *et al.*, «The importance of food demand management for climate mitigation». *Nat Clim Chang.* 2014;4:924-929.

Bardone-Cone A.M., Fitzsimmons-Craft E.E., Harney M.B., Maldonado C.R., Lawson M.A., Smith R., «The inter-relationships between vegetarianism and eating disorders among females». *J Acad Nutr Diet.* 2012;112(8): 1247-1252.

Baroni L., Goggi S., Battaglino R., Berveglieri M., Fasan I., Filippin D., *et al.*, «Vegan nutrition for mothers and children: Practical tools for healthcare providers». *Nutrients*. 2019;11(1):1-16.

Baroni L., Goggi S., Battino M.A., «Planning well-balanced vegetarian diets in infants, children, and adolescents: The VegPlate Junior». *J Acad Nutr Diet*. 2019;119(7):1074-3.

Bartick M.C., Schwarz E.B., Green B.D., Jegier B.J., Reinhold A.G., Colaizy T.T., *et al.*, «Suboptimal breastfeeding in the United States: Maternal and pediatric health outcomes and costs». *Matern Child Nutr*. 2017; 13(1):e12366. doi: 10.1111/mcn.12366. Epub 2016 Sep 19. Erratum in: Matern Child Nutr. 2017;13(2):null. PMID: 27647492; PMCID: PMC6866210.

Basulto J., Cáceres J., *Más vegetales, menos animales*, Barcelona, DeBolsillo, 2016.

Basulto J., Casabona C., *Beber sin sed*, Barcelona, Planeta, 2020.

Basulto J., «Comer en familia: más importante que nunca» (13 de septiembre de 2017). Disponible en: <https://juliobasulto.com/comer-familia-mas-importante-nunca/>. [Consultado: 26 de octubre de 2020.]

—, «Crítica a la postura de la EFSA sobre la alimentación complementaria del bebé» (22 de enero de 2020). Disponible en: <https://juliobasulto.com/efsa_complementaria/>. [Consultado: 26 de octubre de 2020.]

—, «¿Cuánto azúcar tienen los "alimentos" para menores de 36 meses?» (10 de septiembre de 2020). Disponible en: <https://juliobasulto.com/36meses/>. [Consultado: 26 de octubre de 2020.]

—, «Delgadez y salud» (4 de septiembre de 2020). Disponible en: <https://juliobasulto.com/delgadez-salud-2>. [Consultado: 26 de octubre de 2020.]

—, «El peliagudo pero apasionante mundo de la vitamina B_{12} en vegetarianos» [citado 11 de septiembre de 2020]. Disponible en: <https://juliobasulto.com/peliagudo-apasionante-mundo-la-vitamina-b12-vegetarianos/>.

—, «¿Es mejor que los bebés coman con las manos en lugar de papillas?», *El País* (10 de octubre de 2017). Disponible en: <https://elpais.com/elpais/2017/10/04/ciencia/1507117513_266376.html>. [Consultado: 26 de octubre de 2020.]

—, «La alimentación complementaria en bebés, y la diferencia entre ropa y complementos» (4 de agosto de 2015). Disponible en: <https://julioba sulto.com/complementos>. [Consultado: 26 de octubre de 2020.]

—, «La culpa de que los niños coman tan mal, ¿es de los padres?», *El País* (22 de junio de 2020). Disponible en: <https://elpais.com/ciencia/ 2020-06-22/la-culpa-de-que-los-ninos-coman-tan-mal-es-de-los-padres. html>. [Consultado: 26 de octubre de 2020.]

—, «La leche materna SÍ alimenta a partir del año» (22 de octubre de 2016). Disponible en: <https://juliobasulto.com/leche_alimenta/>. [Consultado: 26 de octubre de 2020.]

—, «Lactancia materna: deliciosa conexión entre la inmunidad de la madre y la del bebé» (26 de octubre de 2017). Disponible en: <https://julioba sulto.com/lactancia_inmunidad/>. [Consultado: 26 de octubre de 2020.]

—, «Lactancia materna en un recién nacido: que no pase más de una hora», *El País* (5 de septiembre de 2017). Disponible en: <https://elpais.com/ elpais/2017/08/29/ciencia/1504019322_766751.html>. [Consultado: 26 de octubre de 2020.]

—, «No lo compres, que te lo comes», *El País* (7 de mayo de 2018). Disponible en:<https://elpais.com/elpais/2018/05/04/ciencia/1525432563_850614. html>. [Consultado: 26 de octubre de 2020.]

—, «¿Qué opino sobre presionar a los niños para que coman?» (30 de marzo de 2020). Disponible en: <https://juliobasulto.com/opino-presionar-los-ninos-coman>. [Consultado: 26 de octubre de 2020.]

—, «Querido Gobierno, haga algo para prevenir la obesidad, que para luego es tarde» (26 de noviembre de 2020). Disponible en: <https://juliobasulto. com/querido-gobierno-haga-algo-para-prevenir-la-obesidad-que-para-luego-es-tarde/>. [Consultado: 26 de octubre de 2020.]

—, *Se me hace bola*, Barcelona, DeBolsillo, 2013.

—, «Tres claves para alimentar bien a los niños» (15 de febrero de 2018). Disponible en: <https://juliobasulto.com/tres-claves-alimentar-bien-los-ninos/>. [Consultado: 26 de octubre de 2020.]

Basulto Marset J., Ojuelos Gómez F.J., Baladia E., Manera M., «Azúcares en alimentos infantiles. La normativa española y europea, ¿a quién protege?». *Rev Pediatr Aten Primaria*. 2016;69:e47-e53.

Berge J.M., Jin S.W., Hannan P., Neumark-Sztainer D., «Structural and interpersonal characteristics of family meals: associations with adolescent body mass index and dietary patterns». *J Acad Nutr Diet*. 2013;113(6): 816-822. doi: 10.1016/j.jand.2013.02.004. Epub 2013 Apr 6. PMID: 23567247; PMCID: PMC3660446.

Bettinelli M.E., Bezze E., Morasca L., Plevani L., Sorrentino G., Morniroli D., *et al.*, «Knowledge of health professionals regarding vegetarian diets from pregnancy to adolescence: An observational study». *Nutrients*, 11(5):1149.

Bhatia J., Greer F., «American Academy of Pediatrics Committee on Nutrition. Use of soy protein-based formulas in infant feeding». *Pediatrics*. 2008;121(5):1062-8. doi: 10.1542/peds.2008-0564.

Bioética DGF, «Bioética en pediatría de atención primaria: proteger, promover, acompañar»,1971;1-8.

Birch L.L., «Development of food acceptance patterns in the first years of life». *Proc Nutr Soc*. 1998;57(4):617-624. doi:10.1079/pns19980090.

Bolland M.J., Leung W., Tai V., Bastin S., Gamble G.D., Grey A., *et al.*, «Calcium intake and risk of fracture: systematic review». *BMJ*, 2015;351: h4580. doi: 10.1136/bmj.h4580.

Bould H., Newbegin C., Stewart A., Stein A., Fazel M., «Eating disorders in children and young people». *BMJ*. 2017;359(December):j5245.

«Breastfeeding: achieving the new normal». *Lancet*. 2016;387(10017):404. doi: 10.1016/S0140-6736(16)00210-5. PMID: 26869549.

Brown A., Jones S.W., Rowan H., «Baby-led weaning: The evidence to date». *Curr Nutr Rep*. 2017;6(2):148-56. doi: 10.1007/s13668-017-0201-2. Epub 2017 Apr 29. PMID: 28596930; PMCID: PMC5438437.

Brown A., «No difference in self-reported frequency of choking between infants introduced to solid foods using a baby-led weaning or traditional spoon-feeding approach». *J Hum Nutr Diet*. 2018;31(4):496-504. doi: 10.1111/jhn.12528. Epub 2017 Dec 5. PMID: 29205569.

Brown C., «Fish pain: An inconvenient truth Commentary II on Key on Fish Pain» [internet]. Disponible en: <https://sites.google.com/site/culum brown/>.

Buschmann A., «Impacto ambiental de la acuicultura. El estado de la investigación en Chile y el mundo», Santiago de Chile, Terram Publicaciones, 2001.

Cáceres J., *Consumo inteligente*, Barcelona, DeBolsillo, 2014.

Calvillo A., Cabada X., García K. (autores), Platas S.M. (diseño), Rojas D. (revisión). «La alimentación industrializada del lactante y el niño pequeño. El nuevo meganegocio». *El Poder del Consumidor*. 2013. Disponible en: <https://www.ministeriodesalud.go.cr/gestores_en_salud/lactancia/articulos/CNLM_alimentacion_industrializada_lactante_nino_pequeno.pdf>. [Consultado: 26 de octubre de 2020.]

Callirgos J.C., «La discriminación en la socialización escolar» [internet]. Disponible en: <www.cholonautas.edu.pe>.

Cameron S.L., Heath A.L., Taylor R.W., «How feasible is Baby-led Weaning as an approach to infant feeding? A review of the evidence». *Nutrients*. 2012;4(11):1575-609. doi: 10.3390/nu4111575. PMID: 23201835; PMCID: PMC3509508.

«Canada's Food Guide» [internet]. [Citado 19 de agosto de 2020.] Disponible en: <https://food-guide.canada.ca/en/>.

Casabona Monterde C., Serrano Marchuet J., «Nutrición infantil adecuada: un reto para profesionales, padres y sociedad». *Form Act Pediatr Aten Prim*. 2020;13:50-52.

Casabona Monterde C., Serrano Marchuet P., «¿Por qué tu hijo come peor de lo que piensas? (20 consejos útiles para la consulta del pediatra de Atención Primaria)», en AEPap (ed.), *Curso de Actualización Pediatría 2018*, Madrid, Lúa Ediciones 3.0, 2018, pp. 105-124. Disponible en: <https://www.aepap.org/sites/default/files/105-124_porque_tu_hijo_come_peor_de_lo_que_piensas.pdf>. [Consultado: 26 de octubre de 2020.]

Casanueva E.V., Cid C.X., Cancino M.M., Borzone T.L., Cid S.L., «Homocisteína en niños y adolescentes. Relación con historia familiar de enfermedad cardiovascular». *Rev Med Chil.* [internet], septiembre de 2003 [citado 12 de septiembre de 2020];131(9):997-1002. Disponible en: <https://scielo.conicyt.cl/scielo.php?script=sci_arttext&pid=S0034-98872003000900005&lng=es&nrm=iso&tlng=es>.

Cascio D., «On the Consumption of Bivalves» [internet]. Disponible en: <https://medium.com/@TheAnimalist/on-the-consumption-of-bivalves-bdde8db6d4ba#.ig64o0cdf>.

Cattaneo A., Williams C., Pallás-Alonso C.R., Hernández-Aguilar M.T., Lasarte-Velillas J.J., Landa-Rivera L., *et al.*, «ESPGHAN's 2008 recommendation for early introduction of complementary foods: how good is the evidence?». *Matern Child Nutr.* 2011;7(4):335-343. doi: 10.1111/j.1740-8709.2011.00363.x. PMID: 21902806; PMCID: PMC6860628.

Chowdhury R., Sinha B., Sankar M.J., Taneja S., Bhandari N., Rollins N., *et al.*, «Breastfeeding and maternal health outcomes: a systematic review and meta-analysis». *Acta Paediatr.* 2015;104(467):96-113. doi: 10.1111/apa.13102. PMID: 26172878; PMCID: PMC4670483.

CIHEAM/FAO (2015), «Mediterranean food consumption patterns: diet, environment, society, economy and health. A White Paper Priority 5 of Feeding Knowledge Programme», Expo Milan 2015, CIHEAM-IAMB, Bari/FAO, Roma.

Clark M.A., Springmann M., Hill J., Tilman D., «Multiple health and environmental impacts of foods». *Proc Natl Acad Sci U S A.* 2019;116(46):23357-62.

«Climate change food calculator: What's your diet's carbon footprint?», BBC News [internet] [citado 17 de agosto de 2020.] Disponible en: <https://www.bbc.com/news/science-environment-46459714>.

Coad J.E., Shaw K.L., «Is children's choice in health care rhetoric or reality? A scoping review». *J Adv Nurs.* 2008;64(4):318-327. doi: 10.1111/j.1365-2648.2008.04801.x

Cofnas N., «Is vegetarianism healthy for children?», 2018 [citado 19 de agosto de 2020]; Disponible en: <https://www.tandfonline.com/action/journalInformation?journalCode=bfsn20>.

Colli G., *Tu lactancia de principio a fin*, Independent Publishing Platform, 2018.

Comisión de las Comunidades Europeas, «Estrategia europea sobre problemas de salud relacionados con la alimentación, el sobrepeso y la obesidad», 30 de mayo de 2007. Disponible en: https://eur-lex.europa.eu/LexUriServ/LexUriServ.do?uri=COM:2007:0279:FIN:ES:HTML. [Consultado: 26 de octubre de 2020.]

Comisión Europea, «Alimentación de los lactantes y de los niños pequeños: Normas recomendadas por la Unión Europea», 2006. Disponible en: <http://www.aeped.es/sites/default/files/2-alimentacionlactantes_normas_recomendadasue.pdf>. [Consultado: 26 de octubre de 2020.]

Condon E.M., Crepinsek M.K., Fox M.K., «School meals: types of foods offered to and consumed by children at lunch and breakfast». *J Am Diet Assoc.* 2009;109(2 Suppl):S67-S78. doi:10.1016/j.jada.2008.10.062

Coronel Rodríguez C., Espín Jaime B., Guisado Rasco M.C., «Enfermedad celíaca». *Pediatría Integral*. 2019(8):392-405 [citado 4 de septiembre de 2020]. Disponible en: <https://www.pediatriaintegral.es/wp-content/uploads/2019/xxiii08/03/n8-392-405_CristCoronel.pdf>.

Cortés Hernández M., Gutiérrez Schiaffino G., Ledesma Albarrán J.M., «Déficit de vitamina B_{12}». *Form Act Pediatr Aten Prim*. 2051;8(1):10-13 [citado 12 de septiembre de 2020]. Disponible en: <www.fapap.es>.

Craig W.J., Mangels A.R., ADA, «Position of the American Dietetic Association: Vegetarian Diets». *J Am Diet Assoc*. 2009;109(7):1266-1282. Disponible en: <https://linkinghub.elsevier.com/retrieve/pii/S0002822309007007>.

Craig W.J., *Vegetarian Nutrition and Wellness*, Boca Raton, Taylor & Francis, 2018. Disponible en: <https://www.taylorfrancis.com/books/9781315267012>.

Crozier S.R., Godfrey K.M., Calder P.C., Robinson S.M., Inskip H.M., Baird J., *et al.*, «Vegetarian diet during pregnancy is not associated with poorer cognitive performance in children at age 6–7 years». *Nutrients*. 2019; 11(12):3029. doi: 10.3390/nu11123029.

«Cunicultura - Recientes avances en nutrición vitamínica para conejos II» [internet] [citado 11 de septiembre de 2020]. Disponible en: <https://cunicultura.com/2013/04/recientes-avances-en-nutricion-vitaminica-para-conejos-ii>.

Dagnelie P.C., Van Staveren W.A., «Macrobiotic nutrition and child health: Results of a population-based, mixed-longitudinal cohort study in The Netherlands». *Am J Clin Nutr*. 1994;59(5 Suppl):1187S-96S. doi: 10.1093/ajcn/59.5.1187S. Disponible en: <https://academic.oup.com/ajcn/article/59/5/1187S/4732584>.

Davey G.K., Spencer E.A., Appleby P.N., Allen N.E., Knox K.H., Key T.J., «EPIC-Oxford: lifestyle characteristics and nutrient intakes in a cohort of 33 883 meat-eaters and 31 546 non meat-eaters in the UK». *Public Health Nutr*. 2003;6(3):259-269. doi: 10.1079/PHN2002430.

Dernini S., Berry E.M., «Dieta mediterránea: de una dieta saludable a un patrón dietético sostenible». *Nutr frontal*. 2015;2:15. doi: 10.3389 / fnut.2015.00015.

Diario Oficial de la Unión Europea, «REGLAMENTO DELEGADO (UE) 2016/127 DE LA COMISIÓN de 25 de septiembre de 2015 que complementa el Reglamento (UE) n.° 609/2013 del Parlamento Europeo y del Consejo en lo que respecta a los requisitos específicos de composición e información aplicables a los preparados para lactantes y preparados de continuación, así como a los requisitos de información sobre los alimentos destinados a los lactantes y niños de corta edad». [Internet.] 2020 [citado 5 de octubre 2020]. Disponible en: https://eur-lex.europa.eu/legal-content/ES/TXT/PDF/?uri=CELEX:32016R0127&from=ES.

Dinu M., Abbate R., Gensini G.F., Casini A., Sofi F., «Vegetarian, vegan diets and multiple health outcomes: A systematic review with meta-analysis of observational studies». *Crit Rev Food Sci Nutr.* 2017;57(17):3640-3649. doi: 10.1080/10408398.2016.1138447.

Dooren C., Marinussen M., Blonk H., Aiking H., Vellinga P., «Exploring dietary guidelines based on ecological and nutritional values: A comparison of six dietary patterns». *Food Policy.* 2014;(44):36-46.

Dror D.K., Allen L.H., «Effect of vitamin B12 deficiency on neurodevelopment in infants: current knowledge and possible mechanisms». *Nutr Rev.* 2008;66(5):250-255. doi: 10.1111/j.1753-4887.2008.00031.x.

EAT, «Diets for a Better Future – Scientific Report-EAT Knowledge» [internet]. 2020. [Citado 10 de septiembre de 2020.] Disponible en: <https://eatforum.org/knowledge/diets-for-a-better-future/>.

—, Summary Report of the EAT-*Lancet* Commission [internet]. 2019. [Citado 10 de septiembre de 2020.] Disponible en: <https://eatforum.org/eat-lancet-commission/eat-lancet-commission-summary-report/>.

Echeverría Fernández M., Herrero Álvarez M., Carabaño Aguado I., «Afternoon snack habits amongst schoolchildren in our society». HABIMER Plus Study. *Rev Pediatr Aten Primaria.* 2014;16:135-144

ENA, «Unit 2: Nutrition in Pregnancy: Lesson 3: Nutrition in Pregnancy: 3.6 Eating healthy during pregnancy» [internet]. [Citado 21 de agosto de 2020.] Disponible en: <https://enea.med.lmu.de/mod/lesson/view.php?id=1378&pageid=1488>.

ESPGHAN Committee on Nutrition, Agostoni C., Braegger C., Decsi T., Kolacek S., Koletzko B., Michaelsen K.F., *et al.*, «Breast-feeding: A commentary by the ESPGHAN Committee on Nutrition». *J Pediatr Gastroenterol Nutr.* 2009;49(1):112-25. doi: 10.1097/MPG.0b013e31819f1e05. PMID:19502997.

Esquerda Arestéa M., «La capacidad de decisión en el menor. Aspectos particulares de la información en el niño y en el joven». *An Pediatr Contin.* 2013;11(4):204-211 [internet]. [Citado 7 de septiembre de 2020.] Disponible en: <https://www.elsevier.es/es-revista-anales-pediatria-continuada-51-pdf-S1696281813701392>.

Esquerda M., Pifarre J., Gabaldón S., «Evaluación de la competencia para tomar decisiones sobre su propia salud en pacientes menores de edad». *FMC.* 2009;16(9):547-553.

Europa Press, «El 85 % de los niños españoles entre 6 y 9 años no toman verdura a diario», *La Voz de Galicia* (14 de agosto de 2015). Disponible en: <https://www.lavozdegalicia.es/noticia/sociedad/2015/08/14/85-ninos-espanoles-6-9-anos-toman-verdura-diario/0003143955414000 18370611.htm>. [Consultado: 26 de octubre de 2020.]

European Food Safety Authority (EFSA), «"Energy" drinks report», 6 de marzo de 2020. Disponible en: <https://www.efsa.europa.eu/en/press/news/130306>. [Consultado: 26 de octubre de 2020.]

—, «Scientific Opinion on Dietary Reference Values for fats, including saturated fatty acids, polyunsaturated fatty acids, monounsaturated fatty acids, trans fatty acids, and cholesterol. EFSA Panel on Dietetic Products, Nutrition, and Allergies (NDA)». *EFSA Journal.* 2010;8(3):1461.

Fangupo L.J., Heath A.M., Williams S.M., Erickson Williams L.W., Morison B.J., Fleming E.A., *et al.*, «A baby-led approach to eating solids and risk of choking. pediatrics». 2016;138(4):e20160772. doi: 10.1542/peds.2016-0772. Epub 2016 Sep 19. PMID: 27647715.

FAO and WHO, «Sustainable healthy diets – Guiding principles», Roma, 2019.

FAO, «El estado mundial de la pesca y la acuicultura. Cumplir los objetivos de desarrollo sostenible», Roma, 2018. Licencia: CC BY-NC-SA 3.0 IGO.

—, FAO Aquaculture Newsletter, n.º 60 (agosto). Roma, 2019.

—, «Residuos de antibióticos en productos de agricultura» [citado el 10 de septiembre de 2020]. Disponible en: <http://www.fao.org/3/y7300s/y7300s06a.htm>.

FAPap, «Déficit de vitamina B_{12} en pediatría» [internet]. [Citado 12 de septiembre de 2020]. Disponible en: <http://archivos.fapap.es/files/639-1201-RUTA/02_Deficit_B12_FAPAPcg.pdf>.

Fardet A., Rock E., «Ultra-processed foods and food system sustainability: What are the links?». *Sustainability.* 2020:12(15):6280. doi:10.3390/su12156280.

«Feeding Vegetarian and Vegan Infants and Toddlers» [internet]. [Citado 18 de agosto de 2020]. Disponible en: <https://www.eatright.org/food/nutrition/vegetarian-and-special-diets/feeding-vegetarian-and-vegan-infants-and-toddlers>.

Ferrara P., Corsello G., Quattrocchi E., Dell'aquila L., Ehrich J., Giardino I., *et al.*, «Caring for Infants and Children Following Alternative Dietary Patterns». [Internet.] 2017 [citado 18 de agosto de 2020]. Disponible en: <http://www.reuters.com/article/2015/07/21/us-israel-food-vegan>.

Fewtrell M., Bronsky J., Campoy C., Domellöf M., Embleton N., Fidler Mis N., *et al.*, «A position paper by the European Society for Paediatric Gastroenterology, Hepatology, and Nutrition (ESPGHAN) Committee on Nutrition». *J Pediatr Gastroenterol Nutr.* 2017;64(1):119-132. doi: 10.1097/MPG.0000000000001454. PMID: 28027215.

First_Nutrition_Steps, Clifford J., Bellows L., «Eating well for a healthy pregnancy». 2014 [citado 21 de agosto de 2020]. Disponible en: <https://www.firststepsnutrition.org/eating-well-in-pregnancy>.

First_Nutrition_Steps, «Eating well for new mums including information for breastfeeding mothers» [internet]. 2017 [citado 21 de agosto de 2020]. Disponible en: <www.firststepsnutrition.org>.

—, «Eating well: vegan infants and under-5s» [internet]. Disponible en: <www.firststepsnutrition.org>.

Francescatto C., Santos N.S., Coutinho V.F., Costa R.F., «Mothers' perceptions about the nutritional status of their overweight children: a systematic review». *J Pediatr* (Rio J). 2014;90(4):332-343. doi: 10.1016/j.jped.2014.01.009. Epub 2014 Apr 18. PMID: 24746809.

Fresán U., Sabaté J., «Vegetarian Diets: Planetary Health and Its Alignment with Human Health». *Adv Nutr.* 2019;10(S4):S380-8. doi:10.1093/advances/nmz019

Galiano Segovia M.J., Moreno Villares J.M., «Los alimentos orgánicos en la alimentación infantil». *Acta Pediatr Esp.* 2016;74(9):225-230.

Gallego-Narbón A., Zapatera B., Barrios L., Vaquero M.P., «Vitamin B_{12} and folate status in Spanish lacto-ovo vegetarians and vegans». *J Nutr Sci.* 2019;8:e7.

Garrido-Miguel M., Cavero-Redondo I., Álvarez-Bueno C., Rodríguez-Arta-lejo F., Moreno L.A., Ruiz J.R., *et al.*, «Prevalence and trends of overweight and obesity in European children trom 1999 to 2016: A systematic review and meta-analysis». *JAMA Pediatr.* 2019;173(10):e192430. doi: 10.1001/jamapediatrics.2019.2430. Epub ahead of print. PMID: 31381031; PMCID: PMC6686782.

Gätjen E., «Vegan nutrition during pregnancy and breastfeeding». *Gynakologe.* 2019;52.

Gehring J., Touvier M., Baudry J., Julia C., Buscail C., Srour B., *et al.*, «The consumption of ultra-processed foods by fish-eaters, vegetarians and vegans is associated with the duration and commencing age of diet». *Proc Nutr Soc.* 2020;79(OCE2).

Ghazzawi H.A., Al-Ismail K., «A comprehensive study on the effect of roasting and frying on fatty acids profiles and antioxidant capacity of almonds, pine, cashew, and pistachio». *J Food Quality.* 2017, Article ID 9038257.

Gibson A., Woodside J.V., Young I.S., Sharpe P.C., Mercer C., Patterson C.C., *et al.*, «Alcohol increases homocysteine and reduces B vitamin concentration in healthy male volunteers – A randomized, crossover intervention study». *QJM.* 2008;101(11):881-887. doi: 10.1093/qjmed/hcn112.

Gibson R.S., Heath A.M., Szymlek-Gay E.A., «Is iron and zinc nutrition a concern for vegetarian infants and young children in industrialized countries?». *Am J Clin Nutr.* 2014;100 Suppl 1:459S-68S.

González C., «A la práctica, a no ser que la madre tome antineoplásicos, va a ser muy difícil que un medicamento en la mínima cantidad que suele pasar a la leche, pueda ser tan peligroso como para decir que es mejor que el niño tome biberón» (3 de octubre de 2020). Disponible en: <https://www.instagram.com/p/CF4dQcCiC9X>. [Consultado: 26 de octubre de 2020.]

—, Revista «El Mundo de Tu Bebé» («Tu Bebé»), RBA Ediciones, n.º 220, septiembre de 2011.

—, *Un regalo para toda la vida*, Barcelona, Booket, 2012.

González C.A., Bonet C., De Pablo M., Sanchez M.J., Salamanca-Fernández E., Dorronsoro M., *et al.*, «Greenhouse gases emissions from the diet and risk of death and chronic diseases in the EPIC-Spain cohort». *Eur J Public Health.* 2020 Oct 1:ckaa167. doi: 10.1093/eurpub/ckaa167.

González N., Durán S., «Soya isoflavones and evidences on cardiovascular protection». *Nutr Hosp.* 2014;29(6):1271-1282.

Guibourg C., Briggs H., «Climate change: Which vegan milk is best?» [internet]. Disponible en: <https://www.bbc.com/news/science-environment-46654042>.

Guthrie J.F., Lin B.-H., Frazao E., «Role of food prepared away from home in the American diet, 1977–78 versus 1994–96: changes and consequences». *J Nutr Educ Behav.* 2002;34:140-150.

Haastrup M.B., Pottegård A., Damkier P., «Alcohol and Breastfeeding». *Basic Clin Pharmacol Toxicol.* 2014;114(2):168-173.

Hammons A.J., Fiese B.H., «Is frequency of shared family meals related to the nutritional health of children and adolescents?». *Pediatrics.* 2011;127(6): 1565-74. doi: 10.1542/peds.2010-1440. Epub 2011 May 2. PMID: 21536618; PMCID: PMC3387875.

Hansen T.H., Kern T., Bak E.G., Kashani A., Allin K.H., Nielsen T., *et al.*, «Impact of a vegan diet on the human salivary microbiota». *Sci Rep.* 2018;8(1): 5847.

Harris W.S., «Achieving optimal n-3 fatty acid status: the vegetarian's challenge... or not». *Am J Clin Nutr.* 2014;100 Suppl 1:449S-52S. doi: 10.3945/ajcn.113.071324.

HealthDay, «Un 60 por ciento de los niños de EE.UU. podrían ser obesos a los 35 años» (29 de noviembre de 2017). Disponible en: <https://consumer.healthday.com/espanol/vitamins-and-nutrition-information-27/obesity-health-news-505/un-60-por-ciento-de-los-ni-ntilde-os-de-eeuu-podr-iacute-an-ser-obesos-a-los-35-a-ntilde-os-729001.html>. [Consultado: 26 de octubre de 2020.]

Heine R.G., Alrefaee F., Bachina P., De Leon J.C., Geng L., Gong S., *et al.*, «Lactose intolerance and gastrointestinal cow's milk allergy in infants and children – Common misconceptions revisited». *World Allergy Organ J.* 2017;10(1):41. doi: 10.1186/s40413-017-0173-0.

Hernando Robles P., Lechuga Pérez X., Solé Llop P., Diestre G., Mariné Torrent A., Rodríguez Jornet Á., *et al.*, «Validación, adaptación y traducción al castellano del MacCAT-T: herramienta para evaluar la capacidad en la toma de decisiones sanitarias». *Rev Calid Asist.* 2012; 27(2):85-91.

Hersch D., Perdue L., Ambroz T., Boucher J.L., «The impact of cooking classes on food-related preferences, attitudes, and behaviors of school-aged children: a systematic review of the evidence, 2003-2014». *Prev Chronic Dis*. 2014;11:E193. doi: 10.5888/pcd11.140267.

Ho-Pham L.T., Vu B.Q., Lai T.Q., Nguyen N.D., Nguyen T.V., «Vegetarianism, bone loss, fracture and vitamin D: a longitudinal study in Asian vegans and non-vegans». *Eur J Clin Nutr*. 2012;66(1):75-82. doi: 10.1038/ejcn.2011.131.

Hodder R.K., O'Brien K.M., Tzelepis F., Wyse R.J., Wolfenden L., «Interventions for increasing fruit and vegetable consumption in children aged five years and under». *Cochrane Database Syst Rev*. 2020;5(5):CD008552. Published 2020 May 25. doi:10.1002/14651858.CD008552.pub7

Horta B.L., Loret de Mola C., Victora C.G., «Breastfeeding and intelligence: a systematic review and meta-analysis». *Acta Paediatr*. 2015;104(467):14-9. doi: 10.1111/apa.13139. PMID: 26211556.

«How going vegan can affect your body and brain, according to science», *Insider* [internet]. [Citado 6 de septiembre de 2020]. Disponible en: <https://www.insider.com/what-happens-to-your-body-brain-when-you-go-vegan-10-2019>.

Hsu E., «Plant-based diets and bone health: sorting through the evidence». *Curr Opin Endocrinol Diabetes Obes*. 2020;27(4):248-252. doi: 10.1097/MED.0000000000000552.

Hu F.B., Otis B.O., McCarthy G., «Can plant-based meat alternatives be part of a healthy and sustainable diet?». *JAMA*. 2019 Aug 26;1-3. doi:10.1001/jama.2019.13187.

Hutchinson J., Rippin H., Threapleton D., Jewell J., Kanamäe H., Salupuu K., *et al.*, «High sugar content of European commercial baby foods and proposed updates to existing recommendations». *Matern Child Nutr*. 2020:e13020. doi: 10.1111/mcn.13020. Epub ahead of print. PMID: 32862552.

Infante Pina D., Peña Quintana L., Sierra Salinas C., «Intolerancia a la lactosa». *Acta Pediatr Esp*. 2006;98(2):143.

«Ingestas Dietéticas de Referencia (IDR) para la Población Española, 2010». *Actividad Dietética*. 2010;14(4):196-197 [citado 12 de septiembre de 2020]. Disponible en: <www.elsevier.es/dieteticawww.elsevier.es/dietetica>.

Institute of Medicine, «Dietary Reference Intakes for Vitamin A, Vitamin K, Arsenic, Boron, Chromium, Copper, Iodine, Iron, Manganese, Molybdenum, Nickel, Silicon, Vanadium, and Zinc». Panel on Micronutrients.

—, «Dietary Reference Intakes for Energy, Carbohydrate, Fiber, Fat, Fatty Acids, Cholesterol, Protein, and Amino Acids», Washington (DC), National Academies Press, 2005.

Jeffery A.N., Voss L.D., Metcalf B.S., Alba S., Wilkin T.J., «Parents' awareness of overweight in themselves and their children: cross sectional study within a cohort (EarlyBird 21)». BMJ. 2005;330(7481):23-24. doi: 10.1136/bmj.38315.451539.F7. Epub 2004 Nov 26. PMID: 15567804; PMCID: PMC539845.

Jesús J., Flores M., «La discriminación de los niños y niñas de condición adoptiva», Diputación Foral de Bizakaia, 2012 [citado 17 de julio de 2020]. Disponible en: <https://www.bizkaia.eus/descargar_documento.asp?url=home2%2FArchivos%2FDPTO3%2FTemas%2FPdf%2F12-PAAB-DISCRIMINACION-Y-ADOPCION-FEB.pdf&param=1&hash=5d2316380820a5f6a15a005e0f0f9d14&idioma=EU>.

Jiménez García R., Escribano Ceruelo E., «Detección precoz e intervención del pediatra en los trastornos de la conducta alimentaria». Libro de resúmenes Congreso Actualización en Pediatría (2020). Disponible en: <https://www.aepap.org/sites/default/files/documento/archivos-adjuntos/congreso2020/137-146_Detecci%C3%B3n%20precoz%20e%20intervenci%C3%B3n.pdf>.

Johnson S.L., «Developmental and environmental influences on young children's vegetable preferences and consumption». Adv Nutr. 2016;7(1): 220S-31S. Published 2016 Jan 15. doi:10.3945/an.115.008706.

Key T.J., Appleby P.N., Rosell M.S., «Health effects of vegetarian and vegan diets». Proc Nutr Soc. 2006;65(1):35-41.

Kim Y.S., Lee M.J., Suh Y.S., Kim D.H., «Relationship between family meals and depressive symptoms in children». Korean J Fam Med. 2013;34(3): 206-212. doi: 10.4082/kjfm.2013.34.3.206. Epub 2013 May 24. PMID: 23730488; PMCID: PMC3667228.

Kobayashi K., Amemiya S., Higashida K., Ishihara T., Sawanobori T., Kobayashi K., et al., «Pathogenic factors of glucose intolerance in obese Japanese adolescents with type 2 diabetes». Metabolism [internet].

2000;49(2):186-191. Disponible en: <https://doi.org/10.1016/S0026-0495(00)91221-6>.

Kramer M.S., Kakuma R., «Optimal duration of exclusive breastfeeding». *Cochrane Database Syst Rev.* 2012;2012(8):CD003517. doi: 10.1002/14651858.CD003517.pub2. PMID: 22895934; PMCID: PMC7154583.

Lakshman R., Clifton E.A., Ong K.K., «Baby-led weaning-safe and effective but not preventive of obesity». *JAMA Pediatr.* 2017;171(9):832-833. doi: 10.1001/jamapediatrics.2017.1766. PMID: 28692709.

Lambruschini N., Leis R., «Trastornos de la conducta alimentaria». *Manuales Universidad César Vallejo.* En: 8-TCA - manual - Psicología Educativa - UCV «Lantern Papers» [internet]. 2019. [Citado 26 de julio de 2020]. Disponible en: <http://www.lantern.es/papers/the-green-revolution-entendiendo-el-auge-del-mundo-veggie>.

Laporta Báez Y., Goñi Zaballo M., Pérez Ferrer A., Palomero Rodríguez M.A., Suso B., García Fernández J., «Metahemoglobinemia asociada a la ingesta de acelgas». *An Pediatr.* 2008;69:191-192.

Larson-Meyer E., «Vegetarian and vegan diets for athletic training and performance». *Sport Sci Exch.* 2018;29(188):1-7. Disponible en: <https://www.gssiweb.org/sports-science-exchange/article/vegetarian-and-vegan-diets-for-athletic-training-and-performance>.

Latern, «The Green Revolution: Understanding the "veggie" boom», Disponible en: <http://www.lantern.es/papers/the-green-revolution-entendiendo-el-auge-del-mundo-veggie>.

Leahy E., Lyons S., Tol R., «An estimate of the number of vegetarians in the world». 2010. *Esri.* Working Paper No. 340.

Lee J.Y., Kim H.C., Kim C., Park K., Ahn S.V., Kang D.R., *et al.*, «Underweight and mortality». *Public Health Nutr.* 2016;19(10):1751-1756. doi: 10.1017/S136898001500302X. Epub 2015 Oct 15. PMID: 26466868.

Lee Y., Park K., «Adherence to a vegetarian diet and diabetes risk: A systematic review and meta-analysis of observational studies». *Nutrients.* 2017;9(6):603.

Lemale J., Mas E., Jung C., Bellaiche M., Tounian P., «Vegan diet in children and adolescents. Recommendations from the French-speaking Pediatric Hepatology, Gastroenterology and Nutrition Group (GFHGNP)». *Arch Pediatr.* 2019;26(7):442-450.

Leung S., Lee R., Sung R., Luo H., Kam C., Yuen M., *et al.*, «Growth and nutrition of Chinese vegetarian children in Hong Kong». *J Paediatr Child Health* [internet] 2001;37(3):247-53 [citado 19 de agosto de 2020]. Disponible en: <http://doi.wiley.com/10.1046/j.1440-1754.2001.00647.x>.

Lhotska L., Richter J., Arendt M., «Protecting breastfeeding from conflicts of interest».*J Hum Lact*.2020;36(1):22-28.doi:10.1177/0890334419885859. Epub 2019 Dec 9. PMID: 31815586.

Li X., Xie K., Yue B., Gong Y., Shao Y., Shang X., *et al.*, «Inorganic arsenic contamination of rice from Chinese major rice-producing areas and exposure assessment in Chinese population». *Sci China Chem*. 2015;58(12): 1898-1905.

Lindeberg S., «Modern human physiology with respect to evolutionary adaptations that relate to diet in the past», en: Hublin J.J,. Richards M.P. (eds.), *Evolution of Hominin Diets*, Springer Science, 2009, pp. 43-57.

Logan K., Perkin M.R., Marrs T., Radulovic S., Craven J., Flohr C., *et al.*, «Early Gluten introduction and celiac disease in the EAT Study». *JAMA Pediatr* [internet] 2020; Disponible en: <https://jamanetwork.com/journals/jamapediatrics/fullarticle/2770801>.

Ludvigsen S., Stenklev N.C., Johnsen H.K., Laukli E., Matre D., Aas-Hansen Ø., «Evoked potentials in the Atlantic cod following putatively innocuous and putatively noxious electrical stimulation: A minimally invasive approach». *Fish Physiol Biochem*. 2014;40(1):173-181.

Ludwig D.S., «Lifespan weighed down by diet». *JAMA*. 2016;315(21):2269-2270. doi: 10.1001/jama.2016.3829. PMID: 27043490.

Lureña M., «¿Está la carne llena de antibióticos?» [internet]. Disponible en: <https://blogs.alimente.elconfidencial.com/liofilizando/2018-02-28/carne-antibioticos-granjas-seguridad-alimentaria_1520295/>.

Macias Iglesias E.M., «Alergia a los alimentos». *Pediatría_Integral*. 2018;(22):2 [internet] [citado 3 de septiembre de 2020]. Disponible en: <https://www.pediatriaintegral.es/publicacion-2018-03/alergia-a-los-alimentos/>.

Manera, M., Salvador G., «Herramientas educativas para comer mejor». *Mètode Science Studies Journal*. 2020;106(3):57-63.

Mangels R., Driggers J., «The youngest vegetarians: Vegetarian infants and toddlers». *ICAN Infant, Child, Adolesc Nutr*. 2012.

Mariela L., Barrios F., Gómis Hernández L.I., Gautier D.H., Gómez D., «Vitamina B_{12} : Metabolismo y aspectos clínicos de su deficiencia». Vol. 15, *Rev Cubana Hematol Inmunol Hemoter*. 1999;15(3):159-174.

Mariotti F., Gardner C.D., «Dietary protein and amino acids in vegetarian diets – A review». *Nutrients*. 2019;11(11):2661.

Marmot M., «The health gap: The challenge of an unequal world: The argument». *Int J Epidemiol*. 2017;46(4):1312-1318. doi: 10.1093/ije/dyx163. PMID: 28938756; PMCID: PMC5837404.

Martínez Biarge M., *Mi familia vegana: consejos de tu pediatra para una alimentación saludable y equilibrada*, Barcelona, Roca Editorial de Libros, 2018.

—, «Niños vegetarianos, ¿niños sanos?», Libro de resúmenes 17 Congreso Actualización Pediatría (2020) [internet] [citado 26 de julio de 2020]. Disponible en: <https://www.aepap.org/sites/default/files/documento/archivos-adjuntos/congreso2020/123-136_Ni%C3%B1os%20vegetarianos.pdf>.

Mas M.J., *La aventura de tu cerebro*, Pamplona, Next Door Publishers, 2018.

Masson-Delmotte V., Zhai P., Pörtner H.O., Roberts D., Skea J., Shukla P.R., *et al.*, (eds.), «Global Warming of 1.5 °C». *IPCC*. 2018.

McGowan L., Caraher M., Raats M., Lavelle F., Hollywood L., McDowell D., *et al.*, «Domestic cooking and food skills: A review». *Crit Rev Food Sci Nutr*. 2017;57(11):2412-2431. doi: 10.1080/10408398.2015.1072495. PMID: 26618407.

McGowan L., Pot G.K., Stephen A.M., Lavelle F., Spence M., Raats M., *et al.*, «The influence of socio-demographic, psychological and knowledge-related variables alongside perceived cooking and food skills abilities in the prediction of diet quality in adults: a nationally representative cross-sectional study». *Int J Behav Nutr Phys Act*. 2016;13(1):111. doi: 10.1186/s12966-016-0440-4.

Mchugh P., Smith M., Wright N., Bush S., Pullon S., «If you don't eat meat… You'll die. A mixed-method survey of health-professionals' beliefs». *Nutrients*. 2019;11(12).3028.

MedlinePlus, «Serie de primeros auxilios en caso de ahogamiento en bebés menores de 1 año». 2020. Disponible en: <https://medlineplus.gov/spanish/ency/esp_presentations/100221_1.htm>. [Consultado: 26 de octubre de 2020.]

Meier T., Gräfe K., Senn F., Sur P., Stangl G.I., Dawczynski C., *et al.*, «Cardiovascular mortality attributable to dietary risk factors in 51 countries in the WHO European Region from 1990 to 2016: a systematic analysis of the Global Burden of Disease Study». *Eur J Epidemiol.* 2019; 34(1):37-55. doi: 10.1007/s10654-018-0473-x. Epub 2018 Dec 14. PMID: 30547256; PMCID: PMC6325999.

Mekonnen M.M., Hoekstra A.Y., «Value of Water Research Report Series». *Value of Water.* 2010; n.° 48.

Melina V., Craig W., Levin S., «Position of the Academy of Nutrition and Dietetics: Vegetarian Diets». *J Acad Nutr Diet.* 2016;116(12):1970-1980.

Menal-Puey S., Martínez-Biarge M., Marques-Lopes I., «Developing a food exchange system for meal planning in vegan children and adolescents». *Nutrients.* 2018;11(1):43.

Messina V., Mangels R., Messina M., *The Dietitian's Guide to Vegetarian Diets: Issues and Applications*, 3.ª ed., Burlington (Massachusetts), Jones & Bartlett Learning, 2011.

Messina V., Melina V., Mangels A.R., «A new food guide for North American vegetarians». *J Am Diet Assoc.* 2003;103(6):771-775.

Mi pediatra vegetariano, «Nuevas fórmulas para bebés 100 % veganas» [internet] [citado 21 de agosto de 2020]. Disponible en: <https://mipediatravegetariano.com/nuevas-formulas-bebes-100-veganas/>.

Micha R., Karageorgou D., Bakogianni I., Trichia E., Whitsel L., Story M., *et al.*, «Effectiveness of school food environment policies on children's dietary behaviors: A systematic review and meta-analysis». *PLoS One.* 2018;13(3): e0194555.

Mills S., White M., Brown H., Wrieden W., Kwasnicka D., Halligan J., *et al.*, «Health and social determinants and outcomes of home cooking: A systematic review of observational studies». *Appetite.* 2017;111:116-134. doi: 10.1016/j.appet.2016.12.022.

Min-Soo K., Seong-Soo H., Eun-Jin P., Jin-Woo B., «Strict vegetarian diet improves the risk factors associated with metabolic diseases by modulating gut microbiota and reducing intestinal inflammation». *Environ Microbiol Rep.* 2013;5(5):765-775. Disponible en: <https://pubmed.ncbi.nlm.nih.gov/24115628/>.

Ministerio de Consumo, «Estudio ALADINO 2019», 2020. Disponible en:

<https://www.aesan.gob.es/AECOSAN/web/nutricion/detalle/aladi-no_2019.htm>. [Consultado: 26 de octubre de 2020.]

Ministerio de Sanidad, Servicios Sociales e Igualdad, «Guía de práctica clínica sobre lactancia materna», 2017. Disponible en: <https://portal.guiasa lud.es/gpc/lactancia-materna/>. [Consultado: 26 de octubre de 2020.]

Montes J.R., «Evaluación de la competencia para tomar decisiones sobre su propia salud en adultos». *FMC*. 2009;16(10):597-604.

Morales-Suárez-Varela M., Peraita-Costa I., Llopis-Morales A., Picó Y., Bes-Rastrollo M., Llopis-González A., «Total sugar intake and macro and micronutrients in children aged 6-8 years: The ANIVA Study». *Nutrients*. 2020;12(2): 349. doi: 10.3390/nu12020349. PMID: 32013081; PMCID: PMC7071189.

Moreno A., *La historia vegetariana: desde Adán y Eva al siglo XXI*, Madrid, Ediciones Mandala, 2002.

Müller P., «Vegan diet in young children». Nestle Nutr Inst Workshop Ser. 2020;93:103-110.

Naciones Unidas, «Transformar nuestro mundo: la Agenda 2030 para el Desarrollo Sostenible», resolución aprobada por la Asamblea General el 25 de septiembre de 2015. A/RES/70/1, 21 de octubre.

National Health Services (NHS), «Sprouted seeds safety advice» [internet] [citado 1 de octubre de 2020]. Disponible en: <https://www.nhs.uk/live-well/eat-well/sprouted-seeds-safety-advice/>.

—, «Vegetarian and vegan babies and children – NHS» [internet] [citado 19 de agosto de 2020]. Disponible en: <https://www.nhs.uk/conditions/pregnancy-and-baby/vegetarian-vegan-children/>

Neelakantan N., Seah J.Y.H., Van Dam R.M., «The effect of coconut oil Consumption on cardiovascular risk factors: A systematic review and meta-analysis of clinical trials». *Circulation*. 2020;141(10):803-814. doi: 10.1161/CIRCULATIONAHA.119.043052.

Neumark-Sztainer D., Larson N.I., Fulkerson J.A., Eisenberg M.E., Story M., «Family meals and adolescents: what have we learned from Project EAT (Eating Among Teens)?». *Public Health Nutr*. 2010;13(7):1113-1121. doi: 10.1017/S1368980010000169. Epub 2010 Feb 10. PMID: 20144257.

Newberry S.J., Chung M., Booth M., Maglione M.A., Tang A.M., O'Hanlon C.E., *et al.*, «Omega-3 fatty acids and maternal and child health: An updated systematic review». Evidence Report/Technology Assessment

No. 224. (Prepared by the RAND Southern California Evidence-based Practice Center under Contract No. 290-2012-00006-I.) AHRQ Publication No. 16(17)-E003-EF. Rockville, MD: Agency for Healthcare Research and Quality; October 2016. doi: https://doi.org/10.23970/AHRQEPCERTA224.

Nieczuja-Dwojacka J., Klemarczyk W., Siniarska A., Kozieł S., Szysz T., «Socio-economic determinants of the somatic development and reaction time of vegetarian and non-vegetarian children». *Anthropol Anzeiger*. 2020;77(2):137-146.

«Nutrición del gallo: vitamina B_{12}», BM Editores [citado 11 de septiembre de 2020]. Disponible en: <https://bmeditores.mx/avicultura/nutricion-del-gallo-vitamina-b12-2472/>.

Ogata B.N., Hayes D., «Position of the Academy of Nutrition and Dietetics: nutrition guidance for healthy children ages 2 to 11 years». *J Acad Nutr Diet*. 2014;114(8):1257-1276.

Ohly H., Pealing J., Hayter A.K., Pettinger C., Pikhart H., Watt R.G., *et al.*, «Parental food involvement predicts parent and child intakes of fruits and vegetables». *Appetite*. 2013;69:8-14.

Ojuelos Gómez F.J., Basulto Marset J., «Libertad parental como barrera frente a la publicidad de productos alimentarios malsanos dirigidos al público infantil». *Rev Pediatr Aten Primaria*. 2020;22:e65-e80.

Ojuelos J., *El derecho de la nutrición*, Salamanca, Editorial Amarante, 2018.

Organización Mundial de la Salud (OMS), «Determinantes sociales de la salud» [internet] [citado 19 de agosto de 2020]. Disponible en: <https://www.who.int/social_determinants/es/>.

—, «El Centro Internacional de Investigaciones sobre el Cáncer evalúa el consumo de la carne roja y de la carne procesada» [internet] [citado 19 de agosto de 2020]. Disponible en: <https://www.who.int/mediacentre/news/releases/2015/cancer-red-meat/es/>

—, «Ingesta de azúcares para adultos y niños» [internet] [citado 6 de septiembre de 2020]. Disponible en: <https://www.who.int/nutrition/publications/guidelines/sugars_intake/es/>.

—, «Reducir el consumo de sal» [internet] [citado 15 de septiembre de 2020]. Disponible en: <https://www.who.int/es/news-room/fact-sheets/detail/salt-reduction>.

—, «¿Cuál es la alimentación recomendable para el niño en sus primeros años de vida?» (29 de julio de 2011). Disponible en: <https://www.who.int/features/qa/57/es>. [Consultado: 26 de octubre de 2020.]

—, «Datos y cifras sobre obesidad infantil. 2020». Disponible en: <https://www.who.int/end-childhood-obesity/facts/es/>. [Consultado: 26 de octubre de 2020.]

Orlich M.J., Singh P.N., Sabaté J., Jaceldo-Siegl K., Fan J., Knutsen S., et al., «Vegetarian dietary patterns and mortality in Adventist Health Study 2». JAMA Intern Med. 2013;173:1230-1238.

Ozier A.D., Henry B.W., «American Dietetic Association. Position of the American Dietetic Association: nutrition intervention in the treatment of eating disorders». J Am Diet Assoc. 2011;111(8):1236-1241. doi: 10.1016/j.jada.2011.06.016.

Padró A., Somos la leche, Barcelona, Grijalbo, 2017.

Paricio J.M., El libro de la lactancia, Barcelona, Vergara, 2020.

Patel R., «Stuffed and Starved Teacher's Guide» [internet] [citado 19 de agosto de 2020]. Disponible en: <www.mhpbooks.com>.

Pawlak R., Bell K., «Iron status of vegetarian children: A review of literature». Ann Nutr Metab. 2017;70:88-99. Disponible en: <https://doi.org/10.1159/000466706

<https://www.pediatriaintegral.es/publicacion-2015-02/enfermedad-celiaca/>

Perrin M.T., Pawlak R., Dean L.L., Christis A., Friend L., «A cross-sectional study of fatty acids and brain-derived neurotrophic factor (BDNF) in human milk from lactating women following vegan, vegetarian, and omnivore diets». Eur J Nutr. 2019;58(6):2401-2410. doi: 10.1007/s00394-018-1793-z.

Perry C.L., McGuire M.T., Neumark-Sztainer D., Story M., «Adolescent vegetarians: how well do their dietary patterns meet the healthy people 2010 objectives?». Arch Pediatr Adolesc Med. 2002;156(5):431-437. doi: 10.1001/archpedi.156.5.431.

Poore J., Nemecek T., «Reducing foods environmental impacts through producers and consumers». Science. 2018;360:987-992.

Procter S.B., Campbell C.G., «Position of the academy of nutrition and dietetics: Nutrition and lifestyle for a healthy pregnancy outcome». J Acad Nutr Diet. 2014;114(7):1099-1103.

Rabassó M., «Los impactos ambientales de la acuicultura, causas y efectos». *Vector plus: miscelánea científico-cultural.* 2006;28:89-98.

Ranganathan J., Vennard D., Waite R.I., Dumas P., Lipinski B., Searchinger T., «Shifting diets: Toward a sustainable food future». 2016 Global Food Policy Report. Washington, D.C.: International Food Policy Research Institute (IFPRI).

Redecilla Ferreiro S., Moráis López A., Moreno Villares J.M., Leis Trabazo R., José Díaz J., Sáenz de Pipaón M., *et al.*, «Position paper on vegetarian diets in infants and children». Committee on Nutrition and Breast-feeding of the Spanish Paediatric Association. *An Pediatr.* 2020 [citado 18 de agosto de 2020];92(5):306.e1-306.e6. Disponible en: <https://www.analesdepediatria.org/es-recomendaciones-del-comite-nutricion-lactancia-articulo-S1695403319303789>.

Rees K., Takeda A., Martin N., Ellis L., Wijesekara D., Vepa A., *et al.*, «Mediterranean-style diet for the primary and secondary prevention of cardiovascular disease». *Cochrane Database Syst Rev.* 2019;13;3(3):CD009825. doi: 10.1002/14651858.CD009825.

Remmers T., Van Grieken A., Renders C.M., Hirasing R.A., Broeren S.M., Raat H., «Correlates of parental misperception of their child's weight status: the "be active, eat right" study». *PLoS One.* 2014;9(2):e88931. doi: 10.1371/journal.pone.0088931. PMID: 24551191; PMCID: PMC 3925202.

Rey-Crespo F., Miranda M., López-Alonso M., «Essential trace and toxic element concentrations in organic and conventional milk in NW Spain». *Food Chem Toxicol.* 2013;55:513-518. doi: 10.1016/j.fct.2013.01.040.

Rizzo G., Laganà A.S., Rapisarda A.M.C., La Ferrera G.M.G., Buscema M., Rossetti P., *et al.*, «Vitamin B12 among vegetarians: Status, assessment and supplementation». *Nutrients.* 2016;8(12):767.

Robinson-O'Brien R., Perry C.L., Wall M.M., Story M., Neumark-Sztainer D., «Adolescent and young adult vegetarianism: better dietary intake and weight outcomes but increased risk of disordered eating behaviors». *J Am Diet Assoc.* 2009;109(4):648-655. doi: 10.1016/j.jada.2008.12.014.

Robson S.M., Couch S.C., Peugh J.L., Glanz K., Zhou C., Sallis J.F., *et al.*, «Parent diet quality and energy intake are related to child diet quality and energy intake». *J Acad Nutr Diet.* 2016;116(6):984-990.

Rocha J.P., Laster J., Parag B., «Multiple health benefits and minimal risks associated with vegetarian diets». *Curr Nutr Rep.* 2019;8:374-381.

Rojas Allende D., Figueras Díaz F., Durán Agüero S., «Ventajas y desventajas nutricionales de ser vegano o vegetariano». *Rev Chil Nutr.* 2017;44(3):218-225. Disponible en: <http://dx.doi.org/10.4067/S0717-75182017000300218>.

Rosell M., Lloyd-Wright Z., Appleby P.N., Sanders T., Allen N., Key T.J., «Long-chain n-3 polyunsaturated fatty acids in plasma in British meat-eating, vegetarian, and vegan men». *Am J Clin Nutr.* 2005;82(2):327-334. doi: 10.1093/ajcn.82.2.327.

Rosselló J.M., *La vuelta a la Naturaleza*, Barcelona, Ed. Virus, 2003.

Royal College of Paediatrics and Child Health, «Position Statement: breastfeeding in the UK» (agosto de 2017). Disponible en: <https://www.neonatalnetwork.co.uk/nwnodn/wp-content/uploads/2017/10/Breastfeeding-Position-Statement-280717.pdf>. [Consultado: 26 de octubre de 2020.]

Rughani A., Friedman J.E., Tryggestad J.B., «Type 2 Diabetes in Youth: the Role of Early Life Exposures». *Curr Diab Rep.* 2020 Aug 7;20(9):45. doi: 10.1007/s11892-020-01328-6. PMID: 32767148.

Sabaté J., Wien M., «Vegetarian diets and childhood obesity prevention». *Am J Clin Nutr.* 2010 May;91(5):1525S-9S. doi: 10.3945/ajcn.2010.28701F.

Salmerón Ruiz M.A., Román Hernández C., Casas Rivero J., «Trastornos del comportamiento alimentario». *Pediatr Integral.* 2017;XXI(2):82-91.

Sanders T., «DHA status of vegetarians». Prostaglandins Leukot Essent Fatty Acids. 2009;81(2-3):137-141. doi: 10.1016/j.plefa.2009.05.013.

—, «Plant compared with marine n–3 fatty acid effects on cardiovascular risk factors and outcomes: what is the verdict?». *Am J Clin Nutr.* 2014; 100(suppl):453S-8S.

Sankar M.J., Sinha B., Chowdhury R., Bhandari N., Taneja S., Martines J., *et al.*, «Optimal breastfeeding practices and infant and child mortality: a systematic review and meta-analysis». *Acta Paediatr.* 2015;104(467):3-13. doi: 10.1111/apa.13147. PMID: 26249674.

Saunders A., Davis B.C., Garg M.L., «Omega-3 polyunsaturated fatty acids and vegetarian diets». *Med J Aust.* 2013;199(S4):S22-6.

Saunders A., «Busting the myths about vegetarian and vegan diets» [online]. *Journal of the Home Economics Institute of Australia.* 2014;21(1):2-13.

Disponible en: <https://search.informit.com.au/documentSummary; dn=085399037692062;res=IELHSS>.

Schenck U. von, Bender-Götze C., Koletzko B., «Persistence of neurological damage induced by dietary vitamin B-12 deficiency in infancy». *Arch Dis Child*. 1997;77(2):137-139. doi: 10.1136/adc.77.2.137.

Schürmann S., Kersting M., Alexy A., «Vegetarian diets in children: a systematic review». *Eur J Nutr*. 2017 Aug;56(5):1797-1817. doi:10.1007/s00394-017-1416-0.

«Science shows fish feel pain, so let's get over it and do something to help these sentient beings» [internet]. Disponible en: <https://www.huffpost.com/entry/fish-feel-pain_b_8881656?guccounter=1>.

Scott E., Kallis G., Zografos C., «Why environmentalists eat meat?». *PLoS ONE*. 2019;14 (7): e0219607.

Sebastiani G., Barbero A.H., Borrás-Novel C., Casanova M.A., Aldecoa-Bilbao V., Andreu-Fernández V., *et al.*, «The effects of vegetarian and vegan diet during pregnancy on the health of mothers and offspring». *Nutrients*. 2019;11(3):1-29.

«Section on Breastfeeding. Breastfeeding and the use of human milk». *Pediatrics*. 2012;129(3):e827-41. doi: 10.1542/peds.2011-3552. Epub 2012 Feb 27. PMID: 22371471.

Segovia-Siapco G., «Health and sustainability outcomes of vegetarian dietary patterns: a revisit of the EPIC-Oxford and the Adventist Health Study-2 cohorts». *Eur J Clin Nutr*. 2019l;72(Suppl 1):60-70. doi: 10.1038/s41430-018-0310-z Disponible en: <https://pubmed.ncbi.nlm.nih.gov/30487555/>.

Selva V., «El lado oscuro de la comida rápida vegetariana: ¿más sana que sus versiones con carne?» [internet]. Disponible en: <https://www.elespanol.com/ciencia/nutricion/20190910/oscuro-comida-rapida-vegetariana-sana-versiones-carne/427957950_0.html>.

Serrano P., «PepePedia: Decálogo de la alimentación en la embarazada», [citado 15 de agosto de 2020]. Disponible en: <http://pediatria-pepe.blogspot.com/2016/10/decalogo-de-la-alimentacion-en-la.html>.

—, «PepePedia: Guía práctica para elegir (bien) la leche de tu bebé. Y FAQs» [citado 17 de septiembre de 2020]. Disponible en: <http://pediatria-pepe.blogspot.com/2019/04/guia-practica-para-elegir-bien-la-leche.html>.

—, «PepePedia: La Metahemoglobinemia: Nitratos, Zanahorias & la Pitufina» [citado 23 de agosto de 2020]. Disponible en: <http://pedia tria-pepe.blogspot.com/2015/07/la-metahemoglobinemia-nitritos. html>.

—, «PepePedia: ¿Por qué JM López Nicolás (@ScientiaJMLN) y tú habéis visto más de 100 veces *Frozen*? (Entre los dos)» [citado 1 de septiembre de 2020]. Disponible en: <http://pediatria-pepe.blogspot.com/2015/ 09/por-que-jm-lopez-nicolas-y-tu-habeis.html>.

Shukla P.R., Skea J., Calvo Buendia E., Masson-Delmotte V., Pörtner H.O., Roberts D.C., *et al.* (eds.) «Summary for Policymakers». *IPCC*, 2019. [En prensa.]

Simmonds M., Llewellyn A., Owen C.G., Woolacott N., «Predicting adult obesity from childhood obesity: a systematic review and meta-analysis». *Obes Rev.* 2016;17(2):95-107. doi:10.1111/obr.12334

Singer P., *Liberación animal*, Nueva York, Random House, 1975.

Skeer M.R., Ballard E.L., «Are family meals as good for youth as we think they are? A review of the literature on family meals as they pertain to adolescent risk prevention». *J Youth Adolesc.* 2013;42(7):943-963. doi: 10.1007/s10964-013-9963-z. Epub 2013 May 28. PMID: 23712661.

Sociedad Española de Medicina Interna, «Anemia», 2020 [internet] [citado el 5 de septiembre de 2020]. Disponible en: <https://www.fesemi.org/ informacion-pacientes/conozca-mejor-su-enfermedad/anemia>.

Spinelli A., Buoncristiano M., Kovacs V.A., Yngve A., Spiroski I., Obreja G., *et al.*, «Prevalence of severe obesity among primary school children in 21 European countries». *Obes Facts.* 2019;12(2):244-258. doi: 10.1159/ 000500436. Epub 2019 Apr 26. PMID: 31030201; PMCID: PMC6547273.

Strasburger V.C., Mulligan D.A., Altmann T.R., Brown A., Christakis D.A., Clarke-Pearson K., *et al.*, «Policy statement – Children, adolescents, obesity, and the media». *Pediatrics.* 2011;128 (1) 201-208.

Swinburn B.A., Kraak V.I., Allender S., Atkins V.J., Baker P.I., Bogard J.R., *et al.*, «The Global Syndemic of obesity, undernutrition, and climate change: The *Lancet* Commission report». *Lancet.* 2019;393(10173):791-846.

Taylor R.W., Williams S.M., Fangupo L.J., Wheeler B.J., Taylor B.J., Daniels L., *et al.*, «Effect of a baby-led approach to complementary feeding on infant growth and overweight: A randomized clinical trial». *JAMA*

Pediatr. 2017;171(9):838-846. doi: 10.1001/jamapediatrics.2017.1284. PMID: 28692728; PMCID: PMC5710413.

Temme E.H.M., Van der Voet H., Thissen J.T.N.M., Verkaik-Kloosterman J., Van Donkersgoed G., Nonhebel S., «Replacement of meat and dairy by plant-derived foods: estimated effects on land use, iron and SFA intakes in young Dutch adult females». *Public Health Nutr.* 2013;16(10):1907.

TERMCAT, «Baby-led weaning». Disponible en: <https://www.termcat.cat/es/cercaterm/baby%20led%20weaning?type=basic>. [Consultado: 26 de octubre de 2020.]

Thane C.W., Bates C.J., «Dietary intakes and nutrient status of vegetarian preschool children from a British national survey». *J Hum Nutr Diet.* 2000;13(3):149-162.

The National Academies Press, «Vitamin B12 | Dietary Reference Intakes for Thiamin, Riboflavin, Niacin, Vitamin B6, Folate, Vitamin B12, Pantothenic Acid, Biotin, and Choline» [internet] [citado 12 de septiembre de 2020]. Disponible en: <https://www.nap.edu/read/6015/chapter/11#335>.

«The Nutrition Source. Sustainability», Harvard T.H. Chan School of Public Health (enero de 2020). Disponible en: <https://www.hsph.harvard.edu/nutritionsource/sustainability/>.

The Vegan Society, «Eating well: vegan infants and under-5s. First Step Nutrition», 2014 [internet] [citado el 10 de septiembre de 2020]. Disponible en: <https://www.firststepsnutrition.org/>.

Tilman D., Clark M., «Global diets link environmental sustainability and human health». *Nature.* 2014;515:518-522.

Tomova A., Bukovsky I., Rembert E., Yonas W., Alwarith J., Barnard N.D., *et al.*, «The effects of vegetarian and vegan diets on gut microbiota». *Front Nutr.* 2019;6:47.

Tripkovic L., Lambert H., Hart K., Smith C.P., Bucca G., Penson S., *et al.*, «Comparison of vitamin D2 and vitamin D3 supplementation in raising serum 25-hydroxyvitamin D status: a systematic review and meta-analysis». *Am J Clin Nutr.* 2012;95(6):1357-1364. Disponible en: <https://academic.oup.com/ajcn/article/95/6/1357/4568382>.

Tyszler M., Kramer G., Blonk H., «Just eating healthier is not enough: studying the environmental impact of different diet scenarios for Dutch women (31-50 years old) by linear programming». *Int J Life Cycle Assess.* 2016;21:701-709.

U.S. Department of Agriculture, Agricultural Research Service, «2015. USDA Database for the Isoflavone Content of Selected Foods, Release 2.1». Disponible en: <http://www.ars.usda.gov/nutrientdata/isoflav>.

U.S. Department of Health and Human Services and U.S. Department of Agriculture, «2015-2020 Dietary Guidelines for Americans», 8.ª ed. Disponible en: <http://health.gov/dietaryguidelines/2015/guidelines/>.

Unión Vegetariana Española, «Estadísticas: número de vegetarianos en España», 2017 [internet] [citado 26 de julio de 2020]. Disponible en: <https://unionvegetariana.org/estadisticas-numero-de-vegetarianos-en-espana/>.

—, «Pirámide de la alimentación vegana», 2018. Disponible en: <https://unionvegetariana.org/wp-content/uploads/UVE_Alimentaci%C3%B3n_vegana.pdf>.

—, «Pirámide de la alimentación vegetariana», 2018. Disponible en: <https://unionvegetariana.org/wp-content/uploads/UVE_Alimentaci%C3%B3n_vegetariana.pdf>.

Urashima M., Mezawa H., Okuyama M., Urashima T., Hirano D., Gocho N., *et al.*, «Primary prevention of cow's milk sensitization and food allergy by avoiding supplementation with cow's milk formula at birth: A randomized clinical trial». *JAMA Pediatr.* 2019;173(12):1137–1145. doi: 10.1001/jamapediatrics.2019.3544. Epub ahead of print. PMID: 31633778; PMCID: PMC6806425.

Van den Driessche J.J., Plat J., Mensink R.P., «Effects of superfoods on risk factors of metabolic syndrome: a systematic review of human intervention trials». *Food Funct.* 2018;9(4):1944-1966. doi: 10.1039/C7FO01792H.

Van Der Horst K., Brunner T.A., Siegrist M., «Ready-meal consumption: Associations with weight status and cooking skills». *Public Health Nutr.* 2011;14:239.45.

Van Dooren C., Marinussen M., Blonk H., Aiking H., Vellinga P., «Exploring dietary guidelines based on ecological and nutritional values: a comparison of six dietary patterns». *Food Policy.* 2014;(44):36-46.

Van Winckel M., Vande Velde S., De Bruyne R., Van Biervliet S., «Clinical practice: Vegetarian infant and child nutrition». *Eur J Pediatr.* 2011;170(12): 1489-1494.

Vandenplas Y., Castrellon P.G., Rivas R., Gutiérrez C.J., Garcia L.D., Jimenez J.E., *et al.*, «Safety of soya-based infant formulas in children». *Br J Nutr*. 2014;111(8):1340-1360.

Vega-Gálvez A., Miranda M., Vergara J., Uribe E., Puente L., Martínez E.A., «Nutrition facts and functional potential of quinoa (Chenopodium quinoa willd), an ancient Andean grain: a review». *J Sci Food Agric*. 2010; 90(15):2541-2547. doi: 10.1002/jsfa.4158.

Vegan_Health, «Daily Needs – Vegan Health» [internet] [citado 12 de septiembre de 2020]. Disponible en: <https://veganhealth.org/daily-needs/>.

Vélez-Toral M., Rodríguez-Reinado C., Ramallo-Espinosa A., Andrés-Villas M., «"It's Important but, on what level?": Healthy cooking meanings and barriers to healthy eating among university students». *Nutrients*. 2020;12(8):2309. doi: 10.3390/nu12082309.

Verduci E., D'elios S., Cerrato L., Comberiati P., Calvani M., Palazzo S., *et al.*, «Cow's milk substitutes for children: Nutritional aspects of milk from different mammalian species, special formula and plant-based beverages». *Nutrients*. 2019;11(8):1739.

Vermeulen S.J., Campbell B.M., Ingram J.S.I., «Climate change and food systems». *Annu Rev Environ Resour*. 2012;37:195.222.

«Vitaminas en la alimentación de las aves» [internet] [citado 11 de septiembre de 2020]. Disponible en: <http://www2.avicultura.com/newsletters/2013/nutricion/docs/Capitulo-6-libro-Nutricion-de-las-aves.pdf>.

Vos M.B., Kaar J.L., Welsh J.A., Van Horn L.V., Feig D.I., Anderson C.A.M., *et al.*, «American Heart Association Nutrition Committee of the Council on Lifestyle and Cardiometabolic Health; Council on Clinical Cardiology; Council on Cardiovascular Disease in the Young; Council on Cardiovascular and Stroke Nursing; Council on Epidemiology and Prevention; Council on Functional Genomics and Translational Biology; and Council on Hypertension. Added sugars and cardiovascular disease risk in children: A scientific statement from the american heart association». Circulation. 2017;135(19):e1017-34. doi: 10.1161/CIR.0000000000000439. Epub 2016 Aug 22. PMID: 27550974; PMCID: PMC5365373.

VV.AA., «Is a vegetarian diet adequate?». *Med J Aust*. 2013;199(S4).

Weaver C.M., Plawecki K.L., «Dietary calcium: adequacy of a vegetarian diet». *Am J Clin Nutr*. 1994;59(5 Suppl):1238S-41S. doi: 10.1093/ajcn/59.5.1238S.

Weder S., Hoffmann M., Becker K., Alexy U., Keller M., «Nutrient intake and anthropometrics of vegetarian, vegan and omnivorous children (1–3 y) in Germany. (VeChi diet study)». *Nutrients*. 2019;11(4). Proc Nutr Soc. 2020;79(OCE2):E465. Disponible en: <https://www.cambridge.org/core/product/identifier/S0029665120004139/type/journal_article>.

Willett W., Rockström J., Loken B., Springmann M., Lang T., Vermeulen S., *et al.*, «Food in the anthropocene: the EAT-*Lancet* Commission on healthy diets from sustainable food systems». *Lancet*. 2019;393:447-449.

Wilson N., Cleghorn C.L., Cobiac L.J., Mizdrak A., Nghiem N., «Achieving healthy and sustainable diets: A review of the results of recent mathematical optimization studies». *Adv Nutr*. 2019;10(S4):S389-S403.

Wolfson J.A., Leung C.W., Richardson C.R., «More frequent cooking at home is associated with higher Healthy Eating Index-2015 score». *Public Health Nutr*. 2020;23(13):2384-2394.

World Health Organization, «Increasing breastfeeding could save 800 000 children and US$ 300 billion every year», 2016. Disponible en: <https://www.who.int/maternal_child_adolescent/news_events/news/2016/exclusive-breastfeeding/en/>.[Consultado: 26 de octubre de 2020.]

—, «Lax marketing regulations contribute to obesity crisis in children», 18 de junio de 2013. Disponible en: <https://www.euro.who.int/en/media-centre/sections/press-releases/2013/06/lax-marketing-regulations-contribute-to-obesity-crisis-in-children>. [Consultado: 26 de octubre de 2020.]

—, «The burden of foodborne diseases in the WHO European region», 2017. Disponible en: <https://www.euro.who.int/__data/assets/pdf_file/0005/402989/50607-WHO-Food-Safety-publicationV4_Web.pdf%3Fua%3D1>. [Consultado: 26 de octubre de 2020.]

Yamada K., «Cobalt: Its role in health and disease». *Met Ions Life Sci*. 2013;13:295-320. doi: 10.1007/978-94-007-7500-8_9.

Yee A.Z., Lwin M.O., Ho S.S., «The influence of parental practices on child promotive and preventive food consumption behaviors: a systematic review and meta-analysis». *Int J Behav Nutr Phys Act*. 2017;14(1):47. doi: 10.1186/s12966-017-0501-3. PMID: 28399881; PMCID: PMC5387370.

Young V.R., Pellett P.L., «Plant proteins in relation to human protein and amino acid nutrition». *Am J Clin Nutr*. 1994;59(S4):1203S-12S.

Zalewski B.M., Patro B., Veldhorst M., Kouwenhoven S., Crespo Escobar P., Calvo Lerma J., *et al.*, «Nutrition of infants and young children (one to three years) and its effect on later health: A systematic review of current recommendations (EarlyNutrition project)». *Crit Rev Food Sci Nutr.* 2017;57(3):489-500. doi: 10.1080/10408398.2014.888701. PMID: 25751102.

Zuromski K.L., Witte T.K., Smith A.R., Goodwin N., Bodell L.P., Bartlett M., *et al.*, «Increased prevalence of vegetarianism among women with eating pathology». *Eat Behav.* 2015;19:24-27. doi: 10.1016/j.eatbeh.2015.06.017. Epub 2015 Jul 2.

Agradecimientos

Queremos transmitir nuestro más sincero agradecimiento a estas personas, mamás vegetarianas en su mayoría, todas con conocimientos profundos en pediatría, nutrición y/o crianza, y que han contribuido, con sus ricos ingredientes (vegetales), a que el libro que tienes entre manos sea mucho mejor que el que hubiéramos cocinado sin ellas: Laia Asso, Olga Ayllón, Eduard Baladia, Babi Blanquer, Nena Blanquer, Carlos Casabona, Montse Esquerra, Marta Figueras, Marta Manera, Rakel Martínez, Francisco José Ojuelos, Gemma Salvador e Irena Zivic.

Y, cómo no, a Oriol Masià, un gran hallazgo en el camino.

Biografía de las autoras y los autores

Julio Basulto Marset es dietista-nutricionista y trabaja como profesor asociado en el Grado de Nutrición Humana y Dietética de la Facultad de Ciencias de la Salud y el Bienestar de la Universidad de Vic. Es colaborador habitual en Radio Nacional de España, *El País* y Storytel. Es autor de los libros *Mamá come sano* y *Se me hace bola*, y coautor de *No más dieta*, *Secretos de la gente sana*, *Comer y correr*, *Más vegetales, menos animales*, *Dieta y cáncer* y *Beber sin sed*. Imparte cursos dirigidos a la población general y es autor o coautor de diversas publicaciones científicas. Es, también, un activo divulgador tanto en su web/blog (www.juliobasulto.com) como en sus cuentas en Instagram (@juliobasulto.com), Facebook (facebook.com/julio.basultomarset), Twitter (@juliobasulto.com) o YouTube (youtube.com/c/juliobasulto_DN).

María Blanquer Genovart es máster en Salud Pública (Universidad Pompeu Fabra-Universidad Autónoma de Barcelona), diplomada en Nutrición Humana y Dietética (Universidad de Barcelona), técnica superior en Dietética y Nutrición y auxiliar de clínica. Ha trabajado como dietista-nutricionista en el Hospital del Mar y en la Fundación para la Investigación Nutricional (FIN), así como en diversos centros de asesoramiento e investigación nutricional. Por otro lado, también ha trabajado como cocinera durante más de diez años en restaurantes de Barcelona, Mallorca y Escocia. Desde el año 2009 trabaja en el Plan Integral para la Promoción de la Salud a través de la Actividad Física y la Alimentación Saludable (PAAS) de la Agència de Salut Pública de Catalunya (ASPCAT) y en docencia universitaria y formación continuada dirigida a profesionales del ámbito de la salud. Paralelamente, realiza talleres de educación alimentaria y asesora a empresas del ámbito de la alimentación.

Maria Manera Bassols estudió el primer ciclo de la licenciatura de Medicina en el Campus de Bellvitge de la Universidad de Barcelona. Cuando se dio cuenta de que lo que realmente la apasionaba era el mundo de la nutrición, se diplomó en Nutrición Humana y Dietética en la misma universidad, obteniendo la distinción de premio extraordinario de su promoción. Ya con interés por el ámbito de la salud pública, se especializó con el máster en Medicina Preventiva y Promoción de la Salud, también en la Universidad de Barcelona. Empezó a poner en práctica sus conocimientos colaborando con la Agència de Salut Pública de Catalunya (ASPCAT), lugar en el que aún desarrolla gran parte de su actividad profesional, y que combina con la docencia tanto en el ámbito universitario como en la formación continua a profesionales de la salud.

Pepe Serrano Marchuet cursó sus estudios de la licenciatura de Medicina en la Universidad Autónoma de Barcelona y en el campus del Hospital Universitario de la Vall d'Hebron. Apasionado por la pediatría desde la más tierna infancia, superó la prueba MIR con el único objetivo de especializarse en esa disciplina, lo que hizo en el Hospital de Terrassa, estando integrado varios años en el servicio de gastroenterología y nutrición infantil. Desde hace más de veinticinco años es pediatra de atención primaria por concurso-oposición en el sistema sanitario público de Cataluña, donde ha focalizado gran parte de su interés en temas de alimentación y de obesidad infantil. Ostenta con orgullo, entre otros, los cargos de vocal de la Junta Directiva de la Societat Catalana de Pediatria, miembro del comité de docencia de la Asociación Española de Pediatría de Atención Primaria y pediatra referente del grupo investigador Infancia y Dieta Mediterránea. En Twitter: @pepepediatre.

Para más información y preguntas, visita la página web:

http://www.veggiedudas.com